基于 **DRG** 视角下的疾病护理常规新编

主　编　赖　静　王城阅　徐良英

副主编　方　霞　晏　娟　陈　洁　王　新　罗　雪

编　者　（按姓氏笔画排序）

马　静　王　杰　王麒麟　毛华进　卢　燕

朱海燕　刘　波　刘莉华　江婕妤　阳丽熙

李　洁　何正霞　何冬梅　邹世月　汪重全

张　凤　张晓霞　陈　杰　陈　洁　陈冬梅

罗　雪　郑永利　赵　春　赵文芳　贺琳芸

骆俊梅　息　颖　凌　杰　彭家兵　蒋清菊

程春艳　曾一琼　温晓华　谢　敏　蔡光荣

世界图书出版公司

西安　北京　广州　上海

图书在版编目（CIP）数据

基于 DRG 视角下的疾病护理常规新编/赖静，王城阅，徐良英主编. —西安：世界图书出版西安有限公司，2022.9
ISBN 978 - 7 - 5192 - 9914 - 9

Ⅰ. ①基…　Ⅱ. ①赖… ②王… ③徐…　Ⅲ. ①护理学
Ⅳ. ①R47

中国版本图书馆 CIP 数据核字(2022)第 183561 号

书　　名　基于 DRG 视角下的疾病护理常规新编
　　　　　JIYU DRG SHIJIAO XIA DE JIBING HULI CHANGGUI XINBIAN
主　　编　赖　静　王城阅　徐良英
责任编辑　蔡晶芬　王　娜
装帧设计　绝色设计
出版发行　世界图书出版西安有限公司
地　　址　西安市高新区锦业路都市之门 C 座
邮　　编　710065
电　　话　029 -87214941　029 -87233647(市场营销部)
　　　　　029 -87234767(总编室)
网　　址　http://www.wpcxa.com
邮　　箱　xast@ wpcxa.com
经　　销　全国各地新华书店
印　　刷　陕西华彩本色印务有限公司
开　　本　787mm ×1092mm　1/16
印　　张　32
字　　数　720 千字
版　　次　2023 年 1 月第 1 版
印　　次　2023 年 1 月第 1 次印刷
国际书号　ISBN 978 -7 -5192 -9914 -9
定　　价　125.00 元

前　言

随着我国经济文化水平的提高，病人对医疗资源、服务质量及个人健康的要求也越来越高，加之我国老龄化时代的到来，医疗保险短期收支平衡和长期收支平衡难以保持，DRG 支付方式改革适应时代需求，应运而生。2020 年 6 月，《国家医疗保障疾病诊断相关分组（CHS－DRG）细分组方案（1.0 版）》发布。

临床护理工作作为医疗服务体系的重要组成部分，在 DRG 支付方式改革的背景下，要求护理人员不仅要关注病人疾病，还要关注病人的家庭和社会功能；不仅要掌握全面系统的医学知识及娴熟的操作技能，还要有顺应时代变革的应变性和前瞻性的能力。为满足新形势下临床护理需求，我们结合 DRG 支付方式改革的要求，以病人为中心，参照《国家医疗保障疾病诊断相关分组（CHS－DRG）细分组方案（1.0 版）》，分析和总结多年临床疾病护理实践及知识，编写了《基于DRG 视角下的疾病护理常规新编》。

本书介绍了内科、外科、妇产科、儿科、急救等临床常见疾病及多发疾病护理，从评估要点、护理要点、健康指导三方面来阐述了各个疾病的临床综合护理，增加了 VTE 防控、营养支持及心理评估等行业新内容，更进一步地贴近临床、贴近病人、贴近时代。全书结合临床实际，条理清晰，操作性及实用性较强，是一本比较规范化的、全面的、与护理实际及病人需要紧密结合的疾病护理常规，可供临床护理人员及管理人员学习。本书的编者均为成都市龙泉驿区第一人民医院护理部专家、骨干及教研室成员，在护理工作方面有着丰富的临床实践经验。我们相信，本书在 DRG 分组付费的医保政策背景下和病人对健康需求不断提高的时代背景下，一定会对临床护理人员及护理管理人员有所帮助。

随着医疗技术的发展、相关信息业务编码标准的不断更新，疾病护理也将随之调整。且由于编者水平和时间有限，本书难免存在疏漏、不妥之处，敬请广大读者批评指正。

主编

2022 年 8 月

目　　录

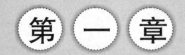

急诊急救护理常规

一、急诊病人一般护理常规

（一）评估要点

（1）询问病人的病因。

（2）了解病人的症状。

（3）评估病人的自理能力。

（4）评估病人的心理状况。

（二）护理要点

1. 急诊病人的护理常规

（1）分诊护士主动热情接待病人，落实首接负责制。

（2）护理体检：首先观察病人的意识，做到一看、二问、三查、四分诊。一看面色、精神状态、瞳孔的变化；二问病史、症状；三查生命体征、皮肤黏膜；四分诊，认真分清病种，分清轻重缓急。

（3）在就诊申请单上填写病人到达时间及预检内容记录，指导挂号缴费等急诊流程。

（4）轻病人由分诊护士送到诊断室；需要抢救的病人，应主动推平车将病人迅速安置在急诊抢救室，立即通知急诊医生和抢救室护士进行紧急处理。

（5）预检发现传染病病人，分诊到隔离室就诊，并做好消毒隔离处理，并做好标识。

（6）做好预检分诊的各项登记，并能追踪病人的去向、转归。

（7）做好各区域病人的交接，包括正在检查、等待病人的交接；分诊台的各种物品交接。

2. 抢救病人的护理常规

（1）按急诊病人的护理常规。

（2）抢救室护士必须坚守岗位，严肃、认真、敏捷地抢救病人。

（3）抢救室的急救药品，急救器材必须认真交接班，确保完好备用。

（4）急诊抢救病人均不得随意搬动，应立即就地抢救。在医生尚未到达之前，护士应先紧急处理，如吸氧、吸痰、胸外心脏按压、人工呼吸、建立静脉通道、测量生命体征、止血等抢救措施。

（5）配合医生进行抢救，及时病情评估、监测与记录。口头医嘱必须复述一遍无误后方可执行。

（6）危重病人经抢救生命体征平稳后，医护人员一同转送住院科室或检查室。

（7）做好口头、书面、床旁交接班。

（8）抢救结束后，及时补充用物，书写危重病人抢救记录，对抢救过程进行分析总结。

3. 留观病人的护理常规

（1）按急诊病人的护理常规。

（2）病情需要观察，但诊断尚未明确或住院部无病床者；门诊各种手术、特殊检查或治疗后，有较剧烈疼痛、出血或药物过敏反应病人，经医生判断可留观的病人。

（3）留观病人一般不超过3日。凡精神病病人、传染性病人及有自杀行为的病人均不宜留观。

（4）对留观病人须密切观察病情，并将病情变化及时报告医生，处理情况作好详细记录。

（5）根据病情做好分级护理，做好晨、晚间护理。留观病人每日测体温、脉搏、呼吸3次，并做好记录。

（6）留观病人做好床旁、口头、书面的详细交班。观察室的各种物品必须认真交接。

（7）协助留观病人办理出入观手续，需住院者协助办理入院手续，必要时护送病人入院，并详细记录观察记录，做好各种登记。

（三）健康指导

（1）了解病人病因，加强相关知识的宣教。

（2）保持良好的情绪，正确认识疾病。

二、呼吸衰竭急救护理常规

各种原因导致肺通气和（或）换气功能障碍，缺氧伴（或不伴）二氧化碳蓄积从而引起的一系列生理功能和代谢紊乱的临床综合征。根据血气分析，当 $PaO_2 < 60$ mmHg 时为 I 型呼吸衰竭；当 $PaO_2 < 60$ mmHg 同时伴有 $PaCO_2 > 50$ mmHg 为 II 型呼吸衰竭。

（一）评估要点

（1）呼吸系统评估：有无明显的呼吸困难和发绀。

（2）循环系统评估：有无心悸、心动过速、心律失常、血压下降等。

（3）神经系统评估：有无急性缺氧，如定向力障碍、意识障碍等临床表现。

（二）护理要点

（1）体位：嘱病人绝对卧床休息，保持舒适体位，以利呼吸。

（2）保持呼吸道通畅，吸痰，必要时予辅助呼吸，如安置口咽通气管、气管插管、气管切开等。

（3）吸氧：Ⅰ型呼吸衰竭 $4 \sim 6$ L/min 吸氧，Ⅱ型呼吸衰竭持续低流量 $1 \sim 2$ L/min 吸氧。

（4）给予心电监护，及时建立静脉通路。

（5）对支气管痉挛者给予支气管扩张药，如氨茶碱、甲强龙等；对二氧化碳蓄积者给予呼吸兴奋剂，如尼可刹米、洛贝林等。

（6）应用机械通气技术，选择合适的通气模式。

（7）严密观察病人的生命体征变化，监测呼吸频率、节律、深度及药物不良反应。

（8）按急诊病人一般护理常规。

（9）按抢救病人护理常规。

（三）健康指导

（1）指导病人缩唇呼吸、腹式呼吸、体位引流、有效咳嗽、咳痰的技术，提高病人的自我保健及护理能力，促进康复，延缓肺功能恶化。

（2）教会病人及家属合理使用氧疗，不要自行调大或减小氧流量。

（3）避免吸入刺激性气体、吸烟、劳累、情绪激动等。

（4）咳嗽加剧、痰液增多、痰液变黄、呼吸困难加重或意识改变，应及早就医。

（5）进食清淡、易消化、营养充足且富含维生素的饮食。

三、急性中毒急救护理常规

化学物质进入人体，在效应部位积累到一定量，产生损害的全身性疾病叫中毒，根据接触毒物的量和时间不同，将中毒分为急性中毒和慢性中毒。

（一）评估要点

（1）评估病人有无皮肤及口腔黏膜灼伤。

（2）评估病人有无瞳孔扩大或缩小、昏迷、抽搐等。

（3）评估病人有无气味呼出、呼吸加快或减慢。

（4）评估病人有无肺水肿、心律失常、心搏骤停及急性肾衰竭等。

（二）护理要点

（1）迅速安置病人到抢救室。

（2）畅通呼吸道。

（3）立即洗胃，强酸强碱中毒禁止洗胃。

（4）开放静脉通道，准确使用各种解毒剂。

（5）保暖、吸氧，对症处理。

（6）导泻。

（7）局部清洗（必要时更换衣物）。

（8）密切观察生命体征、意识及瞳孔变化。

（9）对企图自杀的病人实施安全防范，做好心理护理，有专人守护，同时请阳光服务小组及心理门诊老师给予心理干预。

（10）按急诊病人一般护理常规。

（11）按抢救病人护理常规。

（三）健康指导

（1）口服中毒病人洗胃或催吐后，需禁食 24 小时，以保护胃黏膜，24 小时后尝试进流质饮食，逐渐过渡为普通饮食，给予高蛋白、低脂饮食，若病情无好转不宜过早进食。

（2）普及预防有机磷农药中毒的有关知识，出院后 3 个月避免再次接触药物。

（3）出院后，仍需要在家休息 2～3 周，按时服药，不可单独外出，以防发生迟发性神经症。急性中毒除个别出现迟发性神经症外，一般无后遗症。

（4）因自杀而中毒者，出院后学会如何应对应激原，树立生活的信心，争取获得社会多方面的情感支持。

四、脑溢血急救护理常规

脑溢血是由于高血压和动脉硬化所致脑实质内的血管破裂引起脑内的大块性出血。因出血部位不同可分为内囊、脑桥、小脑、脑室出血。

（一）评估要点

（1）评估病人有无突发剧烈头痛、呕吐、血压升高、偏瘫、失语、大小便失禁、抽搐、脑膜刺激征。

（2）意识、瞳孔评估：有无意识丧失，双侧瞳孔不等大。

（3）生命体征评估：有无急性颅内压增高，呼吸加深变慢，脉搏缓慢有力，血压明显增高。

(二)护理要点

(1)绝对卧床休息,保持安静,避免各种刺激。

(2)体位:头部抬高20°~30°,减少脑血流量,降低颅内压。昏迷者头偏向一侧,防止呕吐物返流造成误吸、窒息。

(3)吸氧,保持呼吸道通畅,及时清除口鼻腔内血块及食物残渣,必要时气管插管或气管切开。

(4)迅速建立静脉通道,遵医嘱给予脱水剂及止血药等,如20%甘露醇快速静脉滴注、呋塞米静脉注射,降低颅内压。

(5)严密观察病人生命体征及意识、瞳孔的变化。对高血压引起的脑出血病人,血压的控制不可盲目,一般维持在140~180/90~100 mmHg。

(6)保持二便通畅,必要时保留尿管。

(7)作好特护记录。

(8)按急诊病人一般护理常规。

(9)按抢救病人护理常规。

(三)健康指导

(1)避免情绪激动,消除恐惧、焦虑等不利因素,保持心情舒畅。

(2)饮食上给予低脂、低盐(高血压者)及多种维生素或豆制品食物。忌烟、酒及辛辣等刺激性强的食物。

(3)养成定时排便习惯,避免用力排便,必要时可服用缓泻药,或使用开塞露、灌肠等措施。

(4)教会病人家属测血压的方法,每日定时监测血压,发现血压波动较大,若大于20 mmHg时及时就诊。

(5)告知功能康复锻炼越早疗效越好,鼓励病人增强自我照顾的意识,通过康复锻炼,尽可能恢复生活自理能力。

(6)向病人及家属介绍脑出血的先兆症状,若出现头疼、眩晕、肢体麻木、活动不灵、口齿不清等症状,应及时就诊。

五、颅脑损伤急救护理常规

颅脑损伤是头颅和脑组织遭受暴力打击所承受的伤害。多见于交通、工矿事故,以及坠落、跌倒和各种锐器、钝器、火器、爆炸及自然灾害等对头部的伤害,常与身体其他部位的合并损伤同时存在,包括头皮损伤、颅骨损伤、脑损伤。

（一）评估要点

（1）头痛：有无头昏、恶心、呕吐，颅内压增高，头痛剧烈，喷射性呕吐。

（2）意识障碍：意识障碍的持续时间长短及程度。

（3）神经系统定位体征：有无瞳孔散大、视力障碍、失语、偏瘫等。

（4）生命体征变化：有无颅内压增高、脉搏细速、呼吸深慢。严重者血压下降、脉搏细速、呼吸不规则。

（二）护理要点

（1）保持呼吸道通畅。

（2）建立静脉通道，遵医嘱给予脱水剂，激素等药物。

（3）吸氧。

（4）密切观察生命体征、神志、瞳孔变化及肢体活动情况。

（5）保持头部、面部清洁无血迹，有脑脊液外漏者禁填塞、冲洗，偏向患侧。

（6）躁动不安者，进行镇静，必要时行保护性约束，作好基础护理，行留置导尿。

（7）按急诊病人一般护理常规。

（8）按抢救病人护理常规。

（三）健康指导

（1）了解病人创伤原因，加强安全知识方面的宣教。

（2）进食高蛋白、高热量、富含维生素饮食。

六、大出血急救护理常规

当人体快速失血量超过全身总血量20%（800 ml）出现组织灌注不良、血流动力学紊乱，即可发生休克，常因外伤出血，胃溃疡出血，门静脉高压症合并食管－胃底静脉曲张破裂出血，妇产科疾病所致的大出血等。

（一）评估要点

（1）评估病人有无烦躁不安、面色苍白、四肢湿冷、出汗多、心率快、脉细速、血压下降等异常状况。

（2）评估病人有无呕血、黑便。

（二）护理要点

（1）立即安置病人到抢救室。

（2）建立静脉双通道，立即快速输液，补充血容量。

（3）保暖、吸氧、取休克卧位。

（4）测细胞压积，必要时合血，监测生命体征，记录 24 小时尿量变化。

（5）根据出血原因，采取各种止血措施。

（6）病情平稳后，护送病人到病房，需要手术止血者，护送病人到手术室。

（7）按急诊病人一般护理常规。

（8）按抢救病人护理常规。

（三）健康指导

（1）大出血早期禁饮禁食。

（2）恢复期进食高热量、高蛋白、富营养、清淡、易消化、温凉流质饮食。

七、多器官创伤急救护理常规

两种以上主要部位、体腔或脏器的损伤称为复合性损伤，又称多器官创伤。机体反应强烈时多合并休克或代谢紊乱，伤情变化，各部位损伤的程度不一，症状有时互相掩盖，应进行系统的体格检查，以免漏诊。

（一）评估要点

评估病人有无意识淡漠、烦躁不安、呼吸困难、皮肤湿冷、心率加快、血压降低、中心静脉压降低、尿量减少、意识障碍。

（二）护理要点

（1）迅速评估伤情，判断有无致命伤。

（2）紧急处理窒息、大出血、颅内压过高、心脏压塞、开放性张力性气胸。

（3）保持呼吸道通畅，及时充分吸氧，鼻导管或面罩吸氧，氧流量为 4~6 L/min；解除呼吸道梗阻，及时清除口鼻异物及呼吸道分泌物；呼吸衰竭时及时行气管插管或气管切开。

（4）呼吸心搏骤停者立即进行心肺复苏。

（5）迅速建立两条及以上的静脉通路，补充血容量，必要时加压输血输液，以迅速扩容。

（6）实施心电监护，动态观察监护数值及病情变化，并做好记录。

（7）积极做好各种术前准备，如留置导尿，抽合血，留取各种标本，备皮、更衣等。

（8）遵医嘱实施镇痛镇静等治疗，意识清醒者做好心理护理。

（9）全身检查，若有骨折，先行局部固定，确定损伤部位和程度，必要时行 X 线检查。

（10）请专科医生会诊，尽量减少搬运病人次数。

（11）备好急救药品、物品。

（12）按急诊病人一般护理常规。

（13）按抢救病人护理常规。

（三）健康指导

（1）了解病人创伤原因，加强安全知识方面的宣教。

（2）进食高蛋白、高热量、富含维生素饮食。

八、溺水急救护理常规

人淹没在水中，大量水分、泥沙和杂物经口鼻进入肺，使呼吸道阻塞或窒息造成血流动力学及血液生化改变的状态。

（一）评估要点

（1）评估病人有无呼吸心搏骤停、意识障碍。

（2）电解质紊乱：有无低血钠、低血氯、低血钙及溶血。

（3）评估病人有无急性肾衰竭。

（二）护理要点

（1）迅速脱去湿冷衣裤，干爽毛巾包裹全身，注意保暖。

（2）呼吸心搏骤停者，应立即配合心肺复苏抢救。

（3）病人若有呼吸心跳，应迅速使病人俯卧，头低位，腹部或腰部垫高，以排出肺胃积水。

（4）保持呼吸道通畅，排出呼吸道分泌物，高流量吸氧。

（5）建立静脉通道，纠正水电解质紊乱。淡水淹溺者静脉滴注3%氯化钠500 ml，严格控制输液滴速，小剂量开始。海水淹溺者静脉滴注5%葡萄糖溶液或低分子右旋糖酐。

（6）预防脑水肿。

（7）抗肺部感染治疗。

（8）自主呼吸恢复者，可活动四肢并进行心性四肢按摩，以促进血液循环。

（9）按急诊病人一般护理常规。

（10）按抢救病人护理常规。

（三）健康指导

（1）加强游泳安全知识，游泳前做好准备活动，避免腓肠肌痉挛，结伴下水。

（2）误入水者积极进行自救，保持头脑清醒，采取仰面位，头顶向后，口向上方，尽量使口鼻露出水面，以便能够进行呼吸。

九、电击伤急救护理常规

电击伤包括电接触烧伤和电弧光烧伤。电接触烧伤是一定强度的电流通过人体产生的高热造成机体损伤及功能障碍。电弧光烧伤是电流短路时产生的电弧光使衣服着火，使皮肤发生深度烧伤。

（一）评估要点

（1）评估病人有无呼吸心搏骤停、心悸、心律失常。

（2）评估病人皮肤烧伤面积及程度。

（二）护理要点

（1）急救时首先关闭电源，使病人脱离电源后立即进行急救。

（2）呼吸心搏骤停者，立即进行心肺复苏术、气管插管。

（3）建立静脉通道纠正酸中毒及脱水等征象。

（4）局部创面处理。

（5）预防感染，给予抗生素治疗。

（6）常规注射破伤风抗毒素（TAT）。

（7）按急诊病人一般护理常规。

（8）按抢救病人护理常规。

（三）健康指导

（1）休克期禁食禁饮，以后根据病情逐渐进食流质饮食、软食、普通饮食，给予高热量、高蛋白、富含维生素易消化饮食。

（2）保持良好的情绪，正确对待预后。

（3）根据医嘱使用镇痛药，勿私自乱用镇痛药，以免掩盖病情。

第二章

神经系统疾病及功能障碍(MDCB)

一、脑创伤开颅术(BB1)

▶ **【硬膜下血肿护理常规】**

(一)评估要点

(1)评估病人外伤时间。

(2)观察病人意识及瞳孔。

(3)观察病人生命体征及肢体活动。

(4)观察病人头痛程度有无进行性加重。

(5)完善辅助检查:头颅CT。

(二)护理要点

(1)严密观察病人的意识、瞳孔及生命体征变化,注意头痛程度及性质的变化,发现异常及时通知医生处理。

(2)建立静脉通道,维持有效循环血量,遵医嘱给予脱水剂,定期复查肝肾功能。

(3)绝对卧床休息:抬高床头15°~30°,利于颅内静脉回流,降低颅内压;手术后体位:实施钻孔引流术后的病人,取平卧位与头低脚高位2~3日,以便充分引流,注意观察引流液的量、色,并每班记录,保持引流顺畅,引流袋应低于创口30 cm。

(4)适当限制摄入量,不能进食者,成人有效补液量不超过2000 ml,保持每日小便量不少于600 ml。意识清楚者给予普通饮食,适当限盐,注意水电解质平衡。

(5)避免剧烈咳嗽及排便,如便秘者应鼓励病人多吃蔬菜水果,并给予开塞露或小剂量灌肠,禁忌高压灌肠。

(6)定时翻身拍背,更换体位,加强基础护理,防止并发症发生。

(7)保护病人安全:躁动者应专人护理、使用床档,必要时给予镇静、保护性约束,防止发生意外伤害。

(8)防止脑水肿:遵医嘱合理使用脱水剂、激素或过度换气等治疗对抗脑水肿,降低颅内压。

（9）各种引流管护理：保持头部引流管的通畅，发现不畅及时通知医生处理，妥善固定各引流管，防止脱落、打折、牵拉。

（三）健康指导

（1）告知病因、康复措施，做好病人心理护理，取得家庭和亲友的支持，正确面对现实，树立信心，积极配合康复训练。

（2）卧床休息，休息与活动指导：减少脑力和体力劳动，保证充足的睡眠，恢复良好者指导其逐渐下床活动。

（3）皮肤护理：保持皮肤清洁完整，避免潮湿，摩擦力等，每2小时翻身拍背一次，防止压疮的形成。

（4）饮食指导：加强营养，给予高蛋白饮食，不能进食者，给予鼻饲管补充营养，保持大便通畅。

（5）预防切口感染：术后1个月不宜洗头，可用温水毛巾擦拭，避免用手抓伤口。

（6）康复训练：脑损伤遗留的语言、运动或智力障碍，在伤后1~2年有部分恢复的可能，制订康复计划，鼓励病人坚持康复训练。

▶【硬膜外血肿护理常规】

（一）评估要点

（1）评估病人外伤时间，检查生命体征。

（2）观察病人意识障碍情况，典型症状为伤后短暂意识障碍—完全清醒—随后出现颅内压增高意识障碍。

（3）观察病人颅内压增高表现，有无头痛、恶心、呕吐情况。

（4）观察病人瞳孔变化情况。

（5）进行神经系统体征检查，有无肢体瘫痪及去大脑皮质强直。

（6）评估病人一般情况，饮食、营养状态，生活自理能力。

（7）辅助检查。

（二）护理要点

（1）病情观察：定时观察神志、瞳孔、血压、脉搏、呼吸等生命体征及呕吐情况并记录，全身麻醉未清醒者应每15~30分钟观察1次。手术清醒后按医嘱每1~2小时观察1次。

（2）卧位：病人回病房后去枕平卧，头偏向一侧，手术后6小时平卧位，6小时后抬高床头15°~30°，头颈部予以垫冰枕或戴冰帽，以减轻脑水肿，降低脑细胞的耗氧量，减少头部伤口渗血。保持头部敷料干燥，防止伤口感染。

（3）脑出血及脑水肿的观察：定位体征及呕吐情况可反映颅内情况的变化，病人神志清醒后又逐渐出现意识障碍并进行性加重，一侧瞳孔散大，对光反射迟钝或消失，对侧肢体偏瘫，血压代偿性升高，脉搏、呼吸变慢，呕吐逐渐加重，说明有继发性颅内出血或脑水肿的危险，应立即通知医生并积极配合抢救。

（4）呼吸道护理：2 L/min 吸氧。手术均在全身麻醉插管下进行，清醒前病人易发生舌后坠、喉痉挛、呼吸道分泌物增多，咳嗽、吞咽反射减弱，呕吐物易误吸而引起吸入性肺炎。因此，术后要保持呼吸道通畅，及时吸出呼吸道分泌物。昏迷病人呼吸道分泌物多，常发生通气不足而致低氧和高碳酸血症，动脉血 $PaCO_2$ 增高，缺氧致代谢性酸中毒，使脑脊液 pH 值下降，可使脑血管扩张，缺氧使脑细胞肿胀，从而使颅内压增高，病情加重，必要时需行气管切开。气管切开术后应每日清洁、煮沸消毒内套管 3～4 次，及时吸出呼吸道分泌物。痰液黏稠不易吸出者，可用糜蛋白酶做超声雾化吸入，每日 2～3 次，保持气管切口处敷料的清洁干燥，严格无菌操作。

（5）引流管护理：保持头部引流管的通畅，发现不畅及时通知医生处理，引流袋与头颅平齐，每日更换，认真观察并记录引流液的色及量，引流管固定，防止脱落、打折、牵拉。

（6）皮肤护理：昏迷、卧床病人不能自动翻身，皮肤抵抗力差，皮肤易受潮湿、渣屑的刺激而引起压疮的发生。因此要做好病人的皮肤护理，睡气垫床，保持床单的平整、清洁、干燥，每 1～2 小时翻身 1 次，翻身时动作应轻柔，避免拖、拉、推，防止压疮的发生。

（7）饮食指导：给高蛋白、高热量、富含维生素的饮食，清醒病人术后 1～2 日给流食，无呕吐等情况后逐渐改半流食、普通饮食；昏迷、吞咽困难者术后 3～5 日给鼻饲，注意饮食卫生，防止腹泻，禁食及鼻饲者每日口腔护理 2～3 次。

（三）健康指导

（1）做好心理护理，取得家庭和亲友的支持，正确面对现实，树立信心，积极配合康复训练。

（2）术后 1 个月不宜洗头，可用温水毛巾擦拭，避免用手抓伤口，预防感染发生。

（3）饮食宜以高蛋白、富含维生素、低脂肪宜消化的食物为主（鱼、鸡、蛋、瘦肉、水果、蔬菜类），戒烟、酒。

（4）注意劳逸结合，保证充足睡眠。

（5）长期卧床者，加强皮肤护理，每 2 小时翻身拍背，预防压疮。

（6）功能锻炼：早期康复锻炼，有肢体偏瘫或活动障碍者，要保持肢体于功能位置，急性期过后要尽早给病人按摩、推拿，帮助病人活动肢体，促进肢体功能恢复，防止足下垂、肢体僵硬及失用性萎缩。

▶【脑内血肿护理常规】

（一）评估要点

（1）评估病人外伤时间，检查生命体征。

（2）评估病人意识障碍程度。

（3）观察病人瞳孔变化及有无颅内压增高表现，如头痛、恶心、呕吐。

（4）评估病人有无癫痫发生。

（5）对病人进行神经系统体征检查，评估有无肢体瘫痪及去大脑强直。

（6）评估辅助检查：头颅 CT。

（二）护理要点

（1）保持呼吸道通畅，及时清除气道分泌物及呕吐物，吸氧。

（2）密切观察神志、瞳孔、生命体征及肢体活动情况，有异常时及时汇报医生。

（3）迅速建立静脉通路，遵医嘱使用脱水剂，如 20% 甘露醇、呋塞米等。

（4）观察癫痫先兆、类型及持续时间，遵医嘱按时给予抗癫痫药物，并防止意外发生。

（5）烦躁病人适当使用约束带、护栏，防止意外发生。

（6）保持各管道引流通畅，妥善固定引流管，无扭曲、受压，保持伤口敷料清洁，观察引流液的量、色、质，翻身、外出检查时要夹管；每班记录 1 次引流量。

（7）加强基础及专科护理，定时翻身拍背，放好肢位，主动或被动活动肢体，预防压疮、静脉血栓栓塞症（VTE）、失用综合征的发生。

（三）健康指导

（1）做好疾病知识宣教，做好病人的心理护理，取得家庭和亲友的支持，正确面对现实，树立信心，积极配合康复训练。

（2）饮食指导，宜以高蛋白、富含维生素、低脂肪宜消化的食物为主（如鱼、鸡、蛋、瘦肉、水果、蔬菜类），戒烟、酒。

（3）注意劳逸结合，保证充足睡眠。

（4）术后 1 个月不宜洗头，可用温水毛巾擦拭，避免用手抓伤口，预防感染发生。

（5）按时服用抗癫痫药物，不得擅自停药，出院后一个月门诊复查。

（6）颅骨缺损者外出时戴帽，以防意外发生，出院后 3～6 个月来院行颅骨缺损修补术。

（7）长期卧床者，加强皮肤护理，每 2 小时翻身拍背，预防压疮。

（8）脑损伤遗留的语言、运动或智力障碍，在伤后 1～2 年有部分恢复的可能，应制订康复计划，进行功能训练。

▶【脑干损伤护理常规】

（一）评估要点

（1）评估病人外伤时间、伤后是否立即出现持续昏迷，昏迷深浅程度。

（2）生命体征监测：严密观察病人神志、瞳孔、生命体征变化。

（3）损伤在中脑下部、脑桥上部时，表现为呼吸节律紊乱；损伤在脑桥下部时，出现抽泣样呼吸；损伤在延髓部位时，常出现呼吸停止。

（4）病理征检查：脑干损伤的早期，由于处于急性脑休克阶段，全部反射可消失，常不能查出锥体束征，待病情稳定后，表现为肢体瘫痪、肌张力增高、腱反射亢进及病理反射阳性等。四肢肌张力由增高变为松弛无力时，提示病情危重。

（5）评估病人一般情况，饮食、营养状态、生活自理能力。

（6）辅助检查：头颅 CT、MRI 等检查。

（二）护理要点

（1）生命体征监测：严密观察病人神志、瞳孔、生命体征变化（中脑损伤主要观察意识变化，桥脑损伤主要观察呼吸节律，延髓损伤主要观察呼吸频率）。

（2）安全护理：去大脑强直的病人颈部垫软枕，躁动者予床栏保护，并适当约束四肢，防止意外损伤。

（3）保证充足能量摄入：24～48 小时内给予高蛋白、富含维生素、高热量肠内营养，昏迷病人予鼻饲饮食，必要时遵医嘱予静脉营养。保持每日摄入 2000～2500 kcal。

（4）遵医嘱合理使用脱水药物预防颅内压增高出现脑疝。

（5）加强基础护理：定时翻身拍背，更换体位，防止并发症发生；有肢体偏瘫者应保持肢体功能位，防止足下垂及关节强直，主动或被动运动肢体，防止下肢静脉血栓的形成。

（6）管道护理：防止管道脱落等不良事件发生。

（三）健康指导

（1）保持皮肤清洁完整，避免潮湿，摩擦等，每 2 小时翻身拍背 1 次，防止压疮的形成。

（2）做好心理护理，取得家庭和亲友的支持，正确面对现实，树立信心，积极配合康复训练。

（3）对意识障碍、偏瘫、长期卧床病人生命体征平稳者应及早行肢体主动和被动活动，同时也可予穴位电脉刺激，针灸等方法帮助恢复肢体活动功能。

（4）遵医嘱按时服用抗癫痫药物，门诊定期复查。

（5）对语言功能障碍者，多进行日常口语、手势等训练。

（6）对感知、认知障碍者，予最简单、熟悉物品、图片等反复训练，逐渐增加难度。

（7）患侧肢体应着重进行日常生活练习，如洗脸、刷牙等，学习使用拐杖等生活辅助工具，以逐渐达到生活自理。

▶【弥漫性轴索损伤护理常规】

（一）评估要点

（1）评估病人外伤时间、伤后是否立即出现持续昏迷，昏迷深浅程度。

（2）生命体征监测：严密观察病人神志、瞳孔、生命体征变化。

（3）病理征及四肢肌力检查：评估有无病理征阳性及肌张力增高。

（4）注意观察病人有无癫痫发作的征兆。

（5）评估病人一般情况，饮食、营养状态、生活自理能力。

（6）辅助检查：头颅 X 线、CT 检查。

（二）护理要点

（1）严密观察病人的意识、瞳孔及生命体征变化，发现异常及时通知医生处理。

（2）取侧卧位，保持呼吸道通畅，持续低流量氧气吸入。

（3）若病人昏迷程度深，舌后坠严重，呼吸道分泌物多时，行气管切开，及时吸痰。

（4）抬高床头 15°~30°，利于颅内静脉回流，降低颅内压。

（5）定时翻身拍背，更换体位，加强基础护理，防止并发症发生。

（6）观察病人有无癫痫发生，若癫痫发作应及时处理，并防止发生意外伤害。

（7）注意头痛的变化，遵医嘱合理使用脱水剂减轻脑水肿、降低颅内压，防止继发性损害等综合处理措施。

（8）严重病人常有躁动，予专人护理，床栏保护，并适当约束四肢，防止意外损伤。

（9）做好各种管道护理，防止管道脱落等不良事件发生。

（三）健康指导

（1）做好心理护理，取得家庭和亲友的支持，正确面对现实，树立信心，积极配合康复训练。

（2）保持皮肤清洁完整，避免潮湿，摩擦等，每 2 小时翻身拍背 1 次，防止压疮的形成。

（3）加强营养，给予高蛋白饮食，不能进食者，给予鼻饲管喂补充营养，保持大便通畅。

（4）癫痫病人定期服用抗癫痫药物，症状完全控制后，坚持服药 1~2 年，逐步减量后才能停药，不可突然中断服药。不能单独外出、登高、游泳等，以防意外发生。

（5）对感知、认知障碍者，予最简单、熟悉物品、图片等反复训练，逐渐增加难度。

（6）对语言功能障碍者，多进行日常口语、手势等训练。

（7）患侧肢体应着重进行日常生活练习，如洗脸、刷牙等，使用拐杖等生活辅助工具，以逐渐达到生活自理。

▶▶【创伤性脑水肿护理常规】

（一）评估要点

（1）评估病人外伤时间，受伤原因。

（2）生命体征监护：严密观察病人神志、瞳孔、生命体征变化。

（3）观察病人头痛、恶心、呕吐症状。

（4）评估病人一般情况，饮食、营养状态，生活自理能力。

（5）辅助检查：头颅 CT、MRI 等检查，肾功能、水电解质平衡监测。

（二）护理要点

（1）保持呼吸道通畅，给予持续性氧气吸入。

（2）若病人昏迷程度深，舌后坠严重，呼吸道分泌物多时，行气管切开，及时吸痰。

（3）加强翻身、叩背、吸痰，防止肺部并发症

（4）头部抬高30°，避免颈部扭曲，以利于颅内静脉回流，从而减轻脑水肿，降低颅内压。

（5）遵医嘱合理使用脱水剂治疗，如20%甘露醇250 ml快速静脉滴注，激素治疗。

（6）遵医嘱肾功能、水电解质平衡监测，检查血清肌酐、尿素氮、尿比重、尿液pH、蛋白定量、24 h出入量的记录，当尿量＜50 ml/h时及时报告医生。

（三）健康指导

（1）做好心理护理，取得家庭和亲友的支持，使病人正确面对现实，树立信心，积极配合康复训练。

（2）保持皮肤清洁完整，避免潮湿，摩擦等，每2小时翻身拍背1次，防止压疮的形成。

（3）加强营养，给予高蛋白饮食，不能进食者，给予鼻饲管喂补充营养，保持大便通畅。

（4）对感知、认知障碍者，予最简单、熟悉物品、图片等反复训练，逐渐增加难度。

（5）对语言功能障碍者，多进行日常口语、手势等训练。

（6）脑损伤遗留的语言、运动或智力障碍，在伤后1~2年有部分恢复的可能，应制订康复计划，进行功能训练。

二、除创伤以外的其他开颅术（BB2、BU1、BE2、BM1）

▶【幕上肿瘤护理常规】

（一）评估要点

（1）评估病人既往史。

（2）评估病人自理能力。

（3）监测病人生命体征、意识、瞳孔情况。

（4）评估病人有无头痛、癫痫症状。

（5）检查病人有无神经功能缺损症状。

（6）辅助检查：头颅CT/MRI检查。

（二）护理要点

（1）密切观察颅内高压的症状，观察生命体征、神志、瞳孔。

（2）查找造成呕吐的原因。

（3）观察意识变化，如脑水肿、血肿、低钠血症、高钠血症，激素水平低下。

（4）观察体温变化，有无癫痫发生。

（5）准确记录24小时尿量，定时监测电解质。

（6）加强脑室引流管护理，保持引流通畅，妥善固定引流管，引流管无扭曲、受压，保持伤口敷料清洁，注意引流液的量、色、质，翻身、外出检查要夹管。每班记录1次引流量。

（7）烦躁病人适当使用约束带、护栏，防止意外发生。

（三）健康指导

（1）给予高蛋白、高热量、低脂易消化的食物，不能进食者，遵医嘱静脉补充热量及营养。

（2）做疾病知识宣教，做好心理护理，取得家庭和亲友的支持，正确面对现实，树立信心，积极配合康复训练。

（3）早期行康复训练，包括语言、感知、偏瘫肢体的全面康复。

（4）出院后指导病人饮食、休息、复查血常规。

（5）按时服用抗癫痫药物，不得擅自停药，出院后1个月门诊复查。

（6）化疗中指导化疗药物的不良反应。

▶ **【颅咽管瘤护理常规】**

（一）评估要点

（1）评估病人既往史。

（2）评估病人自理能力。

（3）检查病人生命体征、意识、瞳孔情况。

（4）检查病人有无视力障碍、视野缺损。

（5）辅助检查：头颅CT/MRI检查、内分泌功能及电解质检查。

（二）护理要点

（1）观察术后切口有无出血。

（2）定时监测内分泌功能及电解质。

（3）不能进食者遵医嘱静脉补充热量及营养。

（4）观察生命体征、神志、瞳孔变化。

（5）增进食欲恢复体力增加机体抵抗力，提高手术耐受力。

（6）促进病人舒适，指导口腔、皮肤清洁，定时更换干净衣裤、清洁被单，并保持床单元整洁。

（三）健康指导

（1）引导病人面对现实，积极配合治疗。

（2）指导进食高蛋白、高热量、高纤维、低脂易消化少渣食物。

（3）病情稳定后指导病人配合康复训练，使病人被动变为主动，注意劳逸结合，提高生活质量。

（4）出院后随时观察，出现全身症状或原有症状加重及时就诊。对家属进行肿瘤预防知识的宣传。

▶【丘脑出血护理常规】

（一）评估要点

（1）病史评估：高危因素（年龄、性格、工作、高血压史、动脉粥样硬化、动脉瘤、静脉畸形、创伤等）、诱因（本次发病的特点和经过）。

（2）身体评估：生命体征监测，严密观察病人神志、瞳孔、生命体征变化，病理征及四肢肌力检查，有无病理征阳性及肌张力增高。

（3）观察病人有无头痛、恶心、呕吐症状。

（4）评估病人一般情况，如饮食、营养状态，生活自理能力。

（5）辅助检查：头颅 CT、MRI 等检查，肾功能、水电解质平衡监测。

（二）护理要点

（1）严密观察病人的意识、瞳孔及生命体征变化。

（2）急性期绝对卧床休息 2~4 周，减少各种刺激，尽量不搬动头部。

（3）采取半卧位休息，抬高床头 15°~30°。

（4）吸氧，保持呼吸道通畅。

（5）保持头部引流管的通畅，发现不畅及时通知医生处理，引流袋与头颅平齐，每日更换引流袋，认真观察并记录引流液的颜色及量，各引流管妥善固定，防止脱落及扭曲。

（6）加强翻身拍背，做好病人的皮肤护理，保持床单的平整、清洁、干燥，每1~2 小时翻身 1 次，翻身时动作应轻柔，避免拖、拉、推，防止压疮的发生，定期做雾化、排痰等治疗措施，预防压疮及坠积性肺炎的发生。

（7）饮食护理：重者 72 小时内禁食，病情稳定后留置胃管，予以低脂、高蛋白流质饮食，防止便秘和上消化道出血等。

（8）如出现发热，采用物理降温及药物降温对症处理。

（9）加强安全护理：防止窒息、跌倒等。

（10）加强心理护理，开导病人，帮助病人建立战胜疾病的信心。

（11）康复护理：肢体和语言训练。

（三）健康指导

（1）介绍出血性脑血管疾病的危险因素和预防措施。

（2）进食高蛋白、富含维生素饮食，养成良好的排便习惯以保持大便通畅。

（3）指导病人家属做好各种基础护理，普及护理知识。

（4）指导家属协助病人进行瘫痪肢体的功能锻炼，保持肢体功能位，避免受压，维持关节韧带的活动度，防止肌肉萎缩。

（5）定时测量血压，复查病情，及时治疗可能并存的动脉粥样硬化、高脂血症、冠心病等。

▶ 【小脑肿瘤护理常规】

（一）评估要点

（1）专科评估：评估意识、瞳孔、格拉斯哥昏迷指数（GCS）评分及四肢肌力下降等神经功能缺损症状，测量生命体征。

（2）护理评估：自理能力评估及各类风险评估。

（3）颅内高压的观察：评估病人有无头昏、恶心、呕吐，有无颅内压增高，有无头痛剧烈、喷射性呕吐。

（4）脑疝形成的观察：评估病人有无颅内压增高、脉搏细速、呼吸深慢。严重者血压下降、脉搏细速、呼吸不规则。

（5）小脑功能缺损症状的观察：评估病人有无共济失调。

（二）护理要点

（1）心理护理：解释小脑肿瘤手术的必要性、重要性及手术方式，注意事项，建立良好护患关系。

（2）饮食指导：给予高蛋白、高热量、富含维生素、低脂易消化的饮食，对不能进食或呕吐者遵医嘱给予静脉补充营养。

（3）严密观察病情变化、意识、瞳孔、呼吸，遵医嘱给予低流量的吸氧。

（4）对有头痛、呕吐者，应观察头痛的性质，予卧床休息，抬高床头 15°～30°，遵医嘱给予脱水剂和激素治疗。

（5）安置心电监护，严密监测生命体征。

（6）观察有无小脑功能受损的表现。

（7）给予床栏保护防跌倒，烦躁病人必要时给予镇静或四肢约束处理。

（8）观察伤口有无渗血渗液，保持头部引流管引流通畅。

（9）评估病人疼痛情况，遵医嘱给予镇痛药。

（三）健康指导

（1）引导病人面对现实，积极配合治疗。

（2）加强营养，多进食新鲜、高蛋白、高热量、高纤维、低脂易消化少渣食物，增强体质。

（3）病情稳定后指导病人配合康复训练，使病人被动变为主动，注意劳逸结合，提高生活质量。

（4）出院后随时观察。出现全身症状或原有症状加重及时就诊。对家属进行肿瘤预防知识的宣传。3～6个月后门诊影像学复查。

▶ **【垂体瘤护理常规】**

（一）评估要点

（1）评估病人既往史。

（2）评估病人自理能力。

（3）评估病人生命体征、意识、瞳孔情况。

（4）临床表现评估：催乳素（表现为闭经、溢乳、不育）、CH（表现为巨人症、面容改变、肢端肥大症）、促肾上腺皮质激素（高血压、向心性肥胖、满月脸）、TST（饥饿、多食、多汗、畏寒、情绪激动）。

1）观察头痛情况，有无视力、视野障碍。

2）辅助检查：头颅 CT/MRI 检查，内分泌、激素功能及电解质检查。

（二）护理要点

（1）特殊手术准备：经蝶窦入路术者应加强口腔及鼻腔的护理。锻炼病人张口呼吸，术前 3 日开始用氯霉素鼻液滴鼻；术前 1 日剪鼻毛，清洁鼻腔，预防感染。

（2）经蝶窦垂体瘤切除术者术后需严密观察鼻孔有无清水样液体流出，避免术后剧烈咳嗽和擤鼻涕，以防脑脊液漏。

（3）手术前指导病人练习张口呼吸。

（4）观察记录 24 小时尿量，注意有无尿崩症及电解质紊乱的情况。

（5）观察鼻腔渗血情况。

（6）观察生命体征、神志、瞳孔变化。

（7）不能进食者遵医嘱静脉补充热量及其他营养。

（8）增进食欲恢复体力，增加机体抵抗力，提高手术耐受力。

（9）指导病人清洁口腔、皮肤清洁，定时更换干净衣裤、清洁被单，并保持床单元整洁。

（三）健康指导

（1）进行入院健康宣教，术前健康教育。

（2）根据情况给予高蛋白、高热量、高纤维、低脂、易消化少渣食物，加强营养，多食新鲜高蛋白的食物，增强体质。

（3）进行疾病知识宣教，鼓励病人积极配合治疗。

（4）病情稳定后指导病人配合康复训练，使病人被动变为主动，注意劳逸结合，提高生活质量。

（5）出院后随时情变化，若出现原有症状加重及时就诊。

三、伴出血诊断的颅内血管手术（BC1、BE1、BE2、BM1、BR1）

▶ **【颅内血管畸形护理常规】**

（一）评估要点

（1）评估病人既往史。

（2）评估病人自理能力。

（3）检查病人生命体征、意识、瞳孔情况。

（4）评估病人有无头痛、呕吐、癫痫症状。

（5）检查病理症及四肢肢体活动情况。

（6）辅助检查：头颅 CT/MRI。

（二）护理要点

（1）观察病人意识、瞳孔、肌力及生命体征变化，观察有无颅内压增高的情况。

（2）术前做好心理护理、饮食护理。

（3）观察手术伤口有无渗血、渗液，保持伤口干燥、清洁。

（4）使用血管扩张药及降压药时，应观察病人血压的变化及有无低灌注表现。

（5）观察病人头痛症状及肢体活动情况，及时发现颅内出血及血管痉挛、脑栓塞征兆。

（6）遵医嘱按时给予抗癫痫药物。

（7）脑血管造影术（DSA）病人按血管造影护理常规护理。

（8）偏瘫病人每日被动肢体活动 2～3 次，每次 15～20 分钟，鼓励病人穿弹力袜、行气压治疗以预防下肢静脉血栓的形成。

（三）健康指导

（1）饮食指导：给予清淡易消化的食物，多吃蔬菜水果，规律排便。

（2）做疾病知识宣教，做好心理护理，避免情绪激动。

（3）严密监测血压。

（4）劳逸结合，保持足够的睡眠，适当参与体育锻炼，如散步、慢跑，但应避免疲劳及突然用力。

（5）按时服用抗癫痫药物，不得擅自停药，出院后 1 个月门诊复查。

▶ **【颅内动脉瘤护理常规】**

（一）评估要点

（1）病史询问：询问病人以往有无手术、外伤史，有无高血压、糖尿病等慢性疾病。

（2）身体评估：监测生命体征、瞳孔、意识状况，有无头痛、呕吐，有无脑膜刺激征，有无眩晕、神经功能障碍、复视、共济失调及癫痫样发作症状。

（3）心理社会评估：病人及家属对疾病认识度及心理接受能力。

（4）评估病人的自理能力。

（5）实验室及其他检查：CT、MRI、脑血管造影检查。

（二）护理要点

（1）绝对卧床休息：抬高床头 15°～30°，以利静脉回流、减轻脑水肿、降低颅内压。

（2）病情观察：观察生命体征，尽量使血压维持在一个稳定水平；注意观察病人瞳孔的大小、动态观察意识的变化。

（3）严密观察神志、瞳孔、生命体征的变化，及时发现再出血特征。

（4）密切观察癫痫症状发作的先兆、持续时间、类型，遵医嘱予抗癫痫药。

（5）避免不良刺激、用力咳嗽、用力大便及情绪激动。

（6）穿刺点的护理：术后股动脉穿刺部位加压包扎后，严密观察穿刺肢足动脉搏动情况及下肢温度、颜色和末梢血循环情况，观察穿刺局部有无渗血及血肿、瘀斑形成。

（7）并发症的预防及护理：术后注意观察切口愈合情况、有无头皮下积液、头部引流管是否通畅、引流物的量及性状；注意观察肢体活动、感觉情况及神经功能缺失症状，如有异常立即报告医生，以便及时处理。

（三）健康指导

（1）卧床休息，保持情绪稳定，保持环境安静，减少精神刺激。

（2）鼓励病人多饮水，多食蔬菜、水果、清淡易消化的食物，保持大便通畅，避免用力排便及剧烈咳嗽。

（3）行疾病知识宣教，鼓励病人积极配合治疗。

（4）给予口服降压药物指导，有效控制血压。

（5）病情稳定后指导病人配合康复训练，使病人被动变为主动，注意劳逸结合，提高生活质量。

（6）出院后随时观察病情变化，若出现原有症状加重及时就诊。

▶【脑血管造影术后护理常规】

（一）评估要点

（1）评估病人意识状态、合作能力。

（2）评估穿刺部位。

（二）护理要点

（1）观察穿刺点纱布加压保护是否有效。

（2）术后 6 小时内每小时观察足背动脉搏动并记录。未扪及时，询问病人有无下肢胀痛和麻木，指导病人活动脚趾，并报告医生，配合医生放松纱布加压保护。

（3）术后 6～24 小时每 2 小时检查足背动脉搏动。

（4）术后卧床 24 小时，术侧下肢避免弯曲。

（5）术后清醒无恶心呕吐时即可进食，指导病人多喝水，并静脉补液以加速造影剂排出。

（6）观察生命体征和神志、瞳孔及排尿情况，必要时导尿。

（7）24 小时后常规拆除纱布，消毒穿刺点后输液敷贴保护。

（8）术后 3～4 日不洗澡，不要抓伤口。

（三）指导要点

（1）告知病人卧床 24 小时后方可下床活动。

（2）指导病人在床上大小便。

（3）切忌术侧下肢活动过早和过多，术后 24 小时保持术肢制动，近 5 日减少活动，避免久站、久蹲等。

（4）出血处理：立即拳头压迫穿刺点 20～30 分钟，报告医生，用绷带卷加压包扎。

四、脑室分流及翻修手术（BC2）

▶【脑室腹腔分流术护理常规】

（一）评估要点

（1）询问病人以往有无手术、外伤史，有无高血压、糖尿病等慢性疾病。

（2）评估病人的生命体征、瞳孔变化、意识状况，有无头痛、呕吐，有无脑膜刺激征、眩晕、神经功能障碍、复视、共济失调及癫痫样发作症状。

（3）心理社会评估：病人及家属对疾病认识度及心理接受能力。

（4）评估病人的自理能力。

（5）实验室及其他检查：CT、MRI、脑血管造影检查。

（二）护理要点

（1）保持呼吸道通畅，持续氧气吸入。

（2）若病人昏迷程度深，舌后坠严重，呼吸道分泌物多时，行气管切开，及时吸痰。

（3）基础护理：加强翻身、叩背、吸痰，防止肺部并发症。

（4）术后 24 小地应平卧，头偏向健侧，勿抬高，且避免头部剧烈活动和颈部过伸过屈，以免脑脊液引流过度造成低颅压；待病人意识恢复、生命体征平稳后，抬高床头 15°～30°，以利于脑脊液引流至腹腔。术后 72 小时内让病人绝对卧床。

（5）降低手术失败率的关键在于术中、术后严格无菌操作，术中、术后给予广谱有效抗生素，术后严密的观察、正确的护理，术后早期功能锻炼等，但少数行分流术病人仍会出现分流管堵塞、感染、继发性颅内出血等并发症。

（6）术后密切观察颅内压的变化，及时调整体位，定时按压分流泵，保持分流管通畅，预防分流管堵塞，可减少并发症。

（7）遵医嘱合理使用脱水剂：20% 甘露醇 250 ml 快速静脉滴注，激素治疗。

（8）遵医嘱肾功能、水电解质平衡监测，检查血清肌酐、尿素氮、尿比重、尿液pH，蛋白定量、24 小时出入量的记录，当尿量 <50 ml/h 时及时报告医生。

（三）健康指导

（1）做好心理护理，取得家庭和亲友的支持，使病人正确面对现实，树立信心，积极配合康复训练。

（2）保持皮肤清洁完整，避免潮湿，摩擦等，每 2 小时翻身拍背 1 次，防止压疮的形成。

（3）饮食指导：加强营养，给予高蛋白饮食，不能进食者，给予鼻饲管喂补充营养，保持大便通畅。

（4）对感知、认知障碍者，予最简单、熟悉物品、图片等反复训练，逐渐增加难度。

五、脊髓手术（BD1）

（一）评估要点

（1）评估病人既往史。

（2）评估病人的自理能力。

（3）检查病人生命体征、意识、瞳孔情况。

（4）评估病人的痛觉、温觉及深感觉反射。

（5）评估病人的肌力。

（6）评估病人的营养状况。

（7）评估病人有无自主神经症状，如一侧肢体和躯干皮肤干燥少汗等。

（二）护理要点

（1）行心理护理，鼓励病人面对现实，积极配合治疗。

（2）保持肢体功能位置，防止肢体失用综合征。

（3）尽早进行瘫痪肢体功能锻炼，防止关节挛缩和肌肉萎缩。

（4）观察引流管切口情况，观察并记录引流液的颜色、性状及量。

（5）指导病人进食低糖、高蛋白、高纤维素饮食。

（6）协助指导病人轴向翻身，抬高床头，有利于静脉回流。

（7）严密观察病人有无肌力、感觉减退。

（8）保持病人舒适，指导口腔、皮肤清洁，定时更换干净衣裤、清洁被单，并保持床单元整洁。

（三）健康指导

（1）病人佩戴颈托 10 ~ 12 周。

（2）病人活动时家属应陪伴，预防跌倒。

（3）保护病人感觉减退区，避免烫伤、冻伤等。

（4）鼓励病人积极进行康复锻炼。

（5）鼓励病人积极参与家庭劳动，尝试独立完成日常活动，是一种有效的功能锻炼。

六、脑血管介入治疗（BE2）

（一）评估要点

（1）心理评估：病人是否理解该治疗的目的、方法及术后配合注意事项，对待治疗的心理反应

（2）用药评估：了解病人过敏史，特别是造影剂使用史，肾功能不全的糖尿病病人需在检查前 3 日停服二甲双胍片。

（3）血循环评估：观察股动脉皮肤完整性及搏动是否有力，评估病人双下肢皮温、颜色及足背动脉搏动情况

（4）基础情况评估：了解病人肝肾功能、血常规、凝血功能、输血前九项等指标及血压控制情况

（5）术前准备：备皮、洗澡、标记足部动脉搏动点，备便器、头颅检查胶片及报告、护理单，更换病员服，左上肢建立静脉通道，练习床上解便。

（二）护理要点

（1）病情观察：关注病人有无心慌、胸闷、穿刺点疼痛、皮肤瘙痒等主诉。了解支架置入部位、数量。

（2）用药护理：维持静脉通道通畅，遵医嘱使用降压药物，收缩压不超过 110 ~ 120 mmHg，舒张压不超过 90 mmHg。

（3）穿刺点观察：观察穿刺点是否压迫妥善，有无渗血、皮肤淤青、皮下硬结。

（4）血循环观察：股动脉搏动能否扪及，双下肢皮温、颜色是否相同，足背动脉搏动是否有力。

（5）交代注意事项：术后24小时卧床休息，保持穿刺侧下肢制动，勿进食易产气食物，勿用力排便、咳嗽、情绪激动。

（5）首次排尿观察：关注病人术后能否自主床上排尿，排尿困难者通过诱导排尿法仍不能排出的病人，予以安置尿管。

（三）健康指导（出院宣教）

（1）自我观察：穿刺点出现皮肤淤青、皮下硬结、疼痛等，或出现新发神经功能缺损等卒中症状等，立即就医。

（2）近7日多躺，多饮水，避免久走、久站、久坐、久蹲、负重等。

（3）终身规范服药，定期复诊。

七、脑血管病溶栓治疗（BL1）

（一）评估要点（溶栓治疗前）

（1）掌握适应证：①有缺血性卒中导致的神经功能缺损症状。②症状出现<3小时。③年龄≥18岁。④病人或家属签署知情同意书。

（2）筛查禁忌证：①近3个月有严重头颅外伤史或卒中史。②可疑蛛网膜下腔出血。③近1周内有在不易压迫止血部位的动脉穿刺。④既往有颅内出血。⑤颅内肿瘤、动静脉畸形动脉瘤。⑥近期有颅内或椎管内手术。⑦血压升高：收缩压≥180 mmHg，或舒张压≥100 mmHg。⑧活动性内出血。⑨急性出血倾向，包括血小板计数低于100×10^9 L或其他情况。⑩48小时内接受过肝素治疗（APTT超出正常范围上限）。⑪已口服抗凝剂者INR>1.7或PT>15秒。⑫目前正在使用凝血酶抑制剂或Xa因子抑制剂，各种敏感的实验室检查异常（如APTT、INR、血小板计数、ECT、TT或恰当的Xa因子活性测定等）。⑬血糖<2.7 mmol/L。⑭CT提示多脑叶梗死（低密度影>1/3大脑半球范围）。

（3）警惕相对禁忌证：①轻型卒中或症状快速改善的卒中。②妊娠。③痫性发作后出现的神经功能损害症状。④近2周内有大型外科手术或严重外伤。⑤近3周内有胃肠或泌尿系统出血。⑥近3个月内有心肌梗死史。

（4）确定溶栓药物剂量（mg）：体重（kg）×0.9。

（5）建立静脉通道，安置心电监护、氧气，备微量泵、吸痰装置。

（二）护理要点（溶栓治疗中）

（1）溶栓用药：首次静脉注射（总剂量×10％，1分钟内注射完毕），余量（1小时内静脉泵完）。

（2）出血观察：检查皮肤、口腔黏膜、消化系统、泌尿系统等有无出血倾向，如瘀斑瘀点、牙龈出血等，观察静脉采血、留置针穿刺处是否有渗血或血肿。对可压迫部位，可使用压迫止血；检查尿、粪、呕吐物或其他分泌物是否有血。

（3）监测基本生命体征、神志、瞳孔、神经系统症状：0~2小时（1次/15分钟），2~6小时（1次/30分钟），6~24小时（1次/1小时）。若出现出血、神经功能缺损加重，或下列生命体征变化，立刻通知医生。

1）收缩压大于185 mmHg或小于110 mmHg。

2）舒张压大于105 mmHg或小于60 mmHg。

3）脉搏小于50次/分。

4）呼吸大于24次/分。

5）意识状态改变或卒中症状加重。

6）24小时内缓慢静脉滴注生理盐水维持静脉通道通畅。

7）卧床，禁食24小时，不禁药。

8）溶栓24小时内禁用肝素、华法林及阿司匹林。

9）必要时持续心功能监测，记24小时出入量，镇痛。

10）溶栓24小时后，需要继续抗栓治疗前复查头颅CT排除脑出血。

（三）健康指导

（1）自我（家属）病情观察：发现意识状态、肌力、语言、吞咽等神经功能发生改变时，及时告知医护人员。

（2）用药宣教：规范、正确服药。

1）抗凝、抗血小板凝集药物：观察皮肤、黏膜有无出血倾向。

2）降压、降糖药物：遵医嘱用药，勿自行减量、停服药物，服药期间监测血压、血糖。

3）康复锻炼：24小时后病情稳定时早期康复锻炼，自主锻炼为主，卧床时保持偏瘫侧肢体处于功能位。

4）健康生活方式：戒烟戒酒，低盐低脂饮食，控制体重，保持情绪稳定，保持大便通畅。

八、脑血管介入检查术（BM1）

（一）评估要点

（1）心理评估：病人是否理解该检查术的检查目的、方法及术后配合注意事项。

（2）用药评估：了解病人过敏史，特别是造影剂使用史，肾功能不全的糖尿病病人需在检查前3日停服二甲双胍片。

（3）下肢血循环评估：评估病人双下肢皮温、颜色及足背动脉搏动情况。

（4）基础情况评估：了解病人肝肾功能、血常规、凝血功能等指标及血压控制情况。

（5）术前准备：备皮、洗澡、标记足部动脉搏动点，备便器、头颅检查胶片及报告、护理单，更换病员服，左上肢建立静脉通道，练习床上解便。

（二）护理要点

（1）病情观察：关注病人有无心慌、胸闷、穿刺点疼痛、皮肤瘙痒等主诉，以及生命体征是否平稳，特别是血压。

（2）穿刺点观察：观察穿刺点是否压迫妥善，有无渗血、皮肤淤青、皮下硬结。

（3）血循环观察：双下肢皮温、颜色是否相同，足背动脉搏动是否有力。

（4）交代注意事项：术后24小时卧床休息，保持穿刺侧下肢制动，饮水1500 ml以上，勿进食易产气的食物，勿用力排便、咳嗽、情绪激动。

（5）首次排尿观察：关注病人术后能否自主床上排尿，排尿困难者通过诱导排尿法仍不能自主排尿的病人，可由医护人员拳头压迫穿刺点后半坐卧位或床旁站立等方式协助排尿。

（三）健康指导

（1）自我观察：穿刺点有无皮肤淤青、皮下硬结、疼痛等，若有则立即就医。

（2）运动强度：近7日多躺，避免久走、久站、久坐、久蹲、负重等，定期复诊。

九、脑缺血性疾患（BR2）

（一）评估要点

（1）主诉：评估病人头晕、头痛、呕吐等症状。

（2）神经功能缺损：评估病人偏瘫的部位、程度，深、浅感觉，认知、语言、吞咽等功能。

（3）颅内压升高：评估病人生命体征、神志、瞳孔，无创颅内压监测。

（4）基础情况：评估病人现病史、既往病史、服药史、危险因素、自理能力、生活习惯。

（5）心理情况：评估病人有无焦虑、抑郁等不良情绪。

（二）护理要点

（1）病情观察

1）基本生命体征：安置心电监护、吸氧装置，测量病人基本生命体征。

2）专科生命体征：神志、瞳孔、神经功能症状有无改变，有无头晕、头痛、呕吐等症状。

（2）用药护理

1）抗凝、抗血小板凝集药物：观察有无出血倾向。

2）扩血管药物：调慢滴速，观察血压变化，谨防静脉炎，输液反应。

3）降血压、血糖药物：血压、血糖波动情况。

4）脱水利尿剂：防外渗，关注水、电解质、肝肾功能等指标。

（3）并发症护理

1）脑疝：观察神志、瞳孔，遵医嘱使用脱水利尿药物，摇高床头 30°左右。

2）窒息、误吸：舌根后坠者，使用口咽通气管、舌钳等开放气道；坐位或立位进餐、饮水，吞咽功能异常者建议短期留置胃管；翻身、拍背或机械辅助排痰，必要时予以行雾化或吸痰。

3）跌倒：床档保护，下床活动时他人搀扶，或使用合适的助行器。

4）压疮：定时翻身，保持床单元干净整洁，勤擦洗，必要时安置气垫床，骨突处压疮贴保护。

5）肢深静脉血栓：观察下肢血循环（颜色、皮温、足背动脉搏动、周径）。

6）失用综合征：早期功能锻炼，摆放良肢位。

（4）心理护理：鼓励倾诉，介绍疾病知识、目前治疗、康复锻炼方法等。

（5）生活护理

1）饮食指导：足够营养摄入，保证喂养安全。低盐低脂饮食，选择清淡易消化的高蛋白、富含维生素、富含纤维素食物，选择软食、半流质饮食或糊状食物，避免粗糙、干硬、辛辣刺激性食物。少食多餐，充分咀嚼。面肌麻痹的病人，进食时应将食物送至口腔健侧近舌根处。对吞咽困难病人，为减少呛咳误吸的发生，尽早应用鼻饲以保证病人营养的需要，并做好鼻饲管喂养的护理。

2）口腔护理：对不能经口进食或自理能力重度依赖的病人行口腔护理。

3）日常生活护理：鼓励病人做力所能及的日常活动，他人协助病人完成无法独立完成的项目。

（三）健康指导

（1）自我（家属）病情观察：发现意识状态、肌力、语言、吞咽等功能发生改变时，及时告知医护人员。

（2）用药宣教：规范、正确服药。

1）抗凝、抗血小板凝集药物：观察皮肤、黏膜有无出血倾向。

2）降压、降糖药物：遵医嘱用药，勿自行减量、停服药物，服药期间监测血压、血糖。

（3）康复锻炼：病情稳定时早期康复锻炼，以自主锻炼为主，卧床时保持偏瘫侧肢体处于功能位，积极与他人语言交流，促进语言功能恢复。

（4）健康生活方式：戒烟戒酒，低盐低脂饮食，控制体重，保持情绪稳定，保持大便通畅。

十、非创伤性意识障碍（BS1）

（一）评估要点

（1）意识障碍程度：嗜睡、意识模糊、昏睡、昏迷。

（2）意识障碍性质：意识内容异常（即定向力、自知力、感知觉、注意力、记忆力、思维、情感等），意识"开关"系统异常（即机体觉醒状态）。

（3）伴随症状/体征：血压、血糖、血常规等情况，神经功能缺损症状。

（4）筛查引起意识障碍的可能因素。

1）颅脑疾病（脑卒中、颅内感染等）。

2）药物过量或中毒：抗精神类药物，降血压、血糖药物，酒精戒断等。

3）化学品中毒：一氧化碳、重金属等工业物质中毒。

4）继发疾病：酮症酸中毒、肝性脑病、肺性脑病、低氧血症等。

（5）有无伤人或自伤倾向。

（二）护理要点

（1）生命体征监测：安置心电监护、吸氧装置，测量基本生命体征，尤其是血压、血糖、呼吸型态等情况。

（2）对症处理：根据引起意识障碍的原因，予以对症处理。如控制血压、血糖，纠酸纠碱，补充血容量、电解质等。维持呼吸道通畅，必要时气管插管或气管切开。烦躁病人给予镇静处理或行保护性约束。

（3）安全管理

1）防跌倒：卧床休息，双侧床档保护，24小时留陪护。

2）防伤人或自伤：镇静、保护性约束。

3）防窒息、误吸：由医护人员评估能否经口进食。翻身拍背或机械辅助排痰，必要时吸痰。

4）防压疮：定时翻身，保持床单元干净整洁，勤擦洗，及时更换尿不湿，必要时安置气垫床，消瘦者骨突处压疮贴保护。

5）防下肢深静脉血栓：观察下肢血循环(颜色、皮温、足背动脉搏动、周径)。

6）失用综合征：中度及重度意识障碍病人，予以被动肢体功能锻炼，并摆放良肢位。

（4）生活护理

1）饮食指导：充足的营养供给，评估无法经口进食者，优先选择安置鼻胃/肠管，予以肠内营养，或遵医嘱予以肠外营养支持。

2）口腔护理：对不能经口进食或自理能力重度依赖的病人行口腔护理。

3）日常生活护理：指导并协助家属给予生活照护。

（三）健康指导

（1）避免引起意识障碍的诱因：如血压、血糖的偏高或偏低，感染、中毒等。

（2）用药宣教：勿自行减量或停服治疗基础疾病的药物，如抗癫痫药物，控制血压、血糖药物等。

（3）健康生活方式指导：戒烟限酒，避免熬夜、受凉，保持情绪稳定，保持大便通畅。

十一、病毒性脑、脊髓和脑膜炎（BT1）

（一）评估要点

（1）感染类型：脑炎、脊髓炎或脑脊髓炎；脑膜炎、脊膜炎或脑脊膜炎；脑膜脑炎。

（2）感染途径：血行感染、直接感染、神经干逆行感染。

（3）引起感染的可能因素：消化道感染、呼吸道感染、血液感染等。

（4）临床表现

1）神经功能缺损筛查：意识障碍(程度及性质)、偏瘫、失语、吞咽功能障碍等。

2）发热：发热程度及性质(规律)。

3）颅内高压：头晕、头痛，呕吐，视神经乳头水肿。

4）脑膜刺激征：颈强直、克尼格征、布鲁津斯基征。

5）人格障碍、伤人或自伤倾向。

6）继发癫痫发作。

（5）辅助检查：血常规检查，脑电图检查，头颅 CT 检查，头颅 MRI 检查，腰椎穿刺（脑脊液常规检查、脑脊液病原学检查、颅内压监测结果）。

（二）护理要点

（1）基础生命支持：安置心电监护、氧气，测量基本生命体征，尤其是血压、血糖、呼吸型态等情况。

（2）对症处理：根据引起感染的可能原因在予以抗病毒感染的同时，治疗原发感染；物理、药物降温，补液，脱水降颅内压；维持呼吸道通畅，必要时行气管插管或气管切开；疼痛、烦躁病人给予镇痛、镇静处理。

（3）用药护理。

1）镇痛药、镇静药：根据病人具体情况遵医嘱选择按时或按需用药。

2）抗感染药物：根据药物半衰期选择用药间隔时间。

3）脱水降颅内压药物：快速静脉滴注，禁止钢针输注，防外渗，定期监测肝肾功能、电解质等指标。

（3）安全管理

1）防窒息、误吸：由医护人员评估能否经口进食。床旁备吸痰装置，必要时吸痰。

2）防伤人或自伤：镇静、保护性约束。

3）防跌倒：卧床休息，双侧床档保护，24 小时陪护。

4）防压疮：定时翻身，保持床单元干净整洁，勤擦洗，及时更换尿不湿，必要时安置气垫床，消瘦者骨突处压疮贴保护。

5）防下肢深静脉血栓：充足的水分摄入，观察下肢血循环（颜色、皮温、足背动脉搏动、周径），指导病人主动或家属辅助行踝泵运动，高危病人采用机械预防加药物预防。

6）失用综合征：有神经功能缺损症状者，床上主动或功能锻炼，并摆放良肢位。

7）减少刺激：卧床休息，集中治疗，保持病房的安静，减少声音、光线等的刺激。

8）必要时记录 24 小时出入量。

（4）生活护理

1）饮食指导：充足的营养供给，规律进餐，营养均衡，以清淡食物为主，多食蔬菜水果，多进食鸡蛋、大豆等高蛋白质食品，忌烟酒，戒辛辣、咖啡等刺激性食物；评估无法进口进食者，优先选择安置鼻胃管/鼻肠管，予以肠内营养，或遵医嘱予以肠外营养支持。

2）口腔护理：对不能经口进食或自理能力重度依赖的病人行口腔护理。

3）日常生活护理：指导并协助家属给予生活照护，发热、出汗较多的病人保持皮肤的清洁、干燥。

（三）健康指导

（1）避免继发感染：注意保暖，进食清洁饮食，避免呼吸道、消化道的二次感染。

（2）用药宣教：配合医护人员坚持完成治疗疗程，使用抗病毒药物期间多饮温开水，必要时配合记录24小时出入量。

（3）功能锻炼：配合康复治疗师进行主动/被动康复锻炼。

（4）饮食宣教：建议高热量、高蛋白、富含维生素饮食，清淡易消化饮食，避免辛辣、生冷饮食。

（5）健康生活方式指导：戒烟限酒，避免熬夜、受凉，保持情绪稳定，保持大便通畅。

十二、神经系统变性疾患（BU2）

▶【运动功能障碍】

运动功能障碍相关疾病主要包括帕金森病、亨廷顿病、运动神经元病、多系统萎缩、小脑性共济失调等。

（一）评估要点

（1）运动障碍的类型：运动增多性、运动减少性、平衡障碍。

（2）临床表现：肌张力异常、姿势步态异常、震颤、肌强直阵挛、感觉异常、舞蹈症、平衡障碍、自主神经功能紊乱、吞咽障碍等。

（3）辅助检查：血常规检查、肌电图、头颅CT、头颅MRI、腰椎穿刺、基因检测等。

（4）了解病人的家族遗传史、既往/现病史。

（5）评估病人的自理能力。

（二）护理要点

（1）基础生命支持：安置心电监护、吸氧装置，建立静脉通道。

（2）安全管理

1）防跌倒：急性期卧床休息，双侧床档保护，24小时留陪。非急性期早期下床活动，家属陪同，必要时搀扶并使用合适的助行器，备坐便椅。

2）防窒息、误吸：床旁备吸痰装置。评估病人通气状态及吞咽功能，自主呼吸无法维持生理功能需要时，使用辅助通气（放置口咽管、气管切开、呼吸机）。吞咽功能异常（洼田饮水试验）可考虑安置鼻胃管或鼻肠管。

3）防压疮：定时翻身，保持床单元干净整洁，勤擦洗，及时更换尿不湿，必要时安置气垫床，消瘦者骨突处压疮贴保护。

4）防下肢深静脉血栓：充足的水分摄入，观察下肢血循环（颜色、皮温、足背动脉搏动、周径），指导病人主动或家属辅助行踝泵运动，高危病人采用机械预防加药物预防。

5）失用综合征：有神经功能缺损症状者，床上主动或被动功能锻炼，并摆放良肢位。

6）减少诱发因素：癫痫病人集中治疗，保持病房的安静，减少声音、光线等的刺激，保持大小便通畅，注意保暖，避免受凉。

7）必要时记录 24 小时出入量。

（3）用药护理：规范用药，定期监测血常规、电解质、肝肾功能等指标。

1）左旋多巴胺类药物：避免嚼服，并避免与高蛋白食物同时服用，最佳服药时间为饭前 30 分钟或饭后 1 小时，服药期间注意药物"开－关"效应。

2）激素药物：关注有无水电解质紊乱、自主神经紊乱、骨质疏松症等。

3）抗凝药物：定期复查凝血功能，关注皮肤、黏膜有无出血。

4）观察药物不良反应：恶心、呕吐、晕眩、疲倦、视物模糊、口干、便秘、小便困难、直立性低血压等。

（4）生活护理

1）饮食指导：充足的营养供给，规律进餐，营养均衡，以清淡食物为主，多食蔬菜水果，多吃鸡蛋、大豆等高蛋白质食品，忌烟酒，戒辛辣、咖啡等刺激性食物。评估无法进口进食者，优先选择安置鼻胃管/鼻肠管，予以肠内营养，或遵医嘱予以肠外营养支持。

2）口腔护理：对不能经口进食或自理能力重度依赖的病人行口腔护理。

3）日常生活护理：指导并协助家属给予生活照护。保持病房干净、整洁，勤通风。出汗较多的病人保持皮肤的清洁、干燥，着宽松衣物及软底防滑鞋。

（三）健康指导

（1）防不良事件：跌倒、窒息、压疮、下肢深静脉血栓等。

（2）用药宣教：告知药物名称、作用、可能不良反应，配合医护人员规范、规律服药，发生不良反应时及时告知医护人员。

（3）功能锻炼：配合康复治疗师进行主动/被动康复锻炼。并在无明显躯体症状时，下床行力所能及的有氧运动。

（4）饮食宣教：高热量、高蛋白、富含维生素饮食、清淡易消化饮食，避免辛辣、生冷饮食。

（5）健康生活方式指导：戒烟限酒，避免熬夜、受凉，保持情绪稳定，保持大便通畅。

▶【记忆与认知功能障碍（各种类型的痴呆）】

（一）评估要点

（1）记忆与认知功能障碍的类型：感知障碍，记忆障碍，思维障碍。

（2）临床表现：学习、记忆障碍，视觉空间障碍，执行功能障碍，失语、失用、失认，痴呆，行为异常，人格改变，其他精神、神经活动的改变。

（3）辅助检查：血常规检查、脑电图、头颅 CT、头颅 MRI、腰椎穿刺等。

（4）评估病人的家族遗传史、现病/既往史。

（5）评估病人的自理能力。

（二）护理要点

（1）安全管理

1）防走失：固定生活环境，安置于离护士站较近的多人间，24 小时留陪，随身佩戴联络卡。

2）防伤人或自伤：有明显躁动的精神症状者，进行药物镇静，必要时行保护性约束，尽量安置在单人间，保持病房安静，避免放置剪刀等危险品及过多的装饰物品。

3）潜在并发症：窒息、误吸、压疮、下肢深静脉血栓、失用综合征。

（2）用药护理

1）护理人员按顿发放其口服药，并在医护人员或看护人员的协助、监督下完全服下，避免漏服或误服。

2）不易吞服药片者，可将药物碾碎兑水服用，伴有吞咽功能障碍的病人，可安置鼻胃管或鼻肠管。

3）无法表述的病人，密切观察用药后的反应，有不良反应时及时反馈给医生。

（3）生活护理

1）饮食指导：充足的营养供给，注意营养搭配，准备符合病人口味的饭菜，维持自主进食。

2）口腔护理：对不能经口进食或自主能力重度依赖的病人行口腔护理。

3）皮肤护理：有大小便失禁或无法自主保持皮肤清洁的病人，及时更换干净衣物，勤擦洗。

4）心理护理：倾听、认可病人的主诉，避免正面冲突。

（4）康复护理：配合康复师进行学习、记忆、失语、失用、失认等功能的康复训练。

（三）健康指导

（1）防不良事件及并发症：走失、伤人或自伤、跌倒、窒息、压疮、下肢静脉栓塞、失用综合征等。

（2）日常生活能力训练：提醒、督促病人完成力所能及的日常生活活动，避免包办替代。

（3）功能锻炼：有躯体障碍的病人，配合康复治疗师进行主动/被动康复锻炼。

（4）饮食宣教：高热量、高蛋白、富含维生素饮食的清淡易消化饮食，避免辛辣、生冷饮食。

（5）健康生活方式指导：戒烟限酒，避免熬夜、受凉，保持大便通畅。

十三、脱髓鞘病及小脑共济失调（BU3）

▶ **【脱髓鞘病护理常规（多发性硬化为例）】**

（一）评估要点

（1）疾病分类：病毒性，免疫性，遗传性（髓鞘形成不良），中毒性/营养性，创伤性

（2）临床表现

1）肢体无力：一个或多个肢体无力。

2）感觉异常：针刺麻木感，蚁行感，瘙痒，肢体发冷，尖锐、烧灼样、游走样疼痛。

3）视觉障碍：单眼或双眼视力下降、复视，眼震颤等。

4）共济失调：运动共济失调（坐位时不发生明显的摇晃，站立时双脚分开，步行时呈醉汉步态），查科三联征（眼震、意向性震颤、吟诗样语言）仅见于部分完全多发性硬化病人。

5）精神症状：如易激动，强哭，强笑，记忆力减退等。

7）构音障碍或语音轻重不一。

8）其他症状：膀胱功能障碍（尿频、尿急、尿潴留、尿失禁）。

（3）辅助检查：脑脊液，诱发电位，头颅 CT、MRI 等。

（4）复发与缓解特征：缓解后是否遗留有神经功能缺损症状。

（5）了解病人的家族遗传史、既往/现病史。

（6）评估病人的自理能力。

（二）护理要点

（1）基础生命支持：安置心电监护、吸氧装置，建立静脉通道，保持呼吸道通畅。

（2）症状护理

1）肢体无力：防跌倒及失用综合征。24 小时留陪，早期被动运动和主动运动相结合，卧床时行被动按摩及屈伸运动，鼓励和指导病人坚持生活自理能力的训练。经康复评估后，下床活动，逐步进行扶杆、挂拐站立、移动、步行等锻炼。

2）感觉异常：配合康复师进行感觉及其他功能障碍的训练。

3）视觉障碍：耐心向病人讲解视力的恢复是一个缓慢的过程，并关注病人心理状态的变化。同时做好其生活护理的每一环节，减轻病人因视觉障碍带来的不适应与焦虑。

4）共济失调：详见小脑共济失调的内容。

5）精神症状：倾听、认可病人的主诉，避免正面冲突。提供安全舒适的环境，24 小时留人贴身看护。并做好家属的沟通解释工作，以取得对病人精神症状的理解与包容，为病人提供一个轻松的人文环境。

6）构音障碍：鼓励病人从单音、单字、单词开始逐步进行言语训练，并多与他人语言交流，指导家属为病人创造多说多练的语言环境。

（2）安全管理

1）防跌倒：急性期卧床休息，双侧床档保护，24 小时留陪。非急性期早期下床活动，家属陪同，必要时搀扶并使用合适的助行器，备坐便椅。

2）防窒息、误吸：床旁备吸痰装置、口咽管。定时翻身拍背，对无法下床活动的病人进行机械辅助排痰。吞咽功能异常（洼田饮水试验）者可考虑安置鼻胃管/鼻肠管。

3）防伤人或自伤：关注情绪变化，顺从其合理意愿，避免正面冲突，避免接触剪刀等危险品。

4）防压疮：定时翻身，保持床单元干净整洁，勤擦洗，及时更换尿不湿，尿失禁病人可考虑安置尿管，必要时安置气垫床，消瘦者骨突处压疮贴保护。

5）防下肢深静脉栓塞：充足的水分摄入，观察下肢血循环（颜色、皮温、足背动脉搏动、周径），指导病人主动或家属辅助行踝泵运动，高危病人采用机械预防加药物预防。

6）失用综合征：遗留有神经功能缺损症状者，床上主动或功能锻炼，并摆放良肢位。

7）减少诱发因素：提供温度湿度适宜的环境，保持大便通畅，注意保暖，避免受凉及情绪波动。

（3）用药护理：告知病人及家属遵医嘱用药的重要性，勿擅自更改剂量或突然停药，以免诱发或加重病情。并学会自我观察药物不良反应，一旦发生，及时告知医护人员。

（4）生活护理

1）饮食指导：充足的营养供给，规律进餐，低脂、高蛋白、高纤维素的饮食营养餐，忌烟酒，戒辛辣、咖啡等刺激性食物。评估无法经口进食者，优先选择安置鼻胃管/鼻肠管，予以肠内营养，或辅以肠外营养支持。

2）口腔护理：对不能经口进食或自理能力重度依赖的病人行口腔护理。

3）日常生活护理：指导并协助家属给予生活照护。保持病房干净、整洁，勤通风。出汗较多的病人保持皮肤的清洁、干燥，着宽松衣物及软底防滑鞋。

（三）健康指导

（1）防不良事件：跌倒、窒息、伤人或自伤、压疮、下肢深静脉栓塞等。

（2）用药宣教：告知药物名称、作用、可能不良反应，配合医护人员规范、规律服药。

（3）功能锻炼：配合康复治疗师进行主动/被动康复锻炼，并鼓励病人进行力所能及的日常活动。

（4）饮食宣教：低脂、高蛋白、富含维生素饮食，清淡易消化饮食，避免辛辣、生冷饮食。

（5）健康生活方式指导：戒烟限酒，避免熬夜、受凉，保持情绪稳定，保持大便通畅。

▶【小脑共济失调护理常规】

（一）评估要点

（1）小脑共济失调的分类：遗传型小脑性共济失调，继发性小脑性共济失调（特发性小脑共济失调、有明确病因的获得性共济失调）。

（2）临床表现

1）姿势和步态异常：站立不稳，步态蹒跚，行走时两腿分开呈共失调步态，坐位时双手和两腿呈外展位分开以保持身体平衡。向前或向后倾倒，或行走时向患侧倾倒。

2）随意运动协调障碍：动作易超过目标（变距不良），动作愈接近目标时震颤愈明显（意向性震颤），精细运动的协调障碍，如书写时字迹愈来愈大、笔画不均等。

3）言语障碍：说话缓慢、发音不清和声音断续、顿挫或暴发，呈暴发性或吟诗样语言。

4）眼球运动障碍：双眼粗大眼震，少数病人可见下跳性眼震、反弹性眼震等。

5）肌张力减低：肌力降低，腱反射减弱或消失，坐位时两腿自然下垂叩击腱反射后，小腿不停摆动，像钟摆一样（钟摆样腱反射）。

（3）辅助检查：头颅 CT、MRI，肌电图、体感诱发电位，电测听、听觉诱发电位、前庭功能检查，血常规、电解质等。

（4）了解病人的家族遗传史、既往/现病史。

（5）评估病人的生活自理能力。

（二）护理要点

（1）安全管理

1）防跌倒：24 小时专人看护，症状明显者卧床休息，床档保护；可维持站立位者，可使用合适的助行器，在他人陪同下下床活动。着宽松衣物、防滑软底鞋。保持病房整洁，减少障碍物。教会家属正确的搀扶方式。

2）其他：窒息、误吸、压疮、下肢深静脉栓塞、失用综合征，参考脱髓鞘病的内容。

（2）维持机体功能：鼓励病人做力所能及的日常活动，避免照护者全权替代，并多与他人语言交流。

（3）心理护理：鼓励病人表达自我感受，告知家庭成员理解、包容、鼓励病人，为其营造一个和谐、温馨的气氛，解除病人的顾虑和精神负担，避免情感刺激。

（4）用药护理：不易吞服药片者，可将药物碾碎兑水服用；伴有吞咽功能障碍的病人，可安置鼻胃管/鼻肠管。

（5）生活护理

1）饮食指导：富含蛋白质、富含维生素、足量的碳水化合物，并备便于病人自行进餐的餐具；对存在吞咽异常的病人，可安置鼻胃管/鼻肠管。

2）口腔护理：备便于使用的电动牙刷，鼓励病人自行洗漱；无法独立完成者，予以协助完成。

（三）健康指导

（1）坐姿、站姿训练及其他功能的锻炼：配合康复师进行康复锻炼，使病人掌握纠正站姿、坐姿的方法。

（2）健康生活方式指导：戒烟限酒，避免熬夜、受凉，保持大便通畅。

十四、癫痫病（BV1）

（一）评估要点

（1）病情评估：生命体征、瞳孔、意识、面色、血氧饱和度，用药后的反应。

（2）病因：结构性、遗传性、感染性、代谢性、免疫性、未知病因。

（3）发作类型：局灶性、全面性、全面性合并局灶性、不明分类。

（4）发作表现：感觉、运动、意识、精神、行为、自主神经障碍等。

（5）病史、家族史：外伤史、家族遗传史、环境接触史，身体内环境（血、电解质、酸碱度）情况，用药史等。

（6）辅助检查：头颅 CT、MRI，视频脑电图，血标本、脑脊液检查等。

（二）护理要点

（1）急救护理

1）保持呼吸道通畅，严防窒息：置牙垫于臼齿间，以防损坏牙齿和咬伤舌头；病人昏迷喉头痉挛，分泌物增多，随时吸痰，防止窒息，每次吸痰不超过 15 秒，以免引起反射性呼吸心跳停止；检查病人的牙齿是否脱落，有义齿者应立即取下。

2）给氧：发作期可加大氧流量和浓度，以保证脑部供氧，随时检查用氧的效果；必要时可行气管插管或气管切开，予以人工呼吸。

3）控制发作：遵医嘱使用控制癫痫发作药物，密切观察病人意识、呼吸、心率、血压变化。

4）控制脑水肿：癫痫持续状态者，予以脱水降颅内压；伴有高热者，在药物降温的同时头部冰袋物理降温。

（2）安全护理

1）防受伤：嘱病人发作前有先兆时立即平卧，发作前无先兆者床旁陪伴或医护人员应扶助病人顺势卧倒，摘下眼镜，移开危险品。顺势保护病人抽动的关节和肢体，在关节处垫软物，避免强行按压抽搐肢体，床档保护。尝试将开口器或压舌板从白齿放入，防舌咬伤。

2）防窒息：床旁备吸痰装置、压舌板、开口器。未进餐时取出义齿，对松动牙齿进行绑线。发作时松开领口、腰带，头偏一侧，或侧卧位。有舌根后坠者，用舌钳将舌头拉长，并及时清除口腔、呼吸道分泌物。

3）防伤人或自伤：提供安静的病房，避免放置剪刀等危险品。有情绪激动或精神症状明显者，进行药物镇静或肢体约束。

（2）用药护理：准确、按时给药，严格按照医嘱进行服药、停药、换药，定时随访，定期复查肝肾功能、血常规等。

（3）减少刺激：置病人于单人房间，窗户用深色窗帘遮光，床旁备急救设备和药物。

（4）心理护理

1）帮助病人正确认识疾病发作的原因、诱因，耐心解释病情、治疗与预后的关系。

2）多关心询问病人的自觉症状，告知其坚持药物治疗原则能减少发作的次数。

3）鼓励病人要勇于表达自己的感受，多与家属及医护人员之间进行沟通，给予情感支持，消除病人及家属的孤独、焦虑或恐惧心理，减轻或消除自卑感、羞耻感和悲观、抑郁、急躁情绪，树立战胜疾病信心。

4）正确对待疾病，避免精神刺激和大喜大悲，保持平静乐观的心境，积极配合治疗。

（三）健康指导

（1）自我病情观察：病情出现癫痫前驱症状时要立即平卧，发作前无先兆者外出时要有人陪同。

（2）外出活动携带身份信息卡：注明姓名、诊断、用药名称、家庭住址、电话、联系人等，远离高山、水池等地方。

（3）活动与休息：劳逸结合，避免过度劳累，睡眠充足、规律作息。

（4）良好的饮食习惯：饮食宜清淡，避免辛辣刺激性强的食物，避免过饥、过饱和饮水过多。

（5）工作指导：避免从事危险性工作和活动（驾驶、电工、登山、游泳等）。不宜长期休息，应有适当脑力活动、体育锻炼。

十五、神经源性肌肉病（BV2）

（一）评估要点

（1）病因筛查：感染和免疫、金属元素（金属中毒或某些元素缺乏）、遗传因素、营养障碍、神经递质等。

（2）临床表现：肌无力、萎缩，腱反射异常，痉挛性瘫痪，肌张力异常，肢体姿势、步态异常，肌震颤，肌强直阵挛，呼吸肌麻痹，失语，声音嘶哑，吞咽障碍，疼痛。

（3）辅助检查：神经肌电图，头颅 CT、MRI，血液检查，神经肌肉活检等。

（4）了解病人的家族遗传史、既往/现病史。

（5）评估病人的生活自理能力。

（二）护理要点

（1）基础生命支持：安置心电监护、吸氧装置，建立静脉通道，备吸痰装置。

（2）安全管理

1）防窒息、误吸：床旁备吸痰装置。有呼吸肌麻痹者，使用气管插管或气管切开辅助呼吸。吞咽功能障碍者安置鼻胃管/鼻肠管。

2）防跌倒：24 小时专人看护。无法站立者，卧床休息，床档保护。能保持站立、行走者，进行搀扶行走或使用合适的助行器，备坐便椅。

3）防压疮：定时翻身，保持床单元干净整洁，勤擦洗，必要时安置气垫床；消瘦者骨突处压疮贴保护，痉挛肢体间置软枕。

4）防下肢深静脉栓塞：充足的水分摄入，肢体主动、被动锻炼，观察下肢血循环（颜色、皮温、足背动脉搏动、周径），指导病人主动或家属辅助行踝泵运动，高危病人采用机械预防加药物预防。

5）减少诱发因素：保持情绪稳定，保持大小便通畅，注意保暖，避免受凉，避免感染和接触有毒有害物质。

（3）用药护理：遵医嘱用药，定期复查肝功能、血常规等。

（4）生活护理

1）饮食指导：高蛋白质、富含维生素，足量的碳水化合物及微量元素，以保证神经肌肉所需营养，有益于延缓病情进展，而且能减少并发症的发生。评估无法经口进食者，优先选择安置鼻胃管/鼻肠管，予以肠内营养，或遵医嘱予以肠外营养支持。

2）口腔护理：对不能经口进食或自理能力重度依赖的病人行口腔护理。

3）活动指导：鼓励前期病人坚持工作，还要进行简单锻炼和日常活动。避免剧烈的活动，高强度的锻炼、用力及过于积极的物理疗法反而会使病情加重。

（5）心理护理：精神心理支持及疏导，肯定其价值，发展其能独立完成的兴趣、爱好活动，增加面对生活的勇气与信心。

（三）健康指导

（1）教会病人家属掌握对安全管理的观察及预防：窒息、误吸，跌倒、压疮、下肢深静脉栓塞，诱发因素等。

（2）功能锻炼：进行力所能及的日常活动，配合康复治疗师进行主动/被动康复锻炼，多与他人语言交流。卧床时摆放良肢位。

（4）重视健康生活方式：戒烟限酒，避免熬夜、受凉，保持情绪稳定，保持大便通畅。

十六、头痛（BV3）

（一）评估要点

（1）病因筛查：神经痛，颅内感染，颅内占位病变，脑血管疾病，颅外头面部疾病，以及全身疾病，如急性感染、中毒、内环境紊乱、精神因素等。

（2）疼痛评估：疼痛部位，起病缓急，疼痛性质，发生时间与持续时间，诱发与缓解因素，伴随症状，体格检查。

（3）临床表现：胀痛、闷痛、撕裂样痛、电击样疼痛、针刺样痛，血管搏动感及头部紧箍感，以及恶心、呕吐、头晕等症状。继发性头痛还可伴有其他系统性疾病症状或体征，如感染性疾病常伴有发热，血管病变常伴偏瘫、失语等神经功能缺损症状等。

（4）疼痛对病人工作、学习、生活的影响。

（5）辅助检查：头颅CT、MRI，腰椎穿刺及脑脊液检查，脑电图，血常规等。

（二）护理要点

（1）对症处理

1）减轻、终止头痛发作：按时或按需使用镇痛药，抗感染，脱水降颅内压/补液升颅内压，舒适体位，保持病房适宜温度。

2）预防头痛复发：教会病人记录头痛发作规律，了解缓解因素，避开诱发因素。

3）找出病因，力争对病因进行治疗。

（2）心理护理：与病人讨论减轻疼痛的方法与技巧，鼓励病人运用指导式想象、听轻音乐、阅读报纸杂志等分散注意力，以达到精神放松、减轻疼痛。

（三）健康指导

（1）健康生活方式：清淡营养饮食，避免辛辣、生硬、刺激性饮食，保持心情愉快，生活有规律，避免熬夜，适当社交。

（2）遵医嘱用药：定期随访，避免自行停药或滥服药物，并观察药物不良反应，如胃溃疡。

（3）避免可能诱发的因素：感染、情绪激动、熬夜等。

十七、神经系统先天性疾患（BW1）

（一）评估要点

（1）症状类别：普遍性症状（如智力发育不全、痫性发作），特征性症状（如先天性肌强直、共济失调），非特异性症状（如肌萎缩、肌无力、感觉异常）。

（2）临床表现：智力发育不全、痴呆、行为异常、言语障碍、不自主运动、抽搐、共济失调、瘫痪、感觉异常、肌肉异常、脊髓受压、脑脊液压力增高、体态异常等。

（3）了解病人的家族遗传史、既往/现病史。

（4）评估病人的自理能力。

（二）护理要点

（1）安全管理

1）防走失：24小时专人看护，着病员服，佩戴身份信息卡，固定生活环境。

2）防跌倒：病房保持整洁，光线充足，物品摆放有序，地面保持干燥，着防滑软底鞋。运动障碍明显者卧床休息，床档保护。

2）防窒息、误吸：床旁备吸痰装置、吸氧装置。有呼吸困难的病人，予以吸氧，必要时使用辅助通气（放置口咽管、气管切开、呼吸机）。吞咽功能障碍者可考虑安置鼻胃管或鼻肠管。

3）防压疮：定时翻身，保持床单元干净整洁，勤擦洗，必要时留置尿管。安置气垫床，消瘦者骨突处压疮贴保护。

4）防下肢深静脉栓塞：充足的水分摄入，观察下肢血循环（颜色、皮温、足背动脉搏动、周径），指导病人主动或家属辅助行踝泵运动，高危病人采用机械预防加药物预防。

5）防伤人或自伤：专人看护，镇静，保护性约束，安置于单人间。

6）维持肢体功能：有活动障碍者，进行主动或被动功能锻炼，并摆放良肢位。

7）减少诱发因素：减少声音、光线等的刺激，保持大小便通畅，注意保暖，避免受凉、感染，保持情绪稳定。

（3）用药护理：全程、规范用药，定期监测血常规、电解质、肝肾功能等指标。

（4）生活护理

1）饮食指导：充足的营养供给，规律进餐，营养均衡，清淡食物为主，多食蔬菜水果、多吃鸡蛋、大豆等高蛋白质食品，忌烟酒，戒辛辣、咖啡等刺激性食物。评估无法经口进食者，优先选择安置鼻胃管/鼻肠管，予以肠内营养，或遵医嘱予以肠外营养支持。

2）口腔护理：对不能经口进食或自主能力重度依赖的病人行口腔护理。

3）日常生活护理：指导并协助家属给予生活照护。保持病房干净、整洁，勤通风。出汗较多的病人保持皮肤的清洁、干燥，穿着宽松衣物及软底防滑鞋，使用合适的助行器，备坐便椅。

（三）健康指导

（1）防不良事件：跌倒、窒息、压疮、下肢深静脉栓塞等。

（2）日常生活能力训练

1）提醒和监督病人主动完成日常生活劳动，不能简单包办代替。

2）鼓励病人积极参加社交活动。

十八、脑性麻痹（BW3）

（一）评估要点

（1）排除获得性脑功能损伤性疾病：脑卒中、颅内感染、外伤、中毒等。

（2）临床表现

1）痉挛型：双侧瘫（下肢为主）、偏瘫、四肢瘫、双侧瘫痪，姿势异常。

2）运动障碍型：多动或手脚徐动，肌张力异常。

3）共济失调型：姿势和步态异常，随意运动协调障碍，视力障碍。

4）混合型：学习能力缺损，痫性发作，智力障碍、认知障碍、视力障碍、听力障碍、精神、行为异常。

5）了解病人的家族遗传史、既往/现病史。

6）评估病人的自理能力。

（二）护理要点

（1）基础生命支持：安置心电监护、吸氧装置，建立静脉通道，保持呼吸道通畅。

（2）康复护理：配合康复师长期进行语言、智力、技能训练，改善姿势和防止畸形，摆放良肢位，并进行自主进食、穿衣、写字等生活自理能力的训练。

（3）安全管理

1）防跌倒：24 小时专人看护，使用合适的助行器，或看护人员进行搀扶。保持病房干净整洁，物品摆放有序。

2）防窒息、误吸：定时翻身、拍背，长期卧床者进行机械辅助排痰。无法经口进食者考虑安置鼻胃管/鼻肠管。

3）防伤人或自伤：24 小时专人看护，精神症状明显者，尽量安置于单人间，避免接触剪刀等危险品，必要时给予药物镇静或保护性约束。

4）防压疮：长期卧床者，定时翻身，保持床单元干净整洁，勤擦洗，必要时留置尿管，安置气垫床，消瘦者可用压疮贴保护骨突处。

5）防下肢深静脉栓塞：充足的水分摄入，观察下肢血循环（颜色、皮温、足背动脉搏动、周径），指导病人主动或家属辅助行踝泵运动，高危病人采用机械预防加药物预防。

6）减少诱发症状发生或加重因素：提供温湿度适宜的环境，保持大便通畅，注意保暖，避免受凉感染，避免熬夜，避免情绪波动。

（3）用药护理：遵医嘱用药，观察药物不良反应，如胃肠道反应、心跳呼吸抑制。

（4）生活护理

1）饮食指导：充足的营养供给，规律进餐，低脂、高蛋白、高纤维素的饮食营养餐，忌烟酒，戒辛辣、咖啡等刺激性食物。评估无法经口进食者，优先选择安置鼻胃管/鼻肠管，予以肠内营养，或辅以肠外营养支持。

2）日常生活护理：脑出血病人绝对卧床休息 4～8 周，提供方便病人使用的生活用具。对中、重生活自理能力障碍的病人，指导并协助家属给予生活照护。同时鼓励病人做力所能及的日常活动，避免全权替代。

（三）健康指导

（1）坐姿、站姿训练及其他功能的锻炼：坚持康复锻炼，并掌握纠正站姿、坐姿的方法。

（2）健康生活方式指导：戒烟限酒，避免熬夜、受凉及情绪波动，保持大便通畅。

（3）防意外，定期随访。

十九、大脑功能失调（BX1）

▶ 【大脑神经功能损伤护理常规】

（一）评估要点

（1）原发病因筛查：脑卒中（出血性卒中、缺血性卒中），感染，外伤，中毒等。

（2）辅助检查：头颅 CT、MRI，经颅多普勒超声（TCD），数字减影血管造影（DSA），动态血压/心电图，无创颅内压监测等。

（3）家族遗传史、既往/现病史：既往疾病史、服药史、外伤史、环境接触史、危险因素、生活习惯等。

（4）评估病人的自理能力。

（5）心理状况：评估病人有无焦虑、抑郁等不良情绪。

（二）护理要点

（1）病情观察要点

1）生命体征监测：神志、瞳孔、基本生命体征。

2）神经功能缺损：偏瘫的部位、程度，深、浅感觉，认知、语言、吞咽等功能。

3）主诉：头晕、头痛、恶心欲吐/呕吐等。

（2）用药护理

1）抗凝、抗血小板凝集药物：观察有无出血倾向。

2）扩血管药物：调慢滴速，观察血压变化、输液反应谨防静脉炎。

3）降血压、血糖药物：血压、血糖波动情况。

4）脱水利尿剂：防外渗，关注水、电解质、肝肾功能等指标。

5）消炎、抗病毒药物：根据药物半衰期制定药物输注频次及时间，用药期间注意药物不良反应，如过敏、静脉炎等，并定期监测血常规、肝肾功能等指标。

（3）安全/并发症护理

1）脑疝：观察神志、瞳孔，遵医嘱使用脱水利尿药物，摇高床头。

2）窒息、误吸：舌根后坠者，使用口咽通气管、舌钳等开放气道；坐位或立位进餐、饮水，吞咽功能异常者建议短期留置胃管；翻身、拍背或机械辅助排痰，必要时予以行雾化或吸痰。

3）跌倒：床档保护，下床活动时他人搀扶。

4）压疮：定时翻身，保持床单元干净整洁，勤擦洗，长期卧床者安置气垫床，骨突处压疮贴保护。

5）下肢深静脉血栓：观察下肢血循环（颜色、皮温、足背动脉搏动、周径），询问病人下肢有无胀痛、麻木。

6）失用综合征：早期功能锻炼，摆放良肢位。

（4）心理护理：鼓励倾诉，介绍疾病知识、目前治疗、康复锻炼方法等。

（5）生活护理：脑出血病人卧床休息2~4周。提供方便病人使用的生活用具。对中、重生活自理能力障碍的病人，指导并协助家属给予生活照护。同时鼓励病人做力所能及的日常活动，避免全权替代。

（三）健康指导

（1）自我（家属）病情观察：发现意识状态、肌力、语言、吞咽等功能发生改变时，及时告知医护人员。

（2）饮食指导：足够营养摄入，保证喂养安全。低盐、低脂饮食，选择清淡易消化的高蛋白、富含维生素、富含纤维素食物，选择软食、半流质饮食或糊状食物，避免粗糙、干硬、辛辣刺激性食物。少食多餐，充分咀嚼。对面肌麻痹病人，进食时应将食物送至口腔健侧近舌根处。吞咽困难病人，为减少呛咳误吸的发生且保证病人的营养需要，应尽早使用鼻饲管，并做好鼻饲管喂养的护理。

（2）用药宣教：遵医嘱规范服药，避免少服、漏服、滥服，出现药物不良反应及时就医。

（3）康复锻炼：坚持康复锻炼，积极与他人语言交流，促进语言功能恢复。

（4）健康生活方式：戒烟戒酒，低盐低脂饮食，控制体重，保持情绪稳定，保持大便通畅，保暖，避免受凉、感染。

▶【自主神经功能紊乱护理常规】

（一）评估要点

（1）分类：中枢自主神经功能紊乱，周围自主神经功能紊乱，自主神经功能失调综合征。

（2）临床表现

1）脑神经系统症状：头晕头痛、头昏沉、眼花，头皮或者肢体感觉到麻木、疼痛，记忆力减退、注意力不集中、失眠、多梦，易疲劳，情绪不稳定，容易烦恼、发怒，焦虑紧张。

2）消化、泌尿系统症状：胃胀、胃痛，肠鸣音亢进，便秘、腹泻，尿频、尿急。

3）循环、呼吸系统症状：心悸、心慌、胸闷、气短、发热、出汗。

4）内分泌系统症状：低血糖。

（3）了解疾病的诱发与缓解因素。

（二）护理要点

（1）心理护理：进行心理评估，鼓励病人表达不适，并认可病人的主诉，并指导家属给予包容、理解。脑电生物反馈治疗，心理介入。

（2）药物对症处理：止晕，调节睡眠，抗焦虑、抑郁，止泻、通便。

（3）避免诱发因素：感染、情绪激动、熬夜、强光与声音刺激等。

（三）健康指导

（1）活动与休息：培养兴趣爱好，参加社交活动，避免进行刺激性运动，如极限运动。

（2）健康生活方式：戒烟酒，清淡营养饮食，避免辛辣、生硬、刺激性饮食，保持心情愉快，生活有规律，避免熬夜。

二十、脑神经、周围神经疾患（BX2）

（一）评估要点

（1）病因及受损神经丛筛查

1）病因：脑血管意外、外伤、感染、中毒、营养代谢、肿瘤等。

2）受损神经丛：12对脑神经（嗅神经、视神经、动眼神经、滑车神经、三叉神经、外展神经、面神经、前庭蜗神经、舌咽神经、迷走神经、副神经和舌下神经）。

（2）临床表现

1）运动障碍：肌力下降、面瘫。

2）头晕、头痛，嗅觉、视力、味觉、听觉障碍，头面部疼痛，面瘫，眼震。

（3）辅助检查：头颅CT、MRI，TCD，DSA，动态血压/心电图，无创颅内压监测，血常规，神经电生理，脑脊液、周围神经活体组织检查等

（4）家族遗传史、既往/现病史：既往疾病史、服药史、环境接触史、外伤史、危险因素、生活习惯等。

（5）心理状况：评估病人有无焦虑、抑郁等不良情绪。

（6）评估病人的自理能力。

（二）护理要点

（1）对症处理：根据病因、临床表现给予对症处理，并进行神经功能的康复锻炼（具体内容参考脑缺血性疾患、颅内出血性疾患、神经系统感染性疾患的内容）。

（2）心理护理：进行心理评估，鼓励病人表达不适，并认可病人的主诉，采用倾听、共情等方式取得病人的信任，并通过倾听舒缓音乐、与他人交流等方式减轻焦虑情绪。指导家属给予包容、理解。

（3）用药护理（具体内容参考脑缺血性疾患、颅内出血性疾患、神经系统感染性疾患的内容）。

（4）安全护理：防跌倒、窒息、误吸、压疮、伤人或自伤等。

（三）健康指导

（1）饮食指导：清淡营养饮食，低盐低脂、高蛋白、富含维生素饮食，避免辛辣、生硬、刺激性食物。

（2）维持和改善机体功能：完成力所能及的日常活动，避免照护者全权替代，并多参加社交活动。

（3）健康生活方式：戒烟酒，保持心情愉快，生活有规律，避免熬夜，保持大便通畅，注意保暖，避免受凉感染。

二十一、神经系统的其他感染（BT2）

（一）评估要点

（1）感染的类型：脑炎、脊髓炎或脑脊髓炎；脑膜炎、脊膜炎或脑脊膜炎；脑膜脑炎。

（2）感染的途径：血行感染、直接感染、神经干逆行感染。

（3）引起感染的可能因素：消化道感染、呼吸道感染、血液感染等。

（4）临床表现

1）神经功能缺损筛查：意识障碍（程度及性质）、偏瘫、失语、吞咽功能障碍等。

2）发热：发热程度及性质（规律）。

3）颅内高压：头晕头痛、呕吐、视神经乳头水肿。

4）脑膜刺激征。

5）人格障碍、伤人或自伤倾向。

6）继发癫痫发作。

（5）辅助检查：血常规，脑电图，头颅 CT、MRI，腰椎穿刺（脑脊液常规检查、脑脊液病原学检查、颅内压监测结果）。

（6）具有传染性的感染：朊蛋白病、肺结核继发的颅内感染。

（二）护理要点

（1）基础生命支持：安置心电监护、吸氧装置，测量基本生命体征，尤其是血压、血糖、呼吸型式等情况。

（2）对症处理：根据引起感染的可能原因，予以抗病毒治疗的同时，治疗原发感染。物理、药物降温，补液，脱水降颅内压。维持呼吸道通畅，必要时行气管插管或气管切开。疼痛、烦躁病人给予镇痛、镇静处理。

（3）用药护理

1）镇痛、镇静药：根据病人具体情况遵医嘱选择按时或按需用药。

2）抗感染药物：根据药物半衰期选择用药间隔时间。

3）脱水降颅内压药物：快速静脉滴注，禁止钢针输注，防外渗，定期监测肝肾功能、电解质等指标。

（3）安全管理

1）防窒息、误吸：床旁备吸痰装置。由医护人员评估病人通气状态，一旦有气道痉挛、梗阻等状况，及时吸痰、辅助通气（放置口咽管、气管切开）。评估病人能否经口进食。

2）防伤人或自伤：镇静、保护性约束。

3）防跌倒：卧床休息，双侧床档保护，24小时留陪。

4）防压疮：定时翻身，保持床单元干净整洁，勤擦洗，及时更换尿不湿，必要时安置气垫床，消瘦者骨突处压疮贴保护。

5）防下肢深静脉栓塞：充足的水分摄入，观察下肢血循环（颜色、皮温、足背动脉搏动、周径），指导病人主动或家属辅助行踝泵运动，高危病人采用机械预防加药物预防。

6）失用综合征：有神经功能缺损症状者，床上主动或功能锻炼，并摆放良肢位。

7）减少刺激：卧床休息，集中治疗，保持病房的安静，减少声音、光线等的刺激。

8）必要时记录24小时出入量。

（4）生活护理

1）饮食指导：充足的营养供给，规律进餐，营养均衡，以清淡食物为主，多食蔬菜水果，多吃鸡蛋、大豆等高蛋白质食品，忌烟酒，戒辛辣、咖啡等刺激性食物。评估无法经口进食者，优先选择安置鼻胃管/鼻肠管，予以肠内营养，或遵医嘱予以肠外营养支持。

2）口腔护理：对不能经口进食或自理能力重度依赖的病人行口腔护理。

3）日常生活护理：指导并协助家属给予生活照护，发热、出汗较多的病人保持皮肤的清洁、干燥。

（三）健康指导

（1）避免继发感染：注意保暖，进食清洁饮食，避免呼吸道、消化道的二次感染。

（2）用药宣教：告知控制感染药物类型、名称、可能不良反应，配合医护人员坚持完成治疗疗程，发生无效输注或不良反应时及时告知医护人员。

（3）功能锻炼：配合康复治疗师进行主动/被动康复锻炼。

（4）饮食宣教：高热量、高蛋白、富含维生素饮食，清淡易消化饮食，避免辛辣、生冷饮食。

（5）健康生活方式指导：戒烟限酒，避免熬夜、受凉，保持情绪稳定，保持大便通畅。

第三章

眼疾病及功能障碍（MDCC）

一、玻璃体、视网膜手术（CB1）

（一）评估要点

（1）了解病人年龄、职业、文化程度，对治疗及护理的要求。

（2）了解病人的现病史、既往病史、家族史、过敏史。

（3）评估病人的心理状况、家庭及社会支持情况。

（4）评估病人的自理能力，制订合理护理措施。

（5）眼部评估：了解视力、眼压、眼部 B 超、荧光造影等结果，眼睑、结膜有无红肿、充血，排除如睑板腺炎、急性结膜炎等手术禁忌证。

（6）了解病人及家属是否得到有关玻璃体视网膜疾病的相关健康指导。

（7）术后持续评估：视力、眼压，有无术后并发症。

（二）护理要点

1. 术前护理

（1）心理评估：了解病人、家属的心理状态，向病人说明手术的重要性，术后可能出现的情况。术前、术后配合的知识，耐心解答病人的疑问，消除病人的不良心理，增强对手术的信心。

（2）术前准备：病人术前应卧床休息，除必要的检查外，应避免活动。术前 3 日常规滴抗生素眼液，按医嘱滴散瞳剂，便于检查眼底。术前 1 小时必须充分散大瞳孔，瞳孔的大小直接影响术中的操作。术前不宜饱食，以免加重术后恶心、呕吐。

（3）术前检查：术前检查包括眼前节检查、眼后节检查、全身检查、辅助检查，仔细的全身检查对发现某些药物的禁忌证也很重要，如对有胃病的病人，应慎用大剂量的抗炎剂，糖尿病病人慎用糖皮质激素。术前常规双眼散瞳检查。

2. 术后护理

（1）体位护理：视网膜脱离外路显微手术眼内没有注入气体的病人，术后体位应该保持裂孔位于最低位。在术后1个月都不提倡仰卧位，提倡侧卧位，以防仰卧位时炎性渗出物沉淀到黄斑处不易吸收，引起黄斑前膜形成。对眼内注入气体或硅油的病人，在术后早期要严格限制体位，尽量少下床活动。气体和硅油均比水轻，具有上浮力，且表面张力高疏水性。临床常用的体位有5种，即面朝下体位、半靠位、侧卧位、头低位和交替体位。

（2）饮食护理：术后半流质饮食1～2日，以后根据病人具体情况改为普通饮食。糖尿病病人坚持糖尿病饮食，注意补充足够的维生素。

（3）术后5～7日可床上洗头，避免头部用力及震动。

（4）术眼并发症的观察及护理：高眼压、感染、反应性葡萄膜炎、角膜上皮缺损等。

（三）健康指导

（1）玻璃体腔注气或注硅油者应遵医嘱取治疗体位。

（2）注意休息，3～6个月内避免重体力劳动及剧烈运动，如抬或扛重物、拳击、足球、篮球、排球、羽毛球、跳水、跳高等，防止视网膜再脱离。

（3）教会病人认识视网膜脱离的先兆症状，如闪光感，眼前黑影增多和视力下降。当出现这些症状时，应及时到有条件的医院就诊，早期诊断治疗。

（4）指导病人尽量选乘火车，如乘坐汽车，最好坐车的前部，避免乘坐摩托车，以免颠簸震荡而再次发生视网膜脱离。惰性气体填充者，1个月内禁止乘坐飞机，以免高空中大气压的降低引起眼内气泡体积增加而致眼压升高，造成视功能损害。

（5）定期检查血糖、血压，控制血糖、血压在正常范围，戒烟、戒酒，养成良好的生活习惯。

二、虹膜手术（CB2）

（一）评估要点

（1）健康史：询问病人发病时间，有无反复发作史，有无全身相关性疾病，如强直性脊柱炎、炎症性肠道疾病、牛皮癣性关节炎、结核、梅毒等，有无外伤史或眼部感染病史。

（2）身体状况

1）症状：急性虹膜睫状体炎通常有突发眼痛、眼红、畏光、流泪、闪光、眼部充血、瞳孔大小和视力减退症状。

2）体征

a. 睫状充血或混合充血是重要特征。

b. 角膜后沉着物（keratic precipitate，KP）：房水中炎性细胞、渗出物沉积于角膜内皮。

c. 房水闪辉或称 Tyndall 现象是活动性炎症表现，严重者可出现前房积脓。

d. 虹膜水肿、纹理不清、粘连、膨隆、瞳孔缩小，光反射迟钝。

（3）辅助检查：了解病人的血常规、血沉、HLA - 27 抗原分型等实验室检查，对怀疑病原体感染所致者，应进行相应的病原学检查。

（4）心理 - 社会状况：了解病人对虹膜睫状体炎的认识程度，有无紧张、焦虑等心理表现。

（二）护理要点

（1）散瞳剂：作用原理是预防虹膜后粘连和解除睫状肌痉挛，减轻疼痛。根据医嘱选用阿托品、去氧肾上腺素（新福林）、后马托品、氢溴酸东莨菪碱滴眼液，或混合散瞳剂（阿托品 + 肾上腺素 + 可卡因）等。使用时要注意药物浓度，滴用后按压泪囊区 3~5 分钟，观察药物不良反应。若出现口干、心跳加快、面色潮红、烦躁不安、胡言乱语等症状要立即停药，同时通知医生，让病人卧床，多饮水，静脉补液。心脏病病人要特别观察病情变化。

（2）糖皮质激素：常用有 1%、0.5%、0.125%、0.12% 的醋酸泼尼松龙，0.5% 氟米龙或氟美瞳。注意观察角膜上皮情况，如出现上皮损伤，容易引发感染。根据炎症严重程度选择眼药浓度及频率，严重者 15 分钟/次，以后改为 1 小时/次、2 小时/次，炎症控制后逐渐减量和减频率。

（3）非甾体消炎药：双氯芬酸钠滴眼剂及吲哚美辛口服。

（4）环磷酰胺：免疫抑制，注意药物不良反应，定期查肝肾功能、血常规及尿常规。

（5）注意观察眼压变化，有无继发性青光眼和并发性白内障发生。

（三）健康指导

（1）教会病人正确点眼药的方法。

（2）劳逸结合，加强体育锻炼，合理膳食，增强体质，减少葡萄膜炎的复发。

（3）保持情绪稳定，积极配合治疗。

（4）出院后应用糖皮质激素后不能擅自停药，按医嘱用药预防病情反跳。

（5）注意胃肠道反应，如呃逆、胃痛、黑便立即就诊。

（6）监测血压、意识状态、体重，情绪不稳及时就诊。

（7）低盐、高钾食物，适量饮水。

三、晶体手术（CB3）

（一）评估要点

（1）询问病人视力下降的时间、程度、发展的速度和治疗经过等。

（2）了解病人有无糖尿病、高血压、心血管疾病和家族史及全身性疾病等。

（3）辅助检查：视力、眼压、角膜内皮细胞形态及数目。注意眼睑和结膜有无红肿和充血。

（4）评估病人的自理能力。

（二）护理要点

1. 预防意外损伤

（1）跌倒、坠床高危病人在床头悬挂警示标识。

（2）行安全教育。

（3）评估病人的自理能力并做好生活护理。

（4）病床位置固定，安置床栏，通道无障碍物，厕所有防滑垫及扶手。

2. 术前护理

（1）心理支持：了解病人对手术的心理接受程度，耐心解答病人的疑问，安慰病人，给予心理疏导，减轻对手术的恐惧心理，稳定情绪；术前保证病人充足睡眠。

（2）术前准备：讲解术前检查的目的，控制血压、血糖，结膜囊冲洗，术眼散瞳，告诉病人术中配合医生手术的注意事项。

（3）关注有无麻醉禁忌证；如有发热、腹泻、高血压、血糖高于 8.0 mmol/L、不可控制的咳嗽和喷嚏，应暂停手术。

3. 术后护理

（1）术后给予半卧位休息，不能剧烈摇晃及摆动头部，勿低头、勿揉眼睛，轻声说话，控制咳嗽和打喷嚏，防止人工晶状体移位。

（2）饮食宜清淡易消化，多食蔬菜水果和富含蛋白质及维生素的食物。糖尿病病人进食糖尿病治疗饮食，高血压病人进食低盐、低脂的食物。保持大便通畅。

（3）术后避免过度用力抬重物。

（4）观察：伤口有无渗血、渗液，若有污染应及时通知医生并更换敷料，保持敷料清洁及干燥；术眼有无疼痛不适。部分病人有眼花、轻度异物感，眼眶淤血，属正常现象。眼部胀痛伴同侧头痛、恶心、呕吐提示高眼压，注意监测眼压；眼部异物感，视力提高不理想，发生角膜水肿可能；眼部疼痛剧烈和视力急剧下降，术后 1~4 日发病，需行真菌和细菌及药敏感实验。

（5）有咳嗽、便秘及时通知医生处理，以前影响切口愈合。

（6）遵医嘱正确用药。

（7）协助生活护理，预防意外损伤。

（三）健康指导

（1）指导病人用眼的卫生知识，不宜长时间看电视和阅读，应多休息，外出戴防护眼镜。

（2）教会病人滴眼药水和涂眼膏的正确方法，叮嘱其必须遵医嘱按时滴用眼药水。

（3）术后1周复查，按医嘱门诊随访，若有不适及时就诊。

（4）配合医生检查，并按医嘱坚持用药。积极治疗全身性疾病。

（5）术后3个月内视力不稳定，待稳定后做屈光检查，必要时佩戴框架眼镜。

（6）术后1月内术眼的保护：

1）头部不可过多活动，不要用力闭眼；避免低头、弯腰，防止碰撞术眼；避免重体力劳动和剧烈运动。

2）勿揉眼睛，洗脸时勿用力擦洗。洗头、洗澡时，避免水进入眼睛。

3）注意保暖，预防感冒，避免咳嗽和打喷嚏、擤鼻涕。

4）白内障囊内摘除术后病人需及早佩戴眼镜矫正术眼视力。

（7）饮食宜清淡易消化，多食蔬菜水果和富含蛋白质及维生素的食物。糖尿病病人进食糖尿病治疗饮食，高血压病人进食低盐、低脂的食物。保持大便通畅。

四、角膜、巩膜、结膜手术（CC1）

▶【角膜手术护理常规】

（一）评估要点

（1）了解病人年龄、职业、文化程度、对治疗及护理的要求。

（2）了解病人现病史、既往病史、过敏史，有无合并心血管疾病、糖尿病等。

（3）评估病人的心理状况、家庭及社会支持情况。

（4）眼部评估：畏光、流泪、疼痛、视力下降、角膜浸润灶及分泌物情况等。

（5）评估病人的自理能力，制订合理护理措施。

（6）评估病人及家属是否得到有关角膜知识的指导。

（二）护理要点

1. 疾病知识宣教

（1）安慰、讲解相关知识，消除顾虑，积极配合治疗。

（2）刺激征的护理（眼痛、畏光、流泪）：减少声光刺激，注意眼部清洁，必要时使用镇痛药。角膜具有屈光作用，故会影响视力，注意安全。勿揉搓眼睛。

（3）治疗措施宣教：药物治疗无效或溃疡穿孔行治疗性角膜移植。

（4）用药宣教：抗生素控制感染。

2．术前护理

（1）预防手术感染，术前抗生素滴眼液滴眼，术前备皮。

（2）注意保暖，防感冒。

（3）无法避免咳嗽喷嚏者暂停手术。避免咳嗽或喷嚏的方法：不吸烟，张口深呼吸，或舌尖顶上颚。

（4）术前做好个人卫生。

（5）生命体征监测，高血压、高血糖病人做好监测尤为重要。

（6）穿手术衣服，排空大小便，长发者编两个辫子于两侧，去除金属物品，如假牙、饰品。

（7）按手术类别准备床单元。

（8）术眼保护，保持术眼清洁。

（9）遵医嘱予抗生素防术后感染，予糖皮质激素减轻组织水肿及炎症。

3．术后护理

（1）根据病情级麻醉方式为病人取卧位，嘱勿摇晃头部。

（2）适当增加蛋白质及维生素，进食新鲜蔬菜水果，预防术后便秘，伤口裂开，眼内出血等。

（3）监测生命体征。

（4）眼部情况观察，如出血、松脱、移位、眼痛、头痛、恶心及呕吐等。

（5）观察敷料有无渗血渗液、分泌物及臭味，注意有无活动性出血。

（6）术眼疼痛，予镇痛药。

（7）观察眼球运动及视力变化。

（三）健康指导

（1）户外活动佩戴风镜以防阳光、灰尘、风沙刺激；避免风尘环境，减少户外工作时间。

（2）术后叮嘱病人注意眼部卫生，勿用手揉搓眼部。

（3）指导病人用药，控制感染。

（4）饮食宜清淡易消化，多食蔬菜水果和富含蛋白质及维生素的食物。糖尿病病人进食糖尿病治疗饮食；高血压病人进食低盐、低脂的食物。保持大便通畅。

（5）避免咳嗽及喷嚏。

▶【巩膜手术护理常规】

（一）评估要点

同角膜手术。

（二）护理要点

同角膜手术。

（三）健康指导

同角膜手术。

▶【结膜手术护理常规】

（一）评估要点

（1）健康史

1）评估病人有无长期户外工作经历，如农民、渔民等。

2）了解病人家中其他成员是否有同样病史。

（2）身体状况

1）病人一般无明显症状，偶有异物感，若胬肉侵及瞳孔区可影响视力。

2）眼部外观发生变化，胬肉可以分为头、颈、体3部分，分为进展期、静止期。

（3）心理－社会状况：评估病人的心理状态，以及胬肉对工作、学习、日常生活的影响。较大胬肉会影响外观，而且容易复发，病人常因此失去治疗信心。

（二）护理要点

1. 术前护理

（1）注意保暖，避免感冒，不吸烟。因为烟雾、致病微生物可以刺激呼吸道黏膜引起咳嗽、打喷嚏，导致伤口裂开。

（2）术前3日滴抗生素眼液，介绍手术过程和配合方法，消除病人紧张心理，积极配合手术。

（3）术前晚保证充足睡眠。

2. 术后护理

（1）手术后有剧烈疼痛，异物感，流泪等情况，可能是伤口缝合线摩擦引起，应及时通知医生处理；注意眼部卫生，保持敷料干燥，勿用手揉眼。

（2）术后第1日滴抗生素眼药水，卧床休息，伤口无明显渗血时可下床活动，以促进肠蠕动，增进食欲，有利于伤口愈合。

（三）健康指导

（1）户外活动佩戴防护镜以防阳光、灰尘、风沙刺激，避免风尘环境和减少户外工作时间，积极防治慢性结膜炎。

（2）术后叮嘱病人注意眼部卫生，一般7～10日后拆除缝线。

（3）嘱病人按时复诊1次，观察是否有复发。

（4）翼状胬肉单纯切除后复发率较高，指导病人术后联合射线照射降低复发率。

五、眼眶手术（CD1）

（一）评估要点

（1）健康史：评估病人有无心功能不全、高血压、糖尿病、腹泻、感冒及全身感染病灶等。

（2）眼部状况：评估病人眼病史，视力，眼压，结膜有无充血、分泌物，泪道是否通畅，手术禁忌证等。

（二）护理要点

1. 术前护理

（1）预防手术感染，术前抗生素滴眼液滴眼2日以上。

（2）术前备皮：病人眼颞侧至额头发际的皮肤在术前按植皮术护理（外侧壁开眶和开眶减压术前备皮3日）。

（3）冲洗泪道，术前1日使用抗生素冲洗泪道。

（4）注意保暖，防感冒。

（5）无法避免咳嗽、喷嚏者暂停手术。避免咳嗽或喷嚏的方法：①不吸烟；②张口深呼吸或舌尖顶上颚。

（6）眼球运动训练。

（7）术前做好个人卫生。

（8）生命体征监测：高血压、高血糖病人做好监测尤为重要。

（9）穿手术衣服，排空大小便，长发者编两个辫子于两侧，去除金属物品，如假牙、饰品。

（10）按手术类别准备床单元。

2. 术后护理

（1）根据病情及麻醉方式为病人取卧位，嘱勿摇晃头部。

（2）适当增加蛋白质及维生素饮食，进食新鲜蔬菜水果，防术后便秘、伤口裂开、眼内出血等。

（3）监测生命体征。

（4）眼部情况观察，如出血、松脱、移位、眼痛、头痛、恶心及呕吐等。

（5）观察敷料和引流条有无渗血、渗液、分泌物及臭味，注意有无活动性出血。眼眶肿瘤摘除术后需加压包扎。引流条放置48小时后取出，一般5~7日拆线。

（6）术眼疼痛，给予镇痛药。

（7）观察有无上睑下垂、眼球运动及视力变化。

（8）术眼保护，保持术眼清洁。

（9）遵医嘱予抗生素，防术后感染；予糖皮质激素减轻组织水肿及炎症。眼压升高者予20%甘露醇静脉滴注。

（10）恶性肿瘤根据身体情况进行放疗、化疗。观察放疗、化疗的不良反应及护理。

（三）健康指导

（1）教会病人及家属继续用药的方法，定期门诊随访。

（2）保持大便通畅，注意保暖，避免眼球受压和碰撞。

（3）进食高蛋白、高热量、富含维生素、高热量、易消化食物。避免辛辣、油炸等食物。

（4）劳逸结合，避免视疲劳。

（5）积极配合化疗计划。

（6）教育病人保持身心健康，避免不良情绪的刺激，以免影响疗效或加重病情。

六、除眼眶外的外眼手术（CD2）

【睑内翻与倒睫护理常规】

（一）评估要点

（1）健康史

1）了解病人眼部疾病史，如沙眼、结膜炎和角膜炎等。

2）询问病人有无化学外伤史，婴幼儿出生时有无睑内翻。

（2）身体状况

1）先天性睑内翻常为双侧，痉挛性和瘢痕性睑内翻多为单侧。

2）病人症状为异物感、畏光、流泪、眼睑痉挛等。

3）病人检查可见睑缘向眼球方向内卷，睫毛内翻，倒向眼球，刺激角膜，角膜上皮可脱落。

4）病人若继发感染，可发展为角膜溃疡。长期不愈，则角膜新生血管形成，视力下降。

（3）心理-社会状况：评估病人因眼部刺痛、异物感、畏光、流泪、眼睑痉挛等引起的心理焦虑，以及对病人学习、工作的影响。

（二）护理要点

（1）注意眼部清洁，积极防治沙眼。

（2）少量倒睫可用睫毛镊拔除或电解倒睫术。

(3)大量倒睫和睑内翻要行手术矫正，常用术式：结膜下睑板切除术和结膜睑板切除法，部分睑板切除法，按外眼手术常规护理，术前1～2日点抗生素滴眼液，每日4次。

(4)术后第1日换药，换药时用生理盐水湿棉签擦去眼部分泌物，用75%乙醇棉签消毒缝线部位，结膜囊内涂抗生素眼膏，用眼垫包眼，术后第7～10日拆线。

（三）健康指导

(1)术后叮嘱病人注意眼部卫生，一般7～10日后拆除缝线。

(2)向病人讲述复查的重要性。

(3)指导病人遵医嘱用药，防止感染。

▶ **【眼外翻及眼睑闭合不全护理常规】**

（一）评估要点

(1)健康史

1)了解病人过往眼部疾病史及遗传史。

2)询问病人有无化学性外伤、烧伤史，面神经有无麻痹。

3)病人有无疾病的发作史，发病以来的用药情况、治疗效果等。

(2)身体状况

1)睑外翻轻则睑缘离开眼球表面，溢泪产生下睑湿疹，严重者眼睑向外翻转。

2)眼睑闭合不全，闭眼时眼球反射性上转，下方球结膜暴露，结膜充血、干燥，严重者角膜暴露或角膜溃疡。

（二）护理要点

(1)保护角膜，防止暴露性角膜炎，可点复方氯霉素滴眼液，晚上涂润滑性眼膏及眼垫包眼。

(2)需手术治疗者，按外眼手术常规护理，术前2日滴抗生素滴眼液。术后结膜囊内涂抗生素眼膏，术后第1日开始换药，每日1次，术后第5～7日拆线。

（三）健康指导

(1)注意眼部卫生，勿用手揉眼。

(2)饮食宜清淡，术后忌食辛辣。

(3)术后定期门诊复查。

▶ **【上睑下垂护理常规】**

（一）评估要点

(1)健康史：了解病人的遗传病史及既往史。

(2)身体状况

1)病人自然睁眼平视时，睑缘遮盖角膜上缘。

2)病人双眼上视时病人额部皮肤有明显横行皱纹。

3）重症肌无力引起的上睑下垂存在晨轻暮重。

（3）心理－社会状况：评估病人因上睑下垂所引起的心理焦虑，以及对病人生活、工作的影响。

（二）护理要点

（1）指导病人正确的滴眼药水及涂眼膏以保持眼部清洁干燥。

（2）给予病人心理护理，安慰关心病人，减轻病人心理压力。

（三）健康指导

（1）注意眼部卫生，勿用手揉眼。

（2）饮食宜清淡，术后忌食辛辣。

（3）术后定期门诊复查。

七、前房出血及眼创伤的非手术治疗（CT1）

（一）评估要点

（1）病史：询问既往病史、了解病人受伤经过、受伤后的处理、破伤风血清是否注射。

（2）身体状况：病人症状表现为不同程度的畏光、流泪、眼睑痉挛、眼痛及视力下降。

（二）护理要点

（1）角膜异物剔除护理

1）按浅层角膜异物剔除法剔除异物。

2）对深层角膜异物，先判断清楚异物的性质、位置、大小、深浅、颜色、形状后再选择取出方法。

（2）外伤性前房积血的护理：前房积血很常见，因血液渗透至前房所致。

1）半卧位休息，双眼绷带包扎，限制转动眼球。出血停止2~3日后，鼓励病人下床适量活动。

2）观察前房积血量的变化，避免虹膜粘连，防止血块阻塞上部房角。小量积血，角膜透明度降低，呈暗红色，虹膜上附有血丝；大量积血，虹膜及瞳孔均看则呈暗红色，甚至黑色。

3）观察眼压的变化，是否有眼部胀痛、头痛、恶心、呕吐、视力下降等。

4）角膜血染，协助医生前房穿刺冲洗，消除积血。

5）遵医嘱使用糖皮质激素、止血药。

6）提供清淡、易消化饮食。

（三）健康指导

（1）教会病人及家属继续用药的方法，定期门诊随访。

（2）保持大便通畅，注意保暖，避免眼球受压和碰撞。

（3）教育病人保持身心健康，避免不良情绪的刺激，以免影响疗效或加重病情。

八、急性重大眼感染（CU1）

（一）评估要点

（1）了解病人年龄、职业、文化程度，对治疗及护理的要求。

（2）了解病人现病史、既往病史、过敏史，有无合并心血管疾病、糖尿病等。

（3）评估病人心理状况、家庭及社会支持情况。

（4）眼部评估：眼部感染累及的范围、病人自觉症状等。

（5）评估病人的自理能力，制订合理的护理措施。

（6）病人及家属是否得到有关预防及控制眼内感染的健康指导。

（二）护理要点

（1）病人原则上不用严密隔离，但如果有条件最好安排单间病房，或将同类感染的病人相对集中安置，减少与其他病人交叉接触的机会。

（2）房间每日开窗通风两次，地面及房间内家具每日用含氯消毒剂擦拭两次。擦拭用物单独消毒，单独使用。严格手卫生操作。

（3）在病人床旁放置清洁储药盒，避免污染眼药水。

（4）眼内炎病人的眼药需与其他病人的隔开，眼药单独使用。

（5）点药时原则上最后给眼内炎的病人点药，如需多种药物同时点眼时，应遵医嘱及时准确用药，保证用药的频率和种类正确。

（6）眼药瓶盖用后及时盖好，保证无菌。如可疑污染立即更换。

（7）做好病人的心理护理。

（三）健康指导

（1）注意眼部卫生，勿用手揉眼。洗头、洗澡时，避免水进入眼睛。

（2）饮食宜清淡，忌食辛辣刺激食物。

（3）注意用眼，劳逸结合，合理睡眠。

（4）保证良好的卫生习惯，注意手卫生。

（5）若有眼部症状加重的情况，及时告知医护人员。

九、各种类型青光眼(CV1)

（一）评估要点

（1）健康史

1）评估病人生活能力、过敏史，有无合并全身性疾病，如心血管疾病、糖尿病、呼吸系统疾病等。

2）视力、视野、眼压、瞳孔大小及对光反射，前房深浅，有无眼胀及眼痛、视朦及虹视、畏光流泪等。

（2）心理 – 社会状况：评估病人的心理状况。

（二）护理要点

1. 一般护理

（1）心理安慰

（2）饮食护理：多食水果蔬菜，保持大便通畅。不暴饮，一次饮水量不多于300 ml。

（3）劳逸结合，保证睡眠。

（4）急性闭角型青光眼急性发作应立即通知医生，迅速降眼压，常用20%甘露醇250 ml 30～40分钟快速静脉滴注完。注意心血管系统病人的呼吸、脉搏变化、直立性低血压，糖尿病、心肾功能不全病人慎用。降压药效果不佳时及时行前房穿刺术。

（5）严密观察眼压变化及全身状况。

（6）抗青光眼手术：周边虹膜切除术、小梁切除术、复合式小梁切除术、前房角切开术和睫状体分离术、睫状体冷凝术、睫状体光凝术。

2. 术前护理

（1）注意保暖，避免感冒，不吸烟，因为烟雾、致病微生物可以刺激呼吸道黏膜引起咳嗽、打喷嚏，导致伤口裂开。

（2）术前3日滴抗生素、糖皮质激素眼液或吲哚美辛，观察药物不良反应。

（3）术前晚保证充足睡眠。

（4）术前眼压控制在20 mmHg以内。

3. 术后护理

（1）手术后有剧烈疼痛，应及时通知医生处理；注意眼部卫生，保持敷料干燥，勿用手揉眼。

（2）可下床活动，以促进肠蠕动，增进食欲，有利伤口愈合。前房积血者半卧休息，限制活动。眼压小于5 mmHg时，限制活动，避免咳嗽、喷嚏和抠鼻。严密监测眼压，对侧眼也不可忽视。

（3）术后按时用抗生素滴眼液和糖皮质激素滴眼液滴眼，炎症重的病人全身用药。

（4）常规使用散瞳剂。如房角切开术、小梁切除术、睫状体分离术术后早期应用缩瞳剂。

（三）健康指导

（1）指导病人正确用药，两种以上药物使用时间间隔 15~20 分钟以上。

（2）注意全身表现：有无眩晕、气喘、脉快、流涎、多汗等，不能缓解及时就诊。

（3）清淡易消化饮食。

（4）注意用眼，劳逸结合，合理睡眠。

（5）衣领勿过高过紧，防头部充血，导致眼压升高。

（6）定期随访，若有不适及时就诊。

十、各种类型白内障（CW1）

（一）评估要点

（1）健康史

1）询问病人视力下降的时间、程度、发展的速度和治疗经过等。

2）了解病人有无糖尿病、高血压、心血管疾病和家族史等。

（2）身体状况

1）病人症状表现为渐进性、无痛性视力下降。注视灯光可有虹视现象。

2）病人体征为在肉眼、聚光灯、裂隙灯显微镜下可见晶状体混浊并定量。按其发展过程分为 4 期：初发期、膨胀期、成熟期、过熟期。

（3）辅助检查

1）眼电生理检查，了解视网膜、视神经的功能。

2）角膜曲率及眼轴长度检查，可计算手术植入人工晶体的度数。

3）心理 - 社会状况：病人因视力障碍影响工作、学习、日常生活，产生心理不适感。

（二）护理要点

1. 预防意外损伤

（1）跌倒高危病人在床头贴警示标识。

（2）行安全教育。

（3）评估病人自理能力并做好生活护理。

（4）病床位置固定，安置床栏，通道无障碍物，厕所有防滑垫及扶手。

2. 术前护理

（1）心理支持：了解病人对手术的心理接受程度，耐心解答病人的疑问，安慰病人，给予心理疏导，减轻其对手术的恐惧心理，稳定情绪；术前保证病人充足睡眠。

（2）术前准备：讲解术前检查的目的，控制血压、血糖，结膜囊冲洗，术眼散瞳，告诉病人术中配合医生手术的注意事项。

3. 术后护理

（1）术后给予半卧位休息，不能剧烈摇晃及摆动头部，勿低头、勿揉眼睛，轻声说话，控制咳嗽和打喷嚏，防止人工晶状体移位。

（2）饮食宜清淡易消化，多食蔬菜水果和富含蛋白质及维生素的食物。糖尿病病人进食糖尿病治疗饮食，高血压病人进食低盐、低脂的食物。保持大便通畅。

（3）术后避免过度用力抬重物。

（4）观察：伤口有无渗血、渗液，若有污染应及时通知医生并更换敷料，保持敷料清洁及干燥；术眼有无疼痛不适，有无高眼压、感染性眼内炎。部分病人有眼花、轻度异物感，眼眶淤血，属正常现象。

（5）协助生活护理，预防意外损伤。

（三）健康指导

（1）向病人讲解有关白内障的相关知识，指导病人用眼的卫生知识，不宜长时间看电视和阅读，应多休息，外出戴防护眼镜。

（2）教会病人滴眼药水和涂眼膏的正确方法，叮嘱其必须遵医嘱按时滴用眼药水。

（3）术后按医嘱门诊随访，若有不适及时就诊。

（4）配合医生检查，并按医嘱坚持用药，积极治疗全身性疾病。

（5）术后 3 个月内视力不稳定，待稳定后做屈光检查，必要时佩戴框架眼镜。

（6）术后 1 个月内术眼的保护

1）多卧位休息，头部不可过多活动，不要用力闭眼；避免低头、弯腰，防止碰撞术眼；避免重体力劳动和剧烈运动

2）勿揉眼睛，洗脸时勿用力擦洗。洗头、洗澡时，避免水进入眼睛。

3）注意保暖，预防感冒，避免咳嗽和打喷嚏、擤鼻涕。

4）不穿领口过紧的衣服。

5）头部不要过度紧张或悬空。

6）饮食宜清淡易消化，多食蔬菜水果和富含蛋白质及维生素的食物。糖尿病病人进食糖尿病治疗饮食；高血压病人进食低盐、低脂的食物。保持大便通畅。

十一、其他疾患引起眼部病变（CX1）

▶▶ **【眼化学伤护理常规】**

（一）评估要点

（1）健康史

1）询问病人是否有化学物质进入眼部，损伤的时间，致伤的物质、浓度、量及与眼部接触时间。

2）询问病人有无进行眼部冲洗或其他处理。

（2）身体状况

1）病人症状表现为不同程度的畏光、流泪、眼睑痉挛、眼痛及视力下降。

2）体征：①轻度为眼睑皮肤潮红，轻度结膜充血水肿，角膜上皮点状脱落，视力多不受影响。②中度为眼睑肿胀明显，皮肤起泡或糜烂，结膜水肿苍白，出现小片状缺血坏死。角膜明显混浊水肿，上皮大片脱落，前房可见渗出反应，治愈后视力下降。③重度多为强碱引起，结膜广泛缺血性坏死，角膜全层混浊甚至呈瓷白色，可有持久性无菌性角膜溃疡，常可发生穿孔。

（3）心理－社会状况：病人易产生焦虑、悲伤、紧张、恐惧心理。

（二）护理要点

（1）眼化学伤发生后，立即就地取水，现场急救，用大量清水反复冲洗眼部（石灰粉需用粘有眼膏的棉签粘取石灰粉后再冲洗）。入院后继续用生理盐水冲洗眼部，特别是穹隆部与睑板下沟处，嘱病人转动眼球。酸性化学伤用2%碳酸氢钠溶液，碱性化学伤用3%硼酸溶液。

（2）严重化学伤可在结膜下注射中和药物，酸性化学伤用20%磺胺嘧啶钠注射液，碱性化学伤用维生素C注射液。维生素C可抑制胶原酶，促进角膜胶原合成。

（3）抗生素滴眼液滴眼或抗生素眼膏涂结膜囊及全身使用抗生素预防感染。

（4）用1%阿托品滴眼液或眼膏散瞳，防止虹膜后粘连。

（5）局部滴用胶原酶抑制剂，如2%枸橼酸钠，防止角膜穿孔。

（6）清除坏死组织，防止睑球粘连。

（7）若病人出现角膜溶解，可行羊膜移植或板层角膜移植，以挽救眼球。

（8）对症治疗，如继发青光眼应用药物降低眼压，或行其他抗青光眼手术；角巩膜裂伤，避免挤压眼球，必要时眼罩保护。

（三）健康指导

（1）教会病人和家属继续用药的方法，定期门诊随访，如有畏光、流泪、疼痛、视力下降时及时就诊。教育病人保持身心健康，避免不良情绪的刺激，以免影响疗效或加重病情。

（2）通过各种方式大力宣传化学性眼外伤的危害及预防为主的意识。对从事化工方面工作的人员，应掌握并遵守基本的防护知识。

（3）通过媒体宣传使大众认识化学性眼外伤最重要、最关键的处理方式是现场急救，以减轻化学伤的损伤程度。

▶【糖尿病性视网膜病变护理常规】

（一）评估要点

（1）病人年龄、职业、文化程度，对治疗及护理的要求。

（2）了解病人的现病史、既往病史、家族史、过敏史，血糖、血压控制情况，肾功能情况。

（3）评估病人的心理状况、家庭及社会支持情况。

（4）评估病人的自理能力，制订合理护理措施。

（5）病人及家属是否得到有关视网膜疾病的相关健康指导。

（二）护理要点

（1）安抚病人、稳定情绪，让病人明白不良心理会影响治疗效果，取得病人的主动配合。

（2）注意观察病人视力的变化。

（3）注意观察药物反应。

（4）积极治疗全身疾病，并做好相关护理。

（三）健康指导

（1）告知病人积极治疗全身性疾病，如控制血糖、血压、血脂水平，戒烟、戒酒，养成良好的生活习惯。

（2）眼底病变尚无特效药物治疗，早期病例应定期观察眼底及荧光造影，病变进入增生前期，应行全视网膜光凝术，避免发生新生血管化。

（3）玻璃体积血无视网膜脱离可等待观察 1~3 个月，积血无吸收迹象和发生牵拉性视网膜脱离并波及黄斑部，需行玻璃体切割或联合视网膜复位术，亦需要行全视网膜光凝。

十二、其他眼部疾患（CZ1）

▶ **【睑腺炎护理常规】**

（一）评估要点

（1）健康史：了解病人眼部疾病史，询问病人起病时间、发病时的伴随症状。

（2）身体状况：评估病人眼睑有无红、肿、热、痛的急性炎症表现；眼睑有压痛性硬结，同侧耳前淋巴结可有肿大和压痛；病灶中心形成黄白色脓点。

（3）心理－社会状况：评估病人的心理状况，了解疾病对病人工作生活的影响。

（二）护理要点

（1）炎症早期采用湿热敷以促进血液循环和炎症吸收。每日3～4次，每次15分钟，注意温度适宜，避免烫伤。

（2）当睑腺炎脓肿形成后按睑腺炎切开排脓处理。

（3）切开排脓后次日换药，保持眼部清洁，每日点抗生素眼液4～6次，至炎症完全消退。

（三）健康指导

（1）饮食宜清淡，养成良好的作息习惯。

（2）注意眼部卫生，切勿用手挤压脓肿，以免细菌进入血管，引起海绵窦血栓或败血症导致生命危险。

（3）教会病人使用眼药的正确方法，告知注意事项。

▶ **【睑板腺囊肿护理常规】**

（一）评估要点

（1）健康史：了解病人眼部疾病史，有无慢性结膜炎或睑缘炎。

（2）身体状况：①多发于上睑，病程进展缓慢。②睑板上可触及单个或2～3个边界清楚的坚硬肿块，不红不痛，表面皮肤隆起。③较大的囊肿压迫眼球引起散光。④小的囊肿自行吸收，多数囊肿可长期不变或逐渐长大，也可自行破溃。⑤当有继发感染时，可形成内睑腺炎。

（二）护理要点

（1）早期保守治疗（热敷）。

（2）若不能自行消退且影响视力和外观，可行切开刮除术。

（3）心理护理：给予病人专科知识讲解，减轻病人心理压力。

（三）健康指导

（1）注意眼部卫生，保持眼部清洁。

（2）定期门诊复查，追踪随访。

▶【角膜炎护理常规】

（一）评估要点

（1）身体状况

1）眼痛、畏光、流泪、眼痉挛、视力下降。

2）睫状体充血、角膜浸润、角膜溃疡形成。

3）病理变化：浸润期、溃疡期、溃疡消退期、愈合期。

4）感染因素：细菌性、病毒性、真菌性、免疫性、营养不良等。

（2）健康史：询问过敏史，有无全身感染性疾病等。

（二）护理要点

（1）疾病知识宣教

1）安慰、讲解相关知识，鼓励病人积极配合治疗。

2）角膜刺激征的护理（眼痛、畏光、流泪）：减少声光刺激，注意眼部清洁，必要时使用镇痛药。角膜具有屈光作用，故会影响视力，注意用眼卫生，勿揉搓眼睛。

3）药物治疗无效或溃疡穿孔行治疗性角膜移植。

4）遵医嘱使用抗生素控制感染。

（三）健康指导

（1）户外活动佩戴风镜以防阳光、灰尘、风沙刺激，避免风尘环境和减少户外工作时间。

（2）术后叮嘱病人注意眼部卫生，避免用手揉搓眼睛。

（3）指导病人用药，控制感染。

（4）饮食宜清淡易消化，多食蔬菜水果和富含蛋白质及维生素的食物。糖尿病的病人进食糖尿病治疗饮食，高血压病人进食低盐、低脂的食物。保持大便通畅。

（5）避免咳嗽及打喷嚏。

▶【急性泪囊炎护理常规】

（一）评估要点

（1）健康史：询问病人病情发展史、治疗经过和治疗效果。

（2）身体状况

1）病人症状表现为溢泪，检查发现结膜充血。

2）泪囊区囊样隆起，用手指压迫或泪道冲洗，有大量脓性分泌物自泪小点返流。

（3）心理－社会状况：评估病人的生活、工作情况及对疾病的认知程度。急性泪囊炎病人常常有焦虑心理。

(二)护理要点

(1)急性泪囊炎早期全身应用抗生素治疗和局部热敷，热敷前后在泪囊区皮肤涂抗生素眼膏，可增加热敷的效力。

(2)泪囊脓肿形成时，应切开排脓放橡胶条引流。

(3)眼部点抗生素眼液。

(4)切开排脓后次日换药，炎症完全消退后按泪道阻塞处理。

(三)健康指导

(1)向病人讲述复查的重要性。

(2)指导病人术后预防感冒。

(3)指导病人遵医嘱用药，防止感染。

(4)告知病人发生鼻腔出血时应及时就诊。

(5)多食用富含维生素 A、维生素 B 的食物，进食温凉饮食，减少出血。

(6)保护术眼，避免搓揉及抓碰术眼。

(7)急性泪囊炎病人禁止泪道探通及泪道冲洗，禁止挤压泪囊区，以免导致感染扩散。

第四章

头颈、耳、鼻、口、咽疾病及功能障碍（MDCD）

一、头颈恶性肿瘤大手术（DA1）

（一）评估要点

（1）健康史

1）了解病人的现病史、既往病史、家族史、过敏史。

2）询问病人有无长期慢性喉炎或鼻腔出血等其他异常症状疾病。

3）了解发病危险因素，如有无长期吸烟、饮酒、接触工业废气等。

（2）身体状况评估：了解不同恶性肿瘤病人症状及癌肿侵及范围，了解病人基础生命体征、体重、营养状态，有无贫血、低蛋白血症及进食情况等。

（3）辅助检查

1）间接喉镜检查。

2）纤维喉镜检查。

3）影像学检查（X线片、CT及磁共振）。

4）血液相关检查：评估阳性指标。

（4）心理－社会状况：抑郁、焦虑的情感障碍是癌症病人常见的心理反应，严重影响病人的生活质量。了解病人年龄、职业、文化程度，对治疗及护理的要求。喉癌病人的心理情感十分复杂和敏感，尤其是经过手术治疗后可出现一系列生理、心理及社会方面的变化，包括终生气管戴管、失去发音功能、呼吸道痰液增多、咳嗽频繁、嗅觉及味觉减退、内心焦虑或抑郁，经济收入及人际关系受到影响等。根据心理分期，加强心理疏导，消除病人的负性心理。

（5）基础生命体征、体重、营养状况，有无贫血、低蛋白血症及进食情况。

（6）评估病人的自理能力。

（二）护理要点

1. 术前护理

（1）向病人讲解心理因素对疾病的影响，使病人明白手术的必要性，增强信心。

（2）向病人详细介绍术后鼻饲管、引流管、气管套管、导尿管的功能和用途，消除病人紧张心理，避免病人自行拔管。术前训练病人有效咳嗽和深呼吸，告诉病人咳嗽排痰的重要性。对体质较差的病人在术前积极采取支持疗法。

（3）预防窒息：告知病人及家属，术后病人暂不能经口进食，注意观察呼吸情况，避免剧烈运动。

2. 术后护理

（1）严密观察病人生命体征，记录24小时出入量。

（2）保持呼吸道通畅：必要时吸痰，鼓励病人有效深呼吸和咳嗽。

（3）疼痛的护理：使用镇痛药或镇痛泵；抬高床头（半坐卧位），减轻颈部切口张力；防止剧烈咳嗽，起床时保护头部。

（4）预防切口出血：切口加压包扎，观察伤口渗湿情况，记录颈部血浆引流袋引流量、性质、颜色，观察有无皮下气肿。

（5）术后第1日进行肠外营养，术后第2日可进行肠内、外营养。做好鼻饲管护理，少量多餐，保证病人每日身体所需营养。根据病情恢复情况，可逐渐过渡到经口进食，嘱病人细嚼慢咽，部分喉切除者应先进软食，然后过渡到黏稠半流质食物，防止误入气管造成呛咳。

（6）预防伤口感染：给予全身使用抗生素，严格无菌操作下行气管切开护理，清洁气管切开周围皮肤，污染敷料及时更换，避免痰液浸渍伤口，保持伤口敷料清洁、干燥。

（7）固定好各种管道，防止滑脱。

（8）保护皮肤，预防压疮，不能下床时勤翻身，鼓励早日下床活动。

（9）帮助病人重建语言功能。为病人发放纸笔，并教会病人通过手势表达自己的意愿。正确指导全喉切除病人循序渐进地进行发音练习，最终适应新的发音模式，恢复语言功能。

（三）健康指导

（1）饮食：以清淡、易消化、营养丰富的软食为主，避免进食辛辣、刺激、坚硬食物，戒烟酒。进食过程中出现轻轻度呛咳，可改变进食时的体位，如抬头进食、低头吞咽。若出现剧烈呛咳、明显误吸或食物从颈部瘘口溢出，应立即停止进食，及时到医院就诊。

（2）活动：不去人群密集、粉尘较重、空气污染明显的地方；注意劳逸结合，根据体力适当活动，不可剧烈运动及行水上运动；注意锻炼身体，增强抵抗力，防止上呼吸道感染。

（3）气管套管的自护知识：指导正确取放内导管的方法，内套管的清洗、消毒方法，颈部伤口的消毒及套管垫的安置方法；告知部分喉切除术后病人防止脱管的重要性，告知全喉切除术后病人保护造瘘口清洁的重要性；掌握避免异物、污水进入瘘口的方法，掌握正确吸痰及咳痰的方法；掌握气道湿化的方法。

（4）发音重建：告知病人发音重建的主要方法有食管发音法、人工喉和电子喉、食管气管造瘘术，以及这些方法的优点、缺点，告知不同语言康复方法的最佳时间。

（5）复查：手术后1年内的复查时间一般为出院后第1个月、第6个月和第12个月。1年以后每半年复查1次，至少复查5年。术后需放化疗的病人应及时到肿瘤科治疗；如出现出血、呼吸困难、造瘘口有新生物、颈部扪及包块等应及时就诊。

二、恶性肿瘤之外的头颈大手术（DB1）

▶【全喉切除术、部分喉切除术、垂直喉切除术护理常规】

（一）评估要点

同头颈恶性肿瘤大手术。

（二）护理要点

同头颈恶性肿瘤大手术。

（三）健康指导

同头颈恶性肿瘤大手术。

三、中耳/内耳手术（DC1）

（一）评估要点

（1）健康史

1）了解病人既往病史、生活习惯。

2）评估病人对疾病的认知程度。

（2）身体状况：了解病人听力情况，有无疼痛、呕吐、眩晕、外耳道分泌物。

（3）辅助检查

1）耳镜检查：观察是否有充血、肿胀、增厚、鼓膜穿孔情况，鼓室内及外耳道内有无脓性分泌物。

2）听力检查：纯音听力测试显示传导性聋或混合性聋，程度轻重不一。

（4）心理－社会状况：病人易产生紧张、焦虑、恐惧心理。

（二）护理要点

（1）心理护理：护士应评估病人的情绪状况、对疾病的认知程度及对疼痛的耐受力等，做好病人的解释工作，消除其紧张、焦虑、恐惧心理。

（2）饮食、作息指导：建议病人进食富含营养、清淡的流质饮食或半流饮食，注意休息。

（3）病情观察：外耳道皮肤有无充血、肿胀、糜烂、渗液，鼓膜有无充血、穿孔，鼓室内积液有无顺利排出，耳周淋巴结有无肿大，有无发热，外耳道有无分泌物及分泌物的性质、颜色、量等，耳痛的性质、程度、持续时间，有无耳鸣、眩晕、听力改变等症状。

（4）根据医嘱准确用药。如耳痛剧烈，按医嘱给予镇痛药。

（5）局部治疗：外耳道红肿早期可遵医嘱予局部用药（如局部敷鱼石脂甘油）；外耳道有分泌物时，用双氧水和生理盐水清洁后，滴用抗生素滴耳液或涂抗生素软膏。

（三）健康指导

（1）教会病人及家属正确滴耳、涂耳药的方法。

（2）指导病人注意个人卫生，避免挖耳，禁止游泳等一切水中活动。

（3）保持外耳道清洁、干燥，沐浴、洗头时可暂时放入棉球至外耳道，勿让污水进入外耳道，如有水进入外耳道，应立即吸出或拭干。

（4）按医嘱用药。

（5）不适随诊（如发热、耳痛、外耳道流脓量多等）。

四、耳部其他小手术（DC2）

▶【先天性耳前瘘管病人护理常规】

（一）评估要点

（1）健康史：评估病人是否有其他先天性疾病，是否有瘘管反复感染史，近期是否有急性感染等情况。

（2）身体状况：挤压时有少量白色黏稠性或干酪样分泌物从管口溢出，反复感染可出现局部红肿疼痛或化脓。

（3）心理 - 社会状况：病人易产生紧张、焦虑、恐惧心理。

（二）护理要点

1. 术前护理

（1）病情观察：观察局部有无疼痛，瘘口周围皮肤有无红肿、脓肿形成，有无溢脓等。

（2）术前准备：保持外耳及瘘口周围清洁，嘱病人勿用手自行挤压瘘管，以避免感染。术前按医嘱准备美兰等物品。余同耳专科一般术前准备。

（3）有合并感染时按医嘱使用药物控制炎症。

（4）心理护理：了解病人的心理状态，向病人及家属说明手术目的和过程及术后可能会遗留瘢痕，做好心理疏导。

2. 术后护理

（1）病情观察：观察伤口敷料有无渗血、渗液，伤口有无红肿热痛。

（2）饮食：软食或普通饮食，以清淡、易消化饮食为宜。避免患侧用力咀嚼食物。

（3）安全护理：对虚弱、眩晕、绝对卧床等特殊病人，做好跌倒及压疮风险评估，并对病人及家属进行防跌倒及压疮等安全宣教，落实相应防护措施。

（4）根据病人的病情和护理级别给予相应的生活护理。

（5）按医嘱准确用药。

（三）健康指导

（1）避免进食致敏、刺激性的食物（虾、蟹、辣椒、煎炸食物等）。

（2）伤口术后 7 日拆线出院，复诊换药 1~2 次。

（3）保持外耳和伤口局部清洁、干燥，勿用手自行挤压瘘管。

▶【耳郭假性囊肿病人护理常规】

（一）评估要点

（1）健康史：询问并了解病人睡眠用枕的硬度和习惯睡姿，有无挤压耳郭，以及病人是否有经常触摸耳郭的习惯等。

（2）身体状况：耳郭外侧面有局限性隆起，刺激后可增大。小囊肿无明显症状，大囊肿可有胀感或痒感，触之有波动感，无压痛。

（3）心理 - 社会状况：了解病人对疾病的认知程度，病人易产生紧张、焦虑、恐惧心理。

（二）护理要点

1. 术前护理

（1）术前准备：皮肤准备，剔除患侧耳部周围毛发。外耳道有脓液时，用3%过氧化氢溶液及外用生理盐水清洁外耳道，并用棉签拭干。

（2）病情观察：观察囊肿的大小、形状，囊肿有无分泌物渗出，观察其性状及量，听力情况，有无耳痛、耳痒等伴随症状。

（3）心理护理：正确评估病人的心理状态，必要时予心理疏导；向病人解释囊肿切除目的、方法、术后的注意事项等。

2. 术后护理

（1）病情观察：询问病人有无不适感，观察伤口敷料有无渗血、渗液，伤口有无红肿热痛。

（2）饮食：软食或普通饮食，以清淡、易消化饮食为宜。避免患侧用力咀嚼食物。

（3）安全护理：对虚弱、眩晕、绝对卧床等特殊病人，做好跌倒及压疮风险评估，并对病人及家属进行防跌倒及压疮等安全宣教，落实相应防护措施。

（4）根据病人的病情和护理级别给予相应的生活护理。

（5）按医嘱准确用药。

（三）健康指导

（1）养成良好的卫生习惯，保持耳郭囊肿部位清洁干燥，勿乱敷药物，以免继发感染引起化脓性软骨膜炎而致耳郭畸形。

（2）避免对耳郭的机械性刺激，如枕头不宜过硬，勿经常触摸或挤压耳郭等，防止造成局部微循环障碍。

（3）出院如有剧烈耳痛、红肿、流脓、流鲜红色液体等现象，应及时回院复诊。

▶【外耳道肿物病人护理常规】

（一）评估要点

（1）健康史：评估病人听力的改变情况。

（2）身体状况：评估病人有无流脓、流血、耳痛等症状。

（3）心理–社会状况：病人易产生紧张、焦虑、恐惧心理。

（二）护理要点

1. 术前护理

（1）术前准备：外耳道有脓液时，用3%过氧化氢溶液及外用生理盐水清洁外耳道，并用棉签拭干。

（2）病情观察：观察外耳道肿物的大小、形状，外耳道有无分泌物渗出，观察其性状及量，听力情况，有无耳痛、耳鸣等伴随症状。

（3）心理护理：正确评估病人的心理状态，必要时给予心理疏导；向病人解释肿物切除或活检术的目的、方法、术后的注意事项等。

2. 术后护理

（1）病情观察：观察伤口敷料有无渗血、渗液，伤口有无红肿热痛。

（2）饮食：软食或普通饮食，以清淡、易消化饮食为宜。避免患侧用力咀嚼食物。

（3）安全护理：对虚弱、眩晕、绝对卧床等特殊病人，做好跌倒及压疮风险评估，并对病人及家属进行防跌倒及压疮等安全宣教，落实相应防护措施。

（4）根据病人的病情和护理级别给予相应的生活护理。

（5）按医嘱准确用药。

（三）健康指导

（1）保持外耳道清洁干燥，洗头沐浴时应用棉球堵住外耳道口，防止污水进入耳内。

（2）养成良好的卫生习惯，避免用手挖耳。

（3）术后7日拆线出院，10～14日内回院由医生拔除耳内填塞纱条。告知病人拔除耳道纱条后 1 个月内术耳有轻度疼痛、流少许淡黄色或淡红血性液属正常现象。如有剧烈耳痛、红肿、流脓、流鲜红色液体等现象，应及时回院复诊。

▶ **【耳郭良性肿瘤护理常规】**

（一）评估要点

同外耳道肿物。

（二）护理要点

同外耳道肿物。

（三）健康指导

外耳同道肿物。

▶ **【耳后肿物护理常规】**

（一）评估要点

同外耳道肿物。

（二）护理要点

同外耳道肿物。

（三）健康指导

外耳同道肿物。

▶ **【外耳道胆脂瘤病人护理常规】**

（一）评估要点

（1）健康史：评估病人有无听力下降，外耳道堵塞感、耳痛的症状。

（2）身体状况：评估病人外耳道有无白色胆脂瘤样物堵塞，有无糜烂、流脓、骨质暴露且有缺损情况。

（3）辅助检查：听力检查判断听力情况，耳内镜检查。

（4）心理 – 社会状况：病人易产生紧张、焦虑、恐惧心理。

（二）护理要点

1. 术前护理

（1）术前准备：合并感染应先控制感染，外耳道有脓液时，用 3% 过氧化氢溶液及外用生理盐水清洁外耳道，并用棉签拭干。

（2）了解病人病情：①观察外耳道肿物的大小、形状。②外耳道分泌物性状及量。③听力情况。④有无耳痛、耳鸣等伴随症状。

（3）心理护理：正确评估病人的心理状态，必要时予心理疏导；向病人讲解外耳道胆脂瘤形成的原因、治疗方法、疾病可能引起的不适，鼓励病人积极配合。

2. 术后护理

（1）病情观察：观察伤口敷料有无渗血、渗液，伤口有无红肿热痛，避免术耳受压。

（2）饮食：软食或普通饮食，以清淡、易消化饮食为宜。避免患侧用力咀嚼食物。

（3）对疼痛敏感病人，可预防性给予镇痛药，增加病人舒适感，保证病人充足的睡眠，落实相应防护措施。

（4）根据病人的病情和护理级别给予相应的生活护理。

（三）健康指导

（1）告知病人保持外耳道清洁、干燥，避免污水进入外耳道。

（2）1个月内禁止游泳，洗头洗澡时，有污水进入外耳道应及时用无菌棉签擦干，或使患耳向下，让水流出。

（3）养成良好的卫生习惯，避免用手挖耳。

（4）告知病人该疾病容易复发，应按时复诊，如发现有上皮堆积，应及时清理。

▶【外耳道异物病人护理常规】

（一）评估要点

（1）健康史：评估病人耳道有无肿胀、畸形等；询问病人有无挖耳习惯或耳外伤史，有无剧烈耳痛、噪声等。

（2）身体状况：评估病人有无耳闷胀感、耳痛、噪声。病人有无耳痛、出血等并发症的发生。

（3）辅助检查：耳镜检查可见明显异物。

（4）心理－社会状况：病人易产生紧张、焦虑、恐惧心理。

（二）护理要点

（1）心理护理：护士应做好病人及家属的解释工作，简单说明取异物的过程，可能出现的不适及如何与医生配合，安抚好病人，减轻其恐惧感，使治疗顺利进行。

（2）病情观察：①异物的大、小、形状、性质和部位。②有无出现耳痛、外耳道流液、流血，眩晕，听力改变等症状。

（3）治疗护理：根据异物情况，协助医生用合适的器械和正确的方法取出异物。若需手术取出异物，按耳专科手术护理常规。

（三）健康指导

（1）指导家长加强儿童管理，不要把容易误塞入耳内的小玩具或小球类物品放在小孩易触及的地方。

（2）如有异物误入耳内，应及时到专科医院取出，不要自行挖耳。

（3）卧室内消灭蟑螂，尽量不要放置土栽植物等，野外露宿时要加强防护，防止昆虫进入耳内。

五、鼻成型术（DD1）

（一）评估要点

（1）健康史：评估病人是否有外伤史，儿童时期有无腺样体肥大病史，评估病人是否有鼻塞、头痛、鼻出血等症状。

（2）身体状况

1）主要症状表现为鼻塞、鼻出血、头痛等。

2）邻近器官症状，可继发鼻窦炎和上呼吸道感染。

（3）辅助检查

1）鼻内镜检查可探明偏曲。

2）影像学检查（X线片、CT或MRI）。

（4）心理－社会状况：病人易产生紧张、焦虑、恐惧心理。

（二）护理要点

1. 术前护理

（1）饮食指导：进食清淡、易消化食物。禁烟酒及刺激性食物，避免进食补血活血类食物。

（2）根据病情需要、按医嘱协助完成各项术前检查。

1）常规检查：胸片，心电图，血、尿常规，凝血常规，肝、肾功能等。

2）专科检查：鼻内镜检查、鼻窦CT等。

（3）用药护理：按医嘱正确使用药物，并观察疗效和不良反应，特别是激素类药，须密切观察病人有无腹部不适、排黑便等表现，有异常及时报告医生。

（4）鼻部准备：剪鼻毛，男病人剃胡须，必要时理发。

（5）一般准备

1）了解病人是否有糖尿病、高血压、心脏病或其他全身疾病，了解女病人月经来潮时间等。有特殊情况及时与医生沟通。

2）指导病人做好个人卫生：术前1日洗头（病情不允许除外）、沐浴、剪指（趾）甲。

3）必要时，按医嘱术前1日完成药物皮肤敏感试验、交叉配血试验等。

4）术前禁食：成人禁食6～8小时，禁饮2小时；≤3岁小儿禁食（含固体食物和奶）6小时，禁饮2小时。

5）必要时，术前晚可按医嘱服用镇静药，帮助睡眠。

6）术晨护理：测量生命体征，嘱病人排空大小便，协助病人更换病人服（贴身穿），取下所有贵重物品和首饰交给家属保管，除去身上所有金属及易松脱的物品，如义齿、手表、眼镜（包括隐形眼镜）等。长发者用橡皮筋扎在颈后或两旁，忌用金属发夹，以免手术中损伤或遗失饰物。不涂口红和指甲油。注射术前针，并将病历、术中用物等送入手术室。

（6）心理护理：有针对性地向病人介绍疾病相关知识、手术的目的和意义、配合要点及注意事项，使病人有充分的思想准备。介绍成功病例，鼓励病人积极配合治疗。

2. 术后护理常规

（1）按相应麻醉护理常规。

（2）体位：全身麻醉者去枕平卧6小时，头偏向一侧。完全清醒后可改为半卧位，以减轻头面部充血，并有利于鼻腔分泌物流出。

（3）保持呼吸道通畅。必要时吸氧、吸痰，氧流量根据病人氧分压、二氧化碳分压而定。

（4）饮食指导：手术当日，全身麻醉病人清醒后，若无恶心、呕吐，醒后即可饮水，饮水无呛咳，2小时后可进温凉流质饮食或半流质饮食，视病情过渡到软食、普通饮食。禁烟酒，避免酸辣、过硬、过热及刺激性食物。

（5）病情观察

1）巡视频次：麻醉未清醒或病情不稳定者，15～30分钟巡视1次；清醒后病情稳定者改为1小时巡视1次。

2）观察内容：生命体征，特别是血压、呼吸的变化；鼻腔分泌物性状及量，注意有无活动性出血；视力情况；并发症：眶内并发症（如视神经损伤、眶内血肿等）、颅内并发症（脑脊液鼻漏、颅内血肿等）等。

3）鼻腔填塞物于术后24～48小时拔出，拔鼻腔填塞物前适量进食，避免空腹，拔除鼻腔填塞物后嘱病人卧床休息2小进，勿用力擤鼻。拔除填塞物后注意观察鼻腔出血情况、有无头晕等。

4）保持大便通畅，必要时给予缓泻药。

5）根据病人的病情和护理级别给予相应的生活护理。

（6）按医嘱准确用药。

（三）健康指导

（1）指导病人正确使用滴鼻剂滴鼻。

（2）术后1个月内勿剧烈运动及过度兴奋，预防伤口出血。

（3）术后注意保护鼻部勿受外力碰撞，以防出血或影响手术效果。

六、鼻腔、鼻窦手术（DD2）

（一）评估要点

（1）健康史：评估病人有无急性鼻窦炎反复发作史或牙源性上颌窦炎病史，是否为特异性体质。

（2）身体状况：全身症状表现为精神不振、易倦、头昏头痛、记忆力减退、注意力不集中等。局部症状表现为流脓涕、鼻塞、头痛、嗅觉减退或消失、视功能障碍等。

（3）辅助检查

1）前鼻镜检查：表现为黏膜充血、肿胀或肥厚。

2）鼻内镜检查：可准确判断病变的部位。

3）口腔和咽部检查：牙源性上颌窦炎者可见牙齿病变。

4）影像学检查：鼻窦 CT 可显示窦腔大小、形态。

（4）心理 - 社会状况：病人易产生紧张、焦虑、恐惧心理。

（二）护理要点

1. 术前护理

（1）按常规入院护理。

（2）饮食指导：进食清淡、易消化食物。禁烟酒及刺激性食物，避免补血活血类食物。

（3）根据病情需要、按医嘱协助完成各项术前检查。

1）常规检查：胸片，心电图，血、尿常规，凝血常规，肝、肾功能等。

2）专科检查：鼻内镜检查、鼻窦 CT 等。

（4）用药护理：按医嘱正确使用药物，并观察疗效和不良反应，特别是激素类药，须密切观察病人有无腹部不适、排黑便等表现，有异常及时报告医生。

（5）鼻部准备：剪鼻毛，男病人剃胡须，必要时理发。

（6）一般准备

1）了解病人是否有糖尿病、高血压、心脏病或其他全身疾病，了解女病人月经来潮时间等。若有特殊情况及时与医生沟通。

2）指导病人做好个人卫生：术前 1 日洗头、沐浴、剪指（趾）甲。

3）必要时，按医嘱术前 1 日完成药物皮肤敏感试验、交叉配血试验等。

4）术前禁食：成人禁食 6～8 小时，禁饮 2 小时；≤3 岁小儿禁食（含固体食物和奶）6 小时，禁饮 2 小时。

5）必要时，术前晚可按医嘱服用镇静剂，帮助睡眠。

6）术晨护理：测量生命体征，嘱病人排空大小便，协助病人更换病人服（贴身穿），取下所有贵重物品和首饰交给家属保管，除去身上所有金属及易松脱的物品，如义齿、手表、眼镜（包括隐形眼镜）等。长发者用橡皮筋扎在颈后或两旁，忌用金属发夹，以免手术中损伤或遗失饰物。不涂口红和指甲油。注射术前针，并将病历、术中用物等送入手术室。

（8）心理护理：有针对性地向病人介绍疾病相关知识、手术的目的和意义、配合要点及注意事项，使病人有充分的思想准备。

2. 术后护理

（1）按相应麻醉护理常规。

（2）体位：局部麻醉者平卧2小时，全身麻醉者去枕平卧6小时，头偏向一侧。完全清醒后可改为半卧位，以减轻头面部充血，并有利于鼻腔分泌物流出。

（3）保持呼吸道通畅，必要时吸氧、吸痰，氧流量视病人实际情况而定。

（4）饮食指导：手术当日，全身麻醉病人清醒后，若无恶心、呕吐，醒后即可饮水，饮水无呛咳，2小时后可进温凉流质饮食或半流质饮食，视病情过渡到软食、普通饮食。禁烟酒，避免辛辣、过硬、过热及刺激性食物。

（5）病情观察

1）巡视频次：麻醉未清醒或病情不稳定者，15～30分钟巡视1次；清醒后病情稳定者改为1小时巡视1次；护理级别更改后按护理级别要求巡视。

2）观察内容：生命体征，特别是血压、呼吸的变化；鼻腔分泌物性状及量，注意有无活动性出血；视力情况；并发症：眶内并发症（如视神经损伤、眶内血肿等）、颅内并发症（脑脊液鼻漏、颅内血肿等）等。

3）鼻腔填塞物于术后24～48小时拔出，拔鼻腔填塞物前适量进食，避免空腹，拔除鼻腔填塞物后嘱病人卧床休息2小时，勿用力擤鼻。拔除填塞物后注意观察鼻腔出血情况、有无头晕等。

4）保持大便通畅，必要时给予缓泻剂。

5）根据病人的病情和护理级别给予相应的生活护理。

（6）按医嘱准确用药。

（三）健康指导

（1）指导病人正确滴鼻、鼻腔冲洗、体位引流等。

（2）出院后遵医嘱用药，冲洗鼻腔，定期随访，术后1个月内避免重体力劳动。

（3）饮食指导：戒烟、酒，尽量避免接触过敏原，有条件者去除过敏原。忌刺激性、辛辣食物。

（4）活动指导：术后3个月内勿剧烈运动，劳逸结合，生活要有规律。

（5）向病人讲解本病的危害性，积极治疗全身及局部病因。

七、咽、喉、气管手术（DE1）

（一）评估要点

（1）健康史：了解病人的现病史、既往病史、家族史。了解发病危险因素，如有无长期吸烟、饮酒、接触工业废气等。

（2）身体状况：基础生命体征、体重、营养状况，有无贫血、低蛋白血症及进食情况。

（3）心理－社会状况：了解病人年龄、职业、文化程度等。咽、喉、气管手术会出现一系列生理反应，如终生气管戴管、失去发音、呼吸道痰液、咳嗽频繁等，应对病人加强心理疏导，消除病人的负性情绪。

（4）自理能力：评估病人的自理能力，制订合理护理措施。

（二）护理要点

1. 术前护理

（1）讲解心理因素对疾病的影响，使病人明白手术的必要性，增强信心。

（2）向病人详细介绍术后鼻饲管、引流管、气管套管、导尿管的功能和用途，消除其紧张心理，避免病人自行拔管。术前训练病人有效咳嗽和深呼吸，告诉病人咳嗽排痰的重要性，训练有效的咳嗽。对体质较差的病人术前积极采取支持疗法。

（3）预防窒息：告知病人及家属，术后病人暂不能经口进食，注意观察呼吸情况，避免剧烈运动。

2. 术后护理

（1）严密观察病人生命体征、记录24小时出入量。

（2）保持呼吸道通畅：必要时吸痰，鼓励病人有效深呼吸和咳嗽。

（3）疼痛的护理：使用镇痛药或镇痛泵；抬高床头（半坐卧位），减轻颈部切口张力；防止剧烈咳嗽，起床时保护头部。

（4）预防切口出血：切口加压包扎，观察伤口渗湿情况，观察有无皮下气肿。

（5）术后第1日进行肠外营养，术后第2日可进行肠内、外营养。做好鼻饲管护理，少量多餐，保证病人每日身体所需营养。根据病情恢复，可逐渐过渡到经口进食，嘱病人细嚼慢咽，部分喉切除者应先进软食，然后过渡到黏稠半流食物，防止误入气管造成呛咳。

（6）预防伤口感染：全身使用抗生素，严格无菌操作下行气管切开护理，清洁气管切开周围皮肤，污染敷料及时更换，避免痰液浸渍伤口，保持伤口敷料清洁、干燥。

（7）固定好各种管道，防止滑脱。

（8）保护皮肤，预防压疮，不能下床时勤翻身，鼓励病人早日下床活动。

（9）帮助病人重建语言功能。为病人发放纸笔，并教会病人通过手势表达自己的意愿。正确指导全喉切除病人循序渐进地进行发音练习，最终适应新的发音模式，恢复语言功能。

（三）健康指导

（1）饮食：以清淡，易消化，营养丰富的软食为主，避免进食辛辣、刺激、坚硬食物，戒烟酒。进食过程中出现轻度呛咳，可改变进食时的体位。如抬头进食、低头吞咽；若出现剧烈呛咳、明显误吸或食物从颈部瘘口溢出，应立即停止进食，及时到医院就诊。

（2）活动：不去人群密集、粉尘较重、空气污染严重的地方；注意劳逸结合，根据体力适当活动，不可剧烈运动及行水上运动；注意锻炼身体，增强抵抗力，预防上呼吸道感染。

（3）气管套管的自护知识：指导病人掌握正确取放内导管的方法，内套管的清洗、消毒方法，颈部伤口的消毒及套管垫的安置方法；告知部分喉切除术后病人防止脱管的重要性，告知全喉切除术后病人保护造瘘口清洁的重要性；掌握避免异物、污水进入瘘口的方法，掌握正确吸痰及咳痰的方法；掌握气道湿化的方法。

（4）发音重建：告知病人发音重建的主要方法有食管发音法、人工喉和电子喉、食管气管造瘘术，以及这些方法的优点、缺点，告知不同语言康复方法的最佳时间。

（5）复查：手术后1年内的复查时间一般为出院后第1个月、第6个月和第12个月。1年以后每半年复查1次，至少复查5年。若出现出血、呼吸困难、造瘘口有新生物、颈部扪及包块等应及时就诊。

八、扁桃体和/或腺样体切除手术（DE2）

▶【扁桃体切除手术病人护理常规】

（一）评估要点

（1）身体状况：评估病人疾病状况及对手术的承受能力，一般情况及生命体征。

（2）评估病人的自理能力。

（3）心理－社会状况：病人易产生紧张、焦虑、恐惧心理。

（二）护理要点

1. 术前护理　预防上呼吸道感染。

2. 术后护理

（1）术后全身麻醉病人给予右侧俯卧位，头部稍低，颈部可用冰袋冷敷，局部麻醉病人术后去枕仰卧位。

（2）观察咽部情况，嘱病人将口内分泌物吐出，不要咽下。如持续口吐鲜血，则提示创面有活动性出血，应立即报告医生检查伤口，采取适当的止血措施。全身麻醉儿童若不断做吞咽动作，可能提示其将血液咽下，应检查伤口，予以止血。术后 6 小时伤口有白膜形成，术后 24 小时扁桃体窝已完全覆以白膜。

（3）术后第 2 日开始应用复方硼砂液漱口，以保持局部清洁。

（4）术后 6 小时若无出血，可进冷流食，术后第 2 日如创面白膜均匀完整，可进半流质饮食。

（5）预防感染：术后次日开始漱口，注意保持口腔清洁。

（三）健康指导

（1）定期至医院复查。

（2）术后 7 ~ 10 日是白膜脱落时间，可能引起伤口疼痛，告知病人勿紧张。

（3）手术 2 周以后，加强体育锻炼。

（4）加强营养，鼓励病人尽量经口进食，少食多餐，多喝水。饮食以高蛋白，高热量，富含维生素的清淡、温凉流质或半流质食物为宜，禁食辛辣、硬性、刺激性食物。

▶【腺样体切除手术病人护理常规】

（一）评估要点

（1）健康史：评估病人年龄、睡眠情况、有无打鼾、家族史等一般情况。

（2）身体状况

1）病人疾病状况，有无腺样体面容，睡觉时有无打鼾、憋气、张口呼吸，有无耳鸣、鼻炎、听力下降、学习困难等。

2）病人有无发热、上呼吸道炎症等症状。

（3）心理 - 社会状况：病人易产生紧张、焦虑、恐惧心理。

（二）护理要点

1. 术前护理　预防上呼吸道感染。

2. 术后护理

（1）术后全身麻醉病人给予右侧俯卧位，头部稍低，颈部可用冰袋冷敷。

（2）手术当日尽量少说话，避免咳嗽，嘱病人将口内分泌物吐出，不要咽下。

（3）观察病人生命体征、神志、面色及口中分泌物的情况，如持续口吐鲜血，则提示创面有活动性出血，应立即报告医生检查伤口，采取适当的止血措施。全身麻醉儿童若不断做吞咽动作，可能提示其将血液咽下，应检查伤口，予以止血。术后第 2 日开始应用复方硼砂液漱口，以保持局部清洁。

（4）疼痛护理：给予冰敷，分散注意力等方法。

（5）预防感染：术后次日开始漱口，注意保持口腔清洁。

（6）手术当日，全身麻醉病人清醒后，若无恶心、呕吐，醒后即可饮水，饮水若无呛咳，2小时后可进温凉流质或半流质饮食，视病情过渡到软食、普通饮食。禁烟酒，避免酸辣、过硬、过热及刺激性食物。

（三）健康指导

（1）定期至医院复查。

（2）术后可能伤口疼痛，告知病人勿紧张。

（3）注意休息、适当锻炼，生活规律，增强体质。

（4）加强营养，鼓励病人进食，少食多餐，多喝水。1个月内禁食辛辣、硬性、刺激性食物。饮食以高蛋白、高热量、富含维生素的清淡、温凉流质或半流质食物为宜。

九、腮腺及其他唾液腺手术（DG1）

（一）评估要点

（1）了解病人的现病史、既往病史、家族史。

（2）心理－社会状况：了解病人年龄、职业、文化程度。

（3）评估病人自理能力，制订合理护理措施。

（4）观察病人颈部血浆引流袋引流量、性质、颜色，观察有无皮下气肿。

（二）护理要点

1. 术前护理

（1）心理疏导，增强信心。

（2）按全身麻醉禁饮禁食护理。

2. 术后护理

（1）严密观察病人生命体征、记录引流量。

（2）向病人介绍引流管功能和用途，消除其紧张心理，避免病人自行拔管。

（3）疼痛的护理：使用镇痛药或镇痛泵；抬高床头（半坐卧位），减轻颈部切口张力；防止剧烈咳嗽，起床时保护头部。

（4）预防切口出血：切口加压包扎，观察伤口渗湿情况及颈部血浆引流袋引流量、性质、颜色，观察有无皮下气肿、血肿。

（5）预防伤口感染：给予全身使用抗生素，污染敷料及时更换，避免痰液浸渍伤口，保持伤口敷料清洁、干燥。

（6）固定好引流管，防止滑脱。

（7）保护皮肤，预防压疮，不能下床时勤翻身，鼓励病人早日下床活动。

（三）健康指导

（1）饮食以清淡、易消化、营养丰富的食物为主，避免进食辛辣、刺激、坚硬食物，戒烟酒。

（2）注意锻炼身体，增强抵抗力，伤口愈合前不可剧烈运动及行水上运动，防止伤口感染。

（3）出院后1个月若伤口感染、颈部扪及包块等应及时就诊。

十、头颈、耳、鼻、咽、口其他手术（DJ1）

▶【耳鼻咽喉部疾病一般手术护理常规】

（一）评估要点

（1）健康史

1）询问病人既往病史、现病史。

2）如果病人就诊或住院时，有严重的呼吸困难或疼痛等不适，应缩短询问时间，采集最关键的问题，避免增加病人的痛苦和不适。

（2）身体状况

1）耳部常见症状：耳郭形状异常、耳痛、耳漏、耳聋、耳鸣、眩晕。

2）耳部常见体征：鼓膜充血、鼓膜穿孔、鼓膜积液。

3）鼻部常见症状：鼻塞、鼻溢、鼻出血、喷嚏、嗅觉障碍。

4）鼻部常见体征：鼻黏膜充血肿胀，鼻甲充血肿大；鼻黏膜干燥，鼻甲缩小；鼻窦面部投射点红肿和压痛。

5）咽部常见症状：咽痛、咽部感觉异常、吞咽困难、打鼾。

6）咽部常见体征：咽部黏膜充血水肿，咽后壁淋巴滤泡增生；腭扁桃体肥大；腺样体肥大；鼻咽部隆起或新生物。

7）喉部常见症状和体征：声音嘶哑、喉痛、吸气性呼吸困难、喉喘鸣。

（3）评估病人的心理－社会状况

（二）护理要点

（1）保持病房内安静、整洁、舒适，对生活不便者协助进食及晨晚间护理。

（2）观察病人生命体征及并发症。

（3）心理护理

1）讲解疾病相关知识，消除焦虑，减轻恐惧感，保持良好心态。

2）鼓励病人战胜疾病的信心，积极配合手术及治疗。

（4）术前做好相关准备：遵医嘱用药、指导病人行术前训练，如床上活动、排便、饮食、休息，必要时剪鼻毛；预防上呼吸道感染。

（5）饮食护理：全身麻醉病人清醒后，若无恶心、呕吐，醒后即可饮水，饮水若无呛咳，2小时后可进温凉流质或半流质饮食。可少食多餐，保证营养，避免辛辣刺激性食物；喉部手术需禁烟酒。3～5日视病情逐步改为普通饮食，以高蛋白、高热量、富含维生素饮食为宜。

（6）叮嘱病人不要用力咳嗽、打喷嚏，以免鼻腔内松动或脱出而引起大出血。

（7）观察病人术后敷料的渗透情况及是否松脱，发现病人有异常变化及时报告医生给予处置。

（8）鼻部手术病人需张口呼吸，口唇易干裂，所以要口腔保持清洁，防止口腔感染，促进食欲，可以用含漱液漱口。

（9）鼻部手术后勿受外力碰撞，防止出血。

（三）健康指导

（1）保证睡眠充足，合理饮食。

（2）讲解疾病相关知识，指导病人及家属进行自我监控，尽早发现疾病的变化，及时就诊。

▶【鼻出血病人护理常规】

（一）评估要点

（1）身体状况

1）判断鼻出血的原因和鼻出血部位。

2）观察病人一般生命体征。

（2）心理－社会状况：病人易产生紧张、焦虑、恐惧心理。

（二）护理要点

（1）急救用物准备：床边备吸痰、吸氧用物，前、后鼻孔填塞用物，必要时备气管切开用物，做好配血、输血的准备。

（2）建立静脉通道，根据医嘱准确用药。

（3）体位：清醒者取坐位或半卧位，意识障碍者去枕平卧位，有休克症状取休克卧位，头偏向一侧。

（4）保持呼吸道通畅，避免血液下咽，可嘱病人吐出口内分泌物，必要时负压吸引。

（5）病情观察

1）巡视频次按护理级别要求及病人实际情况而定。

2）观察内容：①观察鼻腔出血情况，特别注意咽后壁有无血性液流下，如是小儿或意识不清者，注意有无频繁吞咽动作。②监测血压、脉搏、呼吸等生命体征，必要时监测血氧饱和度。③有鼻腔填塞者注意观察鼻腔填塞物有无松脱。④对于其他系统疾病所导致鼻出血者，注意原发病的情况。发现异常立即通知医生并协助处理。

（6）出血的护理：少量出血者，可用手指压迫止血、冰敷额部；出血量多时，配合医生进行鼻腔填塞止血，反复严重出血者按医嘱做好施行介入栓塞治疗的准备。

（7）鼻部用药护理：指导病人正确使用复方薄荷油或局部涂擦抗生素药膏。

（8）协助病人漱口或行口腔护理，保持口腔清洁湿润。

（9）鼓励病人多饮水，进营养丰富易消化的饮食。

（10）按需做好生活护理。

（11）心理护理：做好解释及安慰工作，指导病人及家属保持情绪稳定。

（三）健康指导

（1）鼻出血时，嘱病人勿将血液咽下，以免刺激胃部引起呕吐。

（2）如有活动性出血，需卧床休息，尽量床上大小便。有特殊需要离床时，需经护理人员评估并有人陪伴。

（3）指导病人勿过度弯腰低头，避免擤鼻、用力咳嗽及打喷嚏等动作。如欲打喷嚏时指导病人张口深呼吸、用舌尖抵上腭的方法预防；各种活动应轻巧，不可过度用力。

（4）饮食指导：予温凉流质或半流质饮食，进食新鲜水果、蔬菜补充纤维素。避免进食过热、过硬及补血活血食物。

（5）保持大小便通畅，切勿用力排便，必要时使用缓泻药。

（6）保持居室合适的温湿度。

（7）出院后 4~6 周内避免用力擤鼻、重体力劳动和运动，打喷嚏时张开嘴减少鼻腔压力。

（8）告知病人鼻出血以预防为主，平时不挖鼻，积极治疗原发病。

（9）鼻黏膜干燥时应注意增加液体摄入，可增加居住空间湿度，或涂眼膏（如金霉素等）。

（10）教会病人及家属简易止血法。若院外再次出血，应保持镇静，可先行采取简易止血法处理，再到院治疗。

▶ 【阻塞性睡眠呼吸暂停低通气综合征病人的护理常规】

（一）评估要点

（1）健康史：评估病人是否有口咽部狭窄，上气道扩张肌肌力异常及肥胖、甲状腺功能低下等致病因素。了解病人夜间打鼾的程度、憋醒的频率和时间，以及家族中有无肥胖、鼾症病人。

（2）身体状况

1）症状：睡眠打鼾、白天嗜睡、记忆力减退、注意力不集中、工作效率低、性格乖戾和行为怪异、心血管症状，夜间不能安静入睡，常有躁动、多梦等情况。

2）一般征象：病人多较肥胖、颈短、颈围大。部分病人可有脸面部、胸廓发育畸形现象。上气道征象：口咽腔狭窄、扁桃体肥大、软腭组织肥厚、悬雍垂过长肥厚等。

部分病人可有鼻中隔偏曲、鼻息肉、腺样体肥大、舌扁桃体肥大及舌根肥厚等引起上气道狭窄的相关病变。

（3）辅助检查

1）内镜检查有助于明确病因、部位及性质。

2）多导睡眠监测应用多导睡眠描记仪对病人进行整夜连续的睡眠观察和监测。

（4）心理–社会状况：评估病人睡眠情况、性格特征、情绪状况、社交水平及对疾病的认知程度。

（二）护理要点

（1）心理护理：对病人讲解手术方法、重要性、必要性、注意事项，以缓解病人紧张、恐惧心理。

（2）阻塞性睡眠呼吸暂停低通气综合征（OSAFS）病人多合并有高血压、冠心病和高血脂，术前应遵医嘱留取各种标本，配合各种检查，并督促病人按时服药。

（3）术后严密观察病人呼吸情况，及时吸出口、鼻、咽腔的分泌物，保持呼吸道通畅。

（4）注意观察病人睡眠时打鼾症状是否有改善及有无鼻腔堵塞情况出现。

（5）遵医嘱使用抗生素，监测病人体温变化。

（6）手术当日，全身麻醉病人清醒后，若无恶心、呕吐，醒后即可饮水，饮水若无呛咳，2小时后可进温凉流质或半流质饮食。禁烟酒，避免酸辣、过硬、过热及刺激性食物。饭后漱口，保持口腔清洁，每日漱口5~10次。

（三）健康指导

（1）由于术中切除部分软腭及悬雍垂，术后有可能出现饮食误呛、鼻腔返流现象，一般会在2周内消失。

（2）术后2~4周内切勿进坚硬、粗糙及酸、辣刺激性食物，防止切口出血；注意口腔卫生，进食后漱口，预防切口感染。

（3）告知病人术后一般1~2个月效果才比较显著，6~12个月疗效才稳定。

（4）锻炼身体，控制饮食，戒烟酒，制订减肥计划并落实。

十一、其他头颈、耳、鼻、咽、口治疗操作（DK1）

▶【扁桃体周围炎、扁周脓肿病人护理常规】

（一）评估要点

（1）健康史：评估病人是否有急性扁桃体炎或慢性扁桃体炎急性发作病史。了解是否有咽部异物及外伤史，有无糖尿病等影响机体免疫力的疾病。

（2）身体状况

1）症状：急性扁桃体炎发病 3～5 日后，发热仍持续或又加重。一侧咽痛较扁桃体炎时加剧，常放射至同侧耳部及牙齿，因咽痛剧烈及软腭肿胀，病人吞咽困难，口涎外溢，饮水向鼻腔返流，语言含糊不清。

2）体征：病人表情痛苦，头偏向患侧稍前倾。口臭多涎，舌苔厚腻，张口受限，颈淋巴结肿大、压痛。患侧腭舌弓上部及软腭充血、肿胀，明显隆起，扁桃体覆，被推向内下方，悬雍垂充血肿胀转向对侧；后上型者，患侧咽腭弓明显肿胀隆起，扁桃体被推向前下方。

（3）辅助检查：B 超检查有助于鉴别扁桃体周围炎和扁桃体脓肿

（4）心理－社会状况：评估病人年龄、受教育水平、对疾病的了解。

（二）护理要点

（1）对病人讲解手术方法及手术的重要性、必要性、注意事项，以缓解病人的紧张、恐惧心理。

（2）术后 6 小时若无活动性出血，视气温情况可进食冷、温流质饮食。

（3）密切观察病人呼吸道是否通畅及有无出血。

（4）遵医嘱使用抗生素，监测病人体温变化。

（5）保持口腔卫生，每日漱口 5～10 次。

（二）健康指导

（1）锻炼身体，提高免疫力，防止呼吸道感染。

（2）保持口腔清洁，饭前后漱口。

（3）多食新鲜蔬果，禁食辛辣刺激饮食。

（4）术后半月内禁止剧烈运动或参加体力劳动。

▶【外耳道炎病人护理常规】

（一）评估要点

（1）健康史：评估病人对疾病的认知程度、全身疾病情况。

（2）身体状况：评估病人外耳道皮肤情况。

（3）辅助检查：评估病人耳镜检查可见外耳道情况。

（4）心理－社会状况：病人易产生紧张、焦虑、恐惧心理。

（二）护理要点

（1）心理护理：护士应评估病人的情绪状况、对疾病的认知程度及对疼痛的耐受力等，做好病人的解释工作，消除其紧张、焦虑、恐惧心理。

（2）饮食、作息指导：建议病人多饮水，进食富含营养、清淡的流质或半流质饮食，注意休息。

（3）病情观察

1）巡视频次按护理级别要求及病人实际情况而定。

2）观察内容：耳郭和外耳道皮肤有无充血、肿胀、糜烂、渗液，鼓膜有无充血、穿孔，耳周淋巴结有无肿大，有无发热，外耳道有无分泌物及分泌物的性质、颜色、量等，耳痛的性质、程度、持续时间，有无耳鸣、眩晕、听力改变等症状。

（4）根据医嘱准确用药。如耳痛剧烈，按医嘱给予镇痛药。

（5）局部治疗：外耳道红肿早期可遵医嘱予局部用药（如局部敷鱼石脂甘油）；外耳道有分泌物时，用双氧水和生理盐水清洁后，滴用抗生素滴耳液或涂抗生素软膏。当疖肿成熟后及时协助医生挑破脓头或切开引流。

（三）健康指导

（1）教会病人或家属正确滴耳、涂耳药的方法。

（2）指导病人注意个人卫生，纠正不良挖耳习惯。

（3）保持外耳道清洁、干燥，急性期和治疗恢复期禁止游泳。沐浴、洗头时勿让污水进入外耳道，如有水进入外耳道，应立即吸出或拭干。

（4）按医嘱用药。

（5）不适随诊（如发热、耳痛、外耳道流脓等）。

【鼻腔异物病人护理常规】

（一）评估要点

（1）健康史

1）评估病人既往是否有鼻出血、结核等产生内源性异物的病史。

2）评估病人有无异物进入史。

（2）身体状况

1）儿童鼻腔异物表现为单侧鼻阻塞、流脓涕、鼻出血或涕中带血及呼气有臭味等。

2）活的动物性异物常有虫爬感。

（3）辅助检查：鼻腔检查可见异物。

（4）心理－社会状况：病人易产生紧张、焦虑、恐惧心理。

（二）护理要点

（1）异物取出方法：根据异物大小、形状、部位和性质的不同，采用不同的取出方法。

1）儿童鼻腔异物，勿用镊子夹取，尤其是圆滑的异物，夹取有使异物滑脱和误吸的危险。可用前端是钩状或环状的器械，从前鼻孔进入，绕至异物后方再向前钩出。

2）动物性异物须先用1%丁卡因麻醉鼻腔黏膜，再用鼻钳取出。

3）对鼻腔以外部位的异物，明确定位后，选择相应的手术进路和方法。

4）若异物较大且位于大血管附近，须先行相关血管阻断，再实施手术取出。

（2）术后护理

1）饮食指导：全身麻醉病人清醒后，若无恶心、呕吐，醒后即可饮水，饮水若无呛咳，2 小时后可进温凉流质饮食或半流质饮食，视病情过渡到软食、普通饮食。禁烟酒，避免酸辣、过硬、过热及刺激性食物。

2）病情观察

a. 巡视频次：麻醉未清醒或病情不稳定者，15～30 分钟巡视 1 次；清醒后病情稳定者改为 1 小时巡视 1 次；护理级别更改后按护理级别要求巡视。

b. 观察内容：生命体征，特别是血压、呼吸的变化；鼻腔分泌物性状及量，注意有无活动性出血；视力情况；并发症：眶内并发症（如视神经损伤、眶内血肿等）、颅内并发症（脑脊液鼻漏、颅内血肿等）等。

c. 鼻腔填塞物于术后 24～48 小时拔出，拔鼻腔填塞物前适量进食，避免空腹，拔除鼻腔填塞物后嘱病人卧床休息 2 小时，勿用力擤鼻。拔除填塞物后注意观察鼻腔出血情况、有无头晕等。

d. 保持大便通畅，必要时给予缓泻剂。

e. 根据病人的病情和护理级别给予相应的生活护理。

（3）用药指导：按医嘱准确用药。

（4）健康宣教

1）各种卧位的目的、卧床病人定时翻身的目的及方法。

2）主要用药的作用及注意事项。

3）需吸氧者，告知其吸氧的目的及注意事项。

4）指导病人吐出口腔内血性分泌物，以便观察出血量。

5）指导病人避免用力咳嗽、打喷嚏的方法（张口深呼吸、舌顶上腭）。

6）告知病人不可自行拔除鼻腔填塞物，如鼻腔填塞物有松脱及时告知医护人员。

7）保持口腔清洁；避免上呼吸道感染；鼻腔填塞期间需张口呼吸者，可用无色唇膏或凉开水湿润口唇。

（三）健康指导

（1）遵医嘱用药。

（2）注意看护小儿，勿将异物塞入鼻内。

（3）避免碰撞鼻部，勿用力擤鼻。

▶【耵聍栓塞病人护理常规】

（一）评估要点

（1）健康史：评估病人有无听力下降、耳痛、耳鸣的症状。

（2）身体状况：病人外耳道有无棕黑色或黄褐色块状物堵塞，质地是否坚硬情况。

（3）辅助检查：耳内镜检查可判断耳内情况。

（4）心理－社会状况：患儿易产生紧张、焦虑、恐惧心理。

（二）护理要点

（1）未完全堵塞外耳道的耵聍，可用耵聍钩取出。

（2）合并感染应先控制感染，再取耵聍。

（3）心理护理：给予病人心理疏导，讲解该疾病可能引起的不适，鼓励其积极配合。

（4）治疗护理

1）准备用物，固定好患儿体位，安抚病人。

2）较硬的耵聍，应用3%过氧化氢溶液或鱼肝油滴入外耳道使其软化后再取出。告知病人，滴药后患耳胀痛可能加重，属于正常现象，让其不要紧张。

3）在耵聍取出的过程中有外耳道损伤者，应使用滴耳液。

（三）健康指导

（1）告知病人保持外耳道清洁、干燥，避免污水进入外耳道。

（2）养成良好的卫生习惯，避免用手挖耳，如耵聍过多，自己无法排除时，及时到专科医院就诊，避免非专业人员掏耳。

（3）耵聍取出后，如声响过高，可用无菌棉签花堵塞外耳道，待好转后取出。

（4）如出现耳道流血、耳痛、流脓、溢液等异常症状，应及时复诊。

▶【鼻内镜术后病人护理常规】

（一）评估要点

（1）身体状况：评估病人一般情况及生命体征，病人鼻部疾病情况及对内镜手术的承受能力。

（2）评估病人的自理能力。

（3）心理 - 社会状况：病人易产生紧张、焦虑、恐惧心理。

（二）护理要点

1. 术前护理　增强抵抗力，防止感冒。

2. 术后护理

（1）体位：全身麻醉病人手术后去枕平卧，头偏向一侧，禁食6小时，防呕吐引起窒息；全身麻醉病人清醒后或局部麻醉病人手术后给予半坐卧位，有利于呼吸、引流及减轻鼻痛和额部胀痛。

（2）严密观察：观察鼻腔引流液的颜色、量，嘱病人口腔分泌物不得咽下，发现有清水样鼻涕或鲜血逐渐增多时及时报告医生处理。

（3）饮食指导：局部麻醉手术后，指导病人进食温凉易消化富含维生素及高营养性食物，忌油腻及辛辣刺激性、过烫、干硬食物。进食时应细嚼慢咽，动作缓慢。鼻腔填塞物取出后逐步过渡到普通饮食。

（4）拔出纱条后，遵医嘱指导病人冲洗鼻腔、雾化吸入、鼻腔内滴入抗生素。

（5）指导病人湿巾盖口鼻，鼓励病人多饮水。术后 3 日内局部间断冷敷，减轻局部充血肿胀。

（三）健康指导

（1）告知病人复查的意义，术后根据病情复查，可在第 1 个月复查 1 次/周，第 2 个月 2 周复查 1 次，第 3 个月后每个月复查 1 次，至半年。

（2）出院后仍要预防感冒。

（3）坚持每日冲洗鼻腔。

▶【咽旁间隙感染病人护理常规】

（一）评估要点

（1）健康史

1）评估病人有无牙源性感染，有无临近器官感染，如智齿冠周炎，以及腭扁桃体炎和相邻间隙感染的扩散。

2）偶继发于腮腺炎、耳源性炎症和颈深上淋巴结炎。

3）评估病人发病的时间，起病的急缓，有无呼吸困难、声嘶等。

（2）身体状况

1）病人全身症状表现为起病急剧，常伴畏寒、乏力、发热等。

2）病人局部症状表现为咽侧壁红肿、腭扁桃体肿大。肿胀可波及同侧软腭、腭舌弓和咽腭弓，悬雍垂被推向健侧。若伴有翼下颌间隙、颌下间隙炎症，则咽侧及颈上部肿胀明显。

3）病人体征表现为自觉吞咽疼痛、进食困难、张口受限；若伴喉头水肿，可出现声音嘶哑，以及不同程度的呼吸困难和进食呛咳。

（3）辅助检查：白细胞总数升高。咽旁间隙行脓肿穿刺检查，以抽出脓液即可确诊。

（4）心理－社会状况：病人起病急，咽喉部疼痛，严重者口水无法下咽，甚至呼吸困难，因此病人和家属可能会焦虑、恐惧，责任护士应注意评估病人和家属的心理和情绪状况。

（二）护理要点

（1）预防窒息：床旁备气切包，按医嘱及时给予足量的抗生素和激素类药物，观察用药疗效及病人的生命体征，如有呼吸困难等不良反应及时通知医生。

（2）减轻疼痛：向病人解释疼痛原因和疾病过程，鼓励病人树立信心。嘱病人静卧休息，进冷流质饮食，以减轻刺激，做好口腔护理，保持大便的通畅。

（3）病情观察：注意观察病人呼吸节律和体温变化，随时调节室内温度和湿度，保持空气流通，必要时采用物理降温或根据医嘱使用药物降温。

（三）健康指导

（1）向病人讲解本病的特点和预防措施。

（2）嘱病人生活有规律，不过度疲劳，戒烟酒，积极治疗邻近器官感染。若出现咽喉剧痛、吞咽困难、呼吸困难等症状，应立即就近求医治疗。

（3）出院后1周内饮食宜清淡，禁食辛辣刺激食物，保持口腔清洁，每日饭前饭后均要漱口。

▶【周围性面瘫病人护理常规】

（一）评估要点

（1）身体状况：评估病人面部表情肌的瘫痪特征，病人一般生命体征。

（2）心理－社会状况：病人易产生紧张、焦虑、恐惧心理。

（二）护理要点

（1）饮食：给予高蛋白、高热量，富含维生素，易消化饮食。禁酒，忌生冷和辛辣刺激性食物，多进食新鲜蔬菜水果，多饮水。

（2）作息：急性期病人应注意休息，注意面部保暖，免受寒冷风吹，外出时戴帽子和口罩。睡觉时勿靠近窗边。

（3）配合完成常规检查：胸片，心电图，血、尿常规，出、凝血试验，肝、肾功能等，以及专科检查，如纯音测听、声阻抗、CT等。

（4）用药指导：按医嘱准确用药。

（5）病情观察：病人面瘫的程度、发展和恢复情况。病人有无耳痛、头痛、耳道疱疹、眩晕、听力改变等症状。

（6）眼部护理：避免强光刺激眼球，可使用护眼罩。按医嘱使用滴眼液滴眼，入睡前用眼膏涂眼及消毒纱布包眼。

（7）口腔护理：三餐后漱口，保持口腔清洁；进食时注意食物的温度，将食物放在健侧后方细嚼慢咽。

（8）心理护理：病人因担心面瘫不能彻底治愈而留下终身面部畸形，自我形象紊乱，易出现焦虑、自卑、失望等心理，应与病人多交流，向其说明本病的治疗方法和预后，增强其战胜疾病的信心。

（三）健康指导

（1）面部保暖，眼睛、口腔的清洁卫生。

（2）指导病人行面肌功能锻炼：自行对镜子用手掌紧贴面部做环形按摩，每日3～4次，每次15分钟，也可轮刮眼睑、擦鼻翼等；练习患侧张口、鼓腮、吹口哨、示齿动作。

（3）用药、治疗情况及注意事项。

（4）预防感冒，积极治疗上呼吸道感染。

（5）自我病情观察，包括面瘫症状的发展和恢复情况，有无耳痛、头痛、耳道疱疹、眩晕、听力改变、睡眠情况等。

▶【传染性单核细胞增多症病人护理常规】

（一）评估要点

（1）健康史：评估病人是否有发热、咽痛、急性扁桃体炎、淋巴结肿大病史。了解有无影响机体免疫力的疾病。

（2）身体状况

1）症状：持续发热，咽痛致病人吞咽痛。

2）体征：颈淋巴结肿大、压痛、肝大、脾大。

（3）辅助检查

1）血象检查：白细胞分类淋巴细胞 >50% 或淋巴细胞总数 ≥5.0 × 10^9/L，异型淋巴细胞 ≥10% 或总数 ≥1.0 × 10^9/L。

2）EB 病毒抗体检查：急性期 EB 核抗原阴性，并有以下之一：①抗 VCA - IgM 抗体初期阳性，以后转阴；②双份血清抗 VCA - IgG 抗体滴度 4 倍以上升高；③EA 抗体一过性升高；④VCA - IgG 抗体初期阳性，EB 病毒核抗原抗体后期阳转。

3）EB 病毒 DNA 检查：血液、唾液、口咽上皮细胞、尿液或组织中的 EB 病毒 DNA 阳性。

4）EB 病毒抗原检查：鼻咽拭子直接测定抗原阳性。

符合上述临床症状和血象检查，同时具备第 2）~4）项之一，可确诊。

（4）心理 - 社会状况：评估病人年龄、受教育水平及对疾病的了解。

（二）护理要点

（1）对病人讲解疾病相关内容，以缓解病人的紧张、恐惧心理。

（2）嘱病人进食冷、温流质饮食，多饮温开水。

（3）遵医嘱使用抗生素、抗病毒及保肝药物，监测病人体温变化，给予物理降温或遵医嘱给予退热药。

（4）定期血象检查和肝功能检查。

（5）观察病人睡眠情况。

（三）健康指导

（1）锻炼身体，提高免疫力，防止呼吸道感染。

（2）保持口腔清洁，饭前饭后漱口。

（3）多食新鲜蔬菜水果，禁食辛辣刺激饮食。

（4）出院后 1 月门诊随访，复查肝功能。

十二、平衡失调及听觉障碍(DS1)

▶【平衡失调病人护理常规】

(一)评估要点

(1)健康史

1)询问病人眩晕及耳鸣发作的特点,以及眩晕发作时有无听力下降或听力下降的程度。

2)了解病人既往有无耳疾病,有无家族史。

(2)身体状况:病人表现为眩晕、耳鸣、耳聋等。

(3)辅助检查

1)耳镜检查:鼓膜正常,声道抗测试正常,咽鼓管功能良好。

2)听力学检查:感音性耳聋。

3)前庭功能检查。

4)甘油试验。

5)影像学检查。

(4)心理-社会状况:病人易产生紧张、焦虑、恐惧心理。

(二)护理要点

(1)按入院常规护理。

(2)给予进清淡低盐、低脂饮食,适当减少饮水量。

(3)协助完成各项常规检查和专科检查,包括听力检查、CT、MRI等。

(4)病情观察

1)巡视频次按护理级别要求及病人实际情况而定。

2)观察内容:①眩晕发作的次数、持续时间、病人的自我感觉、意识、面色等,是否有恶心、呕吐等伴随症状。②发作前后有无耳鸣、听力变化。③药物疗效和不良反应。

(5)按医嘱准确使用药物。

(6)安全护理:有眩晕症状或服用镇静药的病人,应做好跌倒风险评估,并告知病人及家属,落实相应安全防护措施,告知病人起床时动作要缓慢,下床活动时有人搀扶。病人外出检查、活动时要有人陪同。

(7)长期应用利尿药者,注意适当补钾,避免水电解质紊乱。

(8)心理护理:关心病人,耐心向病人讲解本病的有关知识及配合要点,尽量消除其思想负担。

（三）健康指导

（1）注意保持良好的心态，适当锻炼身体，调节好饮食，缓解心理压力，可以避免或减少疾病复发。

（2）对发作频繁的病人，告知其尽量不要单独外出、骑车或登高等，不可从事驾驶、高空作业等职业，防止意外发生。

▶【听觉障碍护理常规】

（一）评估要点

（1）健康史

1）询问病人既往病史，是否患过耳病。

2）评估病人耳聋的程度、持续时间等。

（2）身体状况：病人主要表现为低音调耳鸣和不同程度高频听力下降。

（3）辅助检查

1）纯音测听，声导抗检查，声反射检查。

2）影像学检查，协助确定病变部位、范围及程度。

（4）心理－社会状况：病人易产生紧张、焦虑、恐惧心理。

（二）护理要点

（1）按入院常规护理，协助完成各项常规检查和专科检查，包括听力检查、CT、MRI 等。

（2）进食高蛋白、富含维生素（含锌元素）、清淡低盐、低脂饮食。

（3）心理护理：给病人讲解疾病治疗方法，耳周穴位注射的作用，消除其紧张心理。部分病人因突发耳聋影响社交而痛苦、烦躁或自卑，护士应耐心倾听病人的谈话，态度和蔼，鼓励病人解除思想顾虑，积极配合治疗。

（4）用药护理

1）按医嘱准确使用扩张血管及营养神经等药物，告知病人输液避光袋的作用。

2）耳周穴位注射：评估病人有无药物过敏史，穴位注射部位的局部皮肤情况，对疼痛的耐受程度，排除穴位注射禁忌证（如孕妇、儿童、耳郭瘢痕等）。

3）耳周穴位注射注意事项：定好穴位，严格无菌操作；每穴注射的药量为 0.1 ml；药物不可注入血管内，如回抽有血，避开血管后再注射，避开神经干，以免损伤神经；告知正常反应，如局部酸胀感、4~8 小时内局部有轻度不适；局部小瘀块，可自行消退。若瘀肿较大，疼痛较剧者，先冷敷止血，再热敷促进瘀血消散吸收；年老体弱及初次接受治疗者，最好取卧位，注射部位不宜过多，以免晕针；协助病人平躺，严重者给予葡萄糖水，待恢复正常后再行注射。

（5）病情观察

1）观察药物的疗效及有无药物不良反应。

2）询问病人听力有无改善。

3）观察病人睡眠情况，保证睡眠充足。

4）观察病人的心理状态，发现异常，及时报告医生。

（6）安全护理：对有头晕症状或服用镇静药者，应做好跌倒风险评估并告知病人及家属，落实相应安全防护措施，告知病人起床时动作要缓慢，下床活动时有人搀扶。病人外出检查、活动时要需人陪同。

（三）健康指导

（1）按医嘱坚持药物治疗，禁用耳毒性的药物，如庆大霉素、链霉素、丁胺卡那等。

（2）生活规律，劳逸结合，保证足够的睡眠，避免长时间劳累、紧张。

（3）适当运动，预防感冒，积极治疗上呼吸道感染和全身性疾病。

（4）远离噪声环境，避免接触噪声。

（5）合理使用耳机，减少使用耳机的时间。使用耳机时，一般不超过最大音量的60%，连续使用不超过60分钟，睡觉时避免戴着耳机。

（6）保持情绪稳定，心情舒畅，避免急躁、暴怒情绪。

（7）对药物不能改善，且中度以上听力丧失病人，指导佩戴助听器。

十三、中耳炎及上呼吸道感染（DT1）

▶【分泌性中耳炎病人护理常规】

（一）评估要点

（1）健康史：评估病人发病前有无上呼吸道感染史，是否过度劳累，有无腺样体肥大，鼻炎、鼻窦炎。

（2）身体状况：①病人听力下降伴自听增强。②急性者可有隐隐耳痛，慢性者耳痛不明显。③耳鸣多为低调间歇性。④耳内闭塞或闷胀感，按压耳屏后可有暂时减轻。

（3）辅助检查

1）耳镜检查。

2）听力检查：纯音听阀测试及音叉试验示传导性聋。

3）CT扫描可见中耳系统气腔有不同程度密度增高。

4）成人应进行鼻咽部检查，注意排除鼻咽癌。

（4）心理－社会状况：病人易产生紧张、焦虑、恐惧心理。

（二）护理要点

1. 非手术治疗

（1）急性期可根据病变严重程度选用合适的抗生素。

（2）可用1%麻黄碱和含有激素的抗生素滴鼻液交替滴鼻，每日3~4次，以保持鼻腔及咽鼓管引流通畅。

（3）使用稀化黏素类药物有利于纤毛的排泄功能，降低咽鼓管黏膜的表面张力和咽鼓管开放的压力。

（4）口服糖皮质激素类药物作为辅助治疗，如地塞米松或泼尼松等。

2. 手术治疗

（1）根据病情行鼓膜穿刺抽液、鼓膜切开术、鼓室置管术等。积极治疗鼻腔及鼻咽部疾病。

（2）术后预防感冒，防止术耳进水，以免引起中耳感染。

（三）健康指导

（1）指导病人正确滴鼻，鼓膜置管未脱落者禁止游泳。

（2）忌烟、酒、辛辣刺激性食物。

（3）加强体育锻炼，增强体质，预防感冒。

（4）积极治疗鼻咽部原发病。

▶【急性化脓性中耳炎病人护理常规】

（一）评估要点

（1）健康史：评估病人是否有上呼吸道感染、传染病等病史，评估病人耳痛及听力损伤的程度。

（2）身体状况：评估病人一般情况及生命体征。

（3）心理 – 社会状况：病人易产生紧张、焦虑、恐惧心理。

（二）护理要点

（1）护理等级：按入院常规护理。

（2）饮食指导：予易消化、富营养、高热量饮食，保证水分的摄入。全身症状严重者可增加补液等支持疗法。

（3）按医嘱协助完成以下各项检查

1）常规检查：胸片，心电图，血、尿常规，出、凝血试验，肝、肾功能等。

2）专科检查：纯音测听、声阻抗、咽鼓管压力测定等听力测试，硬性耳内镜检查、耳部CT、分泌物细菌培养等。

（4）用药护理

1）全身用药：按医嘱准确使用药物控制感染；有发热者按医嘱使用退热药。

2）局部用药：①鼓膜穿孔前：按医嘱使用2%酚甘油滴耳液及鼻部使用类固醇激素类喷鼻剂等药物。②鼓膜穿孔后：先以3%过氧化氢溶液和生理盐水清洗外耳道脓液并拭净。按医嘱局部使用抗生素滴耳液，如0.3%氧氟沙星滴耳液、复方利福平滴耳液等。③并发有上呼吸道感染或有鼻炎鼻窦炎时按医嘱给予血管收缩药滴鼻，以利咽鼓管引流。④有发热者按"发热护理常规"护理。

（5）病情观察

1）巡视频次按护理级别要求及病人实际情况而定。

2）观察内容：①生命体征：尤为体温变化，监测体温每日4次，直至体温正常。②外耳道分泌物的颜色、量、性质、气味。③耳后是否有红肿、压痛。④听力情况。⑤有无面瘫表现。⑥有无头痛、头晕、耳鸣等，如出现恶心、呕吐、头痛剧烈、烦躁不安等症状时，应警惕并发症的产生。发现异常及时报告医生并协助处理。

（6）健康宣教

1）告知病人或家属正确的擤鼻方法，指导母亲正确的哺乳姿势。

2）指导病人及家属掌握正确的滴耳法，坚持完成疗程。

3）保持外耳道清洁，洗澡洗头时防止外耳道进水，禁止游泳。有鼓膜穿孔者禁滴酚甘油。

（三）健康指导

（1）告知病人或家属正确的擤鼻方法，指导母亲正确的哺乳姿势。

（2）指导病人及家属掌握正确的滴耳法，坚持完成疗程。

（3）保持外耳道清洁，洗澡洗头时防止外耳道进水，禁止游泳。有鼓膜穿孔者禁滴酚甘油。

（4）心理护理：因急性起病，病人和家属会紧张和焦虑，应向病人及家属解释本病的治疗效果，调动其积极性，使之积极配合治疗及护理。

（5）按医嘱正确服药和滴耳药。

（6）定期复诊：1周复诊1次，连续1个月。告知病人若有外耳道流脓液、耳痛、眩晕、发热、听力下降、面瘫等表现，应及时就诊。

（7）加强身体锻炼，增加机体抵抗力。

（8）积极预防和治疗鼻部、咽部、耳部疾病及上呼吸道感染等。

▶【慢性化脓性中耳炎病人护理常规】

（一）评估要点

（1）健康史：评估病人是否有急性化脓性中耳炎病史，有无鼻咽部慢性疾病，抵抗力是否低下。

（2）身体状况：评估病人外耳道分泌物的性状及量，病人听力情况，病人有无耳后红肿、压痛及面瘫、发热、耳痛、头痛、眩晕、恶心、呕吐等并发症的发生。若疑有颅内并发症者，应密切观察生命体征、神志、瞳孔等变化。

（3）辅助检查

1）耳镜检查：观察是否充血、肿胀、增厚，鼓室内或肉芽周围及外耳道内是否有脓性分泌物。

2）听力检查：纯音听力测试显示传导性聋或混合性聋，程度轻重不一。

（4）心理－社会状况：病人易产生紧张、焦虑、恐惧心理。

（二）护理要点

（1）活动：全身麻醉者如无头晕、恶心、呕吐等症状，次日可床边活动。术后有颅内并发症或眩晕等症状者需绝对卧床休息。

（2）疑有颅内并发症者，慎用镇痛、镇静类药物，按医嘱使用脱水剂。

（3）有眩晕者须绝对卧床休息，协助病人在床上大小便。并指导病人在转换体位、头部时动作宜缓慢，避免过度摇晃、摆动头部。术后首次离床活动时速度一定要缓慢，并有人陪护。在眩晕发作时，病人应立即闭目平卧休息，停止活动。安抚病人和指导其深呼吸、放松。

（三）健康指导

（1）用药指导：出院时携药物使用指导。

（2）定期复诊：术后常规 7 日拆线出院，术后 10～14 日回医院拔除外耳道纱条；拔耳道纱条后每 1～2 周复查 1 次，连续 3～6 个月。术后 3～6 个月行听力检测。

（3）症状护理：告知病人术后 3 个月内耳内会有少量渗出，为正常现象，注意保持外耳道清洁，防止感染。如出现明显耳痛、耳内流脓、流血、持续发热、伤口红肿热痛、面瘫等症状，应及时复诊。

（5）加强锻炼，增强机体抵抗力，防止感冒。

（6）特殊指导

1）按医嘱使用滴耳液滴耳（拔除外耳道纱条后），忌用粉剂、腐蚀剂。

2）术后 6 个月内防止外耳道进水，不宜游泳；在洗澡、洗头时可用干棉球堵塞外耳道口。

3）预防感冒，有上呼吸道感染时，应积极治疗，勿用力擤鼻及打喷嚏。

4）勿用硬物挖耳。

5）病人术后 3 个月内不要乘坐飞机。行听骨链重建的病人术后 3 个月内避免剧烈运动和撞击术耳。

6）禁用耳毒性药物，如庆大霉素、链霉素、丁胺卡那等。

十四、会厌炎、喉炎及气管炎（DT2）

▶【急性会厌炎病人护理常规】

（一）评估要点

（1）健康史：评估病人有无上呼吸道感染，有无邻近器官感染，如咽炎、扁桃体炎等；病人有无过度疲劳、吸入有害气体、外伤、误吸异物、接触变应原等；评估病人发病的时间，起病的急缓，有无呼吸困难、声嘶等。

（2）身体状况

1）病人全身症状表现：起病急剧，常伴畏寒、乏力、发热等。

2）病人局部症状表现：咽喉疼痛，吞咽困难，严重时唾液也难以咽下，拒食。

3）病人体征表现：病人呈急性面容，严重者伴喉阻塞。

（3）辅助检查：影像学检查，如 CT、MRI 等。

（4）心理－社会状况：病人起病急，咽喉部疼痛，严重者口水无法下咽，甚至呼吸困难，因此病人和家属可能会焦虑、恐惧。责任护士应注意评估病人和家属的心理和情绪状况。

（二）护理要点

（1）预防窒息：按医嘱及时给予足量的抗生素和激素类药物，观察用药疗效及病人的生命体征，如有不良反应及时通知医生。

（2）减轻疼痛：向病人解释疼痛原因和疾病过程，鼓励病人树立信心。嘱病人静卧休息，进清淡饮食，以减轻对会厌的刺激，做好口腔护理，保持大便的通畅。

（3）监测体温：注意观察病人体温变化，随时调节室内温度和湿度，保持空气流通，必要时采用物理降温或根据医嘱使用药物降温。

（三）健康指导

（1）向病人讲解本病的特点和预防措施，有变态反应所致者应避免与变应原接触。

（2）嘱病人生活有规律，不过度疲劳，戒烟酒，积极治疗邻近器官感染，如出现咽喉剧痛、吞咽困难、呼吸困难等症状时应立即就近求医治疗。

▶【急性喉炎病人护理常规】

（一）评估要点

（1）健康史：评估病人的发育状况，有无变应性体质。评估病人发热、咳嗽、呼吸困难的发生和持续时间。判断病人有无明显诱因，如受凉、急性上呼吸道感染史、上呼吸道慢性病等。

（2）身体状况

1）病人起病急，多有发热、声嘶、咳嗽等。早期以喉痉挛为主，声嘶多不严重，表现为阵发性"空"声咳嗽或犬吠样咳嗽，可有黏稠痰液咳出。

2）重者出现吸气时胸骨上窝、锁骨上窝、肋间隙及上腹部软组织明显凹陷，面色发绀或苍白，鼻煽，有不同程度的烦躁不安。

（3）辅助检查：喉镜检查。

（4）心理－社会状况：病人起病急，病情凶险，家属多处于紧张和恐惧不安中。应注意评估病人的心理状况及病人家属对于疾病的认知程度、文化层次、经济状况、家庭支持等，以便提供针对性的护理措施。

（二）护理要点

（1）解除喉阻塞，一旦确诊，应及早使用有效、足量的抗生素控制感染。

（2）给氧、解痉和化痰治疗，保持气道通畅。

（3）给予物理降温或遵医嘱给予退热药，用药后观察病人体温状况，多喂水，防脱水。

（4）加强支持治疗，注意病人的营养与电解质平衡，保护心肺功能，避免发生急性心功能不全。

（三）健康指导

（1）告知家属此病的危险性和预防措施，冬季应保持居室通风，不去人多拥挤处。

（2）病人感冒后不能随意喂服镇咳、镇静药，因有些药物会引起排痰困难。

（3）病人出现犬吠样咳嗽、呼吸困难时，及时就医，以免耽误病情。

▶【喉阻塞病人护理常规】

（一）评估要点

（1）身体状况：观察病人意识、生命体征，有无发绀症状，有无吸气性喉喘鸣音，呼吸困难程度。

（2）心理－社会状况：病人易产生紧张、焦虑、恐惧心理。

（二）护理要点

（1）准备物品：氧气、吸痰设备、气管切开包及气管插管等急救用物。

（2）体位：给予半坐卧位或坐位。

（3）保持呼吸道通畅：吸氧，氧流量根据病人实际情况而定；必要时吸痰。

（4）配合完成术前常规检查：胸片，心电图，血、尿常规，出、凝血试验，肝、肾功能等。

（5）建立静脉通道，根据医嘱准确用药。

（6）根据医嘱行雾化吸入治疗。

（7）饮食指导：进食清淡、高蛋白食物，需急诊手术者予禁食、禁饮。

（8）病情观察

1）至少每小时巡视病人1次，病情不稳定者，15~30分钟巡视1次。

2）观察内容：①意识、生命体征，尤其是呼吸情况。必要时给予床边心电监护及血氧饱和度监测。②是否有发绀症状。③胸骨上窝、锁骨上窝、肋间隙、剑突下等处有无吸气性软组织凹陷。④有无吸气性喉喘鸣音。⑤饮食及睡眠情况。发现异常，立即报告医生并协助抢救，及时做好护理记录。

（9）心理护理：做好解释，尽量减轻病人紧张、恐惧心理。小儿避免哭闹。

（10）需行紧急气管切开者按气管切开配合常规，术后护理按气管切开术后护理常规。

（二）健康指导

（1）尽量处于安静状态，避免活动，不宜离开病房。

（2）用药、治疗情况及配合注意事项。

（3）自我病情观察，包括自我感觉、呼吸、面色及甲床颜色、喉喘鸣及软组织凹陷的变化、进食及睡眠情况。

（4）保持大便通畅。

十五、头颈、外耳、口、鼻的创伤及变形（DU1）

（一）评估要点

（1）健康史：评估病人是否有外伤史，鼻面部、耳部是否遭受暴力袭击。

（2）身体状况：评估病人有无局部疼痛、肿胀、出血、畸形等。

（3）辅助检查：X线片或CT检查，有助于判断各部位骨折的位置，耳部外伤可行听力检查。

（4）心理 - 社会状况：病人易产生紧张、焦虑、恐惧心理。

（二）护理要点

（1）护理等级：按相应麻醉护理常规。

（2）尽早处理伤口：清创缝合，冷敷。

（3）体位：局部麻醉者平卧2小时，全身麻醉者平卧6小时，头偏向一侧。完全清醒后可改为半卧位，以减轻头面部充血，并有利于分泌物流出，如有脑脊液耳漏则取头高位或半坐患侧卧位。

（4）保持呼吸道通畅，必要时吸氧、吸痰，氧流量视病人实际情况而定。

（5）饮食指导：手术当日，如术后无恶心、呕吐，全身麻醉病人清醒后可饮水，饮水若不呛咳，2小时后可进温、凉的流质或者半流质饮食，视病情让病人过渡到软食、普通饮食饮食。禁烟酒，避免酸辣、过硬、过热及刺激性食物。

（6）病情观察

1）巡视频次：麻醉未清醒或病情不稳定者，15～30分钟巡视1次；清醒后病情稳定者改为1小时巡视1次；护理级别更改后按护理级别要求巡视。

2）观察内容：生命体征，特别是血压、呼吸的变化；鼻腔分泌物性状及量，注意有无活动性出血；视力情况；并发症：眶内并发症（如视神经损伤、眶内血肿等）、颅内并发症（脑脊液鼻漏、颅内血肿等）等。

3）鼻腔填塞物于术后24～48小时拔出，拔鼻腔填塞物前适量进食，避免空腹，拔除鼻腔填塞物后嘱病人卧床休息2小时，勿用力擤鼻。拔除填塞物后注意观察鼻腔出血情况、有无头晕等。

4）保持大便通畅，必要时给予缓泻剂。

5）根据病人的病情和护理级别给予相应的生活护理。

（7）按医嘱准确用药。

（8）健康宣教

1）各种卧位的目的、卧床病人定时翻身的目的及方法。

2）主要用药的作用及注意事项。

3）需吸氧者，告知吸氧的目的及注意事项。

4）指导病人吐出口腔内血性分泌物，以便观察出血量。

5）指导病人避免用力咳嗽、打喷嚏的方法（张口深呼吸、舌顶上腭）。

6）告知病人不可自行拔除鼻腔填塞物，如鼻腔填塞物有松脱及时告知医护人员。

7）保持口腔清洁；避免上呼吸道感染；鼻腔填塞期间需张口呼吸者，可用无色唇膏或凉开水湿润口唇。

（三）健康指导

（1）指导病人术后注意防护，勿触碰鼻部，以免引起复位失败，避免术部外伤、受压。

（2）鼻腔填塞纱条抽取后，短期内避免用力打喷嚏，并注意保护鼻面部，以免影响手术效果。

（3）鼻腔通气不畅者指导病人正确使用滴鼻剂。

（4）耳部辅料保持清洁干燥，勤换药，随诊。

（3）鼓膜未完全愈合前禁止任何水上运动。洗澡、洗头时防止水进入外耳道。

（4）勿用硬物利器挖耳，避免伤及鼓膜。

（5）预防上呼吸道感染，避免来自鼻咽部的感染。

（6）冬季注意耳部保暖，防止耳冻伤。

十六、头颈、耳、鼻、咽、口非恶性增生性疾患（DV1）

▶ **【声带小结和声带息肉病人护理常规】**

（一）评估要点

（1）健康史：评估病人声音嘶哑的严重程度、发生和持续的时间，有无明显诱因，如用声不当或长期吸烟史，有无上呼吸道感染史。

（2）身体状况：病人主要表现为声音嘶哑。

（3）辅助检查：纤维喉镜检查

（4）心理-社会状况：病人易产生紧张、焦虑、恐惧心理。

（二）护理要点

1. 声带小结　早期声带小结可通过禁声，使声带充分休息，小结可自行消失。

2. 术前护理　术前禁食 6~8 小时，禁水 2 小时；共同制订非语言交流方法，如打手式、书写等；做好术前准备及心理护理。

3. 术后护理

（1）术后按全身麻醉病人护理常规，严密观察生命体征。限制病人早期离床活动，确保呼吸道通畅。观察口腔内分泌物性质，如有异常，报告医生处理。

（2）告之病人术后要禁声休息 2 周，使用非语言交流的方法，如打手式、书写等。

（3）遵医嘱用药：术后 2 小时内静脉滴注地塞米松 10 mg，预防声带水肿，给予雾化吸入。

（4）饮食护理：病人麻醉完全清醒后可饮水，饮水若不呛咳可进食少量温冷流质饮食，术后 2~3 日内进食半流质饮食，术后 3 日进食软食，再过渡到普通饮食，忌辛辣、刺激性食物。

（5）加强口腔护理：每日用生理盐水漱口 3 次，防止口腔感染发生，对确保伤口愈合十分重要。

（三）健康指导

（1）告知病人定期门诊纤维喉镜复查声带情况的重要性。

（2）回家后勿进食过冷、过热及辛辣刺激性食物，戒烟、酒。

（3）注意劳逸结合，生活要有规律。根据体力适当活动，避免过度疲劳或剧烈运动。

（4）避免过度用声，术后 2 周内尽量不说话，避免剧烈咳嗽，以防出血和声带水肿，多饮水，保持口腔卫生。

（5）近期不去人群密集、粉尘较重、空气污染明显的地方。

（6）手术后第 1 个月复查 1 次，以后根据声音恢复情况复查，积极治疗声带邻近器官的炎症，防止息肉的复发。

▶【鼻、咽部、会厌等良性增生疾病病人护理常规】

（一）评估要点

（1）身体状况：评估病人疾病状况及对手术的承受能力，一般情况及生命体征。

（2）评估病人的自理能力。

（3）辅助检查：电子喉镜，病理检查可确诊。

（4）心理－社会状况：病人易产生紧张、焦虑、恐惧心理。

（二）护理要点

1. 术前护理　做好全身麻醉术前准备，预防上呼吸道感染。

2. 术后护理

（1）体位：全身麻醉者去枕平卧，头偏向一侧，完全清醒后可舒适卧位。

（2）观察病人生命体征，给予吸氧，观察咽部情况，嘱病人将口中分泌物吐出，不要咽下。如持续口吐鲜血，则提示创面有活动性出血，应立即报告医生检查伤口，采取适当的止血措施。

（3）告知病人咽部异物感，属于术后正常现象，避免用力咳痰，饮水能缓解症状。

（4）术后清醒后饮水无呛咳，可进温凉、清淡流食。

（5）预防感染：术后次日开始漱口，注意保持口腔清洁。

（三）健康指导

（1）加强体育锻炼，预防感冒。

（2）加强营养，少食多餐，多喝水。以高蛋白、高热量、富含维生素的清淡及温凉流质饮食或半流质饮食为宜，禁食辛辣、硬性、刺激性食物。

（3）定期至医院复查。

▶【鼻腔内各种息肉及囊肿病人护理常规】

（一）评估要点

（1）健康史：评估病人既往是否有持续鼻塞、鼻腔黏涕较多、嗅觉减退等症状，有无支气管哮喘、鼻窦炎及分泌性中耳炎病史。

（2）身体状况：鼻腔内可见一个或多个表面光滑，黄白色，淡红色如荔枝样透明肿物。较大者引起外鼻变形，形成"蛙鼻"。

（3）辅助检查：电子鼻咽镜或喉镜检查下直视新生物，病理检查可确诊。

（4）心理－社会状况：病人易产生紧张、焦虑、恐惧心理。

（二）护理要点

（1）术前心理护理：与病人及家属多沟通，讲解该疾病的普遍性，同时预防感冒，做好术前常规准备。

（2）体位：局部麻醉者舒适卧位休息，全身麻醉者去枕平卧，头偏向一侧。完全清醒后可改为半卧位，以减轻头面部充血，并有利于鼻腔分泌物流出。

（3）保持呼吸道通畅，必要时吸氧，氧流量视病人实际情况而定。

（4）饮食指导：全身麻醉病人清醒后，若无恶心、呕吐，醒后即可饮水，饮水若无呛咳，2小时后可进温凉流质或半流质饮食，视病情过渡到软食、普通饮食。禁烟酒，避免酸辣、过硬、过热及刺激性食物。

（5）病情观察

1）巡视频次：麻醉未清醒或病情不稳定者，15～30分钟巡视1次；清醒后病情稳定者改为1小时巡视1次；护理级别更改后按护理级别要求巡视。

2）观察内容：生命体征，特别是血压、呼吸的变化；鼻腔分泌物性状及量，注意有无活动性出血；疼痛视情况给予冷疗或镇痛药。

3）鼻腔填塞物于术后24～48小时拔出，拔鼻腔填塞物前适量进食，避免空腹，拔除鼻腔填塞物后嘱病人卧床休息2小时，勿用力擤鼻。拔除填塞物后注意观察鼻腔出血情况、有无头晕等。

4）保持大便通畅，必要时给予缓泻剂。

5）根据病人的病情和护理级别给予相应的生活护理。

（6）用药情况：按医嘱准确用药。

（7）健康宣教

1）给病人及家属讲解半坐卧位的目的。

2）需吸氧者，告知吸氧的目的及注意事项。

3）告知病人主要用药的作用及注意事项。

4）指导病人吐出口腔内血性分泌物，以便观察出血量。

5）指导病人避免用力咳嗽、打喷嚏的方法（张口深呼吸、舌顶上腭）。

6）告知病人不可自行拔除鼻腔填塞物，如鼻腔填塞物有松脱及时告知医护人员。

7）保持口腔清洁；避免上呼吸道感染；鼻腔填塞期间需张口呼吸者，可用无色唇膏或凉开水湿润口唇。

（三）健康指导

（1）改正不良卫生习惯，勿用手挖鼻，正确擤鼻。

（2）按医嘱继续规范用药，正确使用滴鼻药。

（3）提高机体抵抗力，避免上呼吸道感染，减少对鼻腔的强力刺激。

（4）根据过敏原检查结果，避免接触过敏原。

（5）及时治疗哮喘、分泌性中耳炎等疾病。

第五章
呼吸系统疾病及功能障碍(MDCE)

一、呼吸系统肿瘤(ER1)

▶ 【肺癌护理常规】

(一)评估要点

(1)病情评估

1)病人生命体征。

2)病人有无疼痛。

3)病人咳嗽、咳痰、咯血、呼吸困难的程度。

4)病人营养状况。

5)病人放、化疗不良反应。

6)病人肿瘤转移症状。

(2)评估病人的心理状况。

(3)评估病人的自理能力。

(二)护理要点

(1)按呼吸系统疾病一般护理常规护理。

(2)卧床休息:胸痛者取患侧卧位(气胸者除外);大咯血者取头偏一侧平卧位;呼吸困难者取半卧位,持续低流量吸氧。

(3)饮食护理:应给予高蛋白、高热量、富含维生素、易消化食物,有吞咽困难者应给予流质饮食,注意观察有无呛咳,必要时鼻饲置管或静脉营养支持,忌烟酒。

(4)保持呼吸道通畅:指导病人正确咳嗽、咳痰和深呼吸锻炼,必要时按医嘱雾化吸入、拍背排痰,负压吸痰。

(5)心理护理:做好病人和家属的心理护理,减轻病人的焦虑和恐惧,增强战胜疾病的信心,使病人做好必要的准备,配合完成治疗方案。

(6)缓解疼痛:帮助病人采取舒适的卧位和姿势,尽可能转移病人的注意力,遵医嘱定时使用镇痛药，做好疼痛评估。

（7）常见化疗反应的护理

1）白细胞降低：预防呼吸道感染，必要时进行保护性隔离。

2）红细胞降低：遵医嘱用药，及时处理。

3）血小板降低：避免碰触，有创治疗后延长局部压迫时间。

4）脱发：在化疗之前可预先剪短头发，准备假发、头巾、帽子或适当发饰。

5）其他：口腔溃疡、恶心、呕吐、腹泻、便秘等护理。

（8）常见放疗反应的护理

1）放射性食管炎：放疗期间指导病人进软质、温凉的食物，如稀饭、糊状食物等，多饮水。

2）疲倦：注意体息，避免劳累。

3）皮肤护理。

（三）健康指导

（1）注意保持口腔卫生，避免呼吸道感染，嘱病人坚持戒烟。

（2）指导病人进行康复锻炼、呼吸运动及有效咳嗽。

（3）活动应循序渐进，避免过度疲劳。

（4）告知病人养成良好的饮食习惯，进食高蛋白、高热量、易消化的饮食，增加机体抵抗力。

（5）保持室内空气新鲜，每日定时通风，尽量避免去人员密集的公共场所，预防感冒。

（6）放、化疗病人定期检查血常规、肝肾功能，若有不适及时就诊。

▶【胸膜继发性恶性肿瘤护理常规】

（一）评估要点

（1）病情评估

1）病人生命体征。

2）病人有无胸痛。

3）病人咳嗽、咯血、呼吸困难、声音嘶哑的程度。

4）全身症状：病人发热、食欲减退、头痛、头晕的程度。

5）病人肿瘤压迫及转移症状。

6）病人营养状况。

7）病人放、化疗不良反应。

（2）评估病人的心理状况。

（3）评估病人的自理能力。

（二）护理要点

（1）按呼吸系统疾病一般护理常规护理。

（2）卧床休息：胸痛者取患侧卧位（气胸者除外）；咯血者取侧卧位；呼吸困难者取半卧位，持续低流量吸氧。

（3）饮食护理：制订饮食计划，少食多餐，避免食用产气食物，保持口腔清洁，增加食欲。给予高蛋白、高热量、富含维生素、易消化食物。有吞咽困难者应给予流质饮食，注意观察有无呛咳，必要时鼻饲置管或静脉营养支持，禁烟酒。

（4）病情观察：生命体征及症状体征的观察，如胸痛、呼吸困难、咯血、声音嘶哑等。注意观察是否有肿瘤转移的症状，如头痛、呕吐、眩晕、骨骼局部疼痛等。

（5）心理护理：做好病人和家属的心理护理，减轻病人的焦虑和恐惧，增强战胜疾病的信心，使病人做好必要的准备，完成治疗方案。

（6）疼痛护理：帮助病人采取舒适的卧位和姿势，转移病人注意力，遵医嘱使用镇痛药（明确诊断后方可使用），做好疼痛评估。

（7）常见化疗反应的护理

1）白细胞降低：预防呼吸道感染，必要时进行保护性隔离。

2）红细胞降低：遵医嘱用药，及时处理。

3）血小板降低：避免碰触，有创治疗后延长局部压迫时间。

4）脱发：在化疗之前可预先剪短头发，准备假发、头巾、帽子或适当发饰。

5）其他：口腔溃疡、恶心、呕吐、腹泻、皮肤干燥、便秘等护理。

（8）常见放疗反应的护理

1）放射性食管炎：放疗期间指导病人进软质、温凉的食物，如稀饭、糊状食物等，多饮水。

2）疲倦：注意休息，避免劳累。

3）皮肤护理。

（三）健康指导

（1）注意保持口腔卫生，避免呼吸道感染，嘱病人坚持戒烟。

（2）指导呼吸功能锻炼：做扩胸运动，同时深呼吸，增加通气功能。腹式呼吸及缩唇呼吸，改善胸腔有效容量及呼吸功能。

（3）活动应循序渐进，避免过度疲劳。

（4）告知病人养成良好的饮食习惯，进食高蛋白、高热量、易消化的饮食，增加机体抵抗力。

（5）保持室内空气新鲜，每日定时通风，尽量避免去人员密集的公共场所，预防感冒。

（6）放、化疗病人定期检查血常规、肝肾功能，若有不适及时就诊。

二、肺栓塞（ER2）

▶【肺栓塞病人护理常规】

（一）评估要点

（1）评估病人有无呼吸困难及胸痛的程度，有无咯血。

（2）评估病人的心理状况。

（二）护理要点

（1）休息与活动：绝对卧床休息，防止发生血栓脱落。疾病急性期和溶栓治疗期卧床2周，低分子量肝素抗凝治疗卧床7~10日。

（2）肢体护理：取健侧卧位，减少搬运病人，避免突然改变体位使下肢静脉血栓脱落造成新的肺血栓栓塞症。血栓性静脉炎病人抬高患侧肢体，做好保暖措施，增加受累区域的血液循环。对伴有下肢深静脉栓塞的病人，严禁挤压、按摩、热敷下肢，防止血栓脱落。

（3）心理护理：给予病人必要的关心，消除病人住院期间紧张、焦虑、恐惧等情绪。

（4）溶栓和抗凝治疗的护理

1）溶栓和抗凝治疗前的护理措施：①提供安静、舒适、利于抢救的病房。给予吸氧（3~6 L/min），严重缺氧病人，可给予高流量吸氧（10 L/min），必要时使用机械通气。②密切监测生命体征，控制血压在正常水平。③评估病人有无出血倾向、溃疡病、高血压及严重肝、肾功能不全等禁忌证；近期用药情况及近12小时内有无血尿、血便；判断病人有无溶栓禁忌证；12小时内是否有动、静脉穿刺点；评估血常规、凝血时间、血小板计数等。④通路准备：留置两条静脉通道，一条为溶栓专用通道，一条为抢救用药通道。备好各种抢救物品及鱼精蛋白等对抗药物。

2）溶栓和抗凝治疗中的护理措施：①溶栓药物需用输液泵泵入，保证药物匀速进入体内。②避免在泵入溶栓药物侧肢体测量血压，以免影响溶栓药物匀速进入体内。③遵医嘱进行血药浓度的监测。④在溶栓过程中尽量减少病人的搬运，减少有创性检查与治疗，严密监测生命体征，观察有无牙龈、皮肤、黏膜出血及便血等出血现象。

3）溶栓和抗凝治疗后的护理措施：卧床休息，溶栓治疗期卧床2周，低分子量肝素抗凝治疗卧床7~10日。

（5）出血的观察及预防

1）穿刺点有无出血、渗血，有无口腔黏膜及牙龈出血、鼻出血、皮下淤血、胃肠道出血等。定期复查尿常规、大便隐血试验、凝血常规等。

2）观察病人的神志变化，尤其是老年高血压病人，及时观察有无颅内出血。

3）指导病人勿挖鼻孔、剔牙、防止碰伤，勿用力咳嗽以免引起咯血；溶栓后4~6小时禁食辛辣、坚硬、多渣饮食，禁止使用硬毛牙刷。尽量减少皮下、皮内、肌内及静脉穿刺，必要时对穿刺部位行加压包扎。

（6）预防再次栓塞：最重要的措施是卧床休息，血栓机化一般需要2周，机化后将不再脱落。为避免血栓脱落，勿对有血栓形成的肢体施加压力，如按摩、静脉注射药物等，保持大便通畅。

（7）用药及随访：如服用华法林期间，避免食用萝卜、菠菜、咖啡等食物。定期复查，若有不适随时复诊，合理安排病人复查时间。

（三）健康指导

（1）告知病人服用抗凝剂的重要性，嘱病人按时服药。

（2）高血压、高血脂、糖尿病病人血液呈高凝状态，易形成血栓。应将血压、血脂、血糖控制在正常范围内，控制体重、忌烟酒。

（3）保证每日饮水量，多饮水。多食含纤维素的蔬菜水果。养成定时排便习惯，保持大便通畅。

（4）对高龄、肥胖、长期卧床、制动、手术、妊娠、分娩的病人注意主动或被动运动，防止血液的淤积而致血栓形成。

（5）病人不宜长时间保持一个体位，防止下蹲过久。根据病人情况制订活动肢体的时间和方法。

（6）抗凝治疗期间定期进行凝血功能监测。

三、肺水肿及呼吸衰竭（ER3）

▶【肺水肿护理常规】

（一）评估要点

（1）病情评估

1）病人生命体征。

2）病人咳嗽及咳痰情况，痰的颜色和性状。

3）病人有无呼吸困难、发绀、大汗淋漓等症状。

（2）评估病人的心理状况。

（3）评估病人的自理能力。

（二）护理要点

（1）按呼吸系统疾病一般护理要点执行。

(2)按上述评估中所列各项进行病情评估。

(3)观察病人胸痛、咳嗽、呼吸困难的程度。

(4)观察病人呼吸、脉搏、血压及面色变化。

(5)减少活动，卧床休息。

(6)给予吸氧，氧流量一般在 3 L/min 以上，必要时使用面罩吸氧。

(7)做好心理护理。

(三)健康指导

(1)指导病人深呼吸，放松身心。

(2)控制输液滴速。

(3)戒烟酒。

(4)保证充足的睡眠和休息。

▶【呼吸衰竭护理常规】

(一)评估要点

(1)病情评估

1)病人生命体征。

2)病人胸闷、呼吸困难、喘息、发绀的程度。

3)病人精神、意识状态。

(2)评估病人的心理状况。

(3)评估病人的自理能力。

(二)护理要点

(1)按呼吸系统疾病一般护理常规执行。

(2)按上述评估中所列各项进行病情评估。

(3)鼓励病人多进高蛋白、富含维生素食物，安置胃管病人按胃管护理常规。

(4)保持呼吸道通畅：①指导病人有效咳嗽、咳痰，勤更换体位和多饮水。②危重病人每 2 ~ 3 小时翻身拍背 1 次，帮助排痰。建立人工气道病人，应加强气道管理，必要时机械吸痰。③神志清醒者可做雾化吸入，每日 2 ~ 3 次。

(5)合理用氧，对Ⅱ型呼吸衰竭病人应给予低流量(1 ~ 2 L/min)鼻导管持续吸氧，配合使用呼吸机和呼吸中枢兴奋剂可提高给氧流量。

(6)危重病人或使用机械通气者应做好记录，并保持床单位平整、干燥，预防压疮发生。

(7)使用鼻罩或口鼻面罩加压辅助机械通气者，做好皮肤护理。

(8)病情危重病人建立人工气道(气管插管或气管切开)应按人工气道护理要求。

(9)建立人工气道接呼吸机进行机械通气时应按机械通气护理要求。

(10)用药护理：①遵医嘱选择使用有效的抗生素，控制呼吸道感染。②遵医嘱使用呼吸兴奋剂，保持呼吸道通畅。注意观察用药后反应，以防药物过量。对烦躁不安、夜间失眠病人，慎用镇静药，以防引起呼吸抑制。

（三）健康指导

（1）教会病人做缩唇腹式呼吸以改善通气。

（2）鼓励病人适当家务活动，尽可能下床活动。

（3）预防上呼吸道感染，保暖、季节交换和流感季节少外出，少去公共场所。

（4）戒烟酒，若有呼吸道症状尽早就医，避免感染加重。

四、呼吸系统结核（ES1）

▶【肺结核护理常规】

（一）评估要点

（1）病情评估

1）病人体温、脉搏、呼吸和血压。

2）病人有无咳嗽、咳痰、胸痛、咯血等症状。

3）病人有无全身中毒症状，如乏力、午后低热、食欲减退、体重减轻和夜间盗汗等。

4）病人有无结核接触史，病人的生活条件及生活环境。

（2）评估病人的心理状况。

（3）评估病人的自理能力。

（二）护理要点

（1）咳嗽、咳痰护理：遵医嘱给予相应止咳祛痰药。喉痒时可用局部蒸气湿化，痰多时采取体位引流。

（2）发热护理：应卧床休息，多饮水，必要时给予物理降温或遵医嘱给予小剂量解热镇痛药，并监测体温变化，高热病人参照高热护理常规执行。

（3）盗汗护理：及时擦身，更换衣服，避免衣被过厚。

（4）咯血护理：从体位、饮食、休息给予综合指导。

（5）胸痛护理：采取患侧卧位，遵医嘱给镇痛药。

（6）活动期或咯血护理：应卧床休息，恢复期病人可以参加户外活动和适当体育锻炼。

（7）饮食护理：进高蛋白、富含维生素、高热量、富含钙质食物。

（8）用药情况：了解病人服药情况，询问病人用药后的不良反应，发现异常，及时与医生联系。

（9）宣传结核病的知识，切断传播途径，控制传染源。

（10）易产生悲观情绪。当出现大咳血时，病人会感到紧张、恐惧。护士要做耐心细致的解释工作，使病人建立信心，积极配合治疗。

（三）健康指导

（1）宣传消毒隔离的方法，预防传染；严禁随地吐痰，不要对着他人咳嗽或打喷嚏。尽可能和家人分餐、分床、分碗、分筷、分毛巾等，物品定时消毒。

（2）定期复查，以便调整治疗方案。

（3）坚持早期、联合、规律、适量的药物治疗方案。讲解全程五大原则的重要性。介绍有关药物的剂量、用法，取得病人及家属的主动配合。

（4）指导病人合理安排生活，保证充足的睡眠和休息时间。注意营养搭配和饮食调理，增加机体抗病能力，避免复发。

▶【淋巴结结核病护理常规】

（一）评估要点

（1）病情评估

1）病人体温、脉搏、呼吸和血压。

2）病人有无局部表现，如局部淋巴结肿胀感、疼痛、压痛等。

3）病人有无全身中毒症状，如乏力、午后低热、夜间盗汗等。

4）观察病人淋巴结大小，评估淋巴结结核的类型，有无不同类型的相互转化，有无出现寒性脓肿、波动、破溃等。

（2）心理－社会评估。

（二）护理要点

（1）心理护理：向病人耐心解释淋巴结结核的发生发展过程及治疗、护理和预后，让病人正确认识所患疾病，从而缓解或消除其紧张、恐怖等不良情绪，主动配合治疗。

（2）病情观察：观察局部病变的红、肿、热、痛等不适感有无改善；观察局部淋巴结大小，有无红肿、波动及破溃；观察有无抗结核药物所致的不良反应，尤其是肝肾功能是否正常，有无胃肠道不适及过敏反应。

（3）伤口护理

1）伤口换药必须遵守无菌技术操作原则，清创处理时密切观察伤口分泌物的颜色、性状并进行细菌培养加药敏实验。

2）换药时应用刮匙尽量清除深部的坏死组织，脓液要及时引流。

3）保持伤口敷料清洁干燥，防止病灶分泌物污染病人衣服，应在创口敷料外面覆盖一次性透气敷料。

4）督促病人勤剪指甲，强调勿用手抓挠伤口。

5）注意消毒隔离。

（三）健康指导

（1）饮食指导：结核病是全身消耗性疾病，饮食营养在结核病的发生发展中起着相当重要的作用。指导病人进食高热量、高蛋白、富含维生素、易消化食物。促进组织恢复、伤口愈合，减少或防止并发症。

（2）用药指导：遵循早期、联合、适量、规律、全程、抗结核治疗原则，做好抗结核用药指导。

（3）休息指导：结核病急性期应多休息，饭后可适当活动，以利食物消化；稳定期酌情增加户外运动，以促进身体康复。

（4）强调定期门诊复查。

五、呼吸系统感染/炎症（ES2）

▶【急性上呼吸道感染病人护理常规】

（一）评估要点

（1）病病情评估

1）病人体温及呼吸变化。

2）病人有无并发症状，如头痛、耳鸣、胀涕等。

3）病人有无中耳炎、鼻窦炎等并发症的发生。

（2）评估病人的心理状况。

（二）护理要点

（1）按呼吸系统疾病一般护理常规执行。

（2）按上述评估中所列各项进行病情评估。

（3）保持室内空气新鲜，每日通风2次，每次15~30分钟。

（4）保证病人适当休息，病情较重或年老病人应卧床休息。

（5）多饮水，饮水量视病人体温、出汗及气候情况而异。给予清淡、易消化、含丰富的维生素、高热量、高蛋白的饮食。

（6）体温超过38.5 ℃给予物理降温；高热时按医嘱使用解热镇痛药；寒战时，要注意保暖；出汗多的病人要及时更换衣物，做好皮肤的清洁护理。

（7）遵医嘱用药，严密观察降温后的效果。

（三）健康指导

（1）注意呼吸道隔离，预防交叉感染。

（2）保持充足的营养、休息、锻炼，增加机体抵抗力。

（3）忌烟。

（4）坚持冷水洗脸，提高机体对寒冷的适应能力。

▶【肺炎(含重症肺炎、细菌性肺炎)病人护理常规】

(一)评估要点

(1)病情评估

1)病人生命体征。

2)病人咳嗽、咳痰性状、胸痛、畏寒等程度。

3)病人有无呼吸困难与发绀。

(2)评估病人的心理状况。

(二)护理要点

(1)按呼吸系统疾病一般护理常规执行。

(2)按上述评估中所列各项进行病情评估。

(3)根据病情和医嘱,合理氧疗。

(4)按医嘱送痰培养、血培养。

(5)高热病人的护理见高热护理常规。

(6)胸痛、咳嗽、咳痰可采取对症处理。

(7)饮食护理,给予高营养饮食,鼓励多饮水,病情危重高热者可给清淡易消化半流质饮食。

(8)注意保暖,尽可能卧床休息。

(三)健康指导

(1)锻炼身体,增强机体抵抗力。

(2)季节交换时避免受凉。

(3)避免过度疲劳,感冒流行时少去公共场所。

(4)尽早防治上呼吸道感染

▶【肺部感染(含肺真菌感染)护理常规】

(一)评估要点

(1)病情评估

1)病人生命体征。

2)病人咳嗽、胸痛、畏寒、咳痰的程度及痰液的颜色、性状、气味和量的变化。

3)病人有无发绀、呼吸困难、喘息,有无感染与咯血。

(2)评估病人的心理状况。

(3)评估病人的自理能力。

(二)护理要点

(1)按呼吸系统疾病一般护理常规执行。

(2)按上述评估中所列各项进行病情评估。

(3)根据病情和医嘱,合理氧疗。

（4）按医嘱送痰培养、血培养。

（5）高热护理见高热护理常规。

（6）胸痛、咳嗽、咳痰可采取对症处理。

（7）协助病人取舒适卧位，保持病房安静，温湿度适宜。

（8）保持呼吸道通畅，遵医嘱使用祛痰药物或进行雾化吸入。指导病人咳嗽时坐起，身体前倾，协助拍背鼓励其将痰咳出。

（9）饮食护理：给予高营养饮食，鼓励多饮水。高热者可给清淡易消化半流质饮食。

（10）口腔护理：保持口腔清洁，减少细菌下延至呼吸道引起感染。

（11）注意保暖，避免加重感染。

（三）健康指导

（1）加强锻炼，进行有氧运动，如散步、打太极、游泳、慢跑等，增强机体抵抗力。

（2）避免受凉，可定期接种流感疫苗。

（3）注意口腔清洁，勤漱口，定期更换牙刷。

（4）活动应循序渐进，避免过度疲劳。

（5）告知病人养成良好的饮食习惯，进食高蛋白、高热量、易消化的饮食。

（6）保持室内空气新鲜，每日定时通风，尽量避免去人员密集的公共场所，如有不适及时就诊。

六、肺间质疾患（ET1）

▶【肺间质纤维化病人护理常规】

（一）评估要点

（1）病情评估

1）病人生命体征。

2）病人呼吸困难、咳嗽、发绀、发热、消瘦的程度。

3）病人精神、意识状态。

（2）辅助检查

1）影像学检查：胸部CT为典型普通型间质性肺炎（集中在胸膜下及基底部，网格状、蜂窝肺改变伴或不伴牵拉支气管扩张）表现。

2）肺功能检查：表现为限制性通气功能障碍。

（3）评估病人的心理状况。

(4)评估病人的自理能力。

(二)护理要点

(1)休息：减少不必要的活动，降低氧耗。静息吸氧状态下，呼吸频率>30次/分或 SpO_2 <90%的情况下，绝对卧床休息。

(2)合理用氧：予以中、高流量吸氧，保持 SpO_2 维持在90%以上。

(3)严密观察病人生命体征及有无氧中毒。

(4)饮食护理：指导病人进高热量、高蛋白、富含维生素、低脂易消化无刺激性饮食。

(5)保持呼吸道通畅：指导病人进行有效咳嗽、排痰，必要时予以叩背排痰或雾化吸入。

(6)呼吸功能锻炼：指导病人进行深呼吸训练、缩唇式呼吸、腹式呼吸、扩胸运动。

(7)用药护理

1)应用糖皮质激素期间，应按时按量服药，勿自行调整药量，告知药物的不良反应，如食欲增加、肥胖、兴奋等，进食含钙、钾量高的食物，防止引起低钾、低钙血症。应用联合免疫抑制剂时，注意预防口腔感染。

2)口服乙酰半胱氨酸泡腾片时，勿直接吞服，以<40 ℃的温开水溶解后服用，尽量不与其他药物同服。

(三)健康指导

(1)避免主动与被动吸烟，吸入粉尘、烟雾，外出活动时应佩戴口罩。

(2)注意保暖，预防感染。

(3)保持口腔清洁，勤漱口。

(4)指导呼吸功能锻炼，改善肺内气体交换和肺功能。

(5)加强营养，保证睡眠与休息。

(6)建议随访间隔时间为3~6个月，若有不适，及时就诊。

【间质性肺炎病人护理常规】

(一)评估要点

(1)病情评估

1)病人生命体征、呼吸困难、发绀程度。

2)病人痰液性状、颜色、量。

3)双肺中下部是否闻及 Velcro 湿啰音为特征性体征。

(2)评估病人的心理状况。

(二)护理要点

(1)保持环境温湿度适宜，预防感染。

（2）予以高热量、高蛋白、富含维生素饮食，病情允许情况下每日饮水 1～2 L，胃管病人鼻饲后 30 分钟不吸痰，预防误吸。

（3）根据血气分析情况合理吸氧，使 $SpO_2 > 90\%$ ，$PaO_2 > 60$ mmHg，必要时使用机械通气。

（4）指导病人进行深呼吸、有效咳嗽、胸部叩击、体位引流等，必要时进行机械吸痰。

（5）高热病人予以酒精擦浴、冰袋和冰帽等降温措施。

（6）加强与病人沟通，讲解疾病相关知识，提高治疗依从性。

（三）健康指导

（1）告知病人疾病病因、诱因，避免受凉。

（2）指导病人正确留取痰标本：晨起清水漱口，用力咳出气管深处的痰液，盛于标本采集杯中。

（3）避免吸入烟雾、粉尘及冷空气等刺激性气体。

（4）保持愉快乐观的心情。

（5）远离外源性过敏原（花粉、地毯、羽毛制品、动物等）。

（6）避免食用辛辣、油炸及蛋、鱼、虾等易诱发哮喘的食物。

【结缔组织疾病相关性肺间质病病人护理常规】

（一）评估要点

（1）病情评估

1）查看病人有无生命体征的变化，如发热。

2）询问病人有无活动后气促，呼吸困难、咳嗽、咳痰、胸痛、咯血等症状，有无杵状指、胸膜病变等。

3）查看病人高分辨率 CT 有无肺部弥漫性侵润性阴影。

（2）社会评估

（二）护理要点

（1）心理护理：结缔组织病出现肺脏受累，病情进展迅速，病人及家属往往难以接受病情的恶化。在护理时，耐心细致地介绍疾病的临床表现、治疗方案和预后情况，鼓励病人振作精神，积极配合治疗。引导病人正确对待疾病，乐观豁达，稳定情绪，提高生存质量。

（2）病情观察：间质纤维化病人肺功能均有不同程度的下降，多出现进行性低氧血症。重点观察病人的吸氧情况，血氧饱和度、血气分析中的氧分压和发绀程度。病人在吸氧情况下血氧饱和度 $<90\%$ ，或氧分压 <60 mmHg 时提示病情危重、呼吸衰竭，应立即通知医生处理。

（3）氧疗的护理：肺间质纤维化病人采取半卧位，使膈肌下降以增加肺活量，利于气体交换改善呼吸困难。氧疗时，根据病人动脉血气分析中氧分压值给予高流量吸氧，必要时予面罩吸氧。每日清洗鼻腔，预防堵塞。使用无创呼吸机辅助通气，尽量保持血氧饱和度维持在95%以上。向病人解释应用机械通气治疗的好处和目的，指导病人正确地配合呼吸机有效呼吸。训练病人紧闭双唇，养成以鼻腔呼吸的习惯。病情缓解期，嘱病人适当运动加强呼吸功能锻炼，进行缩唇呼吸、腹式呼吸。

（4）病房环境：保持室内空气流通，每日可开窗通风2次，使室内空气清新，减少病菌的滋生和繁殖，减少感染的机会。室内温度保持在18～25 ℃，湿度保持在50%～60%，必要时每日给予紫外线消毒。同时应减少探视人员避免交叉感染。

（5）饮食护理：向病人说明营养物质的供给对疾病康复的重要性。指导病人少量多餐，进高热量、高蛋白、富含维生素的少渣饮食。

（6）皮肤护理：长期使用无创通气的病人，易压迫鼻梁部致红肿疼痛甚至溃疡，可在病人鼻梁上垫柔软的敷料，防止面部压疮。对生活不能自理的危重病人，协助更换体位，每2小时翻身拍背。及时更换衣被，保持皮肤清洁干燥，床铺平整、无屑，同时以气垫床预防压疮的发生。

（三）健康指导

（1）指导病人出院后注意休息，保持乐观状态，用平和心态对待疾病。家属也应有良好的心态积极主动配合治疗。

（2）缓解期按照医嘱用药，定期在门诊复查，调整治疗方案。

（3）嘱病人适当运动增强体质，加强呼吸功能锻炼，坚持做缩唇、腹式呼吸，以增强抵抗力减少感冒或感染的机会。

（4）有条件的可在家中备吸氧装置，每日吸氧2～4小时，可以改善慢性缺氧症状。

（5）告知病人一旦出现咳嗽、咳痰、发热、呼吸困难加重，应及时到医院就诊，避免病情加重而延误治疗。

七、慢性气道阻塞病（ET2）

▶ **【慢性阻塞性肺疾病病人护理常规】**

（一）评估要点

（1）病情评估

1）病人生命体征。

2）病人咳嗽与咳痰的性质、特点及痰量。

3）病人有无呼吸困难、发绀、头痛的症状及神志变化。

（2）评估病人的心理状况。

（3）评估病人的自理能力和排除气道内分泌物的能力。

（二）护理要点

（1）按呼吸系统疾病一般护理常规执行。

（2）按上述评估中所列各项进行病情评估。

（3）给予端坐位或半坐位，增加通气量。

（4）指导病人正确咳嗽，促进排痰。痰液较多不易咳出时，遵医嘱使用祛痰剂或雾化吸入，必要时吸痰。

（5）合理用氧，1～2 L/min 低流量给氧。

（6）遵医嘱给予抗感染治疗，有效地控制呼吸道感染。

（7）多饮水，给予高热量、高蛋白质、富含维生素的流质饮食、半流质饮食、软食，少量多餐，少吃产气食品，防止产气影响膈肌运动。

（8）聆听病人的叙述，疏导其心理压力，必要时请心理医生协助诊治。

（三）健康指导

（1）呼吸训练：腹式呼吸（仰卧位，一手放在胸部，一手放在腹部经口缓慢吸气，升高顶住手，缩唇缓慢呼气，同时收缩腹部肌肉，并收腹）和缩唇呼吸。

（2）咳嗽的技巧：身体向前倾，采用缩唇式呼吸方法做几次深呼吸，最后一次深呼吸后，张开嘴呼气期间用力咳嗽，同时顶住腹部肌肉。

（3）指导病人全身运动锻炼结合呼吸锻炼，可进行步行、骑自行车、气功、太极拳、家庭劳动等锻炼方式。

（4）戒烟。

八、呼吸系统症状、体征（EV1）

（一）评估要点

（1）病情评估：体温及呼吸变化。

（2）评估病人的心理状况。

（二）护理要点

（1）恢复期间可下床适当活动，危重病人应绝对卧床休息。

（2）给予高蛋白、高热量、富含维生素易消化饮食。对高热和危重病人，给予流质或半流质饮食。

（3）严密观察病情：随时注意体温、脉搏、呼吸、血压、神志等生命体征的变化。观察是否有出现感染所致全身毒性反应，如畏寒、发热、乏力、食欲减退、体重减轻、衰竭等，以及呼吸系统的局部表现，如咳嗽、咳痰、咯血、哮喘、胸痛等。

（4）若系金黄色葡萄球菌、铜绿假单胞菌所致感染性疾病，应进行呼吸道隔离。有条件时将同一种致病菌感染的病人集中一室，或单间隔离。

（5）当病人需要支气管造影、纤维支气管镜窥视、胸腔穿刺、胸前测压抽气、胸膜活检等检查时做好术前准备，术中配合，术后护理。

（6）呼吸困难者应给予氧气吸入。

（7）结合临床，了解肺功能检查和血气分析的意义，发现异常及时通知医生。

（8）呼吸衰竭病人如出现兴奋、烦躁、谵妄时应慎用镇静药，禁用吗啡和地西泮等巴比妥类药物，以防抑制呼吸中枢。

（9）留取痰液、脓液、血液标本时按常规操作。取样要新鲜，送检要及时，标本容器要清洁干燥。

（10）病房空气要流通，每日定时通风，但避免对流。空气消毒每日1次，定期监测空气污染情况和消毒效果。

（11）高热、咯血病人护理按相应的护理常规。

（12）做好卫生宣教工作，积极宣传预防呼吸系统疾病的措施。指导病人进行体育锻炼，阐明吸烟对人体的危害，劝告病人注意保暖预防感冒。

（13）备好一切抢救物品和药物。

（三）健康指导

（1）锻炼身体，增强机体抵抗力。

（2）季节交替时避免受凉。

（3）避免过度疲劳，感冒流行时少去公共场所。

九、胸膜病变及胸腔积液（EW1）

【胸膜炎病人护理常规】

（一）评估要点

（1）评估病人是否伴有胸腔积液。

（2）评估病人发热的程度。

（3）评估病人咳嗽、咳痰、胸痛、呼吸困难的程度。

（4）评估病人的营养状况。

（5）评估病人的心理状况。

（二）护理要点

（1）休息与体位：急性期及高热时应卧床休息，给予低流量持续氧气吸入，改善病人的缺氧状态。一般取半卧位或患侧卧位，减轻呼吸困难症状。

（2）病情观察：观察病人胸痛、咳嗽、咳痰及呼吸困难的程度，体温的变化。

（3）用药护理：遵医嘱用药，观察药物的疗效和不良反应。

（4）高热护理：高热时可采用温水擦浴、酒精擦浴、冰袋等进行物理降温，寒战时应注意保暖。

（5）饮食护理：进食高蛋白、高热量、富含维生素的食物，增强机体抵抗力。

（6）胸痛的护理：指导病人采取患侧卧位，疼痛剧烈者可遵医嘱给予镇痛药，做好疼痛评估及观察。

（7）胸腔闭式引流术后的护理：密切观察胸腔引流液的性质、量、颜色等，保持胸腔引流管道通畅、固定，按要求更换胸腔引流袋或者引流瓶。

（8）呼吸锻炼和康复锻炼：恢复期的病人应每日进行腹式呼吸，减少胸膜粘连的发生，提高通气量。体温恢复和胸腔积液抽吸或吸收后，鼓励病人逐渐下床活动，增加肺活量，但应注意避免疲劳。

（三）健康指导

（1）指导病人卧床休息，保持心情舒畅，适当锻炼。

（2）指导病人进行呼吸功能锻炼，深吸气、屏气，再缓慢呼气，每次持续 5～10 分钟，每日 1～2 次。

（3）用药指导：督促病人规律用药，定期复查。

（4）饮食指导：进高蛋白、高热量、均衡饮食。加强营养、避免外伤、增强抵抗力。

▶▶ 【胸腔积液病人护理常规】

（一）评估要点

（1）评估病人呼吸困难程度。

（2）评估病人体温变化。

（3）评估病人疼痛程度。

（4）评估病人的营养状况。

（5）评估病人的心理状况。

（二）护理要点

（1）氧疗：给予低至中流量持续氧气吸入，改善病人的缺氧状态。呼吸困难或发热者应卧床休息，减少氧耗。一般取半卧位或患侧卧位，减轻呼吸困难症状。

（2）病情观察：观察病人胸痛及呼吸困难的程度，体温的变化。

（3）用药护理：遵医嘱用药，观察药物的疗效和不良反应。对结核性胸膜炎的病人应特别强调坚持用药的重要性，不可自行停药。

（4）高热护理：高热时可采用温水擦浴、酒精擦浴、冰袋等进行物理降温，寒战时应注意保暖。

（5）保持呼吸道通畅：指导正确有效的咳嗽排痰技巧，鼓励病人多饮水。

（6）营养支持：进食高蛋白、高热量、富含维生素的食物，增强机体抵抗力。

（7）胸痛的护理：可指导病人采取患侧卧位，必要时用胸带固定胸部，减少胸廓活动幅度以减轻疼痛，或遵医嘱给予镇痛药。

（8）胸腔闭式引流的护理：关注胸腔引流液的性质、量等，保持胸腔引流管道通畅、固定，按要求更换胸腔引流袋或者引流瓶。

（9）呼吸锻炼和康复锻炼：恢复期的病人应每日进行腹式呼吸，减少胸膜粘连的发生，提高通气量。体温恢复和胸腔积液抽吸或吸收后，鼓励病人逐渐下床活动，增加肺活量，但应注意避免疲劳。

（三）健康指导

（1）避免诱因，防止复发：指导病人及家属了解病情，配合医护人员积极治疗。戒烟和避免被动吸烟，防止受凉感冒。

（2）用药指导：尤其是结核性或恶性胸腔积液的病人，家属一定要督促病人规律用药，定期到医院复查。

（3）避免去人多的公共场所，外出戴口罩，勿随地吐痰，咳嗽、咳痰时用纸巾掩住口鼻，痰液用纸包裹后丢弃。

十、喘息及喘息性支气管炎（EX1）

【支气管哮喘病人护理常规】

（一）评估要点

（1）病情评估

1）病人生命体征。

2）病人呼吸困难、喘息的严重程度及其特点。

3）病人发绀、意识状态。

4）病人咳嗽情况，痰液的性状、量及颜色。

5）病人所取体位。

（2）评估病人的心理状况。

（3）评估病人的自理能力。

（二）护理要点

（1）按呼吸系统疾病一般护理常规执行。

（2）按上述评估中所列各项进行病情评估。

（3）为病人调整舒适的坐位或半坐位，鼓励其缓慢的深呼吸。

（4）协助病人排痰，指导咳嗽时坐起，身体前倾，协助拍背鼓励其将痰咳出，多饮水。

（5）呼吸困难者给予鼻导管持续吸氧，注意湿化后给氧。

（6）按医嘱使用支气管解痉药物和抗炎药物。

（7）哮喘发作时陪伴在病人身边，解释病情，消除其紧张情绪。必要时遵医嘱给镇静剂，注意禁用吗啡和大量镇静剂，以免抑制呼吸。

（8）哮喘发作时指导病人勿讲话及进食，缓解时给予营养丰富、富含维生素的清淡流质或半流质饮食，多进食水果蔬菜，多饮水。

（三）健康指导

（1）居室内禁放花、草、地毯、羽毛制品等。

（2）忌食诱发哮喘的食物，如鱼、蛋、虾等。

（3）避免吸入刺激气体、烟雾、灰尘和油烟等。

（4）避免精神紧张和剧烈运动。

（5）注意保暖，避免受凉及上呼吸道感染。

（6）避免接触过敏原。

（7）戒烟。

（8）指导病人哮喘发作的先兆，如出现不适症状，应及时采取预防措施。

【重症哮喘病人护理常规】

（一）评估要点

（1）评估病人的镇静程度，根据镇静评分调整镇静药用量。

（2）观察病人的生命体征，尤其是血压，因为行机械通气及用镇静药均可导致血压降低。

（3）监测血气分析变化，判断缺氧和二氧化碳纠正情况。

（4）观察呼吸机参数的变化，尤其是气道峰压的变化。根据监测参数下调设定参数，判断有无停呼吸机辅助呼吸指征。

（5）对使用口鼻罩行无创通气者，注意观察受压区域的皮肤，尤其是鼻梁部位，同时观察有无胃胀气。

（6）密切观察病人有无自发性气胸、脱水、酸中毒、电解质紊乱、肺不张等并发症。

（二）护理要点

（1）病房应保持空气清新、流通，尽量避免室内存在可能诱发哮喘发作的物质。

（2）做好人工气道的管理，按需吸痰，避免吸痰对气道的刺激，降低气道感染的机会。根据医嘱给予雾化吸入治疗。

（3）做好护理记录，尤其是呼吸机参数的记录，掌握撤机时机。

（4）口腔护理，每日4次清洁口腔，以防感染与溃疡。张口呼吸者用湿纱布覆盖口唇。

（5）保持床单位清洁干燥，及时清扫更换被服。

（6）通过胃管或静脉给予高热量、高蛋白、富含维生素饮食增强机体抵抗力，促进疾病恢复。

（三）健康指导

（1）向病人介绍病区环境，安慰病人，减轻病人紧张情绪，协助病人树立战胜疾病的信心。

（2）向清醒病人介绍带气管插管、有创血压监测、留置尿管等有创性操作的目的及必要性，以取得配合。

（3）告知病人活动方式，避免导管滑脱或意外事件发生。

（4）告知清醒病人与医护人员的沟通方式，如使用肢体语言、写字板、图片等，及时了解和满足病人的需求。

十一、百日咳及急性支气管炎（EX2）

▶【百日咳护理常规】

（一）评估要点

（1）护理病史

1）询问患儿咳嗽前是否有发热、流涕、喷嚏、乏力等其他症状。

2）询问咳嗽特征，是否有阵发性痉挛性咳嗽，是否有喉痒、胸闷等不适症状。

3）评估患儿发热及咳嗽持续时间。

（2）流行病学资料

1）发病季节：一般常在冬春季及春夏季之交。

2）是否接种"白百破"三联疫苗。

3）是否接触百日咳患儿。

（3）辅助检查：支气管肺炎者X线胸片示肺纹理增多，并夹杂点片状阴影。

（4）心理社会评估

1）家属对预防"百日咳"相关知识的认知程度。

2）患儿的应对能力。

（二）护理要点

（1）按呼吸道隔离：保持室内空气新鲜，温度20～22℃，湿度60%～70%，紫外线空气消毒每日2次。

（2）饮食：进营养丰富、清淡易消化饮食，禁生冷、辛辣刺激、海鲜等。少食多餐，多饮水，多吃水果，保证液体入量。

（3）用药护理：观察药物不良反应，红霉素会产生消化道反应，应在饭后服用；

复方磺胺甲噁唑易产生尿结晶，需多饮水。

（4）心理护理：告知发病的症状和规律，鼓励配合治疗，减少并发症，提高治愈率并缩短病程。

（5）减少活动：卧床休息，避免哭闹、情绪激动等因素诱发咳嗽。

（6）保持呼吸道通畅：给予雾化吸入并指导有效咳痰。

（7）病情观察：密切监测病人生命体征及咳嗽、咳痰的情况。

（三）健康指导

（1）告知病人及家属该病的传播途径、隔离措施、消毒方法。

（2）进行预防百日咳的宣传教育，及时接种百白破三联制剂。

（3）严格呼吸道隔离，隔离期自发病日起40日。

（4）流行期间尽量避免幼儿到公共场所，应在家休养，注意加强个人卫生，勤洗手。

（5）如已与百日咳病人接触过，可预防性口服红霉素7日。

▶【急性支气管炎病人护理常规】

（一）评估要点

（1）病情评估

1）病人咳嗽、咳痰及痰液的颜色、性状和量的变化。

2）病人有无气短或喘息。

3）病人体温及呼吸变化。

（2）评估病人的心理状况。

（3）评估病人的自理能力和排除气道内分泌物的能力。

（二）护理要点

（1）按呼吸系统疾病一般护理常规执行。

（2）按上述评估中所列各项进行病情评估。

（3）及时正确采集痰液标本送检以帮助诊断，为治疗提供依据。

（4）准确应用抗生素及平喘祛痰药。

（5）协助病人排痰，对老年体弱病人要协助其翻身拍背，嘱其深呼吸，痰液黏稠时可雾化吸入。

（6）高热护理见高热护理常规。

（7）给予高蛋白、富含维生素、清淡、易消化的饮食。

（三）健康指导

（1）注意呼吸道隔离，预防交叉感染。

（2）保证充足的营养、休息，加强锻炼，提高机体抵抗力。

（3）忌烟。

（4）避免吸入刺激气体、烟雾、灰尘和油烟等。

（5）寒冷、换季时添加衣物，注意保暖，预防上呼吸道感染。

十二、其他呼吸系统疾患（EZ1）

▶【慢性肺源性心脏病护理常规】

（一）评估要点

（1）病情评估

1）病人生命体征。

2）病人咳嗽与咳痰的性质、特点及痰量。

3）病人有无呼吸困难、发绀、头痛的症状及神志变化。

4）病人尿量变化及有无下肢水肿。

（2）评估病人的心理状况。

（3）评估病人的自理能力和排除气道内分泌物的能力。

（二）护理要点

（1）按呼吸系统疾病一般护理常规执行。

（2）按上述评估中所列各项进行病情评估。

（3）给予舒适的体位，如抬高床头，半坐位，高枕卧位。

（4）应摄入高蛋白、富含维生素、高热量易消化食物，少量多餐。

（5）有水肿的病人宜限制水、钠摄入，下肢抬高，做好皮肤护理，避免皮肤长时间受压；正确记录24小时出入量，限制输液速度和每日液体的输入量。

（6）持续低流量吸氧，氧浓度一般在25%～29%，氧流量1～2 L/min，经鼻导管持续吸入，必要时可通过面罩或呼吸机给氧。

（7）指导病人采取适当体位，进行体位引流，保持呼吸道通畅。

（8）遵医嘱给予雾化吸入，必要时吸痰。

（9）必要时遵医嘱应用强心、利尿药，减轻心脏负担，观察用药后反应及疗效。

（10）病人烦躁不安时要警惕呼吸衰竭、电解质紊乱等，切勿随意使用安眠、镇静剂以免诱发或加重肺性脑病。

（三）健康指导

（1）指导病人有效的呼吸技巧

1）横膈式呼吸：护士将双手放在病人腹部的肋弓下缘，嘱病人吸气，吸气时病人放松肩膀，通过鼻吸入气体，并将其腹部向外突出，顶着护士的双手，屏气1秒，以保持肺泡张开。呼气时，护士双手在病人肋弓下方轻轻施加压力，同时让病人用口慢慢呼出气体。

2）缩唇呼吸：病人闭嘴用鼻吸气，呼气时将嘴唇缩成吹笛状，气体经缩窄的嘴唇缓慢呼出，吸气：呼气 = 1 : 2 或 1 : 3，以呼出气流能使距口唇 15 ~ 20 cm 的蜡烛火焰倾斜而不熄灭为适度。

（2）适当的全身运动，注意劳逸结合。

（3）戒烟酒。

（4）穿干净、保暖的衣物，避免到人多、空气污染的公共场合。

（5）预防感冒，出现呼吸道感染，及时到医院就诊。

▶【肺性脑病护理常规】

（一）评估要点

（1）评估病人有无恶心、呕吐、视力减退、头痛、烦躁不安、脉搏洪大有力、血压增高、心率增快、体温正常或增高、呼吸浅快。后期可有呼吸浅慢或潮式呼吸，神志恍惚、谵语、无意识动作，有时出现嗜睡与高度兴奋、多语相交替。严重者会出现眼底视网膜血管扩张、巩膜出血、神志模糊以至昏迷等症状。

（2）神经系统检查：有无腱反射减弱或消失，肌张力低下，锥体束征阳性。

（3）血气分析：有无二氧化碳分压 > 6.65 kPa，pH < 7.25，动脉血氧分压 < 8 kPa。

（二）护理要点

（1）注意休息：嘱病人绝对卧床休息，呼吸困难者给予半坐卧位；对烦躁、精神失常者应特别护理，专人守护，加床栏防坠床，禁用镇静剂，以免加重病情。

（2）增强营养：鼓励病人进食营养价值高、易消化吸收的饮食，如鱼肉末、牛奶、禽蛋、新鲜蔬菜等；合并心力衰竭者应限制钠的摄入；昏迷、拒食病人给予鼻饲流质饮食或静脉输入氨基酸、脂肪乳剂、高渗葡萄糖、血液制品等，补充营养。

（3）加强氧疗：给予低浓度（25% ~ 29%）、低流量（1 ~ 2 L/min），鼻导管持续吸氧，严禁大流量快速吸氧，待病情平稳、呼吸恢复正常后，应逐步间断给氧至停氧。

（4）监测生命体征：密切观察病情，定时准确测量并记录体温、脉搏、血压、呼吸、心率、瞳孔。如体温 37.5 ℃ 以上，则给予药物或物理降温；36 ℃ 以下应用热水袋保暖，并防止烫伤；汗多及时用干毛巾擦汗，以防感冒；做好出入量记录、保证水电解质平衡。

（5）保持呼吸道通畅：对痰液黏稠者，协助病人变换体位，轻拍背部，或雾化吸入，每日 2 次，促其排痰；必要时吸痰预防呼吸道梗阻或协助医生气管切开，并进行相应护理。

（6）保护皮肤黏膜：昏迷病人应定时翻身，保持皮肤受压部位的干燥，以防压疮；双眼不能闭合者可涂红霉素眼膏，以防结膜炎。

（7）备好急救物品，随时检查和补充急救药品及用物，如洛贝林、尼可刹米、脱水剂、吸痰器、氧气、气管切开包等。

（8）重视精神护理和心理护理，让病人参与护理过程，使其精神愉快，安心休养，增强战胜疾病的信心和勇气。

（三）健康指导

（1）加强营养，保证睡眠和休息，注意保暖，保持心情愉快。

（2）适当运动增强体质，进行呼吸肌功能锻炼，还可进行腹式呼吸、做呼吸操等，以降低呼吸频率，改善肺内气体交换和肺功能。

（3）养成良好的生活习惯，戒除烟酒，规律就寝，锻炼安排在下午进行。

（4）预防感冒，如出现上呼吸道感染的症状，及时就诊，以防延误病情。

▶【睡眠呼吸暂停综合征护理常规】

（一）评估要点

（1）病情评估：病人神志、体温、脉搏、呼吸、血压、动脉血气分析，有无发绀。

（2）观察病人夜间睡眠情况及呼吸情况。

（3）重点评价打鼾及呼吸暂停次数，时间是否减少。

（4）心理社会评估。

（二）护理要点

（1）观察呼吸情况，必要时低流量吸氧。

（2）密切观察病人入睡后呼吸、神志变化，特别是凌晨4—8时血压和病情的变化，此时易发生频繁呼吸暂停或猝死。

（3）密切观察病人呼吸困难症状和体征，必要时心电监护。

（4）向病人讲述夜间持续低流量输氧或 CPAP 治疗的作用以便配合，纠正严重的低氧血症和高碳酸血症，减轻缺氧的症状。

（5）安静的房间有利于睡眠。

（6）睡前、晨起前测血压，发现血压变化，及时与医生联系，尽量控制血压保持在正常水平。

（三）健康指导

（1）建议病人侧卧或半卧位，因平卧时由于重力作用，软腭及舌根下榻，易阻塞气道，加重打鼾。

（2）建议病人减肥，制订减肥计划，请营养师制订减肥食谱，适当增加体力活动和减少摄入量。

▶【自发性气胸护理常规】

（一）评估要点

（1）病情评估

1）病人生命体征。

2）病人有无胸痛、胸闷、刺激性干咳。

3）病人有无发绀及意识情况。

4）病人有无皮下气肿。

5）病人有无休克表现。

（2）评估病人的心理状况。

（3）评估病人的自理能力。

（二）护理要点

（1）按呼吸系统疾病一般护理常规执行。

（2）按上述评估中所列各项进行病情评估。

（3）观察病人胸痛、咳嗽、呼吸困难的程度，及时与医生联系采取相应措施。

（4）观察病人呼吸、脉搏、血压及面色变化。

（5）胸腔闭式引流术后应观察创口有无出血、漏气、皮下气肿及胸痛情况。

（6）尽量避免咳嗽，必要时遵医嘱使用止咳药物。

（7）减少活动，保持大便通畅，避免用力屏气，必要时采取相应的排便措施。

（8）胸痛剧烈病人，可遵医嘱给予相应的镇痛剂。

（9）根据病情准备胸腔穿刺术、胸腔闭式引流术的物品及药物，并及时配合医生进行有关处理。胸腔闭式引流时按胸腔引流护理常规执行。

（10）给予高蛋白，适量粗纤维饮食。

（11）半卧位，给予吸氧，氧流量一般在 3 L/min 以上。

（12）卧床休息。

（三）健康指导

（1）饮食护理，多进高蛋白食物，适当进粗纤维素食物。

（2）气胸痊愈后，1 个月内避免剧烈运动，避免抬、举重物，避免屏气。

（3）保持大便通畅，2 日以上未解大便者应采取有效措施。

（4）预防上呼吸道感染，避免剧烈咳嗽。

【支气管扩张护理常规】

（一）评估要点

（1）评估病人痰液的颜色、性状、气味和量，必要时留痰标本送检。

（2）评估病人有无感染与咯血。

（3）评估病人体温变化。

（4）评估病人有无窒息的先兆症状，是否及时采取措施。

（5）评估各种药物作用和不良反应。

（二）护理要点

（1）根据病情，合理给氧。

（2）体位引流。

1）根据不同部位的病变进行体位引流。

2）引流时间每次为15分钟，鼓励病人咳嗽，引流完毕后漱口。

3）每日1~2次（清晨、入睡前）进行体位引流，记录引流出的痰量及性质。

4）引流应在饭前进行，应协助拍背。

（3）清除痰液，保持呼吸道通畅，可每日2次进行雾化吸入。

（4）饮食护理鼓励病人多进高蛋白、富含维生素食物。

（5）口腔护理：晨起、睡前、进食后漱口或刷牙，减少细菌下延至呼吸道引起感染。

（6）适当休息适当下床活动，以利痰液引流。

（三）健康指导

（1）注意保暖，预防上呼吸道感染。

（2）注意口腔清洁，勤漱口、多刷牙，定期更换牙刷。

（3）锻炼身体，增强抗病能力。

（4）保持呼吸道通畅，注意引流排痰。

（5）定期做痰细菌培养，尽早对症用药。

▶【结节病护理常规】

（一）评估要点

（1）病情评估：呼吸频率、节律，痰液的颜色、量、气味。

（2）评估动脉血气分析结果。

（3）心理社会评估。

（二）护理要点

（1）遵医嘱给予氧气吸入。

（2）遵医嘱使用抗生素，并观察药物疗效，严密观察及发现感染征象。

（3）根据病人的活动耐力，指导病人进行活动、促进排痰，必要时吸痰。

（4）告诉病人应用糖皮质激素的作用和不良反应，一般不良反应如满月脸、水牛背、多毛症、水肿等，停药后可自行消退。

（5）遵医嘱指导病人逐渐停药，告知病人突然停药的危险。

（6）保护病人的隐私和自尊，如头发脱落可戴假发，帮助病人适应社会活动、人际交往。

（7）给予病人有利于呼吸的体位，如半卧位或高枕卧位。

（8）保持病房空气新鲜，每日通风2次，每次15~30分钟，防止受凉。

（三）健康指导

（1）指导病人积极预防病因。

（2）鼓励病人平时加强锻炼，增强身体素质，提高抗病能力。

▶【肺脓肿护理常规】

（一）评估要点

（1）病情评估

1）病人有无意识障碍、鼻咽部感染等相关病史。

2）病人有无畏寒、发热、气急、咳嗽、咳痰、痰液性质、胸痛、精神不振、乏力、食欲减退、大咯血。

3）病人肺实变、支气管呼吸音、胸膜摩擦音、杵状指（趾）、消瘦、贫血等。

（2）心理社会评估。

（二）护理要点

（1）注意休息：高热、中毒症状明显者应卧床休息，体温超过 39 ℃应予以物理降温，保持病房空气清新，定时开窗通气。

（2）饮食与营养：病人应增加营养，给予高蛋白、富含维生素、高热量、易消化饮食，以增强机体抵抗力；对慢性肺脓肿有消瘦、贫血等表现的病人，其营养补充更为重要。必要时可少量间断输全血、血浆或复方氨基酸。

（3）排痰指导：指导病人进行有效咳嗽，促使痰液咳出。训练前准备好接痰容器和手纸，并及时倾倒。训练时，注意观察病人体力支持情况，判断病人的耐受能力。

（4）体位引流：根据病灶部位采取有效的体位进行痰液引流。引流时要守护在病人身边，并轻叩背部，帮助排痰。

（5）胸腔闭式引流护理：对距胸壁较近的肺脓肿应及早行经皮闭式引流治疗，护理要点包括准确记录每日引流量，观察引流液颜色，要保持引流管的密闭状态，防止引流液倒流和引流管开放，以防气体进入胸腔，避免脓栓、坏死物等阻塞引流管，定时挤压胸引管。

（6）补液：鼓励病人增加液体摄入量，有利于降温及排毒，促进体内水化作用，使脓痰易于咳出。

（7）正确采集标本，及时正确留取痰、血、尿和大便标本，为医嘱用药提供依据，按医嘱准确给予抗生素。

（8）镇痛：胸痛病人可予局部固定，减少呼吸幅度，也可采用松弛法等减少疼痛，咳嗽时按压胸部以减轻疼痛。

（9）口腔护理：指导病人每日漱口，对长期应用抗生素者注意口腔真菌感染，可根据口腔状态选择有针对性的漱口液，如生理盐水或朵尔液等。

（10）心理护理：肺脓肿病人经常因咳出大量脓痰而对个体产生不良刺激，导致出现焦虑、忧郁，护士应给予极大的关心；向病人讲解疾病治疗的过程、配合方法，指导病人进行心理放松，减轻其焦虑、紧张情绪，增加战胜疾病的信心。

（三）健康教育

（1）向病人解释肺脓肿的感染途径，加强口腔、上呼吸道及皮肤清洁卫生的重要性。

（2）必须使病人认识到延误治疗或不坚持完成疗程将导致慢性肺脓肿的后果，如脓腔不能闭合即需外科手术治疗。

（3）向病人讲解治疗皮肤痈、疖或肺外化脓性病灶的方法，不挤压痈、疖，防止血源性肺脓肿的发生。

（4）告知病人防止感冒，避免各种原因引起感染，及时就诊防止病情加重。

（5）指导病人加强体育锻炼，增强体质，增加机体免疫力。

（6）向病人介绍健康的生活方式，不过于劳累、不吸烟、不喝酒。

（7）防止复发，遵从治疗原则。

（八）纵隔淋巴结肿大护理常规

（一）评估要点

（1）评估病人有无贫血、乏力、消瘦、盗汗、发热、皮肤瘙痒、肝脾大等。

（2）观察病人淋巴结肿大所累及范围、大小。

（3）严密观察病人有无深部淋巴肿大引起的压迫症状，如纵隔淋巴结肿大引起的咳嗽、呼吸困难、上腔静脉压迫症，警惕病理性骨折、脊髓压迫症状。

（4）心理社会评估。

（二）护理要点

（1）发热病人按发热护理常规执行。

（2）呼吸困难病人给予高流量氧气吸入，半卧位，适量镇静剂。

（3）骨骼浸润病人要减少活动，防止外伤，发生病理性骨折时根据骨折部位作相应处理。

（4）早期病人可适当活动，有发热，明显浸润症状时应卧床休息以减少消耗，保护机体。

（5）给予高热量、高蛋白、富含维生素、易消化饮食，多饮水，增强机体对化疗、放疗承受力，促进毒素排泄。

（6）保持皮肤清洁，每日用温水擦洗，尤其是要保护放疗辐射区域皮肤，避免一切刺激因素，如日晒、高热、各种消毒剂、肥皂、胶布对皮肤的刺激。内衣选用吸水性强柔软棉织品。

（三）健康指导

（1）注意个人清洁卫生，做好保暖，预防各种感染。

（2）加强锻炼，提高抵抗力。

（3）遵医嘱维持治疗，定期复查。

▶【肺动脉高压护理常规】

（一）评估要点

（1）病情观察

1）病人生命体征。

2）病人有无乏力、晕厥、声音嘶哑、咯血、双下肢水肿等症状。

3）病人有无恶心、呕吐、心力衰竭等症状或呼吸困难等高血压急症的临床表现。

（2）评估病人的心理状况。

（3）评估病人的自理能力。

（4）评估病人的护患协作及家庭应对情况

（二）护理要点

（1）严密观察病情变化，注意病人有无胸痛、气促、咯血、恶心、呕吐、颈静脉充盈、下肢水肿等情况。

（2）给予吸氧。

（3）卧床休息，去除诱因，避免感冒，中等程度以上的体力活动，尤其避免紧张性运动，以防猝死。

（4）避免接触高原等可刺激血管收缩的环境，尽量避免乘坐飞机，乘坐飞机时建议病人吸氧，以对抗高空气压。

（5）育龄妇女采取避孕措施。

（6）给予清淡、易消化、富含维生素饮食，保持大便通畅。右心衰竭时，限制水、钠摄入。

（7）药物不良反应的观察与护理。

（8）潜在并发症的观察与处理：发生猝死、各种心律失常、肺栓塞、咯血等及时处理。

（三）健康指导

（1）避免持久的过度紧张、精神刺激、情绪激动和劳累，做到生活规律，有充足的休息和睡眠。

（2）指导病人进行非药物治疗的方法，包括低盐、低脂、低热量饮食，每日进行适量运动，以减轻体重。

（3）指导病人遵医嘱坚持长期服药，不可自行增减药量或突然停药。

（4）指导病人及家属掌握正确测量血压的方法，教会保持情绪稳定的方法。

（5）当心、脑、肾功能出现异常症状时及时就医。

（6）戒烟、限酒。

▶【肺大疱护理常规】

（一）评估要点

（1）病情评估：病人有无胸痛、胸闷、气促、呼吸困难、发热、咳嗽、咳痰等情况。

（2）评估病人的心理状况。

（3）评估病人的自理能力。

（二）护理要点

（1）按呼吸系统疾病一般护理常规护理。

（2）注意保暖，适当运动，增强免疫力，避免呼吸道感染，远离空气污染。

（3）避免剧烈咳嗽导致气胸等并发症的发生。

（4）饮食护理：忌辛辣刺激食物，戒烟酒，宜多食富含维生素、纤维素、蛋白质、铁元素、锌元素的食物，能够改善气道功能，有利于肺泡组织的修复。

（5）心理护理：做好病人和家属的心理护理，减轻病人的焦虑和恐惧，增强战胜疾病的信心。

（三）健康指导

（1）注意保暖，房间定期通风，保持室内空气清洁，温度适宜。

（2）适当运动，增强机体抵抗力，防止呼吸道感染。

（3）充分休息，避免劳累。

（4）保持大便通畅，避免突然用力、大笑，避免剧烈咳嗽、打喷嚏导致并发症发生。

（5）积极治疗、控制原发疾病，若有异常及时就诊。

▶【咯血护理常规】

（一）评估要点

（1）病史：有无呼吸系统疾病。

（2）咯血量。

1）小量咯血：24 小时内咯血量 < 100 ml。

2）中量咯血：24 小时内咯血量 100 ~ 500 ml 之间。

3）大量咯血：24 小时内咯血量 > 500 ml 或出血速度 > 100 ml/h。

（3）其他症状：有无胸部不适、呼吸急促、氧饱和度下降、心率增快、血压降低等症状。

（4）辅助检查

1）X 线或胸部影像检查：肺门影增大或肺内团块影，呈分叶状，周围有细小毛刺。断层摄影可显示支气管壁不规则增厚，受压或狭窄现象。

2）纤维支气管镜：有助确定咯血部位，应在止血后 1 周进行。

（二）护理要点

（1）基础护理：保持口腔清洁、大便通畅。

（2）饮食护理：大咯血时应禁食，咯血停止后进高热量、高蛋白、富含纤维素的温凉流质、半流质或软食。

（3）体位：病人取平卧位头偏向一侧或患侧卧位。

（4）心理护理：耐心解释并讲述大咯血抢救成功的案例，消除病人焦虑情绪。

（5）药物护理

1）收缩血管药物：常用垂体后叶激素，需观察病人是否出现头痛、面色苍白、出汗、心悸、胸闷、腹痛及血压升高等不良反应。

2）扩张血管药物：常用酚妥拉明、硝酸甘油、硝普钠等，用药期间密切观察病人的生命体征，尤其是血压，防止直立性低血压发生，血容量不足的病人应先补充血容量。

3）镇静、镇咳药物：使用时密切关注病人神志、意识状态；禁用吗啡、哌替啶；大咯血伴剧烈咳嗽时可口服可待因。

（6）支气管动脉栓塞术的护理

1）术前准备：术前禁食禁饮4~6小时，进行碘过敏试验，备皮及建立静脉通路于左上肢。

2）术中平卧位，头偏一侧以利血液咯出，保持呼吸道通畅，吸氧3~5 L/min，密切记录病人的生命体征及心电图变化，观察病人的神志、面色等。

3）术后护理：穿刺侧下肢伸直制动24小时，避免剧烈咳嗽、用力排便等增加腹压的动作。以1.0~1.5 kg重的沙袋压迫穿刺点6~8小时；24小时后可轻微活动。保持呼吸道通畅，必要时给予氧气吸入。给予高蛋白、高热量、富含维生素、易消化饮食。严密观察穿刺处伤口敷料有无渗血及皮下血肿；穿刺侧肢体温度、足背动脉搏动及足趾活动情况，至少每2~4小时监测1次；观察咯血的量、颜色及性质，监测生命体征。

（三）健康指导

（1）加强体育锻炼，增强体质，预防感冒。

（2）进高热量、高蛋白、富含纤维素的温凉流质食物，勿食坚硬食物。

（3）发生咽喉发痒或刺激感、胸闷加剧时警惕大咯血的发生。

（4）保持呼吸道通畅，休息时头偏向一侧，防窒息。

▶【肺血管病护理常规】

（一）评估要点

（1）评估病人生命体征、呼吸形态。

（2）评估病人有无感染性疾病所致的畏寒、发热、乏力等症状。

（3）局部表现：评估病人有无咳嗽、咳痰、气促、咯血、哮喘等。

（4）监测病人动脉血气分析和水、电解质、酸碱平衡情况。

（二）护理要点

（1）保持室内适宜温、湿度和空气新鲜。

（2）呼吸困难予以吸氧。

（3）了解肺功能检查及血气检查意义。

（4）遵医嘱对症治疗，观察药物的疗效和不良反应。

（5）做好心理护理和基础护理。

（6）饮食营养清淡易消化。

（7）鼓励并指导病人正确的咳嗽，促进排痰，痰液较多不易咳出时，可采用雾化吸入，必要时吸痰。

（三）健康指导

（1）指导病人进行有氧锻炼。

（2）戒烟、注意保暖。

（3）引导病人以积极的心态对待疾病，保持最佳的心理应对状态。

（4）指导家庭氧疗。

（5）预防感冒。

▶【肺血管炎护理常规】

（一）评估要点

（1）评估病人呼吸困难是否缓解。

（2）评估病人体温是否得到控制。

（3）评估病人疼痛是否减轻或消失。

（二）护理要点

（1）严禁吸烟，防止受冷、受潮和外伤。

（2）注意观察病人胸痛及呼吸困难的程度，监测体温、血氧饱和度和（或）动脉血气分析的变化。

（3）用药护理：遵医嘱用药，观察药物的疗效和不良反应。

（4）高热护理：高热时可采用温水擦浴、酒精擦浴、冰袋等进行物理降温，寒战时应注意保暖。

（5）保持呼吸道通畅，指导正确有效的咳嗽排痰技巧，鼓励病人积极排痰。

（6）营养支持：合理调配饮食，进高蛋白、高热量、富含维生素的食物，增强机体抵抗力。

（7）胸痛的护理：可指导病人采取患侧卧位，必要时用胸带固定胸部，减少胸廓活动幅度以减轻疼痛，或遵医嘱给予镇痛药。

（8）呼吸锻炼和康复锻炼：恢复期的病人应每日进行呼吸内科护理手册缓慢的腹式呼吸，减少胸膜粘连的发生，提高通气量。体温恢复和胸腔积液抽吸或吸收后，鼓励病人逐渐下床活动，增加肺活量，但应注意避免疲劳。

（三）健康指导

（1）保持室内空气新鲜，定时开窗通风。

（2）保持口腔卫生及呼吸顺畅。

（3）避免着凉，注意防寒保暖，防止过度劳累。

（4）定期的复查、体检，如果有不适及时治疗。

（5）多吃新鲜水果、蔬菜补充维生素和纤维素，少吃辛辣、刺激、油腻的食物，忌烟酒。

▶ **【急性呼吸窘迫综合征护理常规】**

（一）评估要点

（1）病情评估

1）生命体征：密切关注病人意识状态。

2）健康史及相关因素：病人有无对肺直接损伤的因素，有无各种类型的休克、败血症、严重的非胸部创伤、药物或麻醉品中毒、急性重症胰腺炎等病史。

3）病人咳嗽、咳痰情况。

4）病人呼吸频率、深度、节律的改变。

5）病人呼吸困难、发绀的程度。

6）病人动脉血气分析情况。

（2）评估病人的心理状况。

（3）评估病人的自理能力。

（二）护理要点

（1）按呼吸系统疾病一般护理常规护理。

（2）卧床休息，给予中凹卧位，以保证重要脏器的血供。

（3）严格控制输入液体量，保持体液负平。

（4）氧疗护理：一般需用面罩或氧袋面罩浓度给氧，当吸入氧浓度＞50%，而 PaO_2 ＜60 mmHg 时应尽早进行机械通气。

（5）用药护理：遵医嘱使用抗生素、呼吸兴奋剂、支气管解痉药物、糖皮质激素等，观察药物疗效及不良反应，如使用糖皮质激素时应观察睡眠、血糖、血压情况及有无应激反应等，观察消化性溃疡、水电解质和酸喊平衡失调等。

（6）保持呼吸道通畅：指导病人进行有效的咳嗽、咳痰，定时翻身、叩肺。必要时给予吸痰或建立人工气道。

（7）心理护理：清醒病人尽量减少其心理负担，使其信任医护人员，配合治疗；同时做好家属的心理安抚工作，以取得支持。

（8）饮食护理：应给予病人富有营养、高蛋白、易消化饮食，原则上少食多餐，不能自食者给予鼻饲以保证足够热量及水的摄入，也可根据情况选择静脉营养支持。

（三）健康指导

（1）自我监测：若出现咳嗽、咳痰加剧，发热，呼吸困难加重等，应及时就诊。

（2）宜进食易消化软食，少量多餐，加强营养。积极预防、治疗上呼吸道感染，注意保暖，戒烟。坚持适当的室外活动。避免劳累、情绪激动等不良因素。

（3）指导病人遵医嘱使用糖皮质激素等药物，不得擅自停药或随意增减剂量。

（4）康复期指导病人有效咳嗽、咳痰，并进行缩唇呼吸及腹式呼吸锻炼，改善通气；指导并教会低氧血症的病人及其家属学会合理的家庭氧疗方法和注意事项。

（5）定期门诊随访。

第六章

循环系统疾病及功能障碍(MDCF)

一、永久性起搏器植入(FK1)

(一)评估要点

(1)监测病人生命体征,心电图心率、节律的变化。

(2)查询病人术前常规检查是否完成。

(3)评估病人术前准备是否做好,常规手术区备皮;练习床上排便,术前7日停止口服抗凝药物,术前1日停止静脉或皮下注射抗凝药物,术前3日停止口服抗血小板药物。

(4)评估病人术后生命体征、神志、氧饱和度情况。

(5)评估病人手术情况、手术方式、术中出血、穿刺血管情况(锁骨下静脉、腋静脉)。

(6)术后密切观察病人手术切口部位有无出血、血肿、渗血、渗液、疼痛情况。

(7)评估病人对手术的认知程度和心理状态,有无紧张、焦虑等情绪。

(8)评估病人的自理能力及家庭应对情况。

(二)护理要点

1. 术前护理

(1)术前简要向病人及家属说明手术的目的、操作过程及注意事项,安抚病人,消除其紧张和恐惧情绪。

(2)术前建立静脉通道,留置22G蓝色留置针于左上肢大血管处。

(3)术前进行抗生素皮试,皮试阴性后常规术前半小时使用抗生素预防手术部位伤口感染。

2. 术后护理

(1)术后持续心电监测,内容包括血压、血氧饱和度,心电监测功能调至起搏器功能监测项,观察起搏器的起搏功能是否正常。严密监测病人的意识、血压、脉搏、心率和心律情况，发现异常情况及时报告，迅速处理。

（2）起搏器植入后易发心脏穿孔、心包压塞、电极脱落，注意观察有无心悸、胸闷、胸痛、头昏及气促等症状，以便及时发现异常采取有效措施，防止术后并发症。

（3）注意观察手术切口部位有无渗血、渗液及红肿，每日监测体温变化，常规应用抗生素，防止手术切口感染，沙袋压迫止血6~8小时，术侧上肢禁止剧烈活动、抬高过肩。

（三）健康指导

（1）起搏器知识指导：请妥善保存好起搏器安置卡，上面有详细记录的起搏器型号、品牌、安装日期、设置频率、使用年限、有关参数等。

（2）病情自我监测指导：应教会病人坚持自数脉搏，尤其是在安置初期及电池寿命将至时，指导病人及家属每日定时测量心率并做记录，若脉搏少于60次/分或低于最低设定频率或原有症状出现应及时就诊。

（3）活动指导：嘱病人术侧肢体要避免大幅度活动，以避免脉冲发生器和导线发生移位。术后1~3个月要避免剧烈活动，埋入起搏器术侧手臂早期要严格避免快速地、突然地移动或做用力高举等动作，可适当从事日常工作和家务活动；3~6个月后，可进行正常活动。

（4）生活指导：避免进入强磁场和高电压的场所（如核磁、激光、变电站等），但家庭生活用电一般不影响起搏器工作。移动电话对起搏器的干扰作用很小，推荐平时将移动电话放置在远离起搏器至少15 cm的口袋内，接听电话时采用对侧。

（5）其他注意事项：不要随意触摸起搏器植入部位，尽量避免打击与撞击；衣服不可穿的过紧，避免对伤口或心脏起搏器造成压迫；在洗澡时，不要用力揉搓伤口处，不要将重物压在起搏器上。

（6）定期随访：植入起搏器后定期复查，一般情况下为术后1、3、6、12个月随访1次，情况稳定后每半年随访1次，待接近起搏器使用年限时，应缩短随访间隔时间，在电池耗尽之前及时更换起搏器。

（7）外出注意事项：在身体状况允许的情况下可以外出旅行，随身携带起搏器识别卡。起搏器识别卡相当于起搏器的身份证，上面记录了病人的姓名、起搏器型号、植入日期、担保年限、手术医生等信息。在乘坐飞机时，请向机场安检人员出示该卡，证明装有心脏起搏器。

二、心脏起搏器置换或更新（FK2）

（一）评估要点

（1）监测病人生命体征，心电图心率、节律的变化。

（2）查询病人术前常规检查是否完成。

（3）评估病人术前准备是否做好，常规手术区备皮；练习床上排便，术前7日停止口服抗凝药物，术前1日停止静脉或皮下注射抗凝药物，术前3日停止口服抗血小板药物。

（4）术前进行起搏器程控检查，判断病人是否为起搏器依赖病人。若为起搏器依赖病人，术前要进行临时起搏器植入。

（5）评估病人术后生命体征、神志、氧饱和度情况。

（6）评估病人手术情况、手术方式、术中出血、穿刺血管情况（锁骨下静脉、腋静脉）。

（7）术后密切观察病人手术切口部位有无出血、血肿、渗血、渗液、疼痛情况。

（8）评估病人对手术的认知程度和心理状态，有无紧张、焦虑等情绪。

（9）评估病人的自理能力及家庭应对情况。

（二）护理要点

1. 术前护理

（1）术前简要向病人及家属说明手术的目的、操作过程及注意事项，安抚病人，消除其紧张和恐惧情绪。

（2）术前建立静脉通道，留置22G蓝色留置针于术侧上肢大血管处。

（3）术前半小时常规使用抗生素预防手术部位伤口感染。

2. 术后护理

（1）术后持续心电监测，内容包括血压、血氧饱和度，心电监测功能调至起搏器功能监测项，观察起搏器的起搏功能是否正常。严密监测病人的意识、血压、脉搏、心率和心律情况，发现异常情况及时报告，迅速处理。

（2）起搏器植入后易发生心脏穿孔、心包压塞、电极脱落，注意观察有无心悸、胸闷、胸痛、头昏及气促等症状，以便及时发现异常采取有效措施，防止术后并发症。

（3）注意观察手术切口部位有无渗血、渗液及红肿，每日监测体温变化，常规应用抗生素，防止手术切口感染，沙袋压迫止血6~8小时，术侧上肢禁止剧烈活动、抬高过肩。

（三）健康指导

（1）起搏器知识指导：请妥善保存好起搏器安置卡，上面详细记录有起搏器型号、品牌、安装日期、设置频率、使用年限、有关参数等。

（2）病情自我监测指导：应教会病人坚持自数脉搏，尤其是在安置初期及电池寿命将至时，指导病人及家属每日定时测量心率并做记录，若脉搏少于60次/分或低于最低设定频率或原有症状出现应及时就诊。

（3）活动指导：嘱病人术侧肢体要避免大幅度活动，以避免脉冲发生器和导线发生移位。术后1~3个月要避免剧烈活动，埋入起搏器术侧手臂早期要严格避免快速地、突然地移动或做用力高举等动作，可适当从事日常工作和家务活动，3~6个月后，可进行正常活动。

(4)生活指导：避免进入强磁场和高电压的场所（如核磁、激光、变电站等），但家庭生活用电一般不影响起搏器工作。移动电话对起搏器的干扰作用很小，推荐平时将移动电话放置在远离起搏器至少15 cm的口袋内，接听电话时采用对侧。

(5)其他注意事项：不要随意触摸起搏器植入部位，尽量避免打击与撞击；衣服不可穿的过紧，避免对伤口或心脏起搏器造成压迫；在洗澡时，不要用力揉搓伤口处，不要将重物压在起搏器上。

(6)定期随访：植入起搏器后定期复查，一般情况下为术后1、3、6、12个月随访1次，情况稳定后每半年随访1次，待接近起搏器使用年限时，应缩短随访间隔时间，在电池耗尽之前及时更换起搏器。

(7)外出注意事项：在身体状况允许的情况下可以外出旅行，随身携带起搏器识别卡、起搏器识别卡相当于起搏器的身份证，上面记录了病人的姓名、起搏器型号、植入日期、担保年限、手术医生等信息。在乘坐飞机时，请向机场安检人员出示该卡，证明装有心脏起搏器。

三、经皮心脏消融术伴房颤/房扑（FL1）

(一)评估要点

(1)监测病人生命体征，心电图心律、节律的变化。

(2)查询病人术前常规检查是否完成，食道超声（有无血栓形成）。

(3)评估病人术前准备是否做好，常规手术区备皮；练习床上排便，术前3日停止服用华法林及抗心律失常药。

(4)评估病人术后生命体征、神志、氧饱和度情况。

(5)评估病人手术情况、手术方式、术中出血、穿刺血管情况（股动脉、股静脉）。

(6)术后密切观察病人穿刺部位有无出血、疼痛、足背动脉搏动情况。

(7)评估病人对手术的认知程度和心理状态，有无紧张、焦虑等情绪。

(8)评估病人的自理能力及家庭应对情况。

(二)护理要点

1. 术前护理

(1)术前简要向病人及家属说明手术的目的、操作过程及注意事项，安抚病人，消除其紧张和恐惧情绪。

(2)术前建立静脉通道，留置静脉针（左侧上肢或下肢），训练床上排便，留置尿管。

2. 术后护理

（1）术后持续心电监测，内容包括血压、血氧饱和度，心电图观察有无心律失常、房室传导阻滞、注意 P-R 间期。

（2）注意观察有无心悸、胸闷、胸痛、头昏及气急等症状，以便及时发现异常采取有效措施，防止术后并发症。

（3）观察穿刺术侧足背动脉搏动情况，防止下肢静脉血栓形成。

（4）注意观察穿刺部位有无渗血及血肿。经股动脉穿刺病人，沙袋压迫止血 12 小时，术侧肢体制动 24 小时；经股静脉穿刺病人，沙袋压迫 6 小时，术侧肢体制动 12 小时。

（5）术后 5% ～10% 病人仍需药物治疗，常用药物有胺碘酮等。服用这类药物应学会自测脉搏，心率如有异常及时复查。

（三）健康指导

（1）指导术后进食清淡、温凉、易消化的食物，忌生冷、硬食物。

（2）注意穿刺部位勿用力，如局部出现胀痛，立即停止活动并制动，告知医务人员。

（3）遵医嘱服药，服药要定时，不可随意停药、换药或增减药量。

（4）定期随访。

四、经皮心脏消融术除房扑、房颤外其他心律失常（FL2）

（一）评估要点

（1）评估病人生命体征是否平稳。

（2）术前检查：常规化验；特殊检查包括甲状腺全套、24 小时动态心电图、心脏彩超、X 线、B 超等。

（3）术前准备：术前评估有无射频消融术治疗的禁忌证，如血栓、出血性疾病等。

（4）评估病人手术情况、手术方式、术中出血、穿刺血管情况。

（5）手术的认知程度：评估病人及家属对疾病、治疗方案、手术风险、术前配合、术后康复和预后知识的了解及掌握程度，有无紧张、焦虑等情绪。

（6）评估病人的自理能力及家庭应对情况。

（二）护理要点

1. 术前准备

（1）术前简要向病人及家属说明手术的目的、操作过程及注意事项，安抚病人，消除其紧张和恐惧情绪。

（2）术前建立静脉通道，留置静脉针（左侧上肢或下肢）；常规手术区备皮；练训练床上排便，留置尿管。

2. 术后准备

（1）术后持续心电监测，观察生命体征、神志、血压、血氧饱和度。

（2）严密观察病人有无心悸、胸闷、胸痛、头晕、气急等症状发生，以便及时发现异常，防止心律失常、血栓栓塞、迷走神经反射、心包压塞等并发症的发生，采取有效措施。

（3）注意穿刺伤口有无渗血、血肿；观察穿刺术侧足背动脉搏动，防止下肢血栓形成。

（4）经股动脉穿刺病人，穿刺侧下肢伸直并制动12小时，平卧24小时，沙袋压迫穿刺部位，动脉压迫6~8小时，注意观察局部有无渗血及血肿、足背动脉搏动及加压包扎状态、局部皮肤张力及颜色，测量并记录双侧腿围，有血肿者用笔划出界线。

（5）遵医嘱用药，观察用药反应。

（三）健康指导

（1）指导术后进食清淡、温凉、易消化的食物，忌生冷、硬食物。

（2）注意穿刺部位勿用力，如局部出现胀痛，立即停止活动并制动，告知医务人员。

（3）遵医嘱服药，服药要定时，不可随意停药、换药或增减药量。

（4）定期随访。

五、经皮冠状动脉支架植入（FM1）

（一）评估要点

（1）查询病人术前常规检查是否完成，了解脏器功能、生命体征。

（2）评估病人术前准备是否做好，常规手术区备皮；练习床上排便；桡动脉穿刺者行 Allen 试验；碘皮试是否试验。

（3）遵医嘱给药：术前口服抗血小板聚集药物（阿司匹林、氯吡格雷）。

（4）评估病人术后生命体征、神志、氧饱和度情况。

（5）评估病人手术情况、手术方式、术中出血、冠脉情况。

（6）术后评估病人心肌酶及心电图变化，胸痛缓解情况。

（7）术后密切观察病人穿刺部位有无出血、疼痛情况。

（8）评估病人对手术的认知程度和心理状态，有无紧张、焦虑情绪。

（9）评估病人的自理能力及家庭应对情况。

（二）护理要点

1. 术前护理

（1）术前简要向病人及家属说明手术的目的、操作过程及注意事项，安抚病人，消除其紧张和恐惧情绪。

（2）建立静脉通道，留置静脉针（左侧上肢或下肢）。

2. 术后护理

（1）术后持续心电监测，内容包括血压、血氧饱和度，注意心率、心律的变化，心电图观察有无心肌缺血改变。

（2）术后观察病人是否出现胸闷、胸痛、恶心、呕吐、出汗及气急等症状。

（3）经桡动脉穿刺的病人，抬高患肢，并观察肢端血液循环情况，密切观察穿刺部位有无渗血及血肿，对穿刺点局部加压压迫 6 小时，2 小时解压 1 次。1 周内避免提重物。

（4）经股动脉穿刺病人，穿刺侧下肢伸直并制动 12 小时，平卧 24 小时，沙袋压迫穿刺部位，动脉压迫 6~8 小时，注意观察局部有无渗血及血肿、足背动脉搏动及加压包扎状态、局部皮肤张力及颜色，测量并记录双侧腿围，有血肿者用笔划出界线。术后 1 周减少蹲起等增加腹压的动作。

（5）术后观察有无尿潴留、迷走反射、出血、冠脉急性闭塞、心律失常等并发症，及时发现并处理。

（6）术后即可进食，但勿过饱。

（三）健康指导

（1）鼓励病人多饮水，加速造影剂的排泄。

（2）告知病人若出现头痛、恶心、视物模糊、腹胀、腰痛、面色苍白等症状时应及时通知医生。

（3）指导病人进清淡、易消化饮食，忌油腻和易胀气的食物。

（3）指导病人坚持遵医嘱服抗血小板药物，观察有无出血征象。如发现出血、胸闷、胸痛等症状时应及时通知医生。

（4）出院后定期复查，一般为半年 1 次。

六、其他经皮心血管治疗（FM2）

（一）评估要点

（1）查询病人术前常规检查是否完成，了解脏器功能。

（2）评估病人术前准备是否做好，常规手术区备皮，练习床上排便。

（3）评估病人手术情况、手术方式、术中出血情况。

（4）术后密切观察病人穿刺部位有无出血、疼痛情况。

（5）评估病人对手术的认知程度和心理状态，有无紧张、焦虑等情绪。

（6）评估病人的自理能力及家庭应对情况。

（二）护理要点

1. 术前准备

（1）术前简要向病人及家属说明手术的目的、操作过程及注意事项，安抚病人，消除其紧张和恐惧情绪。

（2）建立静脉通道，留置静脉针（左侧上肢或下肢）；完善术前准备，手术野备皮。

2. 术后准备

（1）术后密切监测心率、心律、血压的变化，必要时行心电监护，注意有无心律失常。

（2）术后观察病人是否出现胸闷、胸痛、恶心、呕吐、出汗及气急等症状。

（3）观察病人穿刺部位有无渗血、血肿及血管栓塞等并发症。

（4）经股动脉穿刺病人，应观察足背动脉搏动有无减弱或消失，皮温有无异常。

（5）经股动脉穿刺病人，术后平卧24小时，术侧肢体制动12小时，经桡动脉穿刺时术侧肢体应适当限制活动，无需制动。

（6）股动脉局部伤口沙袋压迫6~8小时，经桡动脉穿刺处用桡动脉止血器加压止血，每间隔2小时抽1次气，直至气抽完。若经桡动脉穿刺处出现血肿，可用纱布加压包扎，并抬高患肢。随时观察穿刺部位血肿情况。

（三）健康指导

（1）鼓励病人多饮水，加速造影剂的排泄。

（2）告知病人若出现头痛、恶心、视物模物、腹胀、腰痛、面色苍白等症状时应及时通知医生。

（3）指导病人进清淡、易消化饮食，忌油腻和易胀气的食物。

（4）指导病人坚持遵医嘱服抗血小板药物，观察有无出血征象。如发现出血、胸闷、胸痛等等症状时应及时通知医生。

（5）出院后定期复查。

七、经皮心导管检查操作（FM3）

（一）评估要点

（1）查询病人术前常规检查是否完成，了解脏器功能。

（2）评估病人术前准备是否做好，常规手术区备皮；询问病人有无过敏史，是否做过碘过敏试验；练习床上排便。

（3）评估床旁心电监护、电除颤器、抗心律失常药、升压药等是否就绪。

（4）评估病人对手术的认知程度和心理状态，有无紧张、焦虑等情绪。

（5）评估病人的自理能力及家庭应对情况。

（二）护理要点

1. 术前护理

（1）术前向病人和家属耐心讲解心导管检查的必要性、检查方法及如何配合，做好病人的思想工作，消除其思想顾虑，使病人能积极配合检查。

（2）术前半小时，让病人排空大、小便。

2. 术中护理　术中密切观察心电图有无改变，有异常图形（如频发室性早搏、室性心动过速）应立即报告医生；观察病人反映，密切监测生命体征，如遇病情变化，做好抢救配合。

3. 术后护理

（1）术后持续心电监护，密切监测生命体征。

（2）术后穿刺侧肢体制动12～24小时，观察穿刺部位有无出血、渗血、血肿，检查足背动脉搏动及双侧肢体皮肤颜色、温度、感觉和运动功能。

（3）术后注意观察有无血管栓塞、肺水肿、肾衰竭、感染等并发症。

（三）健康指导

（1）指导病人进食清淡易消化饮食、忌油腻和易胀气的食物。

（2）鼓励病人多饮水，加速造影剂的排泄。

（3）向病人及家属交代穿刺侧部位制动时间。

（4）制动期间协助病人做肢体活动，预防静脉血栓。

八、心力衰竭、休克（FR1）

（一）评估要点

（1）病情评估

1）病人生命体征、神志、心功能分级。

2）病人所取体位、呼吸困难及发绀的程度、咳嗽、咳痰与咯血等症状。

3）观察病人有无上腹胀满、食欲缺乏、恶心、呕吐、水肿、尿量、颈静脉怒张、肝大等症状。

4）观察病人有无表情淡漠、反应迟钝、烦躁不安，甚至昏迷、口渴、皮肤湿冷苍白、肢端青紫冰冷、口唇发绀等症状。

(2)评估病人对疾病的认知程度和心理状态，有无紧张、焦虑等情绪。

(3)评估病人的自理能力及家庭应对情况。

(二)护理要点

(1)持续心电监护，特别注意观察病人神志、生命体征、氧饱和度变化。

(2)密切观察病情，注意病人有无表情淡漠、反应迟钝、烦躁不安，甚至昏迷、口渴、皮肤湿冷苍白、肢端青紫冰冷、口唇发绀等症状，警惕心源性休克。

(3)严重心力衰竭者应卧床休息，取半坐卧位；急性心力衰竭者取端坐位，两腿下垂以减少静脉回心血量；休克者给予中凹卧位，病人烦躁不安时，按医嘱给予适当的镇静剂，做好基础护理。

(4)呼吸困难、发绀者，按医嘱给予氧气吸入。咳粉红色泡沫血痰时，给予高流量氧气吸入，氧气应经20%～30%乙醇湿化后吸入，必要时协助医生用面罩或气管插管加压给氧。

(5)按医嘱给予利尿药、血管扩张剂和快速洋地黄制剂、升压药等药物治疗，并严密观察药物的不良反应。

1)应用利尿药时，应注意病人有无低钠血症、低钾血症等表现。

2)应用洋地黄制剂时，应注意病人有无出现食欲减退、恶心、呕吐、心悸、头痛、视角改变、缓脉及其他心律失常等毒性反应。服药前，应先测量脉搏，脉搏<60次/分，应暂停给药并向医生报告给予处理。

3)应用血管扩张剂时，应注意病人有无低血压、高血钾、肾功能恶化的征象。

4)应用β受体阻滞剂时，应注意病人有无心动过缓、房室传导阻滞、心功能恶化、低血压等征象。

5)应用升压药时，应注意维持病人血压在90/60 mmHg以上。

(6)按医嘱严格控制液体输入量，输液时应减慢滴数，以防加重心力衰竭。

(7)按医嘱给予饮食护理，给予低盐、低脂、富含维生素、易消化饮食，也应限制含钠多的食品如味精等，宜少量多餐，适当限制饮水量。

(8)严密观察尿量，必要时留置导尿管，注意电解质情况。

(9)长期卧床，应定时翻身，注意保暖，加强皮肤护理和协助其下肢活动，避免发生压疮和下肢静脉血栓。

(10)病人常因严重呼吸困难而烦躁不安，表现为焦虑和恐惧，应给予安慰，使之情绪稳定，减少氧的消耗；应针对病情耐心与病人交流，并做好家属工作，共同帮助病人树立信心，积极配合和治疗。

(三)健康指导

(1)治疗可引起心力衰竭的原发病，如冠心病、高血压、二尖瓣狭窄、心律失常等；避免心力衰竭的诱发因素，如呼吸道感染、过度劳累、情绪激动、钠盐摄入过多及妊娠。

（2）心脏病或老年病人在输液时，切勿过快或过量输液。

（3）根据体力和心功能状况进行适当的活动锻炼以维持良好的心脏代偿功能，应适当休息，保证充足的睡眠。

（4）嘱病人保持良好心态，进低盐易消化的饮食，切不可过饱，防止便秘，注意保暖，避免受凉。

（5）遵医嘱服用药物，不可随意停药或减量，防止本病复发或加重，也不可随意加量以防药物中毒。

（6）能了解洋地黄中毒症状，每次服药前应先数脉搏，若脉搏＜60次/分或出现其他心律失常时应暂停药物，及时就医。

（7）门诊复查，必要时应接受心电图检查和血清地高辛浓度测定。

九、急性心肌梗死（FR2）

（一）评估要点

（1）病情评估。

1）严密监测病人的血压、脉搏、呼吸、体温、面色、心律、心率、尿量等变化，注意潜在并发症的发生，如心力衰竭、心源性休克、心律失常、心搏骤停等。

2）评估诱发病人心绞痛的因素，了解疼痛的部位、性质、程度及持续时间，疼痛发作时有无大汗或恶心、呕吐等伴随症状，观察抗心绞痛药物的疗效及不良反应。

3）监测心电图变化，注意有无形态、节律等变化，了解心肌缺血程度、有无心律失常。

（2）评估病人对疾病的认知程度和心理状态，有无紧张、焦虑情绪。

（3）评估病人的自理能力及家庭应对情况。

（二）护理要点。

（1）嘱病人绝对卧床休息3～7日，严格限制探视，落实病人的生活护理。

（2）遵医嘱予氧气吸入，最初2～3日内，间断或持续氧气吸入，鼻导管吸氧流量为4～6 L/min，面罩吸氧流量为6～8 L/min。

（3）持续心电监护3～7日或至生命体征平稳。严密监测生命体征，注意潜在并发症的发生。

（4）快速建立静脉通道，以供治疗与急救用药及缓慢输液。硝酸甘油静脉滴注时，速度宜慢以防发生低血压。

（5）按医嘱给予镇静、镇痛和硝酸甘油等药物后，应密切观察疼痛的变化。

（6）按医嘱采取血标本，及时送检做血清心肌酶测定。

（7）协助医生进行溶栓和抗凝治疗。对溶栓病人应做好如下护理：

1）观察有无过敏反应，如寒战、发热、皮疹等。

2）观察有无发生皮肤、黏膜、内脏等处出血。

3）按时描记心电图和抽血做心肌酶测定，密切观察其动态变化。

（8）行心血管介入治疗者按介入治疗术护理常规护理。

（9）合并心律失常、心源性休克、心力衰竭，应积极配合医生抢救，并按有关护理要点执行。

（10）2日内进食流质饮食，之后改为软食。少量多餐，宜给予低热量、低脂肪、低盐、产气少、适量纤维素的清淡饮食。

（11）预防便秘，保持大便通畅。避免用力大便，必要时使用缓泻剂或开塞露塞肛。

（12）对病人进行耐心的解释和安慰，减轻其紧张、焦虑、恐惧心理，使之情绪稳定，积极配合治疗。

（三）健康指导

（1）指导病人调整和纠正不良的生活方式，如避免高脂肪、高胆固醇、高盐饮食；避免重体力劳动和剧烈活动；避免便秘；控制情绪过度激动和精神高度紧张；戒烟酒，不饮浓茶和咖啡；避免寒冷刺激；避免长时间洗澡或淋浴等。

（2）增加食物中的纤维素含量，防止大便干燥和便秘。必要时遵医嘱使用缓泻剂或开塞露。

（3）指导病人自我识别心肌梗死的先兆症状，如心绞痛发作频繁或程度加重、含服硝酸甘油无效时应立即护送就医。

（4）坚持服药，定期复查。

十、心绞痛（FR3）

（一）评估要点

（1）病情评估

1）病人的血压、脉搏、呼吸变化。

2）评估诱发病人心绞痛的因素，了解疼痛的部位、性质及持续时间，观察抗心绞痛药物的疗效及不良反应，警惕心肌梗死的发生。

3）监测心电图变化，注意有无形态、节律等变化，评估有无心肌缺血、心律失常。

4）其他伴随症状，如有无大汗、恶心、呕吐、乏力、头晕、呼吸困难等。

（2）评估病人对疾病的认知程度和心理状态。

（3）评估病人的自理能力。

（4）评估护患协作及家庭应对情况。

（二）护理要点

（1）根据病人病情合理安排休息和活动，充分保证足够的睡眠。心绞痛发作频繁时，应卧床休息，保持环境安静，严格控制探视；疼痛发作时，立即停止活动，就地休息。

（2）合理饮食，给予低脂肪、低胆固醇、低热量、适量纤维素的饮食。多吃水果、蔬菜，进食不宜过饱，要少食多餐，避免暴饮暴食。有心力衰竭时控制钠盐摄入，控制食盐摄入量 <5 g/d 及水分摄入，戒烟酒，不饮浓茶和咖啡。

（3）严密观察病情，测量心率、心律、血压、脉搏、呼吸、体温，并做详细记录。

（4）心肌严重缺氧而发生剧烈疼痛时，给予镇痛和镇痛剂，呼吸困难时采用半卧位，吸氧，保持呼吸道通畅，肺水肿时采用酒精湿化氧吸入。并发严重心律失常者进行心电监测，同时使用抗心律失常药物，并观察疗效。

（5）注意观察病人神志、面色、四肢、皮肤温度及尿量的变化，及早发现心源性休克。

（6）心绞痛严重时，遵医嘱舌下含服或静脉滴注硝酸甘油等，用药时注意滴速和血压的变化。

（7）保持大便通畅，避免用力大便。必要时使用缓泻剂或开塞露塞肛。

（8）给予病人安抚和心理支持，指导病人放松，缓解和消除紧张情绪。

（三）健康指导

（1）指导病人避免诱发心绞痛的因素，纠正不良的生活方式，如避免高脂肪、高胆固醇、高盐饮食；避免重体力劳动和剧烈活动；避免情绪过度激动和精神高度紧张；戒烟酒，不饮浓茶和咖啡；避免寒冷刺激；避免长时间洗澡或淋浴等。

（2）建立良好的生活习惯：进食易清淡、低脂、低胆固醇、富含纤维易消化的食物，少食多餐，避免过饱；保持大便通畅，预防便秘；戒烟限酒；情绪乐观，劳逸结合。

（3）指导病人学会识别心肌梗死的先兆症状，如心绞痛发作频繁或程度加重、含服硝酸甘油无效时应立即护送就医。

（4）适当的运动锻炼：如散步、打太极拳、跳舞等，最主要的是要做到持之以恒。

（5）告诉病人疼痛发作时的处理方法，随身携带"保健盒"，学会正确服药和疗效观察。

（6）定期门诊复查。

十一、冠状动脉粥样硬化/血栓/闭塞（FR4）

（一）评估要点

（1）个人状况评估：病人的性别、年龄、职业，有无高脂血症、高血压、吸烟、糖尿病、肥胖等危险因素，了解有无心绞痛发作、心肌梗死等，了解用药史、手术史等。

（2）病情评估：有无明显症状，在体力劳动、情绪激动或饱餐时，甚至静息状态，有无发生心绞痛，疼痛持续时间、性质、部位、严重程度等。

（3）评估病人的自理能力。

（4）评估病人的心理状况。

（二）护理要点

（1）发生心绞痛时绝对卧床休息，病情稳定后可在床上、床边、室内、室外逐步增加活动范围及活动量。

（2）饮食以低盐、低脂、低热量、易消化饮食为佳，避免动物脂肪、内脏等高胆固醇食物，多吃水果、蔬菜，但要少食多餐，同时限制钠盐及水分摄入，禁烟、酒、浓茶。

（3）严密观察病情，测量心率、心律、血压、脉搏、呼吸、体温，观察疼痛性质、部位、持续时间等，并做详细记录，严格记录出入量。

（4）心肌严重缺氧而发生剧烈疼痛时，给予镇痛和镇痛剂，呼吸困难时采用半卧位，吸氧，保持呼吸道通畅，肺水肿时采用酒精湿化氧吸入。并发严重心律失常者进行心电监测，同时使用抗心律失常药物，并观察疗效。

（5）熟悉电击转复和人工起搏、胸外按摩挤压等操作，积极配合抢救。

（6）注意观察病人神志、面色、四肢、皮肤温度及尿量的变化，及早发现心源性休克。

（三）健康指导

（1）作息指导：指导病人调整日常生活习惯与工作量，避免劳累及冷热刺激，并保持情绪稳定；保持大便通畅，预防便秘；戒烟限酒；情绪乐观，劳逸结合。

（2）用药指导：指导病人规律服药、遵医嘱服药，不能擅自改变剂量或停药、调整药物，自我监测药物的疗效和不良反应；含服硝酸甘油时勿站立，可取坐位或卧位，防止低血压而晕倒；外出时随身携带硝酸酯类药以备急用。

（3）饮食指导：进食易清淡、低脂、低胆固醇、富含纤维素、易消化的食物，少食多餐，避免过饱。

（4）特殊指导：起床或活动时，动作应放慢，避免发生意外。

（5）出院指导：定期复查、随访，配合适当的活动控制疾病的进程，同时将注意事项告知病人家属，以建立良好的家庭环境，给病人提供心理支持。

十二、心肌病（FT1）

（一）评估要点

（1）病情评估

1）病人生命体征。

2）评估病人心腔扩大程度、有无心律失常等发生。

3）评估病人是否有气急、呼吸困难、水肿、肝大等充血性心力衰竭症状。

（2）评估病人对活动的耐受程度和对疾病的认知程度，评估有无焦虑情绪等。

（3）评估病人的自理能力。

（4）评估病人的护患协作及家庭应对情况。

（二）护理要点

（1）注意休息，限制体力活动，降低心肌耗氧量。并发心力衰竭和严重心律失常者，绝对卧床休息。

（2）给予低盐、富含优质蛋白、富含维生素的清淡饮食。

（3）对于有气促、呼吸困难者，给予氧气吸入。

（4）密切观察病人有无气促、呼吸困难、水肿、肝大等充血性心力衰竭症状，严防猝死的发生。

（5）有心律失常者，按心律失常病人护理要点执行，必要时应给予心电监测，以及时发现严重的心律失常。

（6）遵医嘱给药，注意药物的作用与不良反应。慎用洋地黄，以免中毒。

（7）注意保暖，预防呼吸道感染。

（8）做好心理护理，使之情绪稳定、树立战胜疾病的信心。

（三）健康指导

（1）注意劳逸结合，避免重体力劳动，避免剧烈活动等。

（2）遵医嘱坚持服用抗心力衰竭和纠正心律失常的药物，出现药物不良反应时，应及时就医，定期复查。

（3）加强营养，增强机体抵抗力，预防呼吸道感染。

（4）食用低盐、富含维生素饮食，应戒烟、忌酒。

十三、感染性心内膜炎(FT2)

(一)评估要点

(1)病情评估

1)监测病人的生命体征,有无发热、呼吸困难等,警惕心力衰竭并发症发生。

2)评估病人的皮肤黏膜,有无瘀点、出血斑等。观察病人的面色,是否呈苍白、贫血貌。

3)有无并发严重心律失常和心力衰竭的症状。

4)评估病人有无栓塞征象,重点观察瞳孔、神志、肢体活动及皮肤温度等。观察病人有无胸痛、气急、发绀和咯血等症状,有无腰痛、血尿等症状。

(2)评估病人对疾病的认识程度和心理状态。

(3)评估病人的自理能力。

(二)护理要点

(1)注意观察病人体温及皮肤黏膜变化,并记录体温动态变化,观察病人有无皮肤瘀点、指趾甲下线状出血等情况。

(2)病人宜注意休息,避免剧烈活动,以不疲劳为限,减轻心脏负荷。高热病人需卧床休息,卧床休息直至体温正常,脉搏 <100 次/分,血沉正常、心电图显示心肌无损害时,做好基础护理。

(3)尽早发现和处理心力衰竭、动脉栓塞等并发症。心力衰竭者按心力衰竭护理常规护理。高热者按高热护理常规护理。

(4)按医嘱给予高热量、高蛋白、富含维生素、富含微量元素、易消化饮食。严重心肌炎伴水肿者,应限制钠盐和水的摄入。

(5)遵医嘱正确、及时采取血培养标本。

(6)建立静脉通道,按医嘱给予营养心肌促进心肌代谢、抗心力衰竭和心律失常的药物治疗。

(7)严格按时按量使用抗生素,如施行拔牙、手术及其他侵入性操作前预防性地使用抗生素,观察药物的疗效及不良反应。

(8)向病人讲解发病的原因、过程及预后,避免情绪激动、烦躁与焦虑,保证有足够的休息与睡眠,以减少氧的消耗和心脏负担。给予病人心理疏导和安抚,消除其紧张和恐惧情绪,树立战胜疾病的信心。

(三)健康指导

(1)遵医嘱出院后休息 3~6 个月,坚持完成足够剂量和足够疗程抗生素治疗,并注意观察药物的不良反应。

（2）加强营养，预防各种感染，预防呼吸道和肠道的病毒感染。

（3）指导病人自我监测体温，定期门诊复查。

（4）适当锻炼身体，增强机体抵抗力。注意防寒保暖，预防病毒性感冒。

十四、瓣膜疾患（FT3）

（一）评估要点

（1）病情评估

1）病人生命体征及神志的变化，观察有无脑、肾、肺、脾栓塞等并发症。

2）评估病人有无风湿活动的征象，如发热、关节疼痛等。

3）评估病人有无心力衰竭。如出现呼吸困难、咳嗽与咯血，劳累后心悸、乏力，以及食欲减退、腹胀、下肢水肿、尿少、肺部湿啰音等，提示心力衰竭发生。

4）评估病人有无抽搐、偏瘫、失语等脑栓塞症状和其他并发症的发生。

（2）评估病人对疾病的认识程度和心理状态。

（3）评估病人的自理能力及家庭应对情况。

（二）护理要点

（1）根据病人的心功能情况合理休息和活动，减轻心脏负荷。无症状病人均应避免剧烈活动；有风湿活动时应卧床休息；发生心力衰竭者，应绝对卧床休息。

（2）注意观察和评估病情变化，以尽早发现并发症。高热、心力衰竭等病人按相应的护理常规护理。

1）出现急性肺水肿咳粉红色泡沫血痰者，按急性心力衰竭病人护理要点执行。

2）出现心房颤动者，应正确测量短绌脉。

3）出现脑栓塞者，按脑栓塞病人护理要点执行。

（3）对于长期卧床者，注意口腔和皮肤护理；定时翻身，预防压疮和肺部感染；进行下肢主动或被动活动，预防栓塞。

（4）按医嘱给予高热量、高蛋白、富含维生素、易消化的饮食，少食多餐。对有心功能不全出现水肿者应给予低盐饮食，并应控制饮水量。

（5）按医嘱执行防止呼吸道感染、心房颤动、感染性心内膜炎和栓塞，以及预防风湿活动等治疗措施。

（6）做好心理护理，给予心理疏导和安抚，消除紧张和恐惧等不良情绪，树立战胜疾病的信心。

（7）需行外科手术者，按医嘱做好转科工作。

(三)健康指导

(1)告诉病人及家属本病的病因和病程进展特点,鼓励病人树立信心,做好长期与疾病做斗争以控制病情进展的思想准备。

(2)注意休息,改善营养,根据心功能状况适度锻炼身体,增加机体抵抗力。

(3)坚持服药,积极控制并发症,正确掌握服药的注意事项。

(4)避免加重心脏负荷的因素,避免剧烈活动和劳累;指导育龄妇女妊娠,心功能Ⅲ级以上不宜妊娠,以免加重心脏负担,造成生命危险。

(5)注意防寒保暖,预防呼吸道感染,以防诱发风湿热反复发作。

十五、严重心律失常及心脏停搏(FU1)

(一)评估要点

(1)病情评估

1)严密监测病人生命体征、意识状态等变化。

2)病人有无胸闷、心悸、头昏、气促、发绀、晕厥、心绞痛、意识丧失、抽搐、心力衰竭等临床症状及持续时间。

3)评估病人的皮肤是否完好。

4)准确评估病人尿量,尤其是每小时的尿量。

(2)评估病人的自理能力。

(3)评估病人的心理反应,有无恐惧、害怕等。

(4)配合医生,必要时行 ECMO(体外膜氧合器)、PCI(经皮冠脉介入术)等治疗。

(二)护理要点

(1)进行连续心电监护,严密观察病人生命体征、意识、瞳孔等变化,出现异常立即通知医生处理,如出现心室颤动,应尽快进行电除颤术。

(2)确诊心脏停搏,立即向周围人员呼救并紧急呼叫值班医生,积极抢救,立即进行徒手心肺复苏术(CPR),建立呼吸通道。

(3)持续吸氧,密切观察病人呼吸频率、节律的变化。行气管插管术和使用呼吸机者,严密监测呼吸频率、深度、皮肤色泽、血气分析、血氧饱和度等。

(4)保持呼吸道通畅。气管插管者定时湿化气道和气管,及时抽吸气道及口腔内分泌物,防止呼吸道阻塞。吸引过程中严格无菌操作,气管切开者按气管切开护理常规护理。

(5)维持血流动力学稳定:避免低血压,避免收缩压低于 90 mmHg,根据医嘱调整血管活性药物。

（6）遵医嘱给予脱水剂、激素、促进脑细胞代谢等药物，从而减轻脑缺氧，降低颅内压，防止脑水肿。

（7）记录 24 小时出入水量，注意每小时尿量变化。

（8）做好各项基础护理，预防压疮、肺部感染等并发症，做好各项记录。

（9）备好各种抢救用物，做好心脏停搏复发的抢救。

（三）健康指导

（1）若抢救成功，病人清醒，注意安抚病人，必要时使用镇痛镇静药物，保持病人情绪稳定，使病人配合治疗，安抚和鼓励病人，使其树立战胜疾病的信心。

（2）与病人家属沟通，获得理解和支持。

十六、心律失常及传导障碍（FU2）

（一）评估要点

（1）病情评估

1）病人生命体征。

2）病人有无胸闷、心悸、头昏、气促、发绀、晕厥、心绞痛、意识丧失、抽搐、心力衰竭等临床症状及持续时间。

3）神志状况。

（2）评估病人的心理状况。

（3）评估病人的自理能力。

（4）手术病人做好护理评估：手术情况（手术方式、术中出血、输血、麻醉等）；神志、生命体征情况；疼痛及症状管理；切口引流情况；自理能力和活动耐受力；营养状况；心理状况；用药情况、药物的作用及不良反应；安全管理等。

（二）护理要点

（1）按上述评估中所列各项进行病情观察。对于房颤脉搏短绌者应两人同时测量脉搏及心率。Ⅰ度房室传导阻滞，无自觉症状者，可适当休息。一般由急性心肌炎、急性心肌梗死、药物中毒等引起，不论阻滞程度轻重，均需绝对卧床休息。Ⅱ度以上的房室传导阻滞应用心电监护观察心率、心律、血压、呼吸的变化。心率如减慢至 20 ~ 40 次/分，收缩压偏高，舒张压偏低，脉压大时，要及时报告医生，预防阿 - 斯综合征，并做好抢救准备。严重房室传导阻滞治疗最有效的方法是安装心脏起搏器，做好术前准备、术中配合及术后护理。

（2）严重者应卧床休息，限制活动。卧床期间加强生活护理。

（3）给予氧气吸入。

（4）病人突然发生心律失常时，应及时描记心电图，注明日期与时间，并向医生报告予以处理。

（5）持续心电监测者，严密观察心律失常的类型及临床表现。必要时按医嘱进行动态心电图监护并记录。

（6）根据病情建立静脉通道。按医嘱给予抗心律失常的药物，掌握正确的给药途径、剂量、给药速度，并观察用药后效果。

（7）对于病情严重者应协助医生进行抢救。对施行不同方式的心脏电复律术者，术后按心脏电复律病人护理要点执行。

（8）按医嘱做好饮食护理。

（9）做好心理护理，保持病人情绪稳定。

（10）起搏器植入术后护理要点

1）心电监护：术后给予心电监护 24～72 小时，观察心率、心律、血压的变化，监测起搏器情况，如起搏感知功能，及时发现有无电极脱位或起搏感知障碍。

2）术后体位及活动指导：病人回病房后，将病人平移至床上，术后用 1 kg 沙袋压迫囊袋局部 6～8 小时。起搏器植入后的病人应卧床 24～48 小时，限于平卧位或术侧卧位，切勿剧烈改变体位；3 日后逐渐下床在室内活动，术侧肢体 7 日之内不宜过度活动，不宜外展、上举和过度用力，防止电极脱落或移位，但在床上应进行健侧肢体主动活动、术侧肢体被动活动，防止血栓发生；着宽松、舒适衣物，同时避免用力咳嗽和呕吐，必要时用手按压疮口。

3）伤口护理：术后严密观察伤口有无渗血、红肿，有无局部疼痛、皮肤变暗、发紫、波动感等，及时发现出血、感染等并发症。术后第 2 日起每日换药 1 次，如切口部位有渗液要及时更换，一般术后 7 日拆线。

4）饮食指导：术后指导病人多食高蛋白、高纤维、易消化饮食，促进伤口愈合，保持大便通畅，最好不要食用牛奶和易产气的食物，以免引起腹胀。

5）预防感染：每日监测体温变化，常规应用抗生素预防感染。

（三）健康指导

（1）及时进行病因治疗，预防本病的发作和复发。

（2）避免本病的诱因，如情绪激动等。

（3）注意劳逸结合，做到生活规律，有充足的睡眠，保持情绪稳定。术后病人术侧肢体要避免大幅度活动，以避免脉冲发生器和导线发生移位。术后 1～3 个月要避免剧烈活动，埋入起搏器术侧手臂早期要严格避免快速地、突然地移动或做用力高举等动作，可适当从事日常工作和家务活动，3～6 个月后，可进行正常活动。

（4）遵医嘱用药，不要随意加药、减药或停药，以免引起不良反应或影响治疗。

（5）避免食用刺激性食物，如咖啡、浓茶、辣椒、烈酒等；应多食富含纤维素丰富的食物。

（6）教会病人和家属测量脉搏的方法，加强自我检测病情。起搏器植入病人避免进入强磁场和高电压的场所（如核磁、激光、变电站等），但家庭生活用电一般不影响起搏器工作。移动电话对起搏器的干扰作用很小，推荐平时将移动电话放置在远离起搏器至少 15 cm 的口袋内，接听电话时采用对侧。

（7）对反复发生心律失常的病人，教会家属心肺复苏术以备应急。

（8）起搏器知识指导：请妥善保存好起搏器安置卡，上面详细记录有起搏器型号、品牌、安装日期、设置频率、使用年限、有关参数等。

（9）不要随意触摸起搏器植入部位，尽量避免打击与撞击；衣服不可穿的过紧，避免对伤口或心脏起搏器造成压迫；在洗澡时，不要用力揉搓伤口处，不要将重物压在起搏器上。

（10）定期随访：植入起搏器后定期复查，一般情况下为术后 1、3、6、12 个月随访 1 次，情况稳定后每半年随访 1 次，待接近起搏器使用年限时，应缩短随访间隔时间，在电池耗尽之前及时更换起搏器。

（11）在身体状况允许的情况下可以外出旅行，随身携带起搏器识别卡，起搏器识别卡相当于起搏器的身份证，上面记录了病人的姓名、起搏器型号、植入日期、担保年限、手术医生等信息。在乘坐飞机时，请向机场安检人员出示该卡，证明装有心脏起搏器。

十七、先天性心脏病（FV1）

（一）评估要点

（1）评估病人生命体征及心肺功能状况。

（2）评估病人活动能力和自理能力。

（3）评估病人心理社会状况及家庭应对情况。

（4）评估病人及家属对疾病、治疗方案和预后知识的了解和掌握程度。

（二）护理要点

（1）根据病情安排休息和活动，保证充足的休息和睡眠，有心力衰竭发作者应卧床休息。

（2）注意病人的血压监测，要注意避免感冒，避免感染，平时不能太劳累。

（3）以低盐、低脂、清淡饮食为主，要多吃一些蛋白质含量丰富、维生素含量丰富的食物。

（4）正确给氧：发绀病人可低流量吸氧，完全性大动脉转位病人不需吸氧，动脉导管依赖性下肢血流灌注病人禁吸氧。

（5）注意观察病人生命体征及心率、心律变化，观察发绀程度。

（6）严密观察病情，如出现呼吸困难、面色苍白、烦躁不安、水肿等，提示心力衰竭发生。

（7）按医嘱严格控制液体输入量，输液时应减慢滴数，以防加重心力衰竭。

（8）遵医嘱给予用药治疗，观察疗效及不良反应。

（9）做好心理护理，给予心理疏导和安抚，鼓励病人树立信心。

（三）健康指导

（1）告诉病人及家属本病的病因和主要表现，手术的适龄年龄，最好及时去医院就诊，抓住时机早做手术。如果出现了右向左分流，那么一般就很难进行手术了。

（2）合理安排饮食，给予高热量、高蛋白、富含维生素的食物，多食富含纤维的蔬菜水果，保持大便通畅，预防便秘。

（3）增强体质，注意防寒保暖，预防感染。

（4）避免加重心脏负荷，注意休息，避免劳累。

（5）教会病人及家属如何观察心力衰竭、脑缺氧表现，尽快到医院就诊，定期门诊复查。

十八、高血压（FV2）

（一）评估要点

（1）病情观察

1）评估病人的血压、脉搏、心率、呼吸等，了解血压的波动范围。

2）病人有无头晕、头痛、耳鸣、失眠、乏力等症状。

3）病人有无血压显著升高、剧烈头痛、呕吐、眩晕、视物模糊、抽搐或意识障碍、胸骨痛或呼吸困难等高血压急症的临床表现。

（2）评估病人对疾病的认识、用药史及对治疗的依从性及心理状态。

（3）评估病人的自理能力。

（4）评估病人家庭的应对情况。

（二）护理要点

（1）根据病人的血压合理安排休息和活动，保证充足睡眠。血压控制不理想，波动大时，应避免剧烈活动；严重高血压或出现有头痛、胸闷、恶心等症状时需卧床休息。服药后注意预防直立性低血压，如避免突然改变体位，动作宜缓慢等。

（2）按医嘱按时测量血压，密切观察病人的生命体征，观察病人有无头痛、胸闷、恶心等症状，严防高血压危象的发生。

（3）头晕、头痛、视物模糊症状较明显者应适当卧床休息，睡眠不佳者可按医嘱给予镇静剂，做好基础护理，确保病人安全。

（4）加强对高血压急症病人的护理：

1）卧床休息，抬高床头，以减轻脑水肿。

2）躁动者，应加床档以防坠床。

3）按医嘱给予氧气吸入。

4）建立静脉通道，按医嘱给予快速降压药、脱水剂等药物。

5）抽搐、躁动者，按医嘱给予镇静剂。

6）意识障碍者，按意识障碍病人护理常规执行。

7）行心电与血压持续监护。

（5）发生心、脑、肾等并发症者，应按医嘱处理，仔细观察病情变化并给予相应的护理。

（6）按医嘱给予低盐、低胆固醇、低脂、低热量饮食，且膳食中应富含维生素、无机盐和纤维素，控制体重不超重。

（7）按医嘱给予降压药物等治疗。治疗过程中应观察血压变化，了解治疗效果，并防止并发症的发生。

（8）教会病人进行自我心理平衡调整、减轻焦虑等方法，如放松疗法、散步、听音乐及进行有益的娱乐活动，以保持良好的心境。

（三）健康指导

（1）指导病人控制情绪，避免持久的过度紧张、精神刺激、情绪激动和劳累，做到生活规律，有充足的休息和睡眠。

（2）指导病人进行非药物治疗的方法，包括低盐、低脂、低热量饮食，每日摄入食盐不超过 6 g 及限制每日总热量的摄入和进行适量运动，以减轻体重，应戒烟、限酒。

（3）指导病人遵医嘱坚持长期服药，不可自行增、减药量或突然停药。

（4）教会病人及家属测量血压。指导病人如出现血压急剧上升、头痛、胸闷、恶心等不适，须立即就地休息，尽快到医院就诊。

十九、晕厥及/或虚脱（FV3）

（一）评估要点

（1）病情评估

1）病人生命体征。

2）病人有无晕厥、意识丧失、抽搐等临床症状及持续时间。

3）病人神志状况。

（2）评估病人的心理状况。

（3）评估病人的自理能力。

（二）护理要点

（1）发作时处理将病人置于通风处，平卧，头部略低，解松领口，保持气道通畅。去除口中异物及分泌物，以防窒息。

（2）检查病人有无呼吸和脉搏，观察瞳孔反射是否存在。

（3）病人如无脉搏，应立即叩击心前区1～2次，做胸外心脏按压。

（4）建立静脉通道，并保持其通畅，以利应用各种急救药物。

（5）治疗中密切注意病人血压、心率和心律、呼吸、皮肤的颜色和温度等。

（6）指导病人避免过度疲劳、紧张、恐惧，积极治疗相关疾病，防止晕厥发生。

（7）留陪护，加强安全防护。

（三）健康指导

（1）合理膳食，少吃油腻性的食物。

（2）血管迷走性晕厥病人应避免情绪激动、疲劳、饥饿、惊恐等诱发因素。

（3）病人在排尿、排便、咳嗽、吞咽时注意体位等。

（4）直立性低血压病人应避免从卧位突然站立，在起床前宜先活动腿部，然后慢慢地坐在床沿，观察病人有无头昏、眩晕感觉，而后才可下地行走。

（5）老年人发生晕厥是很危险的，易于晕倒后的头部外伤或肢体骨折，家属加强陪护，注意防滑用具使用。

二十、胸痛（FV4）

（一）评估要点

（1）病情评估

1）病人生命体征。

2）病人有无胸骨后及心前区发作性疼痛，是否放射至左肩、左臂内侧、颈、咽喉、背、上腹部等处。

3）胸痛是否呈压榨、发闷或紧缩感，注意胸痛的严重程度、持续时间、缓解方式、有无诱因、一定周期内发作的次数等。

4）其他伴随症状，如大汗、恶心、呕吐、乏力、头晕、呼吸困难等。

（2）评估病人的心理状况。

（3）评估病人的自理能力。

（4）评估护患协作及家庭应对情况。

（二）护理要点

（1）发作时需停止增加心肌耗氧量的活动，急性期需绝对卧床休息，病情稳定后可在床上、床边、室内、室外逐步增加活动范围及活动量。

（2）饮食以低盐、低脂、低胆固醇、低热量、易消化饮食为佳，多吃水果、蔬菜，但要少食多餐，有心力衰竭时控制钠盐及水分摄入，禁烟、酒、浓茶。

（3）严密观察病情，测量心率、心律、血压、脉搏、呼吸、体温，并做详细记录，严格记录出入量。

（4）硝酸甘油片随身携带并放于方便拿取的位置，疼痛发作时及时去除诱因。

（5）心肌严重缺氧而发生剧烈疼痛时，给予镇痛和镇痛剂，呼吸困难时采用半卧位，吸氧，保持呼吸道通畅，肺水肿时采用酒精湿化氧吸入。并发严重心律失常者进行心电监测，同时使用抗心律失常药物，并观察疗效。

（6）熟悉电击转复和人工起搏、胸外按摩挤压等操作，积极配合抢救。

（7）注意观察病人神智、面色、四肢、皮肤温度及尿量的变化，及早发现心源性休克。

（三）健康指导

（1）加强自我防治意识：在日常生活中避免诱发因素，如过度体力劳动、情绪激动、饱餐、吸烟、寒冷、用力排便、沐浴时水温过高等，学会识别急性心肌梗死的先兆症状。

（2）建立良好的生活习惯：进食易清淡、低脂、低胆固醇、富含纤维素、易消化的食物，少食多餐，避免过饱；保持大便通畅，预防便秘；戒烟限酒；情绪乐观，劳逸结合，保持心情舒畅。

（3）适当的运动锻炼：如散步、打太极拳、跳舞等，最主要的是要做到持之以恒。

（4）用药指导：遵医嘱服药，不能擅自改变剂量或停药、调整药物；自我监测药物的疗效和不良反应，出现本病症状时，应立即含服硝酸甘油并及时就医。定期门诊复查。

二十一、动脉疾患（FW1）

（一）评估要点

（1）病情评估

1）病人生命体征。

2）病人有无胸痛、呼吸困难、心律失常等情况。

3）病人疼痛的部位、性质。

（2）评估病人的生活方式：吸烟、饮酒史，体重，营养状况等。

（3）评估病人的心理状况及对疾病的认知情况。

（4）评估病人的自理能力及家庭应对情况。

（二）护理要点

（1）卧床休息，活动度不宜过大，避免用力过度，保持大小便通畅，避免咳嗽、突然坐起等增加腹压的活动。

（2）注意病人的血压监测，控制血压于稳定状态，避免血压波动过大。

（3）合理的膳食，应避免经常食用过多的动物性脂肪和含饱和脂肪酸的植物油，给予清淡易消化的低胆固醇、低动物性脂肪半流质食物或软食，要多吃一些蛋白质含量丰富、维生素含量丰富的食物。

（4）观察病人有无胸痛，疼痛的性质、部位。

（5）协助病人进餐、床上排便、翻身。

（6）给予病人心理支持，保持良好心态，正确对待疾病。

（三）健康指导

（1）生活要有规律，避免过度劳累和情绪激动，注意劳逸结合，保证充分睡眠。

（2）指导病人保持情绪稳定，保持乐观、愉快的情绪，大便通畅。

（3）按医嘱坚持服药，控制血压，不擅自调整药量。

（4）积极治疗与本病有关的疾病，如高血压、高脂血症、痛风、糖尿病、肝病、肾病综合征和本病有关的内分泌病等。

（5）定期复诊，若出现胸腹、腰痛症状及时就诊。

第七章

消化系统疾病及功能障碍(MDCG)

一、食管、胃、十二指肠大手术(GB1)、
食管、胃、十二指肠其他手术(GC1)

▶ **【胃十二指肠溃疡护理常规】**

(一)评估要点

(1)评估病人对手术疾病的心理反应。

(2)评估病人的疾病史、家族史、生活习惯及饮食嗜好。

(3)评估病人有关疾病的症状、体征,有无并发症。

(4)评估病人术后生命体征及其变化。

(5)评估病人术后恢复情况。

(6)评估病人术后引流情况,胃肠减压引流液的色、质、量。

(7)评估病人是否及时得到有关的健康指导。

(二)护理要点

1. 术前护理

(1)心理护理:减轻术前紧张情绪。

(2)饮食指导:给予高蛋白、高热量、富含维生素易消化饮食,注意少量多餐。

(3)幽门完全梗阻者:术前禁食,并给予高渗盐水洗胃以减轻水肿。

(4)手术日晨置胃管,便于手术操作,减少手术时对腹腔的污染。

2. 术后护理

(1)病情观察:监测生命体征,病情较重或有休克者应及时观察病人神志、尿量。

(2)体位病人神志清楚,血压平稳后给予半卧位。

(3)鼓励病人深呼吸,有效咳嗽排痰,预防术后并发症。

(4)禁食期间,做好胃肠减压的护理。

(5)静脉补液,禁食期间应补液,并记出入量,防止水电解质失衡。

（6）饮食：胃肠功能恢复后，拔出胃管当日可少量饮水，第2日进半量流质饮食，每次进50～80 ml，第3日进全量流食，无不适逐渐过渡到软食。

（7）鼓励病人早期下床活动。

3. 术后并发症的观察及护理

（1）术后出血：术后短期内从胃管内流出大量鲜血，甚至呕血或黑便，持续不止，趋向休克情况，应积极保守治疗（包括禁食、止血药物、输新鲜血）；若症状未缓解，血压逐渐下降，应立即再次手术。

（2）十二指肠残段破裂：术后3～6日，出现右上腹突发剧痛和局部明显压痛、腹紧张等急性弥漫性腹膜炎症状，疑似溃疡穿孔，需立即手术治疗。

（3）术后梗阻分为输出袢梗阻、吻合口梗阻、输出袢梗阻。共同症状是大量呕吐、不能进食，治疗护理同"肠梗阻"。

（三）健康指导

（1）普及宣传饮食定时、定量、细嚼慢咽的卫生习惯。少食过冷、过烫、过辛辣及油煎炸食物，且忌吸烟、酗酒。

（2）注意劳逸结合，养成行为规律的健康生活方式，加强自我情绪调整，保持乐观进取的精神风貌。

（3）确诊需手术治疗时，及时手术以防并发症的发生。

（4）胃大部切除术后胃容积受限，宜少量多餐，进高营养饮食。

▶【胃癌护理常规】

（一）评估要点

（1）评估病人基础生命体征，是否疼痛，测量血糖。

（2）评估病人有无慢性萎缩性胃炎、胃息肉、胃溃疡的病史。

（3）评估病人心理、社会、精神状况。

（4）评估病人家庭支持情况。

（5）营养状况：评估病人体重、进食情况，有无贫血、低蛋白血症甚至恶病质的表现等。

（6）消化道状症状：评估病人有无上腹部疼痛不适、恶心、呕吐、食欲缺乏、消瘦、乏力等。

（7）腹部情况及淋巴结转移情况：评估病人有无腹部包块、腹水征，有无腹部压痛及左锁骨淋巴结肿大或黄疸等。

（8）排泄系统：评估病人有无呕血或黑便。

（二）护理要点

1. 术前护理

（1）病人体位与活动。

（2）一般病人根据体质适当活动。

（3）身体虚弱者需以卧床休息为主，每 2 小时床上翻身。

（4）严重贫血或伴呕血病人需绝对卧床休息，注意协助翻身。

（5）心理护理：向病人耐心解释，安慰和鼓励，解释胃癌手术的必要性。用实例说明手术的效果，解除病人的顾虑，消除其悲观情绪，增强病人对治疗的信心，积极配合治疗和护理。

（6）增强营养的摄入量：因病人进食后常有胃部饱胀感及疼痛，病人常食欲缺乏，进食量过少。指导病人要进食新鲜易消化的食物，减少进食脂肪、蛋白含量多的食物，多食绿色蔬菜和水果，少量多餐。如进食量过少，可给予静脉液或肠内营养。

（7）呕血及黑便的护理

1）床旁备负压吸引装置及吸痰管。

2）呕血时立即给予平卧位，头偏向一侧，并及时吸出口腔、呼吸道分泌物，防止窒息。

3）呕血时监测生命体征及血氧饱和度变化，保证两条以上静脉通道。

4）观察黑便的量、次数，观察腹部体征、肠鸣音等。

（8）幽门梗阻病人的护理

1）禁食。

2）胃肠减压。

3）可在术前 3 日起每晚给予温生理盐水洗胃，减轻胃黏膜的水肿。

4）妥善固定、定时冲管。

5）观察胃管引流液的量、颜色、性质、评估腹部情况。

（9）洗胃：幽门梗阻病人术前 3 日用生理盐水洗胃，以减轻胃壁水肿。

2. 术后护理

（1）同全身麻醉术后护理常规。

（2）胃管的护理：胃管要固定牢固，严防脱出。保持胃管通畅，每日用生理盐水冲洗胃管 4 次，每次不超过 10 ml，冲洗胃管时动作要轻，胃管不通时及时通知医生。要注意观察胃液的颜色、性质和量，并准确记录 24 小时胃液的量。

（3）并发症的观察：①出血。术后 24 小时胃液量一般不超过 600 ml，呈咖啡色或暗红色。如胃管内每小时胃液量 150 ml，颜色呈鲜红色，应考虑出血，应通知医生并立即建立两条静脉通路，给予心电监测，配血。②梗阻。病人进食后腹胀、恶心、呕吐，24 小时内无排气，提示病人有肠梗阻，应立即嘱病人禁食并通知医生。③倾倒综合征。病人进食时或进食后 5～30 分钟出现上腹饱胀、心悸、出汗、头晕、恶心、呕吐等症状。可持续 15～30 分钟，平卧 15～30 分钟后，症状可逐渐减轻或消失。嘱病人少食多餐，饭后平卧 20～30 分钟，饮食以高蛋白质、高脂和低碳水化合物为主，不吃过甜、过咸、过浓的饮食，多数可在 1～2 年内自行减轻或消失。

（4）饮食护理：术后待肛门排气后拔除胃管，拔管当天给少量饮水，每次 1～2 汤匙，每 1～2 小时 1 次；第 2 日给清淡流食，每次 50～100 ml，每 2 小时 1 次；第 3～4 日给流食，每次 100～200 ml，拔管后第 5 日可给半流食。术后 1 个月应少食多餐，禁食酸辣和粗纤维食物。

（三）健康指导

（1）鼓励病人适当活动及锻炼。

（2）鼓励进高热量、高蛋白、低脂肪富含各种维生素易消化食物。

（3）TPN/肠内营养液的作用，注意事项及不良反应。

（4）知道疼痛放松疗法及正确对待镇痛药作用。

（5）放置各种引流管的目的、注意事项和引起的不适。

（6）介绍药物的名称、剂量、作用、用法和不良反应。

（7）术后每隔 2～3 个月复查 1 次，出现异常情况随时就诊。

▶【经腹腔镜胃癌根治术护理常规】

（一）评估要点

（1）了解病人一般资料、现病史、既往史、婚育史、家族史、个人史。

（2）评估病人饮食、排泄、自理情况、不良生活习惯、心理社会。

（3）评估病人各项风险评估高风险环节。

（4）评估病人体格检查、各项术前检查专科检查阳性体征。

（二）护理要点

1. 术前护理

（1）配合医生把腹腔镜手术的优点与传统手术的不同之处，以及术后可能出现的并发症告知病人和家属，让病人和家属了解手术方式。

（2）手术前 1 日要进行皮肤准备，脐部是重点，要进行严格的清洁和消毒，防止脐部切口的感染。

（3）术前应禁食 6～8 小时，禁水 2～6 小时，防止麻醉后呕吐物引起窒息。

2. 术后护理

（1）术后全身麻醉未完全清醒取平卧位，头偏向一侧，保持呼吸道通畅，术后生命体征平稳，给予病人半卧位，以利于漏出的消化液积聚于盆腔最低位和引流，同时也可减少毒素的吸收，预防腹腔内残余脓肿。

（2）吸氧 3 L/min，增加血中氧气的浓度，减少对二氧化碳的吸收，避免发生高碳酸血症，帮助其睡眠，加速麻醉药物的排泄，减少麻醉药物引起的恶心、呕吐。

（3）指导病人四肢的活动，每 2 小时协助翻身，并指导深呼吸锻炼或吹小气球，术后 24 小时后督促病人下床活动，促进肠蠕动恢复。

（4）术后禁食、禁饮，根据医嘱合理安排输液的种类、滴速，维持水电解质酸碱平衡和相应的营养支持。多于术后 2～3 日拔除胃肠减压。拔除胃管后进食温开水、稀饭、鱼汤等，少量多餐，逐渐过渡到半流质饮食和软食，观察进食后有无恶心、呕吐、腹痛、腹胀等不适，禁止进食生、冷、硬和消化不良的食物。

（5）严密观察生命体征变化及管道的引流情况，观察各引流管的量、色、性状，准确记录，特别是胃管 24 小时内的引流颜色及量，有无活动性出血。

（6）有尿管者术后 1 日拔除尿管鼓励病人多饮水，协助其下床活动，减少肠粘连的发生。

（7）向病人解释出现胸痛、肩痛和上肢部疼痛的原因。疼痛严重时嘱病人采取胸膝卧位，让二氧化碳气体向腹腔聚集，以减少二氧化碳气体对肋间神经及膈神经的刺激，减轻疼痛。

（8）疼痛护理，提供安静舒适环境，评估病人对疼痛的耐受情况。

（9）严密观察腹腔镜孔的情况，创可贴及切口敷料周围有无渗血、渗液，有无红、肿、热、痛的现象。

（三）健康指导

（1）出院后避免重体力活动，根据病人耐受能力，逐渐增加活动量。

（2）饮食调节：饮食应少量多餐、富含营养、易消化，忌生、冷、硬、油煎、酸、辣、浓茶等刺激性及易胀气食物，戒烟戒酒。

（3）定期复查：术后化疗、放疗期间定期门诊随访，检查肝功能、血常规等，注意预防感染。术后腹部不适、胀满、肝区肿胀、锁骨上淋巴结肿大等表现时，应随时复查。

（4）保持良好的心理状态，保持愉悦的心情。

▶【腹腔镜胃底折叠术治疗胃食管反流病及食管裂空疝护理常规】

（一）评估要点

（1）评估病人腹痛程度、部位、性质和放射方向、持续时间、腹部体征及消化道症状。

（2）评估病人有无严重基础疾病或已经得到很好控制；无难以控制的凝血性疾病，心肺功能是否良好。

（3）服药病人需术前停服阿司匹林及其他非甾体抗炎药 1 周。

（4）评估病人是否有上腹手术史（相对禁忌证）。

（二）护理要点

1. 术前护理

（1）按普外科一般术前护理常规。

（2）心理护理：向病人及家属交代手术前后的注意事项，消除其紧张恐惧心理。

（3）肠道准备：饮食上建议进易消化的食物，避免食用辛辣刺激性食物，保持大便通畅，禁食 6~8 小时，禁水 2~6 小时，术前 6 小时留置胃管，进行胃肠减压，一方面便于术中胃内容物及胃胀气影响手术。

（4）呼吸道准备：吸烟者要求术前禁烟 2 周，以防呼吸道分泌物过多而引起术后肺部并发症，并尝试学会腹式呼吸，有效咳痰。注意保暖，防止呼吸道感染。

（5）保持良好情绪，保证术前晚间良好的睡眠。

2. 术后护理

（1）按普外科一般术后护理常规。密切观察病情变化，持续监测血压、脉搏、呼吸、体温及尿量。

（2）持续氧气吸入，以缓解术中气腹后残余的二氧化碳对膈神经的直接刺激造成肩痛、后背痛。术后可给予雾化吸入，鼓励病人深呼吸，进行有效咳嗽排痰。

（3）体位与活动：病人全身麻醉清醒后予半卧位，减少腹壁张力，有利于胸廓的扩张，促进有效呼吸，也便于有效咳嗽。协助病人进行早期床上活动，卧床时需进行下肢被动屈曲、伸展运动，避免产生下肢静脉血栓。

（4）营养支持：术后肠功能恢复，遵医嘱拔除胃管后即可进流质食，逐步过渡到半流质、普通饮食，少量多餐，细嚼慢咽，避免进生、冷、硬食物，防止快速大量进食，食物积存在食管造成呕吐。

（5）引流管的护理

1）腹腔引流管：保持引流管通畅，妥善固定，密切观察腹腔引流情况，如腹腔内有活动性出血，应立即通知医生采取止血措施。

2）胃管护理：妥善固定，防止上下移动及衔接处脱落；保持胃管引流通畅，避免橡胶管扭曲受压；观察胃液的色、质、量，准确记录24小时引流总量并及时更换负压引流器。如引流出鲜红色血液，提示有活动性出血可能，应停止吸引，立即报告医生及时处理；留置胃管者应每日给予口腔护理；需胃管注入药物者，药物注入后应停止吸引1小时，以免将药物吸出，影响疗效。

（6）预防术后并发症

1）吞咽困难是术后常见的并发症，其发生率约17%，尤其是术后早期。其原因可能为胃食道连接部水肿或血肿有关，持续数天至数周。术后应指导病人从流质饮食逐渐过渡到普通饮食，有利于手术部位水肿的消失，防止术后早期吞咽困难。

2）腹胀是腹腔镜胃底折叠术术后常见的并发症之一，对于病人病情允许情况下指导其早期下床活动，而促进肠蠕动恢复，术前避免食用易产气食物。

3）恶心呕吐是全身麻醉腹腔镜术后的常见症状，对于术后出现的恶心、呕吐按医嘱给予对症处理，其常在术后1～2日消失。另外，术前正确饮食指导、术后加强心理护理及延长吸氧时间等可有效减轻症状。

4）术后出血：术后应密切观察病人腹腔引流管的引流量情况，如果引出鲜红血液或者引流液的引流量持续维持在高位，则要及时通知医生。若出现血压下降，则要配合医生进行抢救工作

5）食管或胃穿孔：食管或胃穿孔是较严重的并发症，发生率约1%。病人术后若出现腹痛，发热，腹肌紧张，腹部压痛反跳痛，腹腔引流管引出浑浊的液体，则高度怀疑并发有胃或食道穿孔。此时，应及时报告医生。进一步的消化道造影可明确诊断。

6）气胸，少量气胸可自行吸收，若病人出现胸闷、呼吸困难、呼吸音减弱等症状

体征，则说明病人存在气胸。应及时向医生汇报。

7）下肢深静脉血栓或肺栓塞是非常罕见但后果严重的并发症。术中头高脚低位、高气腹压、高血凝状态可导致深静脉血栓形成及肺栓塞。除了术前使用抗凝药物外，术中使用弹力袜，降低气腹压也可预防其发生。

（三）健康指导

（1）饮食指导

1）进食量：总的原则是吃饱不吃撑，不能害怕吃饭。往往有很多病人害怕吃饭，长期处于饥饿状态，这不但不利于疾病恢复，长时间会导致体重下降、营养不良、精神差，甚至焦虑、抑郁。

2）进食种类：总的原则忌烟忌酒，避免进食辛辣、油腻、生冷不易消化的食物，避免进食刺激性食物，如生葱、生大蒜、韭菜等，避免进食浓茶、浓咖啡。

3）进食速度：不易过快，尽量小口细嚼慢咽。

4）餐后注意事项：餐后半小时避免剧烈运动，应适当休息，以免影响消化；餐后不宜立即平躺，建议体息1~2小时后再平躺。

5）活动指导：术后早期，手术部位各器官、组织间相对游离，局部处于水肿期，不建议做剧烈运动和对局部有挤压或冲击性的动作，避免劳累，特别是手术前后3~6个月。适宜的运动，如散步、太极等。不适宜的运动，如游泳、篮球、快跑、弯腰（指严重挤压腹部的动作）、负重（指需要用猛力气、使大劲的动作）、倒立等。

（2）复查指导

腹腔镜胃底折叠术后3个月左右建议复查1次，特别是术前提示存在食管糜烂、Barrett食管、食管其他病变或胃部存在其他病变需复查的病人，再就是症状只缓解一部分的病人，需要进一步评估。

▶【POEM（经口内镜下食管括约肌切开术）护理常规】

（一）评估要点

（1）评估病人精神状况是否配合。

（2）评估病人是否有吞咽困难、食物反流、疼痛、体重减轻、出血贫血等表现。

（3）评估对 POEM 疾病认识程度。

（二）护理要点

1. 术前护理

（1）心理指导：给予简单易懂的心理指导，讲解手术相关知识，解除病人紧张焦虑的情绪。

（2）病人准备：术前流质饮食2日，手术当日禁食禁饮12小时，合理安排生活，保障充足的睡眠。

（3）用药护理：必要时遵医嘱给予补液，术前预防性使用抗生素等术前用药。

2．手术时护理

病人接受气管插管全身麻醉，协助病人取仰卧位或左侧卧位，在手术过程中护士密切观察病人病情变化，协助医生进行治疗。如黏膜层损伤，协助医生给予安置胃肠减压管，观察引流物情况。

3．术后护理

（1）体位：协助病人取半卧位，头部抬高30度。

（2）饮食指导：禁食水12小时后，未出现气胸即可进食流质饮食，持续3～5日，逐步过渡到半流质饮食再到普通饮食。

（3）病情观察：遵医嘱安置心电监护仪，2小时监测生命体征，观察有无颈部及胸前皮下气肿，出现疼痛不适，食管的出血穿孔等并发症，如果发现及时汇报医生，协助医生处理。

（4）药物护理：遵医嘱静脉使用质子泵抑制剂、抗生素、补液等对症支持治疗，严密观察疗效。

（5）心理指导：告知病人手术的成功，嘱其放松。

（三）健康指导

（1）向病人及家属讲解引起病情加重的相关因素。

（2）指导病人保持乐观的情绪，规律的生活，避免过度紧张与劳累。

（3）术后1个月内进流质饮食，如果隧道口愈合良好，可以进普通饮食，平时饮食有规律，禁忌进食生、冷、硬食物。

（4）定期复查，注意观察大便颜色，1个月后复查胃镜。

二、小肠、大肠（含直肠）相关手术（GB2、GC2、GF2）

▶【结肠与直肠癌护理常规】

（一）评估要点

（1）评估病人的心理状态。

（2）评估病人造瘘口周围皮肤颜色，外观是否湿润，是否水肿。

（3）评估病人造瘘口排出物的形状及量。

（二）护理要点

1．术前护理

（1）按普外科一般术前护理常规

（2）术前3日起遵医嘱少渣半流质饮食，术前1日流质饮食，手术前12小时禁食。

（3）遵医嘱进行肠道准备。

（4）女性病人如肿瘤已侵犯内阴道后壁，术前遵医嘱进行阴道冲洗。

（5）遵医嘱手术日晨置胃管、导尿管。

2. 术后护理

（1）按普外科一般术后护理常规。

（2）严密观察生命体征变化，切口渗出情况，正确记录出入量。

（3）做好腹腔双套管、盆腔双套或导尿管护理。

1）妥善固定各类导管。

2）保持引流管引流通畅，避免扭曲或折叠。

3）严格无菌操作，及时更换引流瓶或引流袋。

4）准确观察引流液的量、色、质，并正确记录 24 小时总引流量。

（4）会阴部护理：保持会阴部清洁、干燥，及时换药。

（5）有结肠造口者做好人工肛门护理。

1）术后去患侧卧位，以免粪便污染切口。

2）观察造口肠黏膜的血液循环，肠造口有无回缩、出血及坏死。

3）术后早期勤换药，肠管周围用凡士林纱布保护，直至切口完全愈合。

4）正确使用人工肛门袋：更换前，用生理盐水或清水清洗造瘘口周围皮肤，自然晾干或用软纱布擦干，必要时涂抹氧化锌。

5）夹紧造口袋尾端，关闭便袋。

6）便袋内容物超过三分之一时应将便袋取下清洗，替换另一便袋。

7）使用造口袋后，应观察造口袋内液体的颜色、性质和量，如造口袋内有气体及排出物，说明肠蠕动恢复，可开始进流质饮食。

8）造口处拆线后，每日用示指进行扩张造瘘口，防止造口狭窄。

（三）健康指导

（1）要合理搭配糖、脂肪、蛋白质、矿物质及维生素等食物。每日都要有谷类、瘦肉、鱼、蛋、乳、各类蔬菜及豆制品的摄入。

（2）注意不要吃过多的油脂，总量占总热能的 30% 以下，动、植物油比例要适当。

（3）多吃些含各种维生素的新鲜蔬菜水果，富含纤维素的食物，如芦笋、芹菜、韭菜、白菜、萝卜等绿叶蔬菜可刺激肠蠕动，增加排便次数，从粪便当中带走致癌及有毒物质。这样，既可以预防便秘，又可在一定程度上防止腹泻，并能保证每日的规律排便。

（4）大肠癌术后病人宜多吃含钾丰富的食物，如苹果、橘子、玉米、鱼、精肉等。肠癌病人禁忌食用辛辣食物。

（5）病人出院后要保持生活饮食规律，平时注意饮食卫生，不吃生、冷、坚硬、煎炸、腌制食物，禁忌烟酒，养成定时排便的良好习惯。

（6）术后定期复查，在术后 2 年内每 3 个月进行 1 次复查，2 年后每 6 个月进行 1 次复查，5 年后每年复查 1 次。

▶【肠系膜上动脉造影手术护理常规】

（一）评估要点

（1）评估病人生命体征、意识状态、尿量。

（2）评估病人足背动脉搏动情况、下肢供血情况、肢体活动。

（3）评估病人的心理状况。

（4）评估病人的自理能力。

（二）护理要点

1. 术前护理

（1）心理护理：关注病人的情绪、心理状况，做好解释、安慰工作，使病人积极配合治疗。介入手术是微创手术，采用局部麻醉方式，治疗效果好，技术成熟。

2. 术前准备

（1）建立静脉通道：左上肢或左下肢，留置针建立通道，避免影响手术操作。

（2）触摸双侧足背动脉搏动或后踝动脉搏动点，并做好标记，便于术后观察。

（3）术前1日告知病人洗澡，做好个人清洁卫生，更换宽松、棉质衣裤。

（4）术前晚保证充足睡眠，术前病人禁食4~6小时，可饮水，指导、训练病人床上大小便。

（5）告知病人提前准备盐袋，半斤。

（6）备皮：双侧腹股沟、阴阜。

（7）根据病人紧张程度和医嘱，术前给予安定。肠系膜上动脉造影术前肌内注射山莨菪碱注射液10mg。

（8）手术日准备：着清洁的病员服；取下活动性义齿及首饰、金属物品等，女性病人不化妆；接手术前排空大小便；与手术室人员核对病人无误，做好交接。

3. 术后护理

（1）病人交接：与手术室人员核对病人，了解术中情况，交接皮肤、穿刺处敷料、留置管路、静脉输液及病历等。

（2）穿刺侧下肢伸直8~12小时，盐袋压迫穿刺点，绝对卧床24小时，床上大小便，下肢、足踝可活动；24小时后拆除加压绷带后可下床活动，避免腹压增高的动作，如咳嗽及用力排便。

（3）密切观察病人生命体征，遵医嘱给予心电监护及血氧饱和度监测，给予吸氧，触摸双侧足背动脉搏动或后踝动脉搏动，若无法摸到搏动，立即告知医生。

（4）观察穿刺点有无出血、渗液、血肿等，观察下肢颜色，测量皮温，询问病人下肢感觉，若感觉麻木，立即通知医生。

（5）术后可饮水，前2日进食清淡、易消化饮食。

（6）护理评估：术后即刻及术后第1日评估病人压疮发生风险、跌倒/坠床发生风险、日常生活能力，根据评估分数给予相应的预防、护理

（7）心理指导：耐心做好心理护理，使病人对疾病、治疗有正确的认识，保持良好心态，勇敢面对疾病。

（三）健康指导

（1）注意饮食卫生和饮食的节律，进易消化饮食，避免暴饮暴食，避免粗糙、刺激性食物，过冷、过热产气多的食物和饮料，戒烟戒酒。

（2）遵医嘱用药，劳逸结合，避免过度劳累。

（3）出现头晕、心悸等不适，或呕血、黑便时，应立即卧床休息，保持安静，减少活动，呕吐时取侧卧位以免误吸，及时到医院就诊。

三、伴穿孔、化脓、坏疽等阑尾切除术（GD1、GD2）

▶【急性阑尾炎护理常规】

（一）评估要点

（1）评估病人对疾病及手术的心理反应。

（2）评估病人腹痛的部位、性质、是否呈持续性加重。

（3）评估病人是否存在腹膜炎体征

（4）评估病人是否伴有恶心、呕吐、腹泻及发热等。

（二）护理要点

1. 非手术护理

（1）卧位：病人取半卧位。

（2）酌情禁食或流质饮食并做好输液护理。

（3）严密观察病情，包括病人的精神状态、生命体征、腹部体征以及白细胞计数的变化，未明确诊断前禁用镇痛剂，遵医嘱使用抗生素。

（4）对症护理：如物理降温、止吐，观察期间慎用或禁用镇痛剂，禁用泻药及灌肠。

2. 术前护理

（1）按普外科手术前一般常规护理。

（2）安慰病人，解释手术治疗的目的。

（3）禁饮食并做好术前准备。

3. 术后护理

（1）按普外科手术后一般护理常规。

（2）观察切口有无渗血渗液，敷料外观潮湿者及时更换。

（3）术后遵医嘱禁食或于6小时后进流质饮食，但禁食易产气食物，如奶制品或甜食。

（4）鼓励早期下床活动，防止肠粘连。

（5）鼓励老年病人有效咳嗽，防止坠积性肺炎。

（6）术后并发症的处理

1）腹腔内出血：常发生在术后24小时内，应立即将病人平卧，快速静脉补液做好手术止血的准备。

2）切口感染：表现为术后4~5日体温升高，应给予抗生素、理疗等治疗，如已化脓拆线引流。

3）腹腔脓肿：术后5~7日体温升高或下降后又上升，应及时与医生联系进行处理。

4）粘连性肠梗阻：常为慢性不完全性肠梗阻，可有阵发性腹痛、呕吐、肠鸣音亢进等表现，护理见肠梗阻护理。

（三）健康指导

（1）慢性阑尾炎手术后更应加强活动，防止肠粘连。

（2）术后近期内避免重体力劳动，特别是增加腹压的活动，防止形成切口疝。

四、腹股沟及腹疝手术（GE1）、疝其他手术（GE2）

▶▶【腹外疝护理常规】

（一）评估要点

（1）询问病人发病时间、发展情况、自觉症状，既往有无嵌顿或绞窄史。

（2）询问病人有无慢性咳嗽、便秘、排尿困难、腹水、妊娠等诱发因素。

（3）评估病人腹股沟区肿物大小、质地，有无增大压痛，能否回纳入腹腔。

（4）了解病人的情绪反应，有无因肿块突出反复发作影响其工作、学习、生活与社会活动而焦虑不安。

（二）护理要点

1. 术前护理

（1）按普外科手术前一般常规护理。

（2）术前2周禁止吸烟，注意保暖，防止感冒咳嗽。

（3）术前阴囊及会阴部皮肤应做好准备，不能损伤皮肤，防止感染。

（4）术前排空小便，防止损伤膀胱。

（5）嵌顿性疝及绞窄性疝多伴有肠梗阻，术前应禁食、输液、持续胃肠减压，纠正水电解质及酸碱平衡失调。

2．术后护理

（1）按普外科手术后一般护理常规。

（2）术后平卧位，膝下垫枕，使髋关节屈曲，阴囊抬高。

（3）切口处置小沙袋，压迫 6～12 小时。

（4）密切观察阴囊及切口有无渗血，为避免阴囊内积血和促进淋巴回流，术后可用丁字带将阴囊托起，抬高阴囊。

（5）术后第 6 小时后可进流食，第 2 日进半流质饮食或普通饮食，多食粗纤维食物。

（6）注意保暖，防止受凉引起咳嗽，保持大便通畅，若有便秘可遵医嘱给通便药物，以免增加腹压导致腹股沟疝的复发。

（7）术后第 2 日可起床适量活动，但避免过度、过量活动，避免腹压增高。

（三）健康指导

（1）出院后 3 个月避免重体力劳动，如提重物、抬重物及持久站立等。

（2）多食粗纤维食物，如芹菜、笋等，保持大便通畅。

（3）避免受凉感冒，防止咳嗽、打喷嚏致腹压升高导致疝复发。

▶【完全腹膜外疝修补术（TEP）护理常规】

（一）评估要点

（1）询问病人发病时间、发展情况、自觉症状，既往有无嵌顿或绞窄史。

（2）询问病人有无慢性咳嗽、便秘、排尿困难、腹水、妊娠等诱发因素。

（3）评估病人腹股沟区肿物大小、质地，有无增大压痛，能否回纳入腹腔。

（4 了解病人的情绪反应，有无因肿块突出反复发作影响其工作、学习、生活与社会活动而焦虑不安。

（二）护理要点

1．术前护理

（1）按外科手术前一般常规护理。

（2）术前 2 周禁止吸烟，注意保暖，防止感冒咳嗽。

（3）术前阴囊及会阴部皮肤应做好准备，不能损伤皮肤，防止感染。

（4）术前排空小便防止损伤膀胱

（5）嵌顿性疝及绞窄性疝多伴有肠梗阻，术前应禁食、输液、持续胃肠减压，纠正水电解质及酸碱平衡失调。

2．术后护理

（1）按外科手术后一般护理常规。

（2）术后平卧位，膝下垫枕，使髋关节屈曲，阴囊抬高。

（3）切口处置小沙袋，压迫 6～12 小时。

（4）密切观察阴囊及切口有无渗血，为避免阴囊内积血和促进淋巴回流，术后可用丁字带将阴囊托起，抬高阴囊。

（5）术后第 6 小时后可进流食，第 2 日进半流质饮食或普通饮食，多食粗纤维食物。

（6）注意保暖，防止受凉引起咳嗽，保持大便通畅，若有便秘可遵医嘱给通便药物，以免增加腹压导致腹股沟疝的复发。

（7）术后第 2 日可起床适量活动，但避免过度、过量活动，避免腹压增高。

（三）健康指导

（1）出院后 3 个月避免重体力劳动，如提重物、抬重物及持久站立等。

（2）多食粗纤维食物，如芹菜、笋等，保持大便通畅。

（3）避免受凉感冒，防止咳嗽、打喷嚏致腹压升高导致疝复发。

五、腹腔/盆腔内粘连松解术（GG1）

▶【肠梗阻护理常规】

（一）评估要点

（1）询问病人有无外伤、手术史。

（2）了解病人腹痛发生的时间、性质、程度。

（3）评估病人腹胀出现的部位、时间、发展速度，排气排便情况。

（4）评估病人呕吐的次数、性质、颜色、量、气味。

（二）护理要点

1. 非手术治疗的护理

（1）卧位：病人取半卧位，以减轻腹痛、腹胀和对膈肌的压迫有利于呼吸。

（2）保持胃肠减压的通畅，观察引流液的性质，如引出胃液、十二指肠液、胆汁说明为高位小肠梗阻，如胃液带有粪臭味，说明有低位梗阻，如为绞窄性肠梗阻为棕褐色血性胃液。

（3）严密观察生命体征的变化。肠梗阻由于毒素的吸收和腹痛的刺激应定时测量体温、脉搏、呼吸、血压，并观察病人有无呼吸急促、脉搏增快、脉压减小、烦躁不安等休克前期症状。了解病人有无口渴、尿量减少等脱水症状。如发生绞窄性肠梗阻应立即给予术前准备，急诊手术。

（4）根据腹痛的程度，必要时可根据医嘱给予解痉药物，禁止使用吗啡类药物，防止应用后掩盖病情而延误治疗。

（5）准确记录出入量，静脉补液，纠正水电酸碱平衡紊乱。

（6）根据病情协助病人早期活动，预防压疮的发生。

2. 术后护理

（1）体位：血压平稳后取半卧位。

（2）饮食：术后禁饮食，给予胃肠减压，肠功能恢复后停止减压可给予流食，进食后无不适可给予半流食。肠吻合术后进食时间应适当推迟。

（3）根据病情协助病人早期活动，以预防皮肤并发症和肠粘连的发生。

（4）严密观察病情变化，监测生命体征，观察病人有无腹痛、腹胀、呕吐、排气和排便等，如有腹腔引流时应注意引流液的色、质、量。

（5）遵医嘱给予营养支持，增加机体抵抗力，促进伤口愈合。

（三）健康指导

（1）告诉病人及家属胃肠减压对治疗疾病的重要意义取得配合。

（2）鼓励病人早期下床活动，术后 1 个月可做适量体力活动，避免剧烈活动，做到劳逸结合。

（3）注意饮食卫生，避免不洁食物入口，经常保持大便通畅。

（4）饮食规律，做到定时、定量用餐，切忌暴饮暴食。

（5）术后肠功能恢复后方可进食，忌产气的甜食和牛奶等。

（6）有腹痛等不适及时就诊。

▶【腹腔脓肿护理常规】

（一）评估要点

（1）健康史：询问病人既往病史，尤其注意有无胃、十二指肠溃疡病史，慢性阑尾炎发作史，其他腹内脏器疾病和手术史；了解近期有无腹部外伤史；对儿童需了解近期有无呼吸道、泌尿道感染病史；营养不良或其他导致抵抗力下降的情况。

（2）临床表现

（3）辅助检查

1）膈下脓肿：血常规显示白细胞计数增高，但病情严重或机体反应低下时，白细胞计数可不高，血沉明显增速。X 线检查可显示患侧膈肌升高而活动减弱，肋膈角或心膈角模糊。超声波可显示液性暗区，可在 B 超引导下穿刺确诊。

2）盆腔脓肿：肛门指诊，肛门括约肌松弛，直肠前壁饱满隆起，有明显触痛或波动感。超声检查可见膀胱后较大液性暗区，经直肠前壁穿刺可抽出脓性液体。

3）肠间隙脓肿：腹部 X 线片可发现肠壁间距增宽及局部肠袢积液、积气，B 超检查可见液性暗区，CT 亦可确定脓肿的部位及范围。

4）本病常较危重，病人十分痛苦，应了解其患病后的心理反应，如有无焦虑、恐惧等表现，了解病人对本病的认知程度和心理承受能力，对医院环境的适应情况，以及家属及亲友的态度、经济承受能力等。

（二）护理要点

1. 术前护理

（1）对症施护、减轻不适：在无休克的情况下。病人取半卧体位，利于改善呼吸、循环和使炎症局限，给予禁食、胃肠减压，以减轻胃肠道内积气、积液，减轻腹胀等不适，尽量减少搬动和按压腹部，以减轻疼痛，高热病人给予物理或药物降温。

（2）密切观察病情变化：定时测量体温、脉搏、呼吸和血压，必要时监测尿量，记录液体出入量。加强巡视，多询问病人主诉，观察病人腹部症状和体征的变化，注意治疗前后对比，动态观察。

（3）迅速建立静脉输液通道，遵医嘱补液。纠正水、电解质及酸碱失衡，安排好输液的顺序，根据病人临床表现和补液的监测指标，及时调整输液的量、速度和种类，保持每小时尿量 30 ml 以上。合理应用抗生素，控制感染，必要时输血、血浆，维持有效的循环血量。

（4）心理护理：做好病人及家属的解释安慰工作，稳定情绪减轻焦虑，介绍有关腹膜炎的疾病知识，提高其认识并配合治疗和护理；帮助其勇敢面对疾病，增加战胜疾病的信心和勇气。

2. 术后护理

（1）病人安置：手术完毕回病房后，给予平卧位。全身麻醉未清醒者头偏向一侧，防止误吸，保持呼吸道通畅。正确连接各引流装置，有多根腹腔引流管时，贴上标签标明各管位置，以免混淆。全身麻醉清醒或硬膜外麻醉病人平卧 6 小时，血压、脉搏平稳后改为半卧位，并鼓励病人多翻身、多活动，预防肠粘连。

（2）禁食、胃肠减压：术后继续胃肠减压、禁食，肠蠕动恢复后，拔除胃管，逐步恢复经口饮食。禁食期间做好口腔护理。

（3）观察病情变化：术后密切监测生命体征的变化，定时测量体温、血压、脉搏。经常巡视病人，倾听主诉，注意腹部体征的变化，观察有无腹腔残余脓肿的表现，及时发现异常，通知医生，配合处理。对危重病人尤应注意循环、呼吸、肾功能的监测和维护。

（4）补液、给药和营养支持：根据医嘱，合理补充水、电解质和维生素，必要时输新鲜血、血浆，维持水、电解质、酸碱平衡；给予肠内、外营养支持，促进内稳态和合成代谢，提高防御能力。术后继续应用有效抗生素，进一步控制腹腔内感染

（5）切口和引流管护理：观察切口敷料是否干燥，有渗血、渗液时及时更换；观察切口愈合情况，及早发现切口感染的征象。观察腹腔引流情况，对负压引流者及时调整负压。妥善固定引流管，防止脱出或受压；记录引流液的量、颜色、性状，经常挤捏引流管，以防血块或脓痂堵塞，保持腹腔引流通畅，预防腹腔内残余感染。当引流液量减少、色清及病人体温、血细胞计数恢复正常时，可考虑拔管。

（三）健康指导

（1）术后肠功能恢复后的饮食要根据不同疾病具体计划，先进食流质饮食，再过

渡到半流质饮食。应指导和鼓励病人进食易消化、高蛋白、高热量、富含维生素饮食。保持排便通畅，防止便秘。

（2）向病人解释术后半卧位的意义。在病情允许的情况下，应鼓励病人尽早下床活动，防止术后肠粘连。

（3）出院后如突然出现腹痛加重，应及时到医院就诊，定期门诊随访。

六、胃肠出血（GS1）

▶▶【上消化道出血护理常规】

（一）评估要点

（1）评估病人生命体征、精神与意识状态，有无头晕、口渴症状。

（2）评估病人便血及大便的次数、量、色及性状。

（3）评估病人皮肤与甲床色泽、肢体温度、周围静脉充盈情况。

（4）评估病人每小时尿量。

（5）评估病人的心理状况。

（6）评估病人的自理能力。

（二）护理要点

（1）休息与活动：绝对卧床休息至出血停止。大出血时病人取平卧位头偏向一侧保持呼吸道通畅，防止呕吐窒息，必要时给予氧气吸入。并将下肢略抬高，以保证脑部供血，并注意保暖。

（2）用药护理：迅速建立静脉通路，尽快补充血容量。使用特殊药物者，如善宁、垂体后叶激素时，应严格掌握滴速不宜过快；使用生长抑素应注意输注过程不能中断，若中断超过5分钟，应重新注射首剂，出血后3日未解大便才，慎用泻药。

（3）饮食及生活护理

1）出血期伴呕吐者禁食，少量出血未呕吐者可渐进温凉，清淡流质饮食，出血停止后改为营养丰富、易消化、无刺激性半流质饮食、软食，少量多餐，逐步过渡到正常饮食。

2）做好口腔及皮肤护理。

3）便血次数频繁，每次便后应擦净，保持臀部清洁干燥，以防发生褥疮和湿疹。

（4）心理护理：耐心细致地向家属及病人做好相关解释工作，以取得病人的配合，安慰体贴病人的疾苦，消除紧张、恐惧心理。

（5）病情观察：严密观察生命体征、神志、皮肤及甲床，准确记录尿量、呕吐及大便颜色及量，动态观察血象等。

(三)健康指导

(1)保持良好的心理和乐观主义精神,正确对待疾病。

(2)注意饮食卫生,定时定量,忌烟酒,进营养丰富,易消化,无刺激性(辛辣、咖啡、浓茶)食物,少量多餐。避免粗糙、坚硬的食物,要细嚼慢咽。

(3)禁烟酒、浓茶、咖啡等对胃有刺激的食物。

(4)应在医生指导下用药,对一些可诱发或加重溃疡病症状药物(水杨酸类、利血平、保泰松)应忌用。

(5)平时一旦出现呕血,黑便应立即卧床,保持镇静,马上就诊。

(6)遵医嘱用药,定期门诊随访,预防疾病再次发生。

▶【下消化道出血护理常规】

(一)评估要点

(1)评估病人便血的量、颜色、频次等。

(2)评估病人有无循环衰竭症状。

(3)评估病人原发病的临床症状及体征。

(4)评估病人的水电解质状况。

(5)评估病人的心理状况。

(二)护理要点

(1)卧床休息,保持病房安静、整洁,必要时吸氧。

(2)饮食遵医嘱严格控制,向病人解释控制饮食的目的及饮食对疾病的影响。

(3)病情观察

1)准确记录24小时尿量。

2)有引流管的病人,要观察引流物的量、颜色及性质并记录。

3)观察便血量、颜色及性质并及时通知医生。

4)保证静脉输液通畅,监测生命体征。

5)如病人出现烦躁不安、出冷汗、四肢厥冷、血压下降、脉快而弱、肠鸣音活跃,有活动性出血的指征,应通知医生,并保持静脉通路通畅。

6)如病人出血量减少,出血颜色由鲜红色转为暗红色,生命体征趋于平稳,则提示病情好转。

(4)卧床期间注意皮肤护理。

(5)遵医嘱使用止血药,并严密观察用药效果。

(6)根据病人文化水平及对疾病的了解程度,采取合适的方法向其介绍有关预防消化道出血的知识。

(7)心理护理:医护人员以极大热情关怀病人,取得信任,宣讲疾病相关知识,使其对战胜疾病树立信心,进行各种各样操作前做好解释工作,取得密切配合,使病人保持最佳心态参与疾病的治疗护理。

（三）健康指导

（1）保持良好的心理和乐观主义精神，正确对待疾病。

（2）注意饮食卫生，定时定量，忌烟酒，进营养丰富，易消化，无刺激性（辛辣、咖啡、浓茶）食物，少量多餐。避免粗糙、坚硬的食物，要细嚼慢咽。

（3）禁烟酒、浓茶、咖啡等对胃有刺激的食物。

（4）应在医生指导下用药，对一些可诱发或加重溃疡病症状药物（水杨酸类、利血平、保泰松）应忌用。

（5）平时一旦出现呕血，黑便应立即卧床，保持镇静，马上就诊。

（6）遵医嘱用药，定期门诊随访，预防疾病再次发生。

第八章

肝、胆、胰疾病及功能障碍（MDCH）

一、胰、肝切除和／或分流手术（HB1）、与肝、胆或胰腺疾患有关的其他手术（HJ1））、其他肝脏疾患（HZ1）

▶ 【急性梗阻性化脓性胆管炎护理常规】

（一）评估要点

（1）评估病人腹痛的部位、性质、放射方向，有无腹膜炎体征。

（2）动态评估夏柯氏三联征：腹痛、寒战与高热；休克及神经症状，分析判断病情。

（3）观察病人生命体征，观察皮肤颜色及温度，有无周围循环衰竭、感染中毒、休克等表现。

（4）观察病人伤口渗血渗液情况。

（5）严密观察病人术后并发症，如出血、胆漏等。

（二）护理要点

1. 术前护理

（1）病情观察

1）严密观察病人生命体征，注意有无中毒性休克出现。

2）神志：休克早期，脑组织灌注无明显减少，缺氧较轻，神经细胞兴奋，表现为烦躁、激动；休克后期神经细胞抑制，表现为神志淡漠、意识模糊。

3）皮肤颜色及温度反映人体体表灌流情况，休克时四肢皮肤苍白、湿冷、发绀。

（2）抗休克抗感染护理。

（3）高热护理：温水擦浴，头枕冰袋，以减少脑组织的耗氧量。做好基础护理，防止压疮及肺炎。

2. 术后护理

（1）了解术中情况，伤口渗出及引流管；麻醉清醒后血压平稳者取半卧位，如有休克征象取平卧位。

（2）"T"型管引流按"T"型管引流护理常规，胃肠减压按胃肠减压管护理要点执行。

（3）禁食、胃肠减压，肠蠕动恢复后可拔除胃管进食低脂饮食。

（4）适当活动，保持良好心态。

（三）健康指导

（1）嘱病人进低脂、高糖、高蛋白、营养丰富的饮食。

（2）对带"T"型管回家的病人应教会其每周更换两次引流袋，严格无菌操作，妥善固定，以防脱落。

（3）当再次发生腹痛、发热、黄疸等情况应及时就医。

▶ 【持久美兰染色在精准肝切除术中的应用护理常规】

（一）评估要点

（1）评估病人肝区疼痛的性质、部位、程度、持续时间，有无恶心、呕吐症状及强迫体位。

（2）评估病人有无门脉高压所致的出血现象，如肠鸣音情况，有无黑便、呕血、便潜血。

（3）全面了解病人肝功能（包括血清蛋白、凝血因子、胆红素）、肾功能、心功能及肺功能等。

（4）评估病人身体状况、既往史、健康史及疾病相关因素。

（5）评估病人意识状态有无烦躁不安或嗜睡。

（6）评估病人皮肤的完整性和躯体活动能力。

（二）护理要点

1. 术前护理

（1）按普外科一般术前护理常规。

（2）心理护理：向病人及家属交代手术前后的注意事项，消除其紧张恐惧心理。

（3）肠道准备：饮食上建议进易消化的食物，避免食用辛辣刺激性食物，保持大便通畅，术禁食 6～8 小时，禁水 2～6 小时，不常规灌肠。

（4）呼吸道准备：吸烟者要求术前禁烟 2 周，以防呼吸道分泌物过多而引起术后肺部并发症，并尝试学会腹式呼吸，有效咳痰。注意保暖，防止呼吸道感染。

（5）严密观察病人的体温变化，如病人发热，要区分是炎症感染所致，还是肿瘤热。如是肿瘤热，可应用消炎痛口服 125 - 25nB，或应用消炎痛栓剂痛栓剂纳肛，体温均可降至正常。

（6）嘱病人在床上练习大小便及掌握正确的咳嗽排痰方法。

（7）备血根据肝叶切除的范围大小给予备血，一般要求新鲜血与库血之比为 1：（1～2）。

（8）保持良好情绪，保证术前晚间良好的睡眠。

（9）预防应用抗生素的肝脏疾病病人的免疫力较低，应提前 2 日使用广谱抗生素；感染性疾病则应早期、大量使用抗生素，注意选用对肝损害小的药物。

（10）术前至少应用维生素 K 3 日。

2. 术后护理

（1）密切观察病人的生命体征、神志，全身皮肤黏膜有无出血点，有无发绀及黄疸等情况。

（2）观察切口渗血、渗液情况，注意尿量及各种引流液的情况。

（3）禁食：胃肠减压，静脉输入高渗葡萄糖、适量胰岛素及维生素 B、维生素 C、维生素 K 等，待肠蠕动恢复后逐步给予流质饮食、半流质饮食及普通饮食。术后 2 周应补充适量的白蛋白和血浆，以提高机体的抵抗力。广泛肝切除后，可使用要素饮食或静脉营养支持。

（4）体位：术后第 2 日可予以半卧位，但要避免过早活动，尤其是肝叶切除术后，以免肝断面术后出血。要做一些必要的卧床活动，以避免肺部感染及下肢深静脉血栓形成。

（5）吸氧：对肝叶切除者量大，术中做肝门阻断、肝动脉结扎或栓塞；肝硬化严重者，术后均应给予氧气吸入以提高血氧浓度，增加肝细胞的供氧量，促进肝细胞的代偿，以利于肝细胞的再生和修复。定时观察病人的动脉血氧饱和度情况，使其维持在 95% 以上。

（6）引流管的护理：引流管妥善进行二次固定，防止滑脱，标识清楚；引流袋位置必须低于切口平面，定时挤捏引流管，保持引流通畅，防止引流管打折、扭曲、受压，观察引流液颜色、性质；准确记录 24 小时引流量，发现引流量突然减少或增多、颜色性状改变，病人出现腹胀、发热、生命体征改变等异常情况应立即报告医生；定时更换引流袋，注意无菌操作。

（7）半肝以上切除的病人和术中曾阻断肝血流的病人，术后需低流量吸氧3～4日，2 周内补充血浆、白蛋白和支链氨基酸，有条件的可进行深静脉营养并加用脂溶性维生素、水溶性维生素，以保护肝脏功能。

（8）肝功能的监测：术后要定期复查，注意病情的观察和治疗，尤其是肝叶切除者，更要注意术后有无黄疸和肝昏迷前期，当血氨偏高时可予精氨酸钾、钠。

3. 术后并发症的观察

（1）出血：腹腔出血多发生于合并肝叶切除及术中门静脉损伤者，亦见于胆肠吻合口出血，腹腔引流鲜血 > 100 ml/h，提示腹腔内有活动性出血。

（2）术后急性肝功能衰竭：术后出现皮肤黄染加深、腹水、嗜睡、高热甚至出现精神症状等情形，应立即通知医生，饮食停止蛋白质摄取，遵医嘱使用保护肝脏的药物及有效的抗生素。病人应保持镇静，配合医生的治疗。

（3）胆漏：术后仔细观察腹腔引流液的颜色、性状和量的变化；妥善固定胆道引流管，防止滑脱；保持引流管通畅；密切观察腹部情况、体温，如病人出现突发腹痛，应立即通知医生。发生胆漏后，应配合医生给予充分引流、防治感染和营养支持。

（4）胸腔积液：给予雾化吸入，督促深呼吸、咳痰等；密切观察生命体征的变化，注意有无气促、胸闷及体温波动，观察腹腔引流管的颜色和量。对于肝切除术的病人，术后出现血氧饱和度下降、呼吸困难，应考虑有无胸腔积液。

（5）肝性脑病：肝性脑病最早出现的临床表现是病人意识状态的改变、性格行为方面的改变，甚至出现随地大小便、乱吐痰等令人难以接受的表现。

（三）健康指导

（1）保持低脂肪、低胆固醇、高蛋白质的膳食结构，忌食脑、肝、肾及油炸食物，更应忌食肥肉、忌饮酒，以免影响肝脏功能。

（2）注意劳逸结合，适当锻炼，避免重体力活动。

（3）注意如下症状：术后应注意有无反复或持续出现的腹痛、腹胀、皮肤巩膜黄染、小便持续变黄、食欲下降、消瘦等表现。如出院后出现上述症状，可能为肿瘤复发或腹腔内感染等迹象，应及时到医院就诊。

（4）术后复查：术后应定期（术后 1 个月、6 个月、1 年、2 年）复查血常规、肝功能、腹部彩超等，必要时复查腹部 CT。

二、胆囊切除术伴胆总管手术（HC1）、胆总管手术（HC2）、胆囊切除手术（HC3）、急性胆道疾患（HU1）

▶【胆道疾病护理常规】

（一）评估要点

（1）评估病人腹痛程度、部位、性质和放射方向、持续时间、腹部体征及消化症状。

（2）了解病人腹痛发作前有无进油腻食物、过度疲劳等情况。

（3）了解病人既往史，有无类似发作史，治疗及检查情况，注意有无胆囊肿大、发热、寒战、黄疸。

（4）监测病人神志、面色、生命体征、尿量、皮肤弹性，判断有无休克及脱水。

（5）观察病人术后并发症，如出血、胆漏等。

（二）护理要点

1. 术前护理

（1）按普外科一般术前护理常规。

（2）给予低脂，无刺激性食物，戒烟、戒酒。

2. 术后护理

（1）按外科一般术后护理常规。

（2）观察病人生命体征的变化。

（3）有黄疸者，术后遵医嘱继续使用维生素 K，观察鼻腔、口腔、切口及引流管有无出血。全身皮肤瘙痒者可用止痒水涂抹，局部忌抓、忌烫水、忌肥皂水擦洗，防止皮肤出血及感染。

（4）"T"型管引流按"T"型管引流护理常规，胃肠减压按胃肠减压管护理要点执行。

3. 术后并发症的观察

（1）术后胆道出血：术后短期内出现右上腹及剑突部剧痛，随后出现呕血和柏油便，"T"型管内出现血性胆汁，应遵医嘱使用止血药或输鲜血，若仍无效，需再次手术。

（2）术后急性肝衰竭：术后出现皮肤黄染加深、腹水、嗜睡、高热甚至出现精神症状等情形，应立即通知医生，饮食停止蛋白质摄取，遵医嘱使用保护肝脏的药物及有效的抗生素。病人应保持镇静，配合医生的治疗。

（三）健康指导

（1）尽量少吃肥肉，勿暴饮暴食、忌烟酒等刺激性食物。

（2）避免食用家禽类的皮，烹调时用油不宜太多。

（3）避免食用花生、硬核类（尤其是胡桃）、蛋类、鱼介类、乳及乳制品和动物脂肪。

（4）烹调方式可采用清蒸、清炖、白煮、红烧、卤、糖醋、凉拌、烤等方式，以减少食用油的使用量。

（5）烹调后，若汤汁上有浮油须用汤勺去除，以避免使用过多的脂肪。

（6）如大便不成形或腹泻者，注意调整饮食，一般术后 1~3 个月此症状会慢慢消失。

▶【经脐单孔腹腔镜胆囊摘除术护理常规】

（一）评估要点

（1）评估病人腹痛程度、部位、性质和放射方向、持续时间、腹部体征及消化症状。

（2）了解病人腹痛发作前有无进油腻食物、过度疲劳等情况。

（3）了解病人既往史，有无类似发作史，治疗及检查情况，注意有无胆囊肿大、发热、寒战、黄疸。

（4）监测病人神志、面色、生命体征、尿量、皮肤弹性，判断有无休克及脱水。

（5）观察病人术后并发症，如出血、胆漏等。

（二）护理要点

1. 术前护理

（1）配合医生把单孔腹腔镜手术的优点与 3 孔手术的不同之处，术后可能出现的并发症告知病人和家属，让病人和家属了解手术方式。

（2）给予低脂、无刺激性食物，戒烟、戒酒。

（3）术前 6 小时禁食，术前 2 小时禁饮，不常规置尿管、胃管。

（4）术前半小时预防性使用抗生素可有效防止术后创口感染，手术时间超过 3 小时可追加抗生素 1 次。

（5）术前口服镇痛药，预防性镇痛，减少术后疼痛。

2. 术后护理

（1）按普外科一般术后护理常规。

（2）观察病人生命体征的变化。

（3）立即给予氧气吸入，氧流量为 3 L/min，增加血中氧的浓度，减少对二氧化碳的吸收，避免发生高碳酸血症。

（4）观察切口有无渗血渗液，创可贴外观潮湿者及时更换。

（5）术后补液量小于 2000 ml/d，术后 6 小时后进流质饮食，但禁食易产气食物，如奶制品或甜食。

（6）术后 6 小时在医护人员指导下可下床活动，促进胃肠功能恢复。

（7）术后按时镇痛，可增加病人的舒适度，使病人尽早下床活动。

（8）有黄疸者，术后遵医嘱继续使用维生素 K。

（三）健康指导

（1）术后 6 小时后，应让病人进少量流质软食，如稀米汤、面汤等，忌奶制品及甜食等易胀气食物；逐渐过渡至低脂半流质饮食、低脂普通饮食，尽量少吃肥肉、蛋类、花生等，烹调时用油量不宜太多，以清蒸、清炖、白煮等方式，若汤汁上有浮油须用汤勺去除，以避免使用过多的脂肪，勿暴饮暴食、忌烟酒等刺激性食物。

（2）术后病人神志清醒，生命体征平稳后可在他人协助下取半卧位，术后 6 小时在医护人员指导下可下床活动，也可在他人协助下进行床上翻身及肢体被动活动，以预防呼吸系统和循环系统的并发症及褥疮的发生，刺激肠蠕动和减少胀气。

（3）如大便不成形或腹泻者，注意调整饮食，一般术后 1～3 个月此症状会慢慢消失。

三、肝胆胰系统的诊断性操作（HL1）

▶【ERCP（逆行胰胆管造影）护理常规】

（一）评估要点

（1）评估病人有无寒战、高热、腹痛等化脓性胆管炎的征象。

（2）观察病人生命体征变化。

（3）观察并记录引流液的性状、量。

（4）观察并发症。

（二）护理要点

1. 检查前护理要点

（1）检查前病人禁食、禁水6小时，做好碘过敏试验，术前30分钟肌内注射阿托品及哌替啶。

（2）心理护理：十二指肠乳头平滑肌的松弛与否是ERCP术成功的首要条件，而情绪、精神状态影响了其松弛状态。术前应耐心地向病人介绍ERCP的操作过程，告知手术的优点（和传统外科手术比，ERCP具有创伤小、住院时间短、恢复快、并发症少的特点）和可能存在的风险。

（3）指导病人左侧俯卧位，学会张口呼吸、吞咽等，增加病人对ERCP的了解和信任，消除病人的紧张恐惧心理，促进病人的主动合作。

2. 检查后护理要点

（1）密切观察病人生命体征和腹部体征，如压痛、反跳痛、肌紧张，有无出血及黑便。

（2）检查后1小时及第3日清晨各查血清淀粉酶1次，注意有无急性胰腺炎发作。

（3）检查后暂禁食，术后2日进流食。

（4）静脉补液，维持水电解质平衡，保证病人有足够热量，促进体内造影剂的排出。

3. 鼻胆管的护理

（1）妥善固定引流管，引流管在体外要做到双固定，即固定在鼻翼侧的颊部和床旁，在活动及睡觉时，保护好导管，以防意外脱出。在鼻胆管出鼻腔处用胶布做一记号，以便及时发现有无脱出。如怀疑导管有少许脱出，不宜强行往里输送导管，应固定好导管，观察胆汁引流情况，并报告医生处理。

（2）连接处用无菌纱布包裹避免逆行感染。

（3）保持鼻胆管通畅和有效引流。引流初期，引流量较多，每日可达500～1000 ml，后期逐渐减少或引流液由黄色变为无色时，应警惕引流管是否堵塞或是否置入胰管，应调整体位，保证引流通畅。

（4）置管期间注意维持水电解质和酸碱平衡。

（5）引流数日后，临床症状改善，各种指标恢复正常可拔除鼻胆管。

4. 并发症的护理

（1）急性胰腺炎：病人应禁食、卧床休息、胃肠减压，使用扩酸剂、生长抑素及广谱抗生素等，定期复查血尿淀粉酶，观察用药的不良反应，给予静脉高营养等支持治疗。经过禁食、应用抗生素和生长抑制素等处理，一般在 3~5 日可恢复。

（2）急性胆管炎：多发生在胆管梗阻性病变的病人。遵医嘱吸氧，高热者物理降温或药物降温，做好基础护理，保持口腔、皮肤清洁。及时准确应用抗生素，必要时采取有效的引流或手术治疗。

（3）出血：如病人面色苍白，大便频繁，黑便甚至血便，应立即报告医生。遵医嘱快速补充液量，应用止血药，并做好术前准备。

（4）穿孔：若保守治疗失败，及时手术治疗。

（三）健康指导

（1）指导病人出院后应注意休息，保持良好的饮食习惯，少量多餐，避免暴饮暴食，告知病人应低脂、低胆固醇、富含维生素饮食，多饮水，避免剧烈活动。

（2）一般每隔 1 周复查血淀粉酶，每隔 1 个月 B 超检查，以观察肝胆系统情况。若有发热、呕吐、腹痛、腹胀及皮肤黄染等情况应及时到医院就诊。

▶【ESD（内镜黏膜下剥离术）护理常规】

（一）评估要点

（1）适应证：①食管病变，包括 Barrett 食管、早期食管癌、食管癌前病变、食管良性肿瘤；②胃病变，包括早期胃癌、良性肿瘤（如胃息肉、胃间质瘤、异位胰腺、脂肪瘤等）；③大肠病变，包括巨大平坦息肉、黏膜下肿瘤、类癌。

（2）禁忌证：严重的心肺疾病、血液病、凝血功能障碍、病变抬举症阴性者，以及不具备无痛内镜条件的医疗单位，对于一般状态差的病人，不主张 ESD 治疗。

（二）护理要点

1. 检查前护理

（1）心理指导：给予简单易懂的心理指导，改善病人心理状态，缓解病人紧张情绪，向病人讲解与外科手术相比，ESD 具有创伤小，易耐受等优点。

（2）病人准备：着清洁病员服，取下活动性义齿及首饰、金属物品等；术前禁食、禁水 8 小时以上；签署手术同意书；完善术前各项检查，做好术前备血；强调 ESD 术后可能部分病人还需手术的可能性，避免纠纷；建立留置静脉通路。

2. 检查后护理

（1）麻醉后反应：观察病人有无焦虑、烦躁、病苦表情、眼球震颤和意识恢复延迟等情况。一旦出现类似的症状，立即通知医生，静推小剂量的地西泮。密切观察生命体征。

（2）体位护理：术后绝对卧床休息，床上大小便，可取平卧或者半卧位，指导病人翻身活动，但不宜过早下床活动，以防术后出血等并发症。

（3）饮食护理：禁饮食 72 小时，由静脉补充营养，如无并发症，酌情给予饮食，由低温流质、半流质、软食逐渐过渡，可进食高蛋白、富含维生素、高热量、易消化饮食，避免粗糙、刺激性及含较多纤维不易消化的食物。

（4）用药护理：24～48 小时内常规补液，使用抗生素和止血药。可口服质子泵抑制剂，保护黏膜，监督病人按时服药，观察药物的疗效和不良反应。

（5）并发症的护理：常见的并发症是出血和穿孔，密切观察病人有无呕血和黑便，监测血压和脉搏的变化，如病人出现面色苍白、出汗、血压下降、黑便或腹胀、腹部剧烈疼痛、腹膜炎体征，应立即通知医生，采取措施。

（6）胃管的护理：妥善固定，观察颜色、量、性状，保持引流通畅，并及时倾倒引流液。

（7）心理护理：针对 ESD 病人存在的心理问题采取针对性的心理、社会、文化的护理，通过下棋、看报、听音乐等消除其紧张感。

（三）健康指导

（1）术前禁食、禁水 8 小时；询问碘过敏史，做碘过敏实验，备齐造影剂及术前用药。

（2）指导病人术中配合的方式。

（3）术后胃管的重要性及护理。

（4）出院指导：嘱病人注意休息，避免剧烈的重体力活动，饮食规律，健康。注意观察大便的颜色，如有不适随时就诊，定期复诊（分别术后 1、3、6 个月复查胃镜）。

四、肝胆胰系统的治疗性操作（HL2）

▶ **【经皮肝穿刺置管引流术（PTCD）的护理常规】**

（一）评估要点

（1）评估病人生命体征、腹部体征及病情变化，包括黄疸情况，如皮肤、巩膜颜色及大、小便颜色，肝功能恢复情况等。

（2）观察引流液的颜色、性质、量。

（3）观察 PTCD 引流管周围皮肤及伤口敷料情况。

（二）护理要点

（1）妥善固定引流管，防止脱出；对躁动不安的病人，应有专人守护或适当约束。

（2）引流袋位置应低于切口平面。

（3）保持引流通畅，避免打折成角、扭曲。

（4）准确记录 24 小时引流量。

（5）定时更换引流袋。

（三）健康指导

（1）告知病人更换体位时防止引流管脱出或受压的措施。

（2）告知病人出现腹痛、腹胀情况时，及时通知医护人员。

（3）如病人需带 PTCD 引流管回家，指导其管路护理及自我监测方法。

（4）根据病人病情，给予饮食指导。

五、肝胆胰系统恶性肿瘤（HR1）

▶【肝癌护理常规】

（一）评估要点

（1）病人生命体征、皮肤情况评估：癌性发热、癌组织脱落细胞或血块脱落引起胆道梗阻所致黄疸、情绪变化、性格改变、行为失常等肝性脑病的改变。

（2）肝区疼痛，多见持续性胀痛或钝痛。

（3）并发症观察：上消化道出血、肝性脑病、感染。

（4）评估病人的心理状况、自理能力等。

（二）护理要点

（1）按普外科病人一般护理要点进行。

（2）按上述评估中所列各项观察病情，加强基础护理。

（3）根据病人的心理承受力，谨慎告知诊断。

（4）重视对病人的心理护理，与病人建立相互信任的护患关系。

（5）鼓励病人表达疼痛感受，以同情、安慰、鼓励的态度理解病人疼痛时的反应。

（6）教会病人减轻疼痛的方法：注意力分散；暗示法：自我行为控制训练；使用安慰剂等。

（7）根据病情补充营养，进高热量、富含维生素饮食，必要时给予蛋白质支持。

（8）鼓励病人积极配合治疗原发性治病。

（9）密切观察病人生命体征，转移病灶的症状。

（三）健康指导

（1）指导病人多休息，注意保暖，预防受凉。

（2）适当运动，宜家属陪伴，避免意外受伤。

（3）进高营养、高热量、富含维生素饮食。

（4）鼓励病人积极应对，树立战胜疾病的信心。

▶▶【胆道肿瘤护理常规】

（一）评估要点

（1）肿瘤侵袭范围：胆管癌沿着轴向、侧向两个方向浸润生长。

（2）剩余肝脏功能：肝门部胆管癌的根治性手术常需要联合行大范围肝切除。精准肝切除要求在彻底清除肿瘤和保留足够的剩余肝脏之间取得平衡，故精确评估预留剩余肝脏储备功能以确定必须剩余功能性肝脏体积，对手术决策和手术规划是非常重要的。

（二）护理要点

（1）心理护理：观察了解病人及家属对手术的心理反应，有无烦躁不安、焦虑、恐惧的心理。告诉病人胆管癌皮肤颜色的改变会随着疾病的治疗逐渐恢复。

（2）营养支持：做好饮食护理，应食用低脂、高糖、含优质蛋白质、富含维生素、易消化饮食，以改善病人营养状况，提高手术耐受力。不能经口进食或经口摄入不足者，根据其营养状况，给予肠内、肠外营养支持，以改善营养状况。

（3）病情观察：严密观察各项生命体征，并密切注意有无意识障碍；观察有无出血和胆汁渗出，并记录量和速度。若有发热和严重腹痛，可能为胆汁渗漏引起的胆汁性腹膜炎，需立即报告医生处理；观察黄疸程度、消退情况：观察和记录粪便的颜色，检测胆红素的含量。

（三）健康指导

（1）指导病人合理饮食，忌油腻食物及饱餐。肥胖者应适当减肥，糖尿病者应遵医嘱坚持药物和饮食治疗。养成良好的工作、休息和饮食规律，避免劳累及精神高度紧张。

（2）向带管出院的病人解释"T"型管的重要性，告知出院后的注意事项。尽量穿宽松、柔软的衣服，以防引流管受压；沐浴时采用淋浴，用防水敷料贴在引流管出腹壁处加以保护，日常生活中避免提重物或过度活动，以免牵拉"T"型管而致脱出。引流口周围的皮肤涂氧化锌软膏加以保护。及时更换敷料，定时更换引流袋，并记录引流液的颜色、性质和量。如发现引流液异常或身体不适等，及时就医。

▶▶【胰腺癌护理常规】

（一）评估要点

（1）评估病人的腹痛程度及性质。

（2）评估病人体重减轻程度。

（3）评估病人黄疸状况。

（4）其他症状：消化道症状和精神症状等。

（二）护理要点

（1）改善病人营养状况，降低术后并发症。鼓励病人多进富有营养的食物，必要时给予胃肠鼻饲或静脉高营养。有明显黄疸者，需给予维生素 K_1 以改善凝血功能。因脂肪吸收障碍（如腹泻、大便性质改变），应限制脂肪食物。

（2）术后密切观察血压、脉搏、呼吸，预防休克，保持水、电解质酸碱平衡。

（3）做胰十二指肠切除术，术中有较多吻合，要密切观察腹腔引流管或引流条内渗出液的性状和量，观察有无胆瘘、胰瘘和出血等并发症发生。

（4）做胰体和胰尾切除术者，注意置于胰腺断面处的引流管内有无胰液渗出（胰液为清澈无色水样液）。如疑有胰瘘时，应立即将引流管接持续负压吸引，对胰瘘周围的皮肤用氧化锌糊剂保护。

（5）心理护理：给予心理支持，增强战胜疾病的信心。

（6）控制继发性糖尿病：术后早期监测血糖、尿糖、酮体，记录尿量及比重。遵医嘱给予胰岛素。

（三）健康指导

（1）讲解疾病有关知识，告知出现疼痛的原因，介绍帮助缓解疼痛的方法。

（2）介绍手术环境、程序、术中配合方法、术后常见不适与并发症的预防措施、术后护理配合方法等。

（3）讲解黄疸出现的原因及其对皮肤的影响，告知不能用力搔抓皮肤的原因，介绍皮肤自我保护方法。

（4）告知凝血机制障碍的原因，嘱注意自我防护，避免外伤等。

（5）讲解情绪与健康的关系，嘱保持情绪稳定，适当休息与锻炼。

（6）鼓励坚持治疗，定期随访，发现异常征象及时就诊。

▶▶【胰腺癌和壶腹周围癌护理常规】

（一）评估要点

1. 术前评估

（1）健康史和相关因素：了解病人是否长期高蛋白、高脂肪饮食；有无吸烟史；有无其他疾病，如糖尿病、慢性胰腺炎；家族中有无胰腺肿瘤或其他肿瘤病人。

（2）身体状况

1）局部：腹部有无疼痛，是否触及肿块。

2）全身：病人的食欲、体重减轻情况；有无消化不良的表现；大便次数、色和性状；有无黄疸；有无头晕、出冷汗、面色苍白、乏力、饥饿、头晕等低血糖症状。

（3）了解各辅助检查的结果，判断病人各器官功能和对手术的耐受力。

（4）病人和家属对疾病的认识，有无信心，是否有不良情绪反应，家庭经济承受能力，是否了解术前及术后护理配合的有关知识。

2. 术后评估

（1）麻醉方式和手术类型、范围，术中出血量、补液量及安置引流管。

（2）术后生命体征，伤口渗血、渗液情况，各引流管是否通畅，引流液颜色、量，病人疼痛程度及睡眠情况。有无出血、感染、瘘、血糖异常等并发症发生。

（3）病人对疾病和术后各种不适的心理反应，病人及家属对术后康复过程及出院健康教育知识的掌握程度。

（二）护理要点

（1）心理护理：多与病人沟通，了解其真实感受，满足精神需要，促进疾病的康复。

（2）疼痛护理：对于疼痛剧烈的胰腺癌病人，及时给予有效的镇痛，评估镇痛药的效果。

（3）改善营养状态：给予肠内外营养支持，肠蠕动恢复并拔除胃管后可给予少量流质饮食，再逐渐过渡至正常饮食。

（4）常见并发症的观察和护理

1）术后出血：密切观察病人生命体征、伤口渗血及引流液，准确记录出入量。

2）防治感染：术前遵医嘱清洁肠道，术后合理使用抗菌药，及时更换伤口敷料，保持引流管通畅，观察引流液的性状和量。

3）胰瘘：术后1周左右，表现为病人突发剧烈腹痛、持续腹胀、发热、腹腔引流管或伤口流出清亮液体，引流液测得淀粉酶。

4）胆瘘：多发于术后5～10日，表现为发热、右上腹疼痛、腹肌紧张及腹膜刺激征；"T"型管引流量突然减少，沿腹腔引流管或腹壁伤口溢出胆汁样液体。此时应保持"T"型管引流通畅，做好观察和记录；予以腹腔引流，加强支持治疗；做好手术处理的准备。

5）控制血糖：动态监测血糖水平，控制血糖在适当水平，若有低血糖表现，适当补充葡萄糖。

（三）健康指导

（1）年龄在40岁以上，短期内出现持续性上腹部疼痛、腹胀、食欲减退、消瘦等症状时，应注意对胰腺做进一步检查。

（2）饮食宜少量多餐，以均衡饮食为主。

（3）按计划放疗或化疗。

（4）术后每3～6个月复查1次。

（5）加强自我观察，随身携带含糖食品。

▶【肝门部胆管癌根治术护理常规】

（一）评估要点

（1）评估病人腹痛程度、部位、性质和放射方向、持续时间、腹部体征及消化道症状。

（2）评估病人腹痛发作前有无进油腻食物、过度疲劳等情况。

（3）评估病人有无类似发作史，治疗及检查情况，有无胆囊肿大、发热、寒战、黄疸。

（4）监测病人神志、面色、生命体征、尿量、皮肤弹性，判断有无休克及脱水。

（二）护理要点

1. 术前护理

（1）按普外科一般术前护理常规。

（2）心理护理：向病人及家属交代手术前后的注意事项，消除其紧张恐惧心理。

（3）改善全身状况，纠正营养不良和贫血。给予高糖、高蛋白、富含维生素、高热量饮食。严重营养不良者予以全胃肠外营养（TPN）支持；贫血较严重者少量多次输新鲜血、血浆及白蛋白；及时补充水和电解质，防止水、电解质失衡。

（4）监测出、凝血时间，凝血酶原时间等。

（5）术前完善各项常规检查，但要尽量避免一些创伤性及侵入性检查，如 PTC、PTCD。

（6）改善肝功能、凝血功能，预防感染：术前 3 日应用维生素 K_1 肌内注射，改善凝血功能。

2. 术后护理

（1）按普外科一般术后护理常规。

（2）观察病人生命体征的变化。密切观察病情变化，持续监测血压、脉搏、呼吸、体温及尿量。

（3）呼吸道管理：持续鼻导管或面罩吸氧 2～3 日；保持呼吸道通畅，及时清除呼吸道分泌物；术后可给予雾化吸入，鼓励病人深呼吸，进行有效咳嗽排痰。

（4）重要脏器功能监测：术后定期监测肝功能、肾功能、血小板、凝血酶原时间、电解质、血气分析等。

（5）营养支持：肝门部胆管癌扩大根治术病人，术后短期内不能正常进食，术后给予 TPN，做好深静脉输液管道的护理，严格无菌操作，防止感染

（6）体位与活动：术后 24 小时内取平卧位，生命体征平稳后可取半卧位；为防止术后肝断面出血，一般不鼓励早期下床活动，同时避免剧烈咳嗽。

（7）引流管的护理：保持引流管通畅，密切观察腹腔引流情况，如腹腔内有活动性出血，应立即通知医生采取止血措施；"T"型管及胃管按照相关护理常规。

3. 术后并发症的观察

（1）术后胆道出血：术后短期内出现右上腹及剑突部剧痛，随后出现呕血和柏油

便，"T"型管内出现血性胆汁，应遵医嘱使用止血药或输鲜血，如仍无效，需再次手术。

（2）术后急性肝衰竭：术后出现皮肤黄染加深、腹水、嗜睡、高热，甚至出现精神症状等情形，应立即通知医生，饮食停止蛋白质摄取，遵医嘱使用保护肝脏的药物及有效的抗生素。病人应保持镇静，配合医生的治疗。

（3）胆瘘：术后仔细观察腹腔引流液的颜色、性状和量的变化；妥善固定胆道引流管，防止滑脱；保持引流管通畅；密切观察腹部情况、体温，如病人出现突发腹痛，应立即通知医生。发生胆瘘，应配合医生给予充分引流、防治感染和营养支持。

（4）胸腔积液：给予雾化吸入，督促深呼吸、咳痰等；密切观察生命体征的变化，注意有无气促、胸闷及体温波动，观察腹腔引流管的颜色和量。对于附加肝切除术的病人，术后出现血氧饱和度下降、呼吸困难，应考虑有无胸腔积液。

（三）健康指导

（1）保持低脂肪、低胆固醇、高蛋白质的膳食结构，忌食脑、肝、肾及油炸食物，更应忌食肥肉、忌饮酒，以免影响肝脏功能，或造成胆管结石。

（2）注意劳逸结合，适当锻炼，避免重体力活动。

（3）术后应注意有无反复或持续出现的腹痛、腹胀、皮肤巩膜黄染、小便持续变黄、食欲下降、消瘦等表现，如出院后出现上述症状，可能为肿瘤复发或腹腔内感染等迹象，应及时到医院就诊。

（4）术后复查：术后应定期（术后1个月、6个月、1年、2年）复查血常规、肝功能、腹部彩超等，必要时复查腹部CT，观察术区局部及远处有无肿瘤复发或转移，了解术后恢复情况。

▶▶【胆囊癌根治术护理常规】

（一）评估要点

（1）了解病人既往有无胆道疾病史、胆道系统手术史。

（2）评估病人腹痛的性质、范围、时间、与进食尤其进油腻食物的关系，有无黄疸史，有无腹胀、腹部包块、腹膜刺激征。

（3）评估病人皮肤、尿便颜色，注意神志、脉搏、血压变化，有无全身营养不良及出血征象等。

（二）护理要点

1. 术前护理

（1）按普外科手术前护理常规及普外科一般护理常规。

（2）心理护理：做好解释工作，帮助病人建立战胜疾病的信心。

（3）遵医嘱用镇痛药。

（4）极度衰竭、贫血者应输全血、血浆、白蛋白、各种氨基酸、脂肪乳等。

（5）检测出、凝血时间，凝血酶原时间等。

（6）肠道清洁：口服泻剂，灌肠除去肠内容物。

2. 术后护理

（1）按普外科一般术后护理常规及普外科一般护理常规。

（2）观察病人生命体征及病情变化，持续监测血压、脉搏、呼吸、体温及尿量。

（3）呼吸道管理：持续鼻导管或面罩吸氧 2～3 日；保持呼吸道通畅，及时清除呼吸道分泌物；术后可给予雾化吸入，鼓励病人深呼吸，进行有效咳嗽排痰。

（4）术后 24 小时内，给予静脉营养支持，对术中放置空肠造口管者，术后可实施肠内营养支持。待胃肠功能恢复排气拔除胃管后，可逐渐过渡到流食、半流食、普通饮食，饮食以清淡、易消化为主。

（5）黄疸较深时，因胆汁刺激可引起皮肤瘙痒，嘱病人避免抓挠，协助病人修剪指甲。可用温水清洗或者是用炉甘石洗剂擦拭局部可止痒。

（6）放置有多个引流管（如氧气管、胃管、导尿管、腹引管等），回病房后应将各种引流装置连接好并妥善固定好，保持引流管的固定通畅，防止引流管扭曲受压及翻身时牵拉脱落，引流液不可倒流，以免造成腹腔感染，做好标记并记录各种引流物的量、性质、颜色，发现引流管脱出应及时处理。

（7）"T"型管引流出血性胆汁或鲜血提示胆道出血。如出现胆汁引流量变少、病人诉腹痛，提示可能发生胆汁性腹膜炎。若病人持续高热、咳嗽加剧，提示有肺部感染。若出现黄疸加深、谵妄、昏迷、血清转氨酶持续上升等表现可能为急性肝衰竭。出现上述情况时，应立即通知医生及时处理。

（三）健康指导

（1）进食易消化、高热量、高蛋白、富含维生素、低脂肪饮食。

（2）保持大便通畅和生活规律。

（3）定期复查，术后 1 个月进行化疗，化疗前查白细胞，低于 $4 \times 10^9/L$ 应停止用药。

▶【腹腔镜下肝癌根治术护理常规】

（一）评估要点

（1）评估病人肝区疼痛的性质、部位、程度、持续时间，有无恶心、呕吐症状及强迫体位。

（2）评估病人是否有肝外转移、血管侵犯、肿瘤数目及大小。

（3）评估病人有无门脉高压所致的出血现象，如肠鸣音情况，有无黑便、呕血、便潜血。

（4）全面了解病人肝功能（包括血清蛋白、凝血因子、胆红素）、肾功能、心功能及肺功能等。

（5）评估病人身体状况、既往史、健康史及疾病相关因素。

（6）病人意识状态有无烦躁不安或嗜睡。

（7）病人皮肤的完整性和躯体活动能力。

（二）护理要点

1. 术前护理

（1）按普外科一般术前护理常规。

（2）心理护理：向病人及家属交代手术前后的注意事项，消除其紧张恐惧心理。

（3）术前准备：改善全身状况，纠正营养不良和贫血。给予高蛋白、富含维生素、高热量饮食。严重营养不良者予以全胃肠外营养（TPN）支持；贫血较严重者少量多次输新鲜血、血浆及白蛋白；及时补充水和电解质，防止水、电解质失衡。

（4）检测出、凝血时间，凝血酶原时间等。

（5）术前完善各项常规检查，但要尽量避免一些创伤性及侵入性检查，如 PTC、PTCD。

（6）改善肝功能、凝血功能，预防感染：术前3日应用维生素 K_1 肌内注射，改善凝血功能。

2. 术后护理

（1）按普外科一般术后护理常规。

（2）观察病人生命体征的变化。密切观察病情变化，持续监测血压、脉搏、呼吸、体温及尿量。

（3）呼吸道管理：持续鼻导管或面罩吸氧2~3日；保持呼吸道通畅，及时清除呼吸道分泌物；术后可给予雾化吸入，鼓励病人深呼吸，进行有效咳嗽排痰。

4）重要脏器功能监测：术后定期监测肝功能、肾功能、血小板、凝血酶原时间、电解质、血气分析等。

（5）营养支持：肝癌根治术病人，术后短期内不能正常进食，术后给予 TPN，做好深静脉输液管道的护理，严格无菌操作，防止感染。

（6）体位与活动：术后后取平卧位，生命体征平稳后可取半卧位；为防止术后肝断面出血，卧床期间活动不可幅度过大，遵医嘱早期下床活动，同时避免剧烈咳嗽及便秘。

（7）引流管的护理：保持引流管通畅，妥善固定，密切观察腹腔引流情况，如腹腔内有活动性出血，应立即通知医生采取止血措施，"T"型管及胃管按相应的护理常规。

3. 术后并发症的观察

（1）出血：腹腔出血多发生于合并肝叶切除及术中门静脉损伤者，亦见于胆肠吻合口出血，腹腔引流鲜血 >100 ml/ h，提示腹腔内有活动性出血。

（2）术后急性肝衰竭：术后出现皮肤黄染加深、腹水、嗜睡、高热甚至出现精神症状等情形，应立即通知医生，饮食停止蛋白质摄取，遵医嘱使用保护肝脏的药物及有效的抗生素。病人应保持镇静，配合医生的治疗。

（3）胆瘘：术后仔细观察腹腔引流液的颜色、性状和量的变化；妥善固定胆道引流管，防止滑脱；保持引流管通畅；密切观察腹部情况、体温，如病人出现突发腹痛，应立即通知医生。发生胆瘘，应配合医生给予充分引流、防治感染和营养支持。

（4）胸腔积液：给予雾化吸入，督促深呼吸、咳痰等；密切观察生命体征的变化，注意有无气促、胸闷及体温波动，观察腹腔引流管的颜色和量。对于肝切除术的病人，术后出现血氧饱和度下降、呼吸困难，应考虑有无胸腔积液。

（5）肝性脑病：肝性脑病最早出现的临床表现是病人意识状态的改变、性格行为方面的改变，甚至出现随地大小便、乱吐痰等令人难以接受的表现。

（三）健康指导

（1）保持低脂肪、低胆固醇、高蛋白质的膳食结构，忌食脑、肝、肾及油炸食物，更应忌食肥肉、忌饮酒，以免影响肝脏功能，或造成胆管结石。

（2）注意劳逸结合，适当锻炼，避免重体力活动。

（3）注意如下症状：术后应注意有无反复或持续出现的腹痛、腹胀、皮肤巩膜黄染、小便持续变黄、食欲下降、消瘦等表现，如出院后出现上述症状，可能为肿瘤复发或腹腔内感染等迹象，应及时到医院就诊。

（4）术后复查：术后应定期（术后 1 个月、6 个月、1 年、2 年）复查血常规、肝功能、腹部彩超等，必要时复查腹部 CT，观察术区局部及远处有无肿瘤复发或转移，了解术后恢复情况。

六、肝硬化（HS2）

▶【肝硬化护理常规】

（一）评估要点

（1）评估病人生命体征、神志、瞳孔。

（2）评估病人全身营养状况、皮肤和黏膜有无黄染。

（3）评估病人有无大量腹水所致的症状，如腹部膨隆、呼吸困难、心悸。

（4）评估病人有无情绪变化、性格改变、行为失常情况。

（5）评估病人的心理状况。

（6）评估病人的自理能力。

（二）护理要点

1. 休息与活动　病情较轻者可适当活动，注意劳逸结合，避免劳累及受凉；病情较重者应卧床休息。

2. 病情观察　观察病人生命体征、尿量等，注意有无并发症发生，出现异常情况及时告知医生。

3. 饮食护理　忌烟酒，进高热量、高蛋白质、富含维生素、易消化饮食。有腹水者限制钠盐摄入，必要时限制摄水量；血氨偏高或有肝性疾病先兆者，限制或禁止摄入蛋白、忌烟酒。进餐时细嚼慢咽，忌粗糙食物，避免易损伤曲张静脉的坚硬食物。出血病人需暂禁食。

4. 皮肤护理　做好基础护理，保持皮肤清洁干燥，预防压疮。皮肤瘙痒者勿用手抓痒，避免使用皂类；有牙龈出血者，用漱口液清洁口腔。

5. 腹水护理　大量腹水者可取半卧位，并避免使腹内压突然剧增的因素，如打喷嚏、用力排便等。对有腹水的病人，定时测量腹围与体重，记录 24 小时出入液量，严格限制水钠摄入。

6. 心理护理　多与病人沟通，安慰帮助病人树立战胜疾病的信心。

（三）健康指导

（1）有病毒性肝炎者应及时进行治疗。

（2）注意保暖，预防受凉。

（3）遵医嘱服药，勿擅自服药，勿随意增减药量。

（4）若出现异常：如性格大变，尿量变化，胸闷，腹围增大，大便发黑应立即就诊。

七、急性胰腺炎（HT1）、胰腺其他疾患（HZ3）

▶【急性胰腺炎护理常规】

（一）评估要点

（1）评估病人生命体征、神志及皮肤颜色。

（2）评估病人腹痛的时间、性质及规律。

（3）评估病人呕吐物及大便的次数、量、色及性状。

（4）使用胃肠减压观察引流液的颜色、内容物及量。

（5）评估病人的心理状况。

（6）评估病人的自理能力。

（二）护理要点

1. 病情观察　严密观察病人神志及生命体征的变化。观察腹痛的部位、性质，准确记录出入量，观察药物镇痛的效果。

2. 休息与体位　病人应绝对卧床休息，若剧烈疼痛时，应立即报告医生，及时处理。并注意安全，必要时加用床档，防止坠床。

3. 饮食护理　急性期应禁食，防止食物及酸性胃液进入十二指肠刺激胰腺分泌消化酶加重胰腺炎，禁食时每日补液 2000～3000 ml，腹痛及呕吐好转后开始饮水，逐渐过度到正常饮食，忌油脂饮食。

4. 药物护理　遵医嘱给予镇痛药，观察疗效。

5. 心理护理　让病人保持情绪稳定，树立信心。

（三）健康指导

（1）应向病人讲清本病好发的特点及治疗中注意事宜，给予病人鼓励安慰以稳定的情绪积极配合治疗。

（2）改善不良的生活习惯，注意饮食卫生，规律进食，禁食高脂饮食，避免暴饮暴食，以防疾病复发。

（3）合理休息与活动，注意劳逸结合。

（4）有胆道、十二指肠疾病者应积极治疗。

八、胆道其他疾患（HZ2）

▶▶【梗阻性黄疸护理常规】

（一）评估要点

（1）观察病人黄疸情况及皮肤有无受损。

（2）观察病人腹痛的性质、范围、时间与进食，尤其进油腻食物的关系。

（3）观察病人有无腹痛、腹部包块及腹膜刺激征症状。

（4）观察病人皮肤及大小便颜色。

（5）注意病人神志、脉搏、血压变化情况。

（二）护理要点

（1）出血观察：术后卧床 8 小时，严密观察生命体征，每 1 小时 1 次，观察有无腹痛、腹胀、血压下降、脉压差缩小等出血迹象（呕血、便血、伤口渗血和引流管内的出血等并发症），少量渗血，可能与穿刺胆道损伤有关。

（2）黄疸观察：观察病人皮肤、巩膜黄染消退的程度，大小便的颜色及食欲是否改善，并做好护理纪录。定期监测肝脏功能，病人术后小便颜色逐渐变淡，大便于术后 2 日颜色从灰白变为黄色，皮肤巩膜黄染逐渐消退，皮肤瘙痒消失。一旦发现大小便颜色再次改变，皮肤黄染，上腹部出现不适，黄疸指数再次升高，应考虑引流管受压或阻塞的可能，及早采取补措施。

（3）预防感染：胆道感染是恶性阻塞性黄疸围手术期死亡的主要原因，胆道梗阻是引起重症胆管炎发生的根本原因。术后保持胆汁引流通畅，使用抗生素 3 日预防感染，同时每日甲硝唑低压缓慢冲洗引流管 1 次。切不可加压与大量冲洗胆管，防止逆行感染。

（4）引流管护理

1）妥善固定：避免腹部碰撞及牵拉运动时引流管脱出、移位。

2）保持通畅：术后每日生理盐水、甲硝唑或庆大霉素低压缓慢冲洗管道。

3）观察并记录胆汁引流液量、色、性质的改变，并每日更换引流袋 1 次。早期引流胆汁为墨绿色，渐变为淡黄色，量由多逐渐减少。正常胆汁每日分泌约 600 ml，如高于 1500 ml/d，称为胆汁分泌过量；若引流量 > 1500 ml 有发生水及电解质紊乱的危险，此时应夹管暂停引流，并遵医嘱补液。

4）疼痛护理：引流管穿过胆道狭窄部位，术后病人常有胀痛不适，持续 1~4 日。

5）饮食护理：术后随着黄疸的消退，肝功能逐渐好转，食欲增进，但进食仍需谨慎。应少食多餐，指导病人进清淡的软食或流食后可逐渐过渡为营养丰富易消化普通饮食。多食新鲜水果蔬菜，多饮水，保持大便通畅。忌食油炸、辛辣刺激性食物，戒烟酒。对内外引流病人因一部分胆汁进入十二指肠，对食物的消化能力增强，进食的限制可逐渐解除。

6）皮肤瘙痒的护理：对有皮肤瘙痒症病人指导其配合治疗，告诉病人不合理的穿戴、生活方式、饮食习惯均可加重瘙痒症状，嘱病人按医嘱用药，勤换洗内衣裤，避免穿戴所引起皮肤刺激的织物，穿宽松棉织衣物，保持床铺清洁、干燥，避免过度洗涤皮肤和用碱性肥皂，避免刺激性药物和饮酒，避免进食辛辣饮食，避免热水烫洗。

（三）健康指导

（1）针对性的健康教育是围手术期的重要护理内容，是保证并提高病人依从性的护理措施。随时运用心理暗示技巧，对病人以心理上的支持和鼓励。

（2）注意饮食指导、并发症的防治措施等。出院前宣教用反复演示与提问的方式教会病人及家属引流管固定方法，每日观察胆汁量、颜色及其重要性，并做好记录。

（3）教会引流管处伤口敷料更换方法、保持伤口敷料清洁、干燥，沐浴保护与处理方法，并嘱其定期来院复查。

第九章

肌肉、骨骼疾病及功能障碍（MDCI）

一、前后路联合脊柱融合术（IB1）

（一）评估要点

1. 一般评估

（1）评估病人意识、生命体征、皮肤完整性、肢体活动、饮食、排泄、睡眠等情况。

（2）询问病人既往史、近期手术史、目前用药情况。

（3）营养状况：询问病人有无贫血、低蛋白血症及病人的进食情况。

（4）心理状况：评估病人对疾病的认知程度，有无紧张、恐惧、焦虑等不良情绪。

（5）评估病人的自理能力。

2. 专科评估

（1）评估病人疼痛的部位、程度、性质、诱发及加重因素。

（2）有无神经根受压表现：脊柱畸形、僵硬，肌肉萎缩。

（3）有无脊髓受压表现：肢体感觉、活动障碍，大小便障碍，腰部活动受限情况。

3. 安全管理　评估病人跌倒、坠床、压疮、导管滑脱等高危因素。

4. 特殊检查结果　病理及各种特殊检查结果等。

（二）护理要点

1. 术前护理

（1）体位护理：指导病人卧床休息时采取合适的体位减轻疼痛，佩戴支具、腰围等局部制动，教会病人轴线翻身，并理解其重要性，定时协助患者翻身，防止压疮的发生，指导病人练习床上大小便。

（2）配置合适支具：为术后的使用做准备，适当限制脊柱活动，促进植骨融合。

（3）心理护理：向病人及家属做好解释，告知其术后恢复可能需要数月甚至更长时间，让病人做好思想准备。介绍手术方式、麻醉方式、手术前后配合事项及目的、术后常见并发症的预防及护理。重视社会支持系统的影响，尤其是亲人的关怀和鼓励。

（4）安全护理：病人肌力下降致肢体无力时应防跌倒。指导病人穿防滑鞋，保持地面干燥，走廊、浴室、厕所等日常生活场所应有扶手，以防病人步态不稳而跌倒。

（5）术前准备：完善术前相关检查，常规备皮，术前禁食禁饮，术前更换病员服。

2. 术后护理

（1）了解手术方式、术中出血、输血、麻醉、用药等。

（2）病情观察：监测意识、生命体征、尿量、血氧饱和度、伤口敷料、伤口引流管、疼痛情况等。

（3）体位护理：根据麻醉和手术部位安置合适体位；平卧位时腰部制动，定时轴线翻身；按医嘱决定床头抬高或下床的时间。

（4）观察肢体感觉运动情况，并与术前作比较，观察切口疼痛下肢放射痛情况，腰椎前路手术后观察腹部体征、肠鸣音、排气排便时间。

（5）预防并发症：脊髓神经损伤、脑脊液漏、切口感染、肺部感染、泌尿系统感染、肺栓塞、神经根粘连、内固定松动、植骨块滑脱、压疮、便秘、下肢挛缩畸形。

（6）安全管理：根据风险评估结果采取相应的安全措施。

（三）健康指导

1. 术前康复　为预防术后并发症，早期为康复做准备，术前可指导病人进行呼吸功能锻炼，如深呼吸、有效咳嗽咳痰、扩胸运动等，以及下肢功能锻炼，如踝泵练习、双下肢直腿抬高、股四头肌等长收缩练习。术前 1 周劝导戒烟戒酒。

2. 术后康复

（1）指导病人麻醉清醒后行股四头肌等长收缩、踝关节及足趾活动、双下直腿抬高锻炼（每日 2～3 次，15～30 分钟/次，逐渐增加抬高高度。轴线翻身，腰部制动，下床后腰围固定 3 个月。

（2）根据病情、术式及医嘱，指导病人进行腰背肌锻炼，预防因长期卧床而引起肌肉萎缩及关节僵硬等并发症。

（3）鼓励病人进食高热量、高蛋白、富含维生素易消化的饮食，适当补充含钙食物，避免高脂、辛辣饮食，保持大小便通畅。

（4）心理支持：鼓励病人保持良好精神状态。

（5）指导病人出院后适当进行腰部肌肉锻炼。

（6）定时门诊复查，若出现病情变化，及时来医院就诊。

二、脊柱融合手术（IB2）

（一）评估要点

1. 一般评估

（1）评估病人意识、生命体征、皮肤完整性、肢体活动、饮食、排泄、睡眠等情况。

（2）询问病人既往史、近期手术史、目前用药情况。

（3）了解病人有无因胸廓畸形引起心肺功能下降的风险。

（4）营养状况：有无营养失衡的风险。

（5）心理状况：评估病人对疾病的认知程度，有无紧张、恐惧、焦虑等不良情绪。

（6）评估病人的自理能力。

2. 专科护理评估

（1）评估病人有无疼痛、疼痛的性质，有无感觉异常、肌力下降、步态不稳、腰部活动受限、会阴感觉及二便控制力改变、性功能改变。

（2）评估病人有无脊柱畸形，腰部有无压痛、叩痛，直腿抬高试验及加强试验是否阳性。

（3）评估病人有无腰部活动受限、大小便障碍、双下肢感觉麻木、肌力减退等症状。

3. 安全管理　评估病人跌倒、坠床、压疮、导管滑脱等高危因素。

4. 特殊检查结果　病理及各种特殊检查结果等。

（二）护理要点

1. 术前护理

（1）体位与活动：①腰突症或腰椎滑脱病人卧硬板床休息，以减少椎间盘承受的压力，缓解脊柱旁肌痉挛引起的疼痛。侧卧位时屈髋屈膝，双腿分开，上腿下垫枕，避免脊柱弯曲；仰卧位时可在膝、腿下垫枕，避免头前倾、胸部凹陷等不良姿势；俯卧位时可在腹部及踝部垫枕，以放松脊柱肌肉。②腰椎结核、腰椎肿瘤需按医嘱卧床休息，指导病人采取合适体位减轻疼痛。轴线翻身防止病理性骨折甚至截瘫的发生，脊柱畸形不能平卧者应采取舒适体位，定时协助其翻身，防止压疮的发生。③腰椎骨折绝对卧床，轴线翻身，搬运时腰部固定制动，保持躯体不扭曲。经后路多为俯卧位，由于手术时间长，术前进行俯卧位训练有利于提高病人术中体位耐受力，以便手术顺利进行。

（2）用药护理：主要为非甾体抗炎药、营养神经药、解热镇痛。如塞来昔布、布洛芬、甲钴胺、维生素 B_{12} 等。用药时观察病人有无腹部不适、隐痛、恶心、呕吐、饱胀、暖气、食欲减退等消化不良症状。抗结核药术前一般要使用 2 周，体质较弱者可延长至 6 周。除利福喷汀是每周 2 次服用外，其余为每日 1 次；应空腹服用，且嘱病人多饮水，必要时遵医嘱使用保肝、护胃药物，使用链霉素的病人不应与其他易致耳毒性的药物同时使用；此外，还应进行深部肌内注射，观察臀部注射部位有无硬结，必要时可热敷处理。抗结核药物使用时应观察病人有无口周麻木、耳鸣、听力下降、眩晕、恶心、呕吐、肢端疼痛等症状。

(3)疼痛护理：指导病人卧床休息，腰部制动，屈曲卧位可使坐骨神经松弛而减轻疼痛；腰部制动、减少搬动次数、避免增加腹压的因素可减少对神经根的刺激而减轻疼痛；疼痛发生时，采用数字等级评分量表进行疼痛评估，若评估为中、重度疼痛，通知医生，遵医嘱局部热敷或使用镇痛药，观察用药反应；指导病人采取放松措施缓解疼痛，有效控制疼痛，保证足够的睡眠。

(4)排便护理：指导病人正确使用便器、床上大小便练习，以适应术后卧床排便的需要。①截瘫病人排尿障碍给予留置导尿，注意预防尿路感染。②如有便秘，可使用开塞露纳肛。③大便失禁，注意保护肛周皮肤。

(5)呼吸道护理：劝服戒烟戒酒，指导病人做深呼吸及有效咳嗽，预防感冒。

(6)心理护理：向病人及家属做好解释，告知其术后恢复可能需要数月甚至更长时间，让病人做好思想准备；介绍手术方式、麻醉方式、手术前后配合事项及目的、术后常见并发症的预防及护理。重视社会支持系统的影响，尤其是亲人的关怀和鼓励。

(7)术前准备：完善术前相关检查，常规备皮，术前禁食禁饮，术前更换病员服。

(8)安全护理：若病人有感觉异常、肌力下降、步态不稳等，须注意安全，防坠床防跌倒，避免热敷，防烫伤。根据风险评估结果采取相应的安全措施。

2. 术后护理

(1)了解手术方式及术中出血、输血、麻醉、用药等情况。

(2)病情观察：监测生命体征、血氧饱和度尿量、伤口敷料，观察伤口敷料有无渗血渗液，妥善固定引流管并保持通畅，观察引流液的颜色、量与性质；与术前对比，观察双下肢感觉、活动及反射情况有无减轻或加重；腰椎前路手术后，观察腹部体征、肠鸣音、排气排便时间；拔除尿管后观察排尿的情况。

(3)体位护理：根据麻醉和手术部位安置合适体位。①平卧位，腰部制动，定时轴线翻身。②术后早期进行四肢的主动或被动功能锻炼。③按医嘱决定床头抬高或下床的时间。④医嘱允许下床腰部负荷时，必须戴腰围，腰围一般固定 3 个月。

(4)用药护理：遵医嘱使用抗生素、胃黏膜保护剂、脱水药物等(脊柱结核者继续使用抗结核药物至术后 18 个月左右)，用药期间定时监测血沉及肝、肾功能。

(5)预防并发症：脊髓神经损伤、脑脊液漏、切口感染、肺部感染、泌尿系统感染、肺栓塞、神经根粘连、内固定松动、植骨块滑脱、压疮、便秘、下肢挛缩畸形。

(6)心理支持：保持良好的心态，正确对待疾病。

（7）安全管理：根据风险评估结果采取相应的安全措施。

（三）健康指导

1. 术前康复

卧床期间定期被动活动下肢关节，休息时置下肢于近伸直位，保持踝关节在90度左右，防止下垂。为预防术后并发症及为早期康复做准备，术前可指导病人进行呼吸功能锻炼，如深呼吸、有效咳嗽咳痰、扩胸运动等，术前1周劝导戒烟戒酒，以及进行下肢功能锻炼，如踝泵练习、双下肢直腿抬高、股四头肌等长收缩练习。

2. 术后康复

（1）指导病人麻醉清醒后行股四头肌及腓肠肌等长收缩、踝关节及足趾活动、双下直腿抬高锻炼（每日2~3次，15~30分钟/次，逐渐增加抬高高度，预防神经根粘连）。轴线翻身，腰部制动，下床后腰围固定3个月。

（2）根据病情、术式及医嘱，指导病人进行腰背肌锻炼，预防因长期卧床而引起肌肉萎缩、关节僵硬等并发症。

（3）鼓励病人进食高热量、高蛋白、富含维生素、易消化的食物，适当补充含钙食物，避免高脂、辛辣饮食，保持大小便通畅。

（4）心理支持：鼓励病人保持良好的精神状态。

（5）指导病人出院后适当进行腰部肌肉锻炼。

（6）介绍药物的名称、剂量、用法、作用及不良反应。

（7）定时门诊复查，若出现病情变化，及时来医院就诊。

三、与脊柱有关的其他手术（IB3）

（一）评估要点

1. 一般评估

（1）评估病人意识、生命体征、皮肤完整性、肢体活动、饮食、排泄、睡眠等情况。

（2）询问病人既往史、近期手术史、目前用药情况。

（3）询问病人受伤时间、原因、部位、体位，以及搬运和运送的方式、有无并发症。

（4）心理状况：评估病人对疾病认知程度，有无紧张、恐惧、焦虑等不良情绪。

（5）自理能力评估。

2. 专科评估

（1）评估病人脊柱疼痛部位、程度、性质、诱发及加重因素。

（2）评估病人脊柱的稳定性、活动受限程度、有无畸形，以及双下肢感觉、运动及反射情况。

（3）评估病人有无脊髓损伤导致的神经分布区感觉、活动功能丧失及大小便功能障碍。

（4）评估病人有无呼吸困难、体温过高、腹胀、腹痛等情况。

（5）评估病人是否伴有颅脑、胸、腹脏器损伤或并发休克。

3. 安全管理　评估病人跌倒、坠床、压疮、导管滑脱等高危因素。

4. 特殊检查结果　病理及各种特殊检查结果。

（二）护理要点

1. 术前护理

（1）体位护理：①卧硬板床，保持脊柱的稳定性，搬动时轻稳协调，保持脊柱水平位，避免扭曲或转动；②指导病人轴线翻身，并理解其重要性，为术后配合翻身做准备，颈段骨折者还需1人托扶头部，使其与肩部同时翻动：③训练床上使用便器排尿、排便，避免病人术后因姿势不适应而发生便秘、尿潴留。

（2）指导病人练习深呼吸和有效咳嗽、咳痰等方法，劝吸烟病人戒烟，以增加肺舌量，减少气管及肺内分泌物，增加肺通气功能。

（3）加强营养，预防感冒。给予高蛋白质、高热量、富含维生素的饮食，并合理搭配，以增强机体抵抗力。

（4）木前准备：①皮肤准备，并清洁切口处皮肤。②根据医嘱做抗生素皮肤试验、交叉配加；术前禁饮食，根据麻醉方式，指导病人禁食禁饮时间。③必要时给予灌肠。

（5）心理护理：疾病使病人常伴焦虑情绪、恐惧心理，主动关心病人，多与病人交谈。讲解手术目的、方式及注意事项，术前术后配合要点，介绍成功病例，提高病人对疾病的认知程度，增强战胜疾病的信心，积极配合治疗。

（6）手术日晨准备：测量生命体征，检查手术区皮肤准备情况，更换清洁病员服，取下活动性义齿、眼镜、首饰等附属物品，贵重物品交其家属保管，不化妆，去手术室前，嘱病人排空膀胱。按手术需要将病历、术中用药、X线片等带入手术室，与手术室人员进行核对交接。

2. 术后护理

（1）了解手术方式及术中出血、输血、麻醉、用药等情况。

（2）病情观察：严密观察病人生命体征、血氧饱和度变化，观察病人肢体感觉、运动、反射和括约肌功能是否随着病情发展而变化，及时发现脊髓损伤征象，颈椎骨折者应观察病人的呼吸及伤口渗血情况有无血肿。

（3）术后体位：卧硬板床，尽量减少搬动病人次数，搬运时保持脊柱中立位，卧床期间应每2~3小时翻身1次。翻身时采用轴线翻身法，翻身颈段骨折者时还需1人托扶其头部，使其与肩部同时翻动。

（4）伤口护理：保持床单位清洁干燥，术区敷料干燥，若有渗出，应通知医生及时更换敷料。

（5）管路护理：保持引流通畅，避免引流管扭曲、反折，观察引流液的颜色、量、性状，以防积血压迫脊髓。

（6）预防并发症：脊髓神经损伤、脑脊液漏、切口感染、肺部感染、泌尿系统感染、肺栓塞、神经根粘连、内固定松动、植骨块滑脱、压疮、便秘、下肢挛缩畸形。

（5）心理护理：向病人讲解病情及预后情况，减轻病人的心理压力。

（三）健康指导

1. 术前康复　为预防术后并发症，为早期康复做准备，术前可指导病人进行呼吸功能锻炼，如深呼吸、有效咳嗽咳痰、扩胸运动等，术前 1 周劝导患者戒烟戒酒，以及下肢功能锻炼如踝泵练习、双下肢直腿抬高、股四头肌等长收缩练习。

2. 术后康复

（1）休息与运动：指导病人进行功能锻炼，根据骨折部位、程度和康复治疗计划，指导、鼓励病人进行早期活动和功能锻炼。指导病人术后 3～6 个月下床活动时戴颈围、腰围或支架，6 个月内不从事重体力劳动，加强腰背肌肉锻炼，术后 4～6 周可协助病人离床活动。

（2）饮食指导：给予病人多进食高热量、高蛋白质的食物，加强营养，增强机体恢复力和抵抗力，多进食蔬菜水果。

（3）心理指导：向患者解释截瘫恢复为慢性过程，帮助患者建立恢复信心。

（4）复诊须知：定期复查，行内固定术后 1、3、6 个月复查，检查内固定有无松动移位，观察骨折愈合及神经恢复情况，并指导后期康复锻炼，如有异常立即就医。

四、髋、肩、膝、肘和踝关节假体翻修/修正手术（IC1）

（一）评估要点

1. 一般评估

（1）评估病人意识、生命体征、排泄、皮肤完整性、睡眠等情况。

（2）询问病人现病史、既往史、手术史、过敏史及用药史。

（3）评估患侧有无活动障碍及病损部位疼痛情况，观察疼痛时间、性质、程度及影响。

（4）营养状况：评估病人有无贫血、低蛋白血症、过度消瘦，询问其饮食情况。

（5）心理状况：评估病人对疾病的认知程度，有无紧张、恐惧、焦虑等不良情绪。

2. 专科评估

（1）评估患侧有无肿胀、畸形、僵硬等。

（2）评估患侧有无肌肉麻痹、萎缩、无力、肢体活动受限、感觉障碍等周围神经损伤表现；双下肢肢体是否等长，有无外旋、内旋、内收等畸形；有无骨质疏松及程度；有无血栓风险。

3. 安全管理　评估病人跌倒、坠床、压疮等高危因素。

4. 特殊检查结果　病理及各种特殊检查结果等。

（二）护理要点

1. 骨科手术一级护理常规

2. 术前护理

（1）病人及家属对相关知识了解较少，对手术的安全性及术后功能的恢复比较担心，容易产生焦虑情绪。多与病人交流、沟通，讲解关节假体翻修手术的目的及相关知识，如手术的适应证、手术过程、术前术后注意事项、术后疼痛的处理方法、术后血栓预防措施、术后功能锻炼及康复过程等，并说明预期的结果和可能的并发症，消除其顾虑，使病人配合治疗。

（2）进行床上排便训练。

3. 术后护理

（1）了解手术情况：手术方式及术中出血、输血、用药、麻醉方式等。

（2）术后全面观察病情，严密监测意识、生命体征，以防发生各种手术并发症。

（3）观察术侧肢体的皮温、颜色、末梢血液循环、感觉、运动的变化。如有异常，及时通知医生，以防各种原因引起的肢体水肿、缺血、麻木。

（4）确保病人保持正确的体位，防止假体脱位。

（5）密切观察伤口及敷料情况，引流管通畅情况，以及引流液的量、颜色、性状、切口愈合情况等，是否渗血、渗液、红肿。

（6）做好各种管道的护理，及时标识、妥善固定，确保管道通畅。每日观察并且记录引流液的颜色、性质和量，如有异常及时告知医生。

（7）做好皮肤护理、疼痛管理、血栓预防管理，以及术后饮食宣教。

（8）指导病人循序渐进地进行功能恢复锻炼。

（9）预防并发症：肺部感染、泌尿系统感染、便秘、关节僵硬、肌肉挛缩、肺栓塞。

（三）健康指导

（1）术后保持大小便通畅，早期进行股四头肌功能锻炼，鼓励病人进食高蛋白、富含维生素饮食，严格按照康复科指导进行其功能锻炼。

（2）关节假体翻修术后的病人不可参加接触性体育运动或反复抬举运动。

（3）肩关节翻修术后6周内不可举重超过一杯水重量的物品，术后6周禁止直抬手臂或将手背到体后，术后禁止用患侧前臂将自己从床上或椅子上撑起等。

（4）髋关节置换术后1年内禁止内盘腿、外盘腿，脚尖勿内旋，双腿勿交叉，勿跷二郎腿，勿坐地膝矮凳，禁止侧盘腿，勿蹲便。

（5）严格按照医嘱进行复查，如有不适，及时复查。定期对出院病人进行随访，拍片了解假体位置情况及功能锻炼情况。

五、髋、肩、膝、肘和踝关节置换术（IC2）

（一）评估要点

1. 一般评估

（1）观察病人意识、生命体征、排泄、皮肤完整性、穿刺部位、睡眠等情况。

（2）询问病人受伤的过程及有无其他并发症、慢性病、用药史。

（3）评估病人病损部位疼痛情况，观察疼痛时间、性质、程度及影响。

（4）营养状况：评估病人有无贫血、低蛋白血症、过度消瘦，询问其饮食情况。

（5）心理状况：评估病人对关节置换术的认知程度及心理承受能力。

（6）自理能力。

2. 专科评估　评估病人患肢血运、感觉、运动及患肢肿胀情况桡动脉及足背动脉搏动状况等有无周围神经损伤表现，关节活动状况，是否存在疼痛或其他不适症状，髋部有无缩短、内收、外旋、屈曲畸形，有无骨质疏松及程度，有无血栓风险。

3. 安全管理　评估病人跌倒、压疮、血栓、导管滑脱、疼痛等高危因素。

4. 特殊检查结果　病理及各种特殊检查结果等。

（二）护理要点

1. 骨科手术一级护理常规

2. 术前护理

（1）关节置换术本身也是一种创伤，对病人伤害较大，有针对性地做好宣传，为术后的功能锻炼创造良好的条件。

（2）对年龄较大、自理能力较差的病人，及时给予生活上的协助，做好皮肤管理，为手术创造良好的条件。

（3）遵医嘱及手术要求，做好术前常规准备，为术后快速康复做好基础。

3. 术后护理

（1）了解手术情况：术中出血、输血、用药、麻醉方式等。针对麻醉方式进行饮食宣教。

（2）术后全面观察病情，严密监测意识、生命体征，以防发生各种手术并发症，发现异常及时通知医生。

（3）观察术侧肢体的皮温、颜色、末梢血液循环、感觉和运动的变化。若有异常及时通知医生，以防各种原因引起的肢体水肿、缺血、麻木。

（4）确保病人保持正确的体位摆放，防止假体脱位。

（5）密切观察伤口情况，是否渗血、渗液、红肿。

（6）做好各种管道的护理，及时标识，妥善固定，保持管道通畅，每日观察并且记录引流液的颜色、性质和量，如有异常，及时告知医生。

（7）做好皮肤护理、疼痛管理、血栓预防管理。

（8）指导病人循序渐进地进行功能恢复锻炼。

（9）并发症的观察与处理：肺部感染、泌尿系统感染、便秘、关节僵硬、肌肉挛缩、肺栓塞。

（三）健康指导

（1）术后保持大小便通畅，早期进行股四头肌功能锻炼，鼓励病人进食高蛋白、富含维生素的食物，严格按照康复科指导进行其功能锻炼。

（2）关节置换术后的病人不可参加接触性体育运动或反复抬举运动。

（3）肩关节置换术后6周内不可举重超过一杯水重量的物品；术后6周禁止直抬手臂或将手背到体后；术后禁止用患侧前臂将自己从床上或椅子上撑起等。

（4）髋关节置换术后1年内禁止内盘腿、外盘腿，脚尖勿内旋，双腿勿交叉，勿跷二郎腿，勿坐地膝矮凳，禁止侧盘腿，勿蹲便。

（5）严格按照医嘱进行复查，如有不适，及时复查；定期对出院病人进行随访，拍片了解假体位置情况及功能锻炼情况。

六、除置换＼翻修外的髋、肩、膝、肘和踝关节手术（IC3）

（一）评估要点

1. 一般评估

（1）评估病人意识、生命体征、皮肤完整性、睡眠、穿刺部位等情况。

（2）询问病人病史，即受伤的过程及有无其他并发症。

（3）营养状况：评估病人有无贫血、低蛋白血症。

（4）心理状况：评估病人对损伤认知程度及心理承受能力。

（5）评估病人的自理能力。

2. 专科评估　评估病人是否存在肌腱、血管、神经的损伤及损伤程度，关节活动状况，疼痛、肿胀、畸形状况，患肢血运、感觉、运动及患肢肿胀及动脉搏动情况，关节活动度、血栓风险、疼痛及其他异常感觉。

3. 安全评估　评估病人跌倒、压疮、血栓、导管滑脱、疼痛等高危因素。

4. 实验室及其他检查结果

（二）护理要点

1. 术前护理　病人及家属对相关知识了解较少，对手术的安全性及术后功能的恢复比较担心，产生焦虑情绪，多与病人交流、沟通，讲解手术目的及相关知识，如手术的适应证、术前术后注意事项、术后疼痛处理方法、术后血栓预防措施、术后功能锻炼及康复过程等，并说明预期的结果和可能的并发症，消除病人顾虑，使其能够配合治疗。

2. 术后护理

（1）了解手术情况：术中出血、输血、用药、麻醉方式等，针对麻醉方式进行饮食宣教。

（2）术后全面观察病情，严密监测意识、生命体征，以防发生各种手术并发症，发现异常及时通知医生。

（3）密切观察伤口是否渗血、渗液、红肿，观察术侧肢体的皮温、颜色、末梢血液循环、感觉和运动的变化。如有异常及时通知医生，以防各种原因引起的肢体水肿、缺血、麻木。

（4）做好各种管道的护理，及时标识、妥善固定，确保管道通畅。每日观察并且记录引流液的颜色、性质和量，如有异常及时告知医生。

（5）做好皮肤护理、疼痛管理、血栓预防管理。

（6）根据病人病情指导病人进行功能锻炼。

（7）预防并发症：出血、感染、关节僵硬。

（三）健康指导

（1）术后保持大小便通畅，早期进行股四头肌功能锻炼，鼓励病人进食高蛋白、富含维生素的食物，严格按照康复科指导进行其功能锻炼。

（2）出院后继续遵医嘱进行功能锻炼。

（3）应遵医嘱按时服用药物，定期进行复查随访。

（4）术后按照医嘱进行复查。

七、小关节手术（ID1）

（一）评估要点

1. 一般评估

（1）评估病人意识、生命体征、皮肤完整性、睡眠、穿刺部位等情况。

（2）询问病史：受伤的过程及有无其他并发症。

（3）营养状况：评估病人有无贫血、低蛋白血症。

（4）病估病人的自理能力。

（5）心理状况：评估病人对骨折的认知程度及心理承受能力。

2. 专科评估　评估病人有无畸形、反常活动、骨擦音或骨擦感，骨折肢端血供、感觉，疼痛程度。

3. 安全管理　评估病人跌倒、压疮、血栓、导管滑脱、疼痛等高危因素。

4. 实验室及其他检查结果

（二）护理要点

1. 按骨与关节损伤一般护理

2. 术前护理

（1）定时观察病人患肢动脉搏动、肢端皮肤的颜色及温度变化。

（2）疼痛明显者及时给予镇痛药，必要时给予冷敷。

（3）对于足部小关节骨折病人，遵医嘱及病情指导病人进行股四头肌舒缩运动。

（4）需进行手术的病人，遵医嘱及手术要求做术前常规准备。

3. 术后护理

（1）了解手术情况，包括术中出血、输血、用药、麻醉方式等，按局部麻醉或全身麻醉病人进行护理及饮食宣教。

（2）定时监测病人生命体征，并进行记录。

（3）观察病人患肢伤口渗血、渗液情况，保持外层敷料清洁、干燥；抬高患肢，指导病人进行功能锻炼，减轻患肢肿胀症状。

（4）观察病人肢端血运、感觉、活动及肿胀度等，观察有无 5P 征（苍白、麻痹、疼痛、感觉障碍、动脉搏动消失），发现异常及时通知医生。

（5）功能锻炼：对于足部小关节骨折病人，遵医嘱指导其进行股四头肌舒缩运动。

（6）指导病人进食高蛋白、富含维生素、高热量、易消化的食物，多进食蔬菜水果，多饮水，保持二便通畅，促进伤口及骨折愈合。

（三）健康指导

（1）继续进行患肢及关节的功能锻炼。

（2）卧床时抬高患肢，活动时正确使用辅助设备并注意安全。

（3）注意营养的摄入，合理搭配饮食，促进骨折的愈合。

（4）足部小关节手术下床活动时患肢不负重，正确使用拐杖。

（5）定期复查，及时了解骨折愈合情况。

八、骨盆髋臼手术（IE1）

（一）评估要点

1. 一般评估

（1）了解病人年龄、职业特点、运动爱好、日常饮食习惯、有无酗酒等。

（2）询问病人受伤的过程、伤后急救处理经过及有无其他并发症。

（3）了解骨折愈合相关因素，病人有无骨质疏松、骨折及手术史。

（4）心理状况：评估病人对骨盆骨折的认知程度及心理承受能力。

（5）评估病人的自理能力。

2. 专科评估

（1）评估病人疼痛部位、程度、性质、诱发及加重因素。

（2）评估病人意识、生命体征，是否合并失血性休克，膀胱、尿道、直肠及神经损伤，疼痛状况，双下肢感觉及活动情况，受伤部位皮肤的完整性。评估骨盆挤压实验是否为阳性。

3. 安全管理　评估病人跌倒、压疮、血栓、导管滑脱、疼痛等高危因素。

4. 实验室及其他检查

（二）护理要点

1. 按骨与关节损伤一般护理常规

2. 术前护理

（1）卧床期间做好基础护理，预防呼吸道、泌尿系统的感染、压疮的发生。指导病人进行呼吸功能锻炼，如深呼吸、有效咳嗽咳痰、扩胸运动等，术前1周劝导病人戒烟戒酒。指导病人行股四头肌等长收缩、踝泵运动等功能锻炼。指导病人练习床上大小便。

（2）观察病人血压、脉搏、呼吸的变化，注意有无内出血的征象。

（3）观察病人排尿间隔时间及尿液性状等，发现尿潴留及时留置尿管引流尿液。

（4）疼痛护理：疼痛发生时，采用数字等级评分量表（NRS）进行疼痛评估，若评估为中、重度疼痛，通知医生，遵医嘱使用镇痛药，观察用药反应，有效控制疼痛，保证病人足够的睡眠。

（5）术前准备：完善术前相关检查，遵医嘱及手术要求，行常规备皮，术前禁食禁饮，术前更换病员服。

3. 术后护理

（1）了解手术方式及术中出血、输血、麻醉、用药等情况，根据麻醉方式行麻醉后病人术后护理要点。

（2）病情观察：监测生命体征、血氧饱和度尿量、伤口敷料观察伤口敷料有无渗血渗液，妥善固定引流管并保持通畅，观察引流液的颜色、量与性质；观察腹部体征、肠鸣音、排气排便时间、拔除尿管后排尿的情况。

（3）术后病人取平卧位，双下肢适当抬高制动，观察双下肢及足部的感觉、运动、末梢循环等情况。

（4）观察病人疼痛的强度、持续时间，出现中度以上疼痛时遵医嘱给予镇痛药。

（5）对于留置尿管病人，观察尿液的量、颜色及性状。

（6）做好皮肤护理，预防压疮，定时翻身，保持床单元清洁干燥，勤换衣物。

（7）预防并发症：感染、周围血管损伤、周围神经损伤、深静脉血栓。

（8）心理支持：鼓励病人保持良好的心态，正确对待疾病。

（三）健康指导

（1）为预防术后并发症，为早期康复做准备，术前可指导病人进行呼吸功能锻炼，如深呼吸、有效咳嗽咳痰、扩胸运动等，术前1周劝导病人戒烟戒酒。

（2）卧床期间鼓励病人进行股四头肌等长收缩、踝泵运动等功能锻炼，预防血栓的形成。嘱病人下地行走，注意安全。

（3）注意营养的摄入，合理搭配膳食，鼓励病人进食高蛋白、富含维生素、易消化的食物，多进食水果蔬菜，促进骨折的愈合，保持大便通畅。

（4）定时门诊复查，若出现病情变化，及时来医院就诊。

九、上肢骨手术（IF1）

（一）评估要点

1. 一般评估

（1）评估病人意识、生命体征、皮肤完整性、肢体活动情况。

（2）询问病人的骨折过程及有无并发症。

（3）心理状况：评估病人对骨折的认知程度及心理承受能力。

（4）评估病人的自理能力。

2. 专科评估

（1）评估病人骨折肢端血供、感觉、运动、温度。

（2）评估病人有无疼痛、肿胀、畸形、皮下瘀斑和上肢活动障碍。

（3）评估病人有无骨擦音或骨擦感，骨传导音是否减弱或消失，有无神经损伤。若合并桡神经损伤，可出现垂腕、手掌指关节不能背伸，拇指不能伸直，前臂旋后功能障碍，手背桡侧皮肤感觉减退或消失。

3. 安全管理　评估病人跌倒、坠床、压疮、导管滑脱等高危因素。

4. 实验室及其他检查

（二）护理要点

1. 按骨科病人一般护理要点

2. 术前护理

（1）体位护理：平卧时，患肢垫枕与躯干平行；离床活动时，用三角巾或前臂吊带悬吊前臂于胸前90°，患肢应高于心脏水平位，利于静脉回流，以促进肿胀的消退。

（2）观察患肢皮肤颜色、温度、感觉、运动、肿胀程度、疼痛、桡动脉搏动、指端毛细血管充盈状况、手指主动活动及指端被动牵拉痛等，有无桡神经、尺神经、正中神经损伤的症状。

（3）观察病人有无骨折并发症的发生，如骨筋膜室综合征、肘内翻畸形和肘关节僵直等。

（4）做好心理护理，减轻病人紧张、焦虑情绪。

（5）遵医嘱，做好术前准备。

3. 术后护理

（1）了解手术方式及术中出血、输血、麻醉、用药等情况，定时监测生命特征。

（2）观察患肢血供及手的感觉、运动情况。

（3）观察伤口渗血情况、引流液的颜色及量，保持引流通畅。

（4）用气垫或软枕将患肢垫高，使患肢高于心脏水平，促进肿胀消退。

（5）正确评估病人疼痛程度，必要时遵医嘱使用镇痛药。

（6）指导病人进食高蛋白、富含维生素、高热量、易消化的食物，促进骨折愈合。

（7）功能锻炼：遵医嘱指导病人进行手指及腕关节的屈伸运动，逐步进行肘关节的屈伸练习，不锻炼时患肢用前臂吊带或三角巾悬吊制动。

（8）做好病人的心理疏导。

（三）健康指导

（1）观察伤口、体温变化，若出现体温增高，伤口红、肿、热、痛或有液体渗出时，及时就诊。

（2）抬高患肢时，应高于心脏水平，利于静脉回流，以促进肿胀的消退。

（3）告知病人及家属有计划地安排病人进行功能锻炼，遵循循序渐进的原则。

（4）为减少合并症，老年人应尽可能多下床活动，促进机体康复。

（5）加强营养，合理搭配饮食，促进骨骼愈合。

（6）定期复查，了解骨折愈合情况。骨折内固定病人根据骨折愈合情况确定取出内固定的时间。

十、手外科手术(IF2)

(一)评估要点

1. 一般评估

(1)评估病人意识、生命体征、皮肤完整性、肢体活动、饮食、排泄、睡眠等情况。

(2)询问病人既往史、近期手术史、目前用药情况。

(3)了解病人受伤过程及有无其他并发症。

(4)心理状况：评估病人对手部损伤的认知程度及心理承受能力。

(5)评估病人的自理能力。

2. 专科评估　病人是否存在肌腱、血管、神经的损伤及其损伤程度，肢体关节活动状况，疼痛、肿胀、畸形状况。

(二)护理要点

1. 按骨与关节损伤一般护理常规。

2. 术前护理

(1)急诊病人应进行破伤风抗毒素、相关抗生素的过敏试验，术前肌内注射破伤风抗毒素。

(2)观察病人血压、脉搏、呼吸的变化。

(3)对于出血较多的病人，遵医嘱输液扩容，测定血型，必要时及时补充血容量。

(4)指导病人遵医嘱及手术要求，做好术前常规准备。

3. 术后护理

(1)了解手术方式、术中出血、输血、麻醉、用药等情况，按全身麻醉病人护理要点。

(2)定时监测病人血压、脉搏的变化，平稳后协助其半卧位。

(3)观察病人手部血液循环状况，如指端皮肤的颜色、温度、弹性等，定时监测桡动脉搏动。

(4)抬高病人患肢，利于静脉回流，减轻肿胀。若发现皮肤苍白或发绀、皮温降低，及时通知医生。

(5)保持有效固定，患侧手一般保持在功能位，即腕关节背身30度，掌指关节屈曲45度，指间关节稍屈，和拇指对掌位(特殊情况例外)。

(6)观察病人的体温变化，倾听病人主诉，判断有无感染的迹象。

(7)预防并发症：肌腱损伤、神经损伤、关节强直、骨延迟愈合、不愈合或坏死。

（三）健康指导

（1）给予患肢太高制动，局部冷疗控制肿胀。指导病人术后患肢制动2～3周后进行手部功能锻炼，遵循循序渐进的原则。对于肌腱吻合术后的病人，以主动锻炼为主，被动锻炼应在理疗师的辅助下进行。

（2）对于神经损伤、皮瓣及植皮术后的病人，应注意预防冻伤、烫伤或皮肤擦伤。

（3）减少对家属的依赖，尽可能从事日常家务及轻体力劳动。

（4）若出现切口感染、疼痛、体温高，应及时就诊。

（5）鼓励病人进食营养丰富、易消化的食物。

（6）心理支持：鼓励病人保持良好精神状态。

（7）定时门诊复查，如出现病情变化，及时去医院就诊。

十一、股骨手术（IF3）

（一）评估要点

1. 一般评估

（1）评估病人意识、生命体征、排泄、皮肤完整性、睡眠、穿刺部位等情况。

（2）询问病人病史，即受伤的过程及有无其他并发症。

（3）营养状况：了解病人有无贫血、低蛋白血症。

（4）评估病人的自理能力。

（5）心理状况：评估病人对损伤的认知程度及心理承受能力。

2. 专科评估 评估患肢血运、感觉、运动及患肢是否畸形肿胀及动脉搏动情况，关节活动度，血栓风险，疼痛及其他异常感觉。

3. 安全管理 评估病人跌倒、压疮、血栓、导管滑脱、疼痛等高危因素。

4. 实验室及其他检查结果

（二）护理要点

1. 按骨折一般护理常规

2. 术前护理

（1）股骨髁上或者皮牵引护理常规，保持有效牵引。

（2）观察患肢血运、感觉、运动及肿胀情况，是否出现5P征（疼痛、苍白、感觉异常、麻痹、脉搏消失）。若出现患肢肿胀明显、肢端发冷、麻木、发绀等，及时通知医生。

（3）功能锻炼：指导病人早期在床上进行扩胸运动、股四头肌静态收缩、足趾活动及踝泵运动，中期逐步进行骨折远端关节运动，晚期进行骨折近端关节运动，如抬腿、伸屈膝、伸屈髋等运动。

（4）遵医嘱做好常规术前准备，进行术后疼痛的处理方法、术后血栓预防措施、术后功能锻炼及康复过程等宣教。

3. 术后护理

（1）了解手术情况：术中出血、输血、用药、麻醉方式等，针对麻醉方式进行饮食宣教。

（2）术后全面观察病情，严密监测意识、生命体征，以防发生各种手术并发症，发现异常及时通知医生。

（3）对于行人工髋关节置换术后的病人，为防止髋关节脱位，可使其保持患肢呈外展30°中立位，脚穿"丁"字鞋，在两大腿之间放一个枕头或梯形枕，防止患肢内收、外旋。

（4）观察患肢血运、感觉、运动及肿胀情况，是否出现5P征（疼痛、苍白、感觉异常、麻痹、脉搏消失）。若出现患肢肿胀明显，肢端发冷、麻木、发绀等，及时通知医生。观察切口敷料，保持引流管通畅，观察引流液的量、颜色、性状、切口愈合情况等，并进行记录。

（5）在康复师的指导下进行功能锻炼。

（6）指导病人进食高蛋白、富含维生素、高热量、易消化的食物，多进食蔬菜水果，多饮水，保持大小便通畅，促进伤口及骨折愈合。

（7）预防并发症：血栓、压疮、坠积性肺炎、伤口感染、关节僵硬、肌肉萎缩。

（三）健康指导

（1）髋关节置换术后1年内禁止内盘腿、外盘腿，脚尖勿内旋，双腿勿交叉，勿跷二郎腿，勿坐地膝矮凳，禁止侧盘腿，勿蹲便。

（2）继续进行患肢的功能锻炼，遵循循序渐进的原则。

（3）术后3~4周，可在家属的协助下扶双拐下地，患肢免负重，6个月后可完全去掉拐杖，患肢负重行走。

（4）注意营养摄入，合理搭配饮食，促进骨折愈合和机体康复。

（5）定期复查，了解骨折愈合情况。对于骨折内固定病人，根据骨折愈合情况确定取出内固定的时间。

十二、除股骨以外的下肢骨手术（IF4）

（一）评估要点

1. 一般护理

（1）评估病人意识、生命体征、排泄、皮肤完整性、睡眠、穿刺部位等情况。

（2）询问病人病史，即受伤的过程及有无其他并发症。

（3）营养状况：了解病人有无贫血、低蛋白血症。

（4）评估病人的自理能力。

（5）心理评估：了解病人对骨折的认知程度及心理承受能力。

2. 专科评估　观察病人骨折部位肿胀及疼痛状况，皮肤完整性，患肢血运、感觉、运动及患肢肿胀情况及足背动脉搏动状况，有无患肢缩短或成角畸形及异常活动，有无血栓风险，有无疼痛及其他异常感觉。

3. 安全管理　跌倒、压疮、血栓、导管滑脱、疼痛等高危因素。

4. 实验室及其他检查结果

（二）护理要点

1. 术前护理

（1）抬高患肢，保持患肢中立位，严禁外旋。根据骨折及治疗情况，将患肢平放或膝下垫软枕。腘动脉损伤血管吻合术后，给予屈膝位。定时观察生命特征，患肢足背动脉搏动、趾端活动，以及皮肤颜色、温度的变化。

（2）对于手法复位石膏固定的病人，若肢体伴有持续性的疼痛，并进行性加重，立即通知医生，警惕骨筋膜室综合征的发生。

（3）对于疼痛明显者，及时给予镇痛药，必要时给予冷敷。

（4）遵医嘱及病情指导病人进行股四头肌舒缩运动、髌骨的被动活动及距趾关节和趾间关节的活动。

（5）需切开整复内固定的病人，遵医嘱及手术要求做术前常规准备。

2. 术后护理

（1）了解手术方式及术中出血、输血、麻醉等，针对麻醉方式进行饮食宣教。定时监测病人生命特征，并进行记录。

（2）抬高患肢20°～30°，观察患肢伤口渗血、渗液情况，保持外层辅料清洁、干燥；抬高患肢，减轻患肢肿胀。

（3）保持引流管通畅，观察引流液的颜色、量及性状，防止引流管打折、受压、扭曲、脱出等。

（4）术后肿痛的护理：下肢骨折术后均有肿胀疼痛。尤其需要区分疼痛是术后切口疼痛还是术后敷料包扎过紧引起的疼痛。若术后切口疼痛，可根据疼痛评分医嘱给予镇痛药。如果是术后肿胀导致绷带包扎过紧的疼痛，给予镇痛药往往疗效不好，此时检查术区可感张力过高，必须立即松解绷带，观察肢体的血液循环；很多病人松解绷带后疼痛迅速缓解，也不需要用镇痛药。

（5）密切观察患肢末梢血液循环、感觉、运动、足背动脉及胫后动脉搏动情况，观察患肢皮肤颜色、温度、肿胀情况，警惕骨折并发腘动脉损伤、腓总神经损伤、筋膜间区综合征和韧带损伤，观察有无5P征（苍白、麻痹、疼痛、感觉障碍、动脉搏动消失）。一旦出现上述并发症，应立即报告医生，并做紧急处理。

（6）术后功能锻炼：遵医嘱指导病人进行股四头肌舒缩运动，要求每小时做80～100次，每日活动4～6小时，并分段进行。可进行髌骨的被动活动及跖趾关节的活动，以防髌骨关节面的粘连。

（7）指导病人进食高蛋白、富含维生素、高热量、易消化的食物，多进食蔬菜水果，多饮水，防止便秘，促进伤口及骨折愈合。

（二）健康指导

（1）继续进行患肢及关节的功能锻炼，卧床时抬高患肢。

（2）下床活动时患肢不负重，指导病人正确使用拐杖。随着骨折愈合的强度增加，逐步增加肢体负重，并加做小腿带重物的伸膝抬举操练，以加强股四头肌肌力，增加膝关节的稳定度。下床时应有保护，防止摔倒造成2次损伤。

（3）练习膝关节伸屈活动，活动幅度由小到大，可用指推活髌法解除髌骨粘连，以后逐步使用床缘屈膝法、搓滚舒筋法锻炼，恢复膝关节的伸屈功能。

（4）遵医嘱继续服用药物，保持心情愉快，加强营养，劳逸适度。

（5）定期复查，了解骨折愈合情况。对于骨折内固定病人，根据骨折愈合情况确定取出内固定时间。

十三、骨科固定装置去除、修正术（IF5）

（一）评估要点

1. 一般评估

（1）评估病人意识、生命体征、排泄、皮肤完整性、睡眠等情况。

（2）询问病人既往史、近期手术史、目前用药情况。

（3）营养状况：了解病人的进食情况及有无贫血、低蛋白血症。

（4）心理状况：评估病人对疾病的认知程度及心理承受能力。

（5）评估病人的自理能力。

2. 专科评估

（1）患处疼痛、感觉、运动是否异常，有无步态不稳、血栓风险等。

（2）安全管理：评估病人跌倒、坠床、压疮、血栓、导管滑脱、疼痛等高危因素。

（3）实验室及其他检查。

（二）护理要点

1. 术前护理

（1）脊柱及腰以下各关节手术病人，进行床上排便训练。

（2）嘱吸烟病人术前禁烟，以减少术后咳嗽、咳痰和肺部并发症。

（3）介绍麻醉和手术情况，介绍术后体位、饮食、注意事项等。

（4）术前心理护理。

（5）术前皮肤准备：术前应洗澡和更衣，保持皮肤清洁。

2. 术后护理

（1）了解手术情况：手术方式、术中出血、输血、用药、麻醉方式等，按照病情及麻醉方式，术后全面观察病情，严密监测意识、生命体征，以防发生各种手术并发症。

（2）密切观察切口敷料、术后体位摆放，保持引流管通畅，观察引流液的量、颜色、性状及切口愈合情况等，并做记录。

（3）合理卧位：四肢手术的病人抬高患肢，保持患肢功能位，观察末梢血液循环，如动脉搏动、血管充盈度、皮肤颜色及温度、甲床颜色、疼痛及肿胀等；脊柱术后的病人，进行轴式翻身，观察四肢感觉、运动情况及肌力。

（4）根据手术部位的不同，协助、指导病人进行功能锻炼，以促进康复。上肢锻炼以恢复手抓、捏、握、等功能为中心，同时注意肩、肘、腕关节的功能锻炼，下肢锻炼以负重、站立、行走为中心，胸腰椎病人在床上进行腰背肌功能锻炼及股四头肌舒缩运动，预防下肢血栓的形成和关节僵硬、挛缩。根据骨折部位及程度制订相应的腰背肌功能锻炼计划，遵循循序渐进的原则，逐渐由5点式、4点式、3点式到1点式腰背肌功能锻炼。

（5）指导病人进食高蛋白、富含维生素、高热量、易消化的食物，多食蔬菜水果，多饮水，保持二便通畅，促进骨折愈合。

（三）健康指导

（1）注意休息，四肢骨折病人避免患肢负重及剧烈活动等，胸腰椎骨折病人避免弯腰动作。

（2）继续进行功能锻炼，并遵循循序渐进的原则。

（3）注意营养的摄入，合理搭配饮食，促进伤口愈合。

十四、肌肉、肌腱手术（IG1）

（一）评估要点

1. 一般评估

（1）评估病人意识、生命体征、皮肤完整性、肢体活动、饮食、排泄、睡眠等情况。

（2）询问病人既往史、近期手术史、目前用药情况。

（3）营养状况：评估病人有无营养失衡的风险。

（4）心理状况：评估病人对疾病的认知程度，有无紧张、恐惧、焦虑等不良情绪。

（5）评估病人的自理能力。

2. 专科评估

（1）上肢肌力：双上肢前平举、侧平举、后举检查关节的肌肉力量；屈肘、伸肘，检查肱二头肌、肱三肌力量；屈腕、伸腕，检查腕部肌力量；五指分开相对、并拢、屈曲、伸直，检查各指关节的肌肉力量。

（2）下肢肌力：仰卧位直抬腿，大腿内收、外展，检查髋关节屈曲、内收、外展的肌肉力量；仰卧位直抬腿及膝关节屈曲，检查伸髋及屈膝肌群力量；仰卧位双下肢伸直，踝关节跖屈、背屈、内翻、外翻，检查踝关节的肌肉力量。

3. 安全管理　评估病人跌倒、坠床、压疮、导管滑脱等高危因素。

4. 特殊检查结果　病理及各种特殊检查结果等。

（二）护理要点

1. 术前护理

（1）观察病人生命体征变化，若有异常，及时处理。

（2）加强基础护理，防止压疮、坠积性肺炎、泌尿系统感染、下肢静脉血栓形成等并发症的发生。

（3）对于石膏固定者，按石膏护理常规护理，观察患肢感觉运动情况。

（4）完善各项术前检查，如血常规、凝血四项、心电图检查等。

（5）做好术前指导与心理护理，去除病人焦虑、恐惧等不良情绪，增加病人治病信心。

（6）好术前准备，如皮肤准备、药物使用等。

2. 术后护理

（1）了解手术方式及术中出血、输血、麻醉、用药等情况。

（2）监测病人意识、生命体征、尿量、血氧饱和度、伤口敷料、伤口引流管、疼痛情况等。

（3）抬高患肢 20 ~ 30 ℃，有利于静脉及淋巴回流，注意观察患肢血运、感觉及运动等；患肢制动，防止不适运动造成肌腱再次断裂。

（4）观察病人伤口渗血情况，保持局部清洁干燥，防止伤口感染。

（5）观察病人术后用药效果及有无不良反应。

（6）遵医嘱指导病人功能锻炼。

（三）健康指导

（1）指导病人进食高蛋白、高热量、丰富生素、多纤维素的食物，促进伤口愈合，防止便秘。

（2）伤口愈合良好者，术后 12 ~ 14 日拆线。

（3）适当休息：手部肌腱损伤之后，不能够立即劳动，需要适当的休息；即使身体恢复，也不能立即进行剧烈运动或者劳动，需要随时观察，出现问题要及时就医，避免局部发生畸形或断裂现象。

（4）适当的功能锻炼：手部肌腱损伤，在进行手术治疗之后，不一定能够完全治好，可能会出现肌腱粘连，需要再次治疗。平时应该注意手部护理，术后应当进行适当的功能锻炼，能够使手部更快地恢复。

（5）肌腱损伤早、中、晚期无阻抗功能锻炼

1）肌腱损伤早期无阻抗功能锻炼：术后 1 ~ 3 周限制性被动活动，以促进新生胶原纤维形成纵向排列，减少粘连，促进伤口愈合，指导患肢（指）被动屈曲，伸直活动。

2）肌腱损伤中期无阻抗的功能锻炼：术后 4 ~ 5 周，指导病人轻度主动活动患肢（指），动作缓和，用力适当，每日 10 次，每次 5 分钟，以引起轻度酸胀为宜，避免暴力性动作；对肌肉和关节进行按摩，配合采用局部理疗，如超短波、频谱等疗法。

3）肌腱损伤后期逐渐增加阻抗锻炼：术后 6 ~ 10 周变被动活动为主动活动患肢（指）20 次，每 1 ~ 2 小时重复 1 次，练习时掌握动作要领，功能活动由简到繁，循序渐进，鼓励病人做日常生活动作；10 周后根据病人的工作性质或意愿进行各种不同的作业训练。

4）鼓励病人进食高热量、高蛋白、富含维生素易消化的食物，适当补充含钙食物，避免高脂、辛辣饮食，保持大小便通畅。

（6）心理支持：鼓励病人保持良好精神状态。

（7）定时门诊复查，若出现病情变化，及时来医院就诊。

十五、周围神经手术（IH1）

（一）评估要点

1. 一般评估

（1）评估病人意识、生命体征、皮肤完整性、肢体活动、饮食、排泄、睡眠等情况。

（2）询问病人既往史、近期手术史、目前用药情况。

（3）营养状况：评估病人有无贫血、低蛋白血症及病人的进食情况。

（4）心理状况：评估病人对疾病的认知程度，有无紧张、恐惧、焦虑等不良情绪。

（5）自理能力评估。

2. 专科评估

（1）评估病人疼痛部位、程度、性质、诱发及加重的因素。

（2）配合检查患肢，了解感觉、运动情况，了解受伤程度、性质，有外伤时注意伤口出血情况。

3. 安全管理　评估病人跌倒、坠床、压疮、导管滑脱等高危因素。

4. 特殊检查结果　病理及各种特殊检查结果等。

（二）护理要点

1. 术前护理

（1）皮肤护理：指导病人保持皮肤清洁，并辅助病人局部按摩，刺激和促进病人的感觉恢复，预防下肢和压疮发生。

（2）心理护理：给予病人疏导和支持，帮助病人树立战胜疾病的信心，并且积极配合治疗。重视社会支持系统的影响，尤其是亲人的关怀和鼓励。向病人介绍手术方式、麻醉方式、手术前后配合事项及目的、术后常见并发症的预防及护理。

（3）疼痛护理：转移病人的注意力，在其疼痛无法忍受时遵医嘱给予镇痛治疗。

（4）术前准备：完善术前相关检查，建立静脉通道，术前更换病员服。

2. 术后护理

（1）病情观察：监测意识、生命体征、尿量、血氧饱和度、伤口敷料、伤口引流管、疼痛情况等。

（2）保持良肢位制动，配合辅助器的使用，将受损肢体关节保持在功能位。

（3）观察肢体感觉运动情况，并与术前作比较，观察伤口疼痛、下肢放射痛情况。

（4）受损肢体的各关节早期做各个方向的主动、被动运动，训练患肢感觉功能，物理康复治疗。

（5）受损部位若肿痛，可抬高患肢，弹力绷带压迫，做向心性按摩与被动运动，减轻组织水肿与疼痛。注意保护患肢，避免再次损伤。

（6）配合康复师进行肌肉训练、ADL训练、作业疗法、感觉功能训练。

（7）安全管理：根据风险评估结果，采取相应的安全措施。

（三）健康指导

（1）使病人认识到靠医生和治疗师不能使受伤的肢体完全康复，病人应积极主动地参与治疗。

（2）鼓励病人进食高热量、高蛋白、富含维生素易消化的食物，适当补充含钙食物，避免高脂、辛辣饮食，保持大小便通畅。

（3）指导并鼓励病人在工作中、生活中多使用患肢，将康复训练贯穿于日常生活中，促进肢体功能恢复。

（4）预防意外伤害，如烫伤、冻伤、跌倒、坠床等。

（5）帮助病人树立治疗的信心，使其发挥主观能动性，积极地进行康复治疗。

（6）定时门诊复查，若出现病情变化，及时来医院就诊。

十六、骨骼肌肉系统的其他手术（IJ1）

（一）评估要点

1. 一般评估

（1）评估病人意识、生命体征、皮肤完整性、肢体活动、饮食、排泄、睡眠等情况。

（2）询问病人既往史、近期手术史、家族史、目前用药情况及疾病的相关因素。

（3）营养状况：评估病人有无贫血、消瘦、食欲缺乏、体重下降、低热等全身情况。

（4）重要脏器评估，如心、肺、肝、肾功能是否正常，有肺无转移，是否耐受手术治疗。

（5）心理状况：评估病人对疾病的认知程度，有无紧张、恐惧、焦虑等不良情绪。

（6）评估病人的自理能力评估。

2. 专科评估

（1）评估病人有无骨折、畸形。

（2）评估病人患处大小、皮温、疼痛部位、程度、性质、诱发及加重的因素。

（3）评估病人肢体或关节是否活动受限，有无神经根受压、僵硬、肌肉萎缩，评估关节活动度。

3. 安全管理　评估病人跌倒、坠床、压疮、导管滑脱等高危因素。

4. 特殊检查结果　病理及各种特殊检查结果等。

（二）护理要点

1. 术前护理

（1）体位护理：指导病人卧床休息时采取合适的体位减轻疼痛，佩戴支具、腰围等局部制动；指导病人轴线翻身，并理解其重要性，定时协助翻身，防止压疮的发生；指导病人练习床上大小便。

（2）配置合适支具：为术后的使用做准备，适当限制脊柱活动，促进植骨融合。

（3）心理护理：保持良好的心态，正确对待疾病，积极配合治疗，向病人及家属介绍手术方式、麻醉方式、手术前后配合事项及目的、术后常见并发症的预防及护理。重视社会支持系统的影响，尤其是亲人的关怀和鼓励。

（4）安全护理：病人肌力下降致肢体无力时，应防跌倒。指导病人穿防滑鞋，保持地面干燥，走廊、浴室、厕所等日常生活场所应有扶手，以防病人步态不稳而跌倒。

（5）术前准备：完善术前相关检查，常规备皮，术前禁食禁饮，术前更换病员服。

2. 术后护理

（1）了解手术方式及术中出血、输血、麻醉、用药等情况，根据麻醉方式选择相应的饮食宣教。

（2）密切监测意识、生命体征、尿量、血氧饱和度、伤口敷料、伤口引流管、疼痛情况等，保持引流管通畅，观察引流液的量、颜色、性状及切口愈合情况等，观察病人拔除尿管后排尿的情况。

（3）疼痛护理：评估疼痛，密切观察患肢疼痛情况。对于发生中度以上疼痛者，遵医嘱给予镇痛药，并继续观察镇痛效果，有效控制病人疼痛，使其保证足够的睡眠。

（4）四肢手术后，用枕头、支架等抬高患肢，使之高于心脏水平，远侧端高于近侧端，以利于血液回流，预防肢体肿胀。

（5）大手术后及双下肢不能活动的患肢卧气垫床，术后4小时开始轴线翻身，每2小时翻身1次，以预防压疮。

（6）预防尿潴留：术后6~8小时不能排尿时，多与麻醉及术中牵拉神经组织有关。用听流水声、热敷并按摩膀胱区等办法诱导病人排尿；若不能排尿是由于体位不适，可征得医护人员许可坐起或站起排尿，小儿病人则由家长抱起排尿；若仍不能排尿，可由医护人员进行导尿。

（三）健康指导

（1）指导病人进食高蛋白、高糖、富含胶原与微量元素（铜、锌、钙、铁）及含维生素A、维生素C丰富的食物，如瘦肉、猪皮、肝、蛋黄及新鲜蔬菜和水果等，以补充足够的营养，促进伤口愈合及身体恢复。

（2）鼓励病人肢体主被动功能锻炼。下肢手术麻醉清醒后，病人以股四头肌等长收缩运动、踝泵运动为主，逐渐可增加双下肢直腿抬高，促进血液循环，预防下肢深静脉血栓形成及肺栓塞、肌肉萎缩等。

（3）人工关节置换术者术后一般不需要外固定，术后2~3日即可开始关节的功能锻炼，下床时需要先行"起床三部曲"后，使用助行器行走锻炼，避免跌倒摔伤。

（4）定时门诊复查，若出现病情变化，及时来医院就诊。

十七、骨盆骨折（IR1）

（一）评估要点

1. 一般护理评估

（1）了解病人的年龄、职业特点、运动爱好、日常饮食结构，有无酗酒等。

（2）了解病人受伤的原因、部位和时间，受伤时的体位和环境，外力作用的方式、方向与性质，伤后病人的功能障碍及伤情发展情况、急救处理经过等，受伤的过程及有无其他并发症。

（3）既往史：重点了解与骨折愈合有关的因素，病人有无骨质疏松、骨折史、骨肿瘤史及手术史。

（4）心理状况：评估病人及家属的心理状态，对骨盆骨折的认知程度及心理承受能力，对病人及家属是否有心理压力，病人的家庭及社会支持情况等。

2. 专科评估

（1）评估病人有无威胁生命的严重合并症，密切观察病人意识、生命体征、有无休克及其程度等。

（2）评估病人疼痛的部位、性质、持续时间。

（3）评估病人骨盆的破坏程度，有无其他部位的骨折。

（4）评估直肠及会阴有无损伤及其程度，必要时做肛门指诊。

（5）对于耻骨联合附近的骨折病人，评估其有无膀胱和尿道损伤。

（6）评估病人有无神经损伤，腰骶部骨折可损伤支配膀胱会阴的马尾神经，坐骨骨折多损伤坐骨神经，耻骨支骨折偶可损伤闭孔神经或股神经。有无膀胱、尿道、直肠及神经损伤，疼痛状况，双下肢感觉及活动情况，受伤部位皮肤的完整性。

3. 安全管理　评估病人跌倒、坠床、压疮、导管滑脱等高危因素。

4. 特殊检查结果　病理及各种特殊检查结果等。

（二）护理要点

1. 按骨与关节损伤一般护理常规

2. 术前护理

（1）体位护理：卧床休息期间，髂前上、下棘撕脱骨折者可取髋膝屈曲位；坐骨结节撕脱骨折者应取大腿伸直、外旋位；骶尾骨骨折者可在骶尾部垫软垫或使用气垫床，帮助病人更换体位。长期卧床者需练习深呼吸，进行肢体肌肉等长舒缩活动等。病人被允许下床后，可使用助行器或拐杖，以减轻骨盆负重。

（2）疼痛护理：疼痛剧烈者在诊断明确后可遵医嘱使用镇痛药。

（3）心理护理：鼓励病人及家属表达自己的担心和需求，有针对性地做好心理疏导，解除病人及家属的紧张恐惧心理。

（4）生活护理：病人在卧床期间，协助其进食、进水、翻身，指导其正确使用便器，训练其床上排便。指导病人进食高蛋白、富含维生素、高纤维素、高钙食物，并鼓励其合理多饮水。

（5）手术前准备：病人一般伤势较重，需积极配合医生完善相关检查，明确有无严重合并症。需紧急手术者迅速做好术前准备，如备皮、合血、留置导尿管、药物敏感试验、术前必要的支持治疗等，同时对病人及家属进行相关的术前指导。

3. 术后护理

（1）了解手术方式及术中出血、输血、麻醉、用药等情况，根据病人病情采取合适体位。

（2）病情观察：监测病人意识、生命体征、尿量、血氧饱和度、伤口敷料、疼痛情况等，注意有无内出血的征象。观察引流管是否通畅，引流液的量、颜色、性状，切口愈合情况等，拔除尿管后排尿的情况。

（3）术后病人取平卧位，双下肢适当抬高，观察双下肢及足部的感觉、运动、末梢循环等情况。

（4）安装外固定支架者，钉道处每日用75%乙醇消毒2次，保持钉道处清洁干燥。若敷料渗湿，须及时更换。

（5）卧床期间，鼓励病人进行双下肢活动，预防血栓的形成。遵医嘱指导病人行双下肢股四头肌等长收缩的锻炼、踝关节的屈伸活动等。

（6）预防并发症：腹膜后血肿、腹腔内脏损伤、膀胱或后尿道损伤、直肠损伤、神经损伤、脂肪栓塞、静脉栓塞。

（三）健康指导

（1）鼓励病人进食高蛋白、富含维生素、易消化的食物，多进食水果蔬菜，保持大便通畅。

（2）早期康复：伤后（含术后）2周内，促进下肢血液循环，消除肿胀，减轻疼痛。

1）卧床休息，可取仰卧位与侧卧位交替（健侧在下），行下肢肌肉尤其是股四头肌及髋部肌内的等长收缩活动，逐步增加轻度的舒张收缩、助力运动、髋关节持续被动活动（CPM）及患肢踝、膝关节的主动运动（踝泵活动），同时进行上肢活动和心肺功能锻炼，利于维持和恢复心肺功能。

2）1周后，疼痛减轻，可根据骨折类型和治疗方式指导病人进行半卧位及坐位练习。一般稳定型骨盆骨折伤后第7～10日，不稳定型第5周后，开始进行斜床（60°～80°）站立练习，每日1～2次，每次30分钟，连续6～10日；同时行下肢的各关节屈伸直活动，但髋关节内旋、屈曲不应超过90°，注意强度不宜过大，以免出现骨折移位、疼痛加重、出血、手术伤口撕裂等。

3）未行内外固定手术的骨盆骨折病人可适当选用超短波、磁疗等物理因子治疗。

（3）中期康复：指伤后2周后至骨折的临床愈合，共6～12周。中期康复可继续行患肢股四头肌肉收缩及持续被动活动（CPM），但应逐渐由被动活动转为主动活动，逐渐加大各关节活动的范围和强度，维持健肢与躯干正常活动，尽早下床活动；固定可靠的骨盆骨折或单处无移位或移位较少的骨盆骨折，伤后6周后可行有限的负重训练，逐步过渡到正常负重。

（4）后期康复：指骨折临床愈合后的康复训练，以居家康复为主要形式，以恢复关节活动、增加肌力、回归社会为目标。此阶段应加强患肢关节的主动活动及负重练习，恢复受累关节的活动度，增强肌肉力量，使肢体功能恢复正常，逐步恢复日常生活活动能力与工作能力。

（5）定时门诊复查，若出现病情变化，及时来医院就诊。

十八、股骨颈骨折（IR2）

（一）评估要点

1. 一般评估

（1）评估病人意识、生命体征、皮肤完整性、肢体活动、饮食、排泄、睡眠等情况。

（2）询问病人既往史、近期手术史、目前用药情况、骨折过程及有无并发症。

（3）营养状况：评估病人有无贫血、低蛋白血症及病人的进食情况。

（4）心理状况：评估病人对骨折的认知程度及心理承受能力。

（5）评估病人的自理能力。

2. 专科评估

（1）评估病人骨折部位及类型：股骨头下骨折、经股骨颈骨折、股骨颈基底骨折、内收骨折、外展骨折。

（2）评估病人患肢活动及髋部疼痛状况，肢端血运、感觉、运动及肿胀情况，有无缩短、内收、外旋、屈曲畸形，有无功能障碍、局部压痛和轴向叩击痛，局部有无肿胀和瘀斑。

3. 安全管理 评估病人跌倒、坠床、压疮、导管滑脱等高危因素。

4. 特殊检查结果 病理及各种特殊检查结果等。

（二）护理要点

1. 按骨与关节损伤一般护理常规

2. 术前护理

（1）体位：平卧硬板床，患肢取外。

（2）皮牵引治疗的病人按皮牵引护理要点。

（3）观察病人患肢血运、感觉、运动及肿胀情况，是否出现5P征（疼痛、苍白、感觉异常、麻痹、脉搏消失）。若出现患肢肿胀明显，肢端发冷、麻木、个发绀等，及时通知医生。

（4）病人平卧位时尽量少搬动，以免影响治疗效果。卧床期间，做好基础护理，预防压疮、肺炎、泌尿系统感染及心脑血管疾病的发生。

（5）功能锻炼：指导病人行股四头肌静态收缩及足趾活动和踝泵运动。

（6）针对手术治疗病人的异常心态，及时给予疏导。

（7）遵医嘱做好术前常规准备。

2. 术后护理

（1）了解手术方式及术中出血、输血、麻醉等，根据麻醉方式实施麻醉病人护理要点。

（2）监测病人意识、生命体征、尿量、血氧饱和度、伤口敷料、伤口引流管、疼痛情况等。

（3）对于术后疼痛的病人，除给予镇痛药，也可采用无创伤性镇痛措施，如松弛、按摩、分散注意力等，以加强镇痛药的疗效。

（4）保持病人患肢呈外展30°中立位，脚穿"丁"字鞋，在两大腿之间放一个枕头或梯形枕，防止患肢内收、外旋。

（5）观察患肢血运、感觉、运动及肿胀情况。

（6）卧床期间做好病人的生活护理，防止压疮的发生。

（三）健康指导

（1）在医生或康复师的指导下进行康复锻炼。内固定术后疼痛消失即可做下肢股四头肌的等长收缩运动及足趾活动和踝泵运动。遵医嘱2～5日后可扶病人在床上坐起；5～7日后，可坐轮椅下床活动；3～4周后扶双拐下地，患肢不负重行走；3个月后患肢稍负重；6个月后可完全负重行走。进行患肢的功能锻炼，应遵循循序渐进的原则。

（2）注意营养的摄入，合理搭配饮食，促进骨折的愈合与机体的康复，指导病人进食高蛋白、富含维生素、高热量、易消化的食物，多进食蔬菜水果，多饮水，防止便秘，促进伤口及骨折愈合。

（3）尽量保持患肢的功能位置，坐位时患肢不能盘腿，翻身时尽量向患侧翻。

（4）定期复查，了解骨折愈合情况。

十九、股骨干及远端骨折（IR3）

（一）评估要点

1. 一般评估

（1）评估病人意识、生命体征、皮肤完整性、肢体活动、饮食、排泄、睡眠等情况。

（2）询问病人既往史、近期手术史、目前用药情况、骨折过程及有无并发症。

（3）营养状况：评估病人有无贫血、低蛋白血症及病人的进食情况。

（4）心理状况：评估病人对骨折的认知程度及心理承受能力，以及对疼痛的耐受程度。

（5）评估病人的自理能力。

2. 专科评估

（1）评估病人患肢疼痛、肿胀、活动受限情况，有无出血性休克表现。

（2）评估病人肢端血运、感觉、运动及患肢肿胀情况，有无畸形、反常活动、骨擦音或骨擦感及肢体缩短、扭曲畸形，有无足下垂、足跖伸屈无力和足部感觉障碍等体征。

3. 安全管理　评估病人跌倒、坠床、压疮、导管滑脱等高危因素。

4. 特殊检查结果　病理及各种特殊检查结果等。

（二）护理要点

1. 按骨与关节损伤一般护理要点

2. 术前护理

（1）观察病人生命体征，以及是否合并颅脑、内脏的损伤及出血性休克的发生。

（2）尽快开放静脉通路，遵医嘱进行输血、输液等治疗。

（3）密切观察病人的神志、瞳孔、呼吸、血压、腹部体征，以及肢端血运、感觉、活动及肿胀程度等，准确记录病情、治疗项目及出入量。

（4）遵医嘱，根据病情给予镇痛药。

（5）保守治疗的病人应保持患肢外展位，抬高患肢，做好骨牵引的护理。疼痛减轻后，即可进行股四头肌及关节屈曲的功能锻炼。

（6）准备手术的病人，遵医嘱及手术要求做好常规准备。

3. 术后护理

（1）了解手术方式及术中出血、输血、麻醉等，根据麻醉方式实施麻醉病人护理要点。

（2）病情观察：监测病人意识、生命体征、尿量、血氧饱和度、伤口敷料、伤口引流管、疼痛情况等。

（3）观察引流液的颜色、量及性状，保持外层敷料干燥，防止引流管打折、受压、扭曲、脱出等。

（4）术后抬高患肢，以利于静脉及淋巴的回流，防止或减轻患肢的肿胀。

（5）观察病人肢端血运、感觉、活动及肿胀度等，观察有无 5P 征（苍白、麻痹、疼痛、感觉障碍、动脉搏动消失）。若发现异常，及时通知医生。

（6）预防并发症：肺部感染、深静脉血栓、压疮及泌尿系统感染。

（三）健康指导

（1）功能锻炼：疼痛减轻后，可指导病人进行股四头肌舒缩运动及踝泵运动，促进血液循环，有利于患肢消肿，预防下肢深静脉血栓的形成；术后 3 日指导病人进行深呼吸运动、有效咳嗽和咳痰及扩胸运动，防止肺部感染；后期在医生或康复师的指导下进行关节屈曲的功能锻炼。

（2）指导病人进食高蛋白、富含维生素、高热量、易消化的食物，多进食蔬菜水果，多饮水，防止便秘，促进伤口及骨折愈合。

（3）病人离床扶拐行走时，穿合适衣裤，穿有后跟的防滑鞋，需家属陪伴左右，注意其行走安全。

（4）定期复查，了解骨折愈合情况。

二十、前臂、腕、手或足损伤（IS1）

（一）评估要点

1. 一般评估

（1）评估病人意识、生命体征、皮肤完整性、肢体活动、饮食、排泄、睡眠等情况。

（2）询问病人既往史、近期手术史，目前用药情况，损伤过程，有无并发症。

（3）营养状况：评估病人有无贫血、低蛋白血症及病人的进食情况。

（4）心理状况：评估病人对手部、足部损伤的认知程度，骨折的认知程度及心理承受能力。

（5）评估病人的自理能力。

2. 专科评估

（1）评估病人有无患肢疼痛、肿胀、活动受限。

（2）评估病人有无畸形、反常活动、骨擦音或骨擦感，患肢肢端血供、感觉、运动、温度、局部肿胀情况及疼痛程度，桡动脉及足背动脉搏动状况，是否存在肌腱、血管、神经的损伤及损伤程度。

3. 安全管理　评估跌倒、坠床、压疮、导管滑脱等高危因素。

4. 特殊检查结果　病理及各种特殊检查结果等。

（二）护理要点

1. 保守治疗

（1）处理原则：复位、固定、早期康复治疗和预防并发症，现场急救仍为首要处理原则。

（2）先固定，后搬动。

（3）骨折合并其他组织、器官损伤时，应先抢救生命。若伴有休克发生，先行抗休克治疗，再处理骨折。

（4）对于四肢损伤者，抬高患肢，并注意观察神经损伤的症状、患肢远端血液循环，如动脉搏动、血管充盈度、皮肤颜色及温度、甲床颜色、疼痛及肿胀等。

（5）加强保暖，改善微循环。

（6）遵医嘱尽快给予镇痛药，减轻病人疼痛。

（7）对于保守治疗的病人，应注重观察骨折部位固定效果。

（8）功能锻炼：伤后第 2 日即可行患肢的肌肉舒缩运动和骨折远端关节活动，促进血液循环，减轻肿胀，防止肌肉萎缩。

（9）心理护理：减轻病人的焦虑情绪。

2. 手术治疗

（1）术前护理

1）下肢手术病人术前训练床上排便。

2）术前 24 小时行手术区域皮肤准备：用肥皂、清水擦洗皮肤，不可用力过猛，以免损伤皮肤。指（趾）甲应修短并除去污垢。皮肤纹理较深的部位，应按皮纹的方向洗刷。术前 1 日沐浴或擦浴，术前半小时备皮。

3）呼吸功能训练：指导病人进行有效咳嗽、咳痰。

4）肠道准备：术前遵医嘱禁饮、禁食，一般为 12 小时禁食，6 小时禁饮。

5）术前心理护理。

（2）术后护理

1）了解手术方式及术中出血、输血、麻醉等，按不同的麻醉方式，实施病情观察及护理。

2）密切观察病人生命体征，观察病人伤口渗血、渗液情况，及时更换外层敷料，渗出严重时及时通知医生。

3）合理卧位：对于四肢手术病人，抬高患肢，保持患肢功能位，观察末梢血液循环，如动脉搏动、血管充盈度、皮肤颜色及温度、甲床颜色、疼痛及肿胀等。

4）对危重病人做好预防合并症的护理，注意营养及水分的补充，必要时遵医嘱给予静脉营养。

5）根据手术部位的不同，协助、指导病人进行功能锻炼，以促进康复。

（三）健康指导

（1）卧床时抬高患肢，活动时正确使用辅助设备并注意安全。

（2）鼓励病人进食高热量、高蛋白、富含维生素、易消化的食物，适当补充含钙食物，避免高脂、辛辣饮食，保持大小便通畅。

（3）做好家属安抚工作的同时，也应教育引导家属学会照顾病人。

（4）鼓励病人保持心情舒畅，消除心理恐惧心理，以增强其自信心。

（5）指导病人进行功能锻炼。

（6）定时门诊复查，如出现病情变化，及时来医院就诊。

二十一、除前臂、腕、手足外的损伤（IS2）

（一）评估要点

1. 一般评估

（1）评估病人意识、生命体征、皮肤完整性、肢体活动、饮食、排泄、睡眠等情况。

（2）询问病人有无外伤史、既往史、近期手术史、目前用药情况、损伤过程及有无并发症。

（3）营养状况：评估病人有无贫血、低蛋白血症及病人的进食情况。

（4）心理状况：评估病人对损伤的认知程度、骨折的认知程度及心理承受能力。

（5）评估病人的自理能力。

2. 专科评估

（1）评估病人有无患肢疼痛、肿胀、活动受限。

（2）评估病人有无畸形、反常活动、骨擦音或骨擦感，评估患肢肢端血供、感觉、运动、温度局部肿胀情况及疼痛程度。

3. 安全管理　评估病人跌倒、坠床、压疮、导管滑脱等高危因素。

4. 特殊检查结果　病理及各种特殊检查结果等。

（二）护理要点

1. 急救护理

（1）迅速解除致伤因素并脱离危险环境。

（2）积极处理危及生命的情况：解除气道阻塞，保持呼吸道通畅；紧急处理心脏、呼吸停止；处理出血；紧急处理开放性气胸。

（3）抢救休克：现场抗休克的主要措施是迅速止血、输液扩容，应根据病情而定。

（4）保存好离断的肢体：无菌敷料或清洁的布包好，距离医院较远，可将断肢放入清洁塑料袋或加盖容器，外周冰块保存。

（5）伤口处理：对骨折患者应先妥善包扎固定，不可在现场复位。

（6）妥善固定：急救固定的目的是避免搬动过程中骨折软组织、血管、神经或内脏器官的进一步损伤，减轻病人疼痛，防止休克，便于运送。方法是将患肢可靠、临时固定起来，固定范围应超过上下关节。

（7）迅速转运：

1）胸腰椎骨折病人的搬运：三人搬运法。

2）颈椎外伤病人的搬运：搬运时要有专人在头前用双手托住病人下颌，移至担架后要保持病人头颈中立位。

2. 保守治疗

（1）处理原则：复位、固定、早期康复治疗和预防并发症，现场急救仍是首要处理原则。

（2）先固定，后搬动。头颈及躯干损伤的病人必须搬动时，应保持头颈与躯干呈一轴线，防止脊柱屈曲及扭转，造成进一步损伤，同时观察四肢肌力。

（3）骨折合并其他组织、器官损伤时，应先抢救生命。若伴有休克发生，先行抗休克治疗，再处理骨折。

（4）对于四肢损伤者，抬高患肢，并注意观察神经损伤的症状、患肢远端血液循环，如动脉搏动、血管充盈度、皮肤颜色及温度、甲床颜色、疼痛及肿胀等。

（5）加强保暖，改善微循环。

（6）遵医嘱尽快给予镇痛药，减轻病人疼痛，有效控制疼痛，保证足够的睡眠。

（7）对于保守治疗的病人，应注重观察骨折部位固定效果。

（8）功能锻炼：伤后第 2 日即可行患肢的肌肉舒缩运动和骨折远端关节活动，促进血液循环，减轻肿胀，防止肌肉萎缩。

（9）心理护理，减轻病人的焦虑情绪。

3. 手术治疗

（1）术前护理

1）脊柱及腰以下各关节手术病人，术前训练床上排便。

2）术前 24 小时行手术区域皮肤准备：用肥皂、清水擦洗皮肤，不可用力过猛，以免损伤皮肤。指（趾）甲应修短并除去污垢。皮肤纹理较深的部位，应按皮纹的方向洗刷。术前 1 日沐浴或擦浴，术前半小时备皮。

3）呼吸功能训练：指导病人深呼吸，进行有效咳嗽、咳痰。

4）肠道准备：术前遵医嘱禁饮、禁食，一般为 12 小时禁食，6 小时禁饮。

5）术前心理护理。

（2）术后护理

1）了解手术方式及术中出血、输血、麻醉、用药等情况，按不同的麻醉方式，实施病情观察及护理。

2）密切观察病人生命体征，观察病人伤口渗血、渗液情况，及时更换外层敷料，渗出严重时及时通知医生。

3）对脊柱术后的病人进行轴式翻身，观察四肢感觉、运动情况及肌力，与术前对比有无加重或缓解情况。

4）合理卧位：对于四肢手术的病人，抬高患肢，保持患肢功能位，观察末梢血液循环，如动脉搏动、血管充盈度、皮肤颜色及温度、甲床颜色、疼痛及肿胀等；人工髋关节置换和股骨粗隆间骨折内固定者术后患肢宜外展 15°～30°，两腿之间夹一软枕或梯形枕，保持腿外旋、外展和髋部伸展，可穿防旋鞋，宜向患侧卧位。

5）保持血浆引流通畅，观察引流液的量、颜色、性质，并做好记录。

6）对危重病人做好预防合并症的护理，注意营养及水分的补充，必要时遵医嘱给予静脉营养。

7）对骨肿瘤化疗的病人，注意化疗药物的准确使用及毒副作用的观察。

8）根据手术部位的不同，协助、指导病人进行功能锻炼，以促进康复。

9）好心理护理和疏导。

（三）健康指导

（1）指导病人摄取足够种类和数量的食物，以维持酸碱平衡，预防水、电解质紊乱。

（2）做好家属安抚工作的同时，也应引导家属学会照顾病人。

（3）鼓励并帮助病人进行自我护理，以增强其自信心。

（4）指导病人进行功能锻炼。

（5）定时门诊复查，若出现病情变化，及时来医院就诊。

二十二、骨髓炎（IT1）

（一）评估要点

1. 一般评估

（1）评估病人意识、生命体征、皮肤完整性、肢体活动、饮食、排泄、睡眠等情况。

（2）询问病人有无其他部位感染和外伤史，病程长短，采取过哪些治疗措施，治疗效果如何，疾病有无反复，既往有无药物过敏史和手术史等。

（3）营养状况：评估病人是否消瘦或贫血，以便调整饮食结构，进行营养支持。有无营养失衡的风险。

（4）心理状况：评估病人对该疾病相关知识的了解程度，对治疗和护理的期望程度，了解家属对病人的关心、支持程度，病人对此疾病预后的心理承受能力等。

（5）评估病人的自理能力。

2. 专科护理评估

（1）评估病人有无高热、寒战、脉快、头痛、呕吐、烦躁不安、意识障碍或惊厥等全身中毒或休克症状，四肢末梢是否冰冷，尿量是否正常，从而判断病人有无因菌血症、败血症引起的感染性休克。

（2）评估病人肢体有无红、肿、热、痛，有无窦道、畸形；是否有压痛，有无局部皮温增高和波动感；了解疼痛的部位、性质和持续时间，诱发和缓解的因素。

（3）评估病人患肢与健肢是否等长，肢体周径是否等大，病人是否疼痛抗拒做主动与被动活动。

（4）评估病人肢体的感觉和运动功能有无改变，关节是否处于屈曲位，有无关节强直。

（5）评估病人肢体局部制动及固定效果。

（6）安全管理：评估病人跌倒、坠床、压疮、导管滑脱等高危因素。

（7）特殊检查结果：病理及各种特殊检查结果等。

（二）护理要点

1. 非手术治疗的护理／术前护理

（1）体位护理：患肢高热期间卧床休息，以保护患肢，减少消耗；局部固定后，保持其功能位，以防畸形或病理性骨折；抬高患肢，促进血液和淋巴回流；下肢骨髓炎者可取半卧位、仰卧位；限制患肢活动，维持肢体于功能位，以减轻疼痛及局部病灶修复；移动患侧肢体时，动作轻稳，做好支托，尽量减少刺激，避免患处产生应力。

（2）遵医嘱输入新鲜血或白蛋白，增加病人抵抗力，并给予补液，维持水、电解质及酸碱平衡。

（3）疼痛护理：床上安置护架，避免棉被直接压迫患处，加重疼痛；转移注意力，让病人听音乐，与人交谈等，使病人分散对患处疼痛的注意力。必要时遵医嘱给予镇痛药缓解疼痛，并观察用药效果。

（4）控制感染：配合医生尽快明确致病菌。及时抽取血培养，及时送检标本。遵医嘱应用抗生素，以控制感染和发热。用药时注意合理安排用药顺序，注意药物浓度和滴入速度，保证药物在单位时间内有效输入；注意病人用药后有无不良反应和毒性反应；警惕双重感染的发生，如假膜性肠炎和真菌感染引起的腹泻。

（5）病人发热且体温较高时，鼓励其多饮水，可用冰袋、温水擦浴、冷水灌肠等措施进行物理降温，以防高热惊厥发生。遵医嘱使用退热药，同时观察病人有无大汗、血压下降、脉搏细速、虚脱等现象，并在 1 小时后再次测量体温，记录用药后的体温变化。

（6）加强营养，鼓励病人进食高蛋白、高热量、富含维生素、易消化的食物，必要时给予肠内或肠外营养支持，以改善病人的营养状况，增强机体抵抗力，防止疾病反复。

（7）皮肤护理：保持皮肤的清洁、干燥，为避免降温后汗液对皮肤的刺激，还应及时更换衣服和床单等；对持续高热者，应协助病人改变体位，防止压疮、肺炎、便秘等并发症；冰敷降温时，冰袋不宜直接接触病人的皮肤，可用干净的毛巾或软布包裹，避免发生冻疮。

（8）口腔护理：每日 2 次，预防口腔感染，促进病人食欲，保持口腔清洁，促进病人舒适。

（9）严密观察患肢有无苍白、发绀、肿胀的现象，局部有无疼痛、感觉减退及麻木等。若发现异常，及时通知医生。同时注意局部邻近关节是否出现红、肿、热、痛等炎症现象，或全身其他部位有无病灶转移的情况。

（10）心理护理：由于本病起病急，全身中毒症状明显，病人多系儿童，家属紧张，病人易哭闹，不配合治疗。做护理操作时应耐心解释，技术娴熟，以取得病人及家属的配合。

2. 术后护理

（1）了解手术方式及术中出血、输血、麻醉等，根据麻醉和手术部位安置合适体位并进行饮食宣教。

（2）病情观察：监测意识、生命体征、尿量、血氧饱和度、伤口敷料、伤口引流管、疼痛情况等。

（3）管道妥善固定：拧紧连接接头，防止松动；翻身或转运病人时妥善安置管道，以防脱出；对躁动病人适当约束四肢，以防自行拔出引流管。

（4）保持引流冲洗管的通畅：骨膜钻孔、开窗引流术后，冲洗引流。滴入管应高出床面 60~70 cm，引流瓶低于患肢 50 cm，以防引流液逆流。术后 12~24 小时应快速滴入，之后量与引流量差别大时，考虑可能有输出管堵塞，可间断挤压引流管，调整引流管位置，加大负压吸引力或加压冲洗，以冲出管道内阻塞物。

（5）观察局部冲洗引流的量、颜色和伤口渗液情况。分泌物多时，应随时更换敷料，注意无菌操作，防止交叉感染，并保持床单清洁。患肢可用小支架罩上，以免被褥、衣物压迫创口。

（6）及时更换冲洗液，及时倾倒引流液，防止引流液逆流，且严格无菌操作。

（7）观察用药的效果：急性骨髓炎病人必须早期接受联合、大剂量有效的抗生素治疗。体温下降后再连续应用至少 3 周，以巩固疗效。若用药 3 日后高热、寒战等中毒症状并未减轻，应告之医生，以便及时调整抗生素种类和剂量。

（8）观察药物的不良反应：该疾病静脉用药时间长，一方面是大剂量抗生素治疗，另一方面是静脉输入高价营养液体，以增强机体抵抗力，维持体液平衡，故应密切注意药物的不良反应。若应用肾毒性药物，应加强对尿液的监测；警惕双重感染的发生，如真菌性口腔炎、阴道炎等；注意观察有无静脉炎。

（9）安全管理：根据风险评估结果采取相应的安全措施。

（三）健康指导

（1）讲解多饮水和饮食营养的重要性，每日应给予营养丰富的易消化食物，以提高抵抗力，促进伤口愈合。给予高蛋白和高热量饮食，增加病人抵抗力和应激能力。注意食物的色、香、味，鼓励病人少食多餐，多饮水，每日的摄水量达 2500~3000 ml 为宜，以补充高热消耗的大量水分，也可以促进毒物和代谢产物的排除。

（2）继续进行功能锻炼。日常活动时注意预防意外伤害及病理性骨折。

1）踝泵动作：逐渐屈伸足踝部。术后病人在麻醉清醒后即可练习，每日 5~6 次，每次 10~20 分钟。

2）踝旋转动作：活动踝部先向顺时针旋转，然后反向旋转。每日 5~6 次，每次 10~20 分钟。

3）收缩臀部：双下肢伸直分开，用力收紧臀部肌肉，开始维持 1 秒，以后增加至 5 秒，然后放松，可以反复进行。

4）外展动作：把下肢滑向外侧，越远越好，再收回。

5）收缩大腿前方肌肉：双下肢伸直，收缩大腿肌肉，每次维持 5~10 秒。每日 3~5 次，每次 10~15 分钟。

6）直腿抬高运动：绷紧大腿肌肉，直到下肢在床上完全伸直，然后从床上将下肢抬高 5~10 cm，维持 5~10 秒，每日 3~6 次，每次 10~20 分钟。

（3）骨髓炎病人早期需要应用大量抗生素治疗，应为病人及家属讲解其重要意义，以免因担心费用而拒绝使用有效药物。

（4）强调卧床休息和皮肤护理的重要性，有窦道者应保持瘘管口周围皮肤清洁。

（5）定时门诊复查，若出现病情变化，及时来医院就诊。

二十三、慢性炎症性肌肉骨骼结缔组织疾患（IT2）

（一）评估要点

1. 一般评估

（1）评估病人意识、生命体征、皮肤完整性、肢体活动、饮食、排泄、睡眠等情况。

（2）询问病人既往史、近期手术史、目前用药情况。

（3）评估病人发病与环境、感染、遗传、性激素、年龄等诱发疾病的因素。

（4）营养状况：评估病人有无贫血、低蛋白血症及病人的进食情况。

（5）心理状况：评估病人对疾病的认知程度，有无紧张、恐惧、焦虑等不良情绪。

（6）评估病人的自理能力。

2. 专科评估

（1）评估病人疼痛部位、程度、性质、诱发及加重的因素。

（2）评估病人有无周围对称性的多关节慢性炎症疼痛、骨骼肌退行性畸形，有无骨质疏松、椎间盘关节退行性病变。

3. 安全管理　评估病人跌倒、坠床、压疮、导管滑脱等高危因素。

4. 辅助检查　血液检查，免疫学检查，关节液检查，X线、CT检查。

（二）护理要点

（1）生活护理：注意保暖，避免寒冷刺激，平时洗用之水宜温；冷暖交替时，注意衣服的添减，盖好衣被，避免风寒侵袭；多走平地，勿持重物；睡硬板床，鼓励病人多进行户外活动，多晒太阳，应注意减少和避免病人可能受伤的因素。

（2）饮食护理：应进食高蛋白、高能量、高纤维素、富含维生素的食物，摄入足够的钙。老年人从膳食中摄取丰富的钙，才能满足骨中钙的正常代谢，一般每日应不少于850 mg。若已发生了骨质疏松症，则每日应不少于1000～2000 mg；另外，食物中的钙磷比值要高于2∶1，才有利于骨质疏松症的预防和治疗。

（3）疼痛护理

1）为减轻疼痛，可使用硬板床，取仰卧位或侧卧位，卧位休息数日到1周，疼痛可缓解。

2）使用骨科辅助物：佩戴支具、腰围等。

3）物理疗法：对疼痛部位给予温热敷，可促进血液循环，减轻疼痛；也可以借助超短波、微波疗法、低频及中频电疗法。

（4）用药护理

1）服用钙剂时注意增加饮水量，同时加用维生素 D。

2）服用双膦酸盐时，应指导病人晨起空腹服用，同时饮清水 200～300 ml，至少半小时内不能进食或喝饮料；也不能平卧，应采取立位或坐位，以减轻药物对食管的刺激。静脉输入唑来膦酸后，应密切观察药物不良反应，交代注意事项。

（5）预防并发症的护理：对于卧床的病人要保持床单位整洁，定时翻身，防止发生压疮；鼓励病人做深呼吸和扩胸运动，以防肺部感染；保持会阴部清洁，鼓励病人多饮水，以防泌尿系统感染。对于患有股骨颈或股骨粗隆骨折的病人，患肢置于外展中立位，防止外旋和内收。

（6）指导病人进行功能锻炼：若病人因骨痛须暂时卧床，也应鼓励其在床上尽可能进行四肢和腹背肌肉的主动或被动运动，防止发生失用性肌萎缩和骨质疏松进一步加重。疼痛改善后，应早日争取起床锻炼。

（7）心理护理：针对不同病人的具体病情，给予必要安慰，适当说明，耐心解释，以解除疾病所带来的精神痛苦和顾虑，减轻病人思想负担，帮助其正确认识和对待疾病。并争取亲属配合，提升治疗效果。

（8）注意活动与休息：急性期及疾病活动期应卧床休息，缓解期可适当活动。

（9）疼痛急性期可遵医嘱予以镇痛药治疗。

（三）健康指导

（1）向病人及家属介绍疾病知识，避免诱因，如寒冷、潮湿、过度疲劳、精神刺激、感染等。

（2）向病人介绍服药知识，指导病人按时服药，不能随意减量。

（3）指导病人进行功能锻炼，保持关节适当活动，勿剧烈活动，提高病人的自理能力。

（4）提高病人对本病的认识，养成良好的生活习惯，意识到吸烟、酗酒、饮浓茶和咖啡等是骨质疏松症发病的危险因素。多进食含钙、蛋白质丰富的食物，如牛奶、虾皮、芝麻、豆制品等，有助于矫正负氮平衡，防止骨质疏松，促进骨折愈合。

（5）促进体内钙的吸收。多晒太阳可促进肠钙吸收及肾小管对钙、磷的重吸收，因此，增加户外活动、多晒太阳可生成更多可利用的维生素 D。

二十四、感染性关节炎（IT3）

（一）评估要点

1. 一般评估

（1）评估病人意识、生命体征、皮肤完整性、肢体活动、饮食、排泄、睡眠等情况。

（2）评估病人有无其他部位感染和外伤史，病程长短，采取过哪些治疗措施，治疗效果如何，有无药物过敏史。

（3）营养状况：评估病人是否消瘦及病人的进食情况。

（4）心理状况：评估病人对该疾病相关知识的了解程度、对治疗和护理的期望程度及其家庭与社会支持情况等。

（5）评估病人的自理能力。

2. 专科评估

（1）全身情况：评估病人有无高热、寒战、脉快、头痛、呕吐、烦躁不安、意识障碍或惊厥等全身中毒或休克症状。

（2）局部情况：评估病人关节有无红、肿、热、痛，有无窦道及活动障碍。

（3）评估病人关节是否处于屈曲位，有无关节强直，患肢能否负重。

（4）评估病人肢体局部制动及固定效果。

（5）安全管理：评估评估跌倒、坠床、压疮、导管滑脱等高危因素。

（6）辅助检查：白细胞计数与分类，血沉，关节穿刺液的量、图片，细菌培养与药物试验，X 线片。

（二）护理要点

1. 非手术治疗的护理/术前护理

（1）体位护理：患肢制动，保持患病关节功能位，以防感染扩散，减轻肌肉痉挛及疼痛，防止畸形及病理脱位，减轻对关节软骨面的压力及软骨破坏，防止非功能性肌肉挛缩或关节僵直。

（2）药物护理：早期、足量、全身使用广谱抗生素，而后可根据关节液细菌培养及药物敏感试验结果选择抗生素，并观察用药后有无不良反应。

（3）理疗：红外线理疗可以改善血液循环。

（4）急性炎症消退后，关节未明显破坏者，体温平稳后 2 周，即可逐渐进行关节伸屈功能锻炼。

（5）心理护理：病人因病程长，行动不便，社交活动少，反复多次手术，使其对手术效果悲观失望，对生活和工作能力担忧。要理解病人的心情，尽量满足其合理需求。对病人多鼓励，做好心理辅导，介绍成功治愈的病例，以增加其对疾病和手术的认识，树立信心。

（6）若需手术，完善术前相关检查，常规备皮，术前禁食禁饮，术前更换病员服。

2. 术后护理

（1）了解手术方式及术中出血、输血、麻醉等，根据麻醉和手术部位安置合适体位。

（2）病情观察：监测病人意识、生命体征、尿量、血氧饱和度、伤口敷料、伤口引流管、疼痛情况等。

（3）术后注意观察伤口大小、形状、边缘与颜色，肉芽组织的生长情况，滕液的颜色、性状和量；保持伤口清洁，按无菌操作进行换药。

（4）移植皮瓣的护理：病灶清除后，伤口因软组织缺失，难以闭合，目前常用局部随意皮瓣、带血管的皮瓣、游离皮肤肌肉皮瓣和复合组织皮瓣等方法进行治疗。术后观察皮瓣色泽、温度、肿胀、毛细血管充盈反应，若皮瓣苍白，局部皮温下降、毛细血管充盈时间延长，考虑动脉供血不足；若有发红花、水疱、肿胀等现象，考虑静脉回流障碍，及时报告医生处理。

（5）关节腔灌洗拔出后，病人应开始主动练习关节功能活动，做股四头肌等长收缩练习；拔管后 5~7 日，做关节屈曲运动。

（6）根据关节功能改善及肌力恢复情况，逐步增加活动量。功能锻炼贵在坚持，直到恢复正常活动为止。

（7）安全管理：根据风险评估结果采取相应的安全措施。

（三）健康指导

（1）多进食牛奶、瘦肉、鸡蛋及豆类等营养丰富且易消化的食物。

（2）出院时还需外固定者，继续保持患肢功能位。

（3）遵医嘱坚持使用抗生素至临床症状消失后 2~3 周，不可随意更换和滥用药物，以免产生耐药。

（4）定时到门诊复查，若患处出现局部红、肿、热、痛及高热、关节功能障碍时，应及时就医。

二十五、骨与其他关节病（IU1）

（一）评估要点

1. 一般评估

（1）评估病人意识、生命体征、皮肤完整性、肢体活动、饮食、排泄、睡眠等情况。

（2）询问病人既往史、近期手术史、目前用药情况，有无并发症及其他慢性病。

（3）营养状况：评估病人有无贫血、低蛋白血症及病人的进食情况。

（4）心理状况：评估病人对疾病的认知程度及心理承受能力。

（5）评估病人的自理能力。

2. 专科评估　评估病人有无畸形、反常活动、骨擦音或骨擦感，骨折肢端血供、感觉，疼痛程度，步态不稳情况，血栓风险。

3. 安全管理　评估病人跌倒、坠床、压疮、导管滑脱等高危因素。

4. 特殊检查结果　病理及各种特殊检查结果等。

（二）护理要点

1. 急救护理

（1）迅速解除致伤因素并脱离危险环境。

（2）积极处理危及生命的情况：解除气道阻塞，保持呼吸道通畅；紧急处理心脏、呼吸停止；处理出血；紧急处理开放性气胸。

（3）抢救休克：现场抗休克的主要措施是迅速止血、输液扩容和应用抗休克裤，应根据病情而定。

（4）保存好离断的肢体：无菌敷料或清洁的布包好，如距离医院较远，可将断肢放入清洁塑料袋或加盖容器，外周冰块保存。

（5）伤口处理：骨折病人先妥善包扎固定，不可在现场复位。

（6）妥善固定：急救固定的目的是避免搬动过程中骨折软组织、血管、神经或内脏器官的进一步损伤，减轻病人疼痛，防止休克，便于运送。方法是将患肢可靠、临时固定起来，固定范围要超过上下关节。

（7）迅速转运：胸腰椎骨折病人需要三人搬运，颈椎外伤病人需要四人搬运，有专人在病人头前用双手托住其下颌，移至担架后要保持病人头颈中立位。

2. 保守治疗

（1）关节炎病人根据血液化验结果进行饮食宣教。

（2）骨折处理原则：先固定，后搬动，先救命，再救伤，现场急救仍是首要处理原则。

（3）四肢损伤，抬高患肢，并注意观察神经损伤的症状、患肢远端血液循环，如动脉搏动、血管充盈度、皮肤颜色及温度、甲床颜色、疼痛及肿胀等。

（4）加强保暖，改善微循环。

（5）遵医嘱给药，尽快给予镇痛药，减轻病人疼痛。

（6）保守治疗的骨折病人应注重骨折部位固定效果的观察。

（7）功能锻炼：伤后第2日即可行患肢的肌肉舒缩运动和骨折远端关节活动，促进血液循环，减轻肿胀，防止肌肉萎缩。

3. 手术治疗

（1）术前护理

1）脊柱及腰以下各关节手术病人，术前训练床上排便。

2）遵医嘱术前禁食禁饮。

3）术前 24 小时行手术区域皮肤准备：用肥皂、清水擦洗皮肤，不可用力过猛，以免损伤皮肤。手掌及足部皮肤应在术前彻底泡洗，指（趾）甲应修短并除去污垢。皮肤纹理较深的部位，应按皮纹的方向洗刷。

4）协助病人翻身拍背，呼吸功能训练，指导病人进行有效咳嗽、咳痰，预防肺炎。

5）对病人进行心理护理，沟通手术方式及术后恢复锻炼，消除其顾虑。

（2）术后护理

1）按不同的麻醉方式实施病情观察及护理。

2）密切观察病人生命体征，观察病人伤口渗血、渗液情况，及时更换外层敷料，渗出严重时及时通知医生。

3）对脊柱术后的病人进行轴式翻身，观察其四肢感觉、运动情况及肌力。

4）合理卧位：对四肢手术的病人，抬高其患肢，保持患肢功能位，观察末梢血液循环；人工髋关节置换和股骨粗隆间骨折内固定术后患肢宜外展 15°～30°，两腿之间夹一软枕或梯形枕，保持外展中立位，可穿防旋鞋，宜向患侧卧位。

5）做好引流管的护理，保持引流管通畅，观察引流液的量、颜色、性质。

6）对危重病人做好预防合并症的护理，注意营养及水分的补充，必要时遵医嘱给予静脉营养。

7）对于骨肿瘤化疗的病人，注意化疗药物的准确使用及毒副作用的观察。根据手术部位的不同，协助、指导病人进行功能锻炼，以促进康复。

8）做好心理护理和疏导。

（三）健康指导

（1）指导病人摄取饮食的种类和数量，以维持酸碱平衡，预防水、电解质紊乱。

（2）做好家属安抚工作的同时，也应教育引导家属学会照顾病人。

（3）鼓励并帮助病人进行自我护理，以增强其自信心。

（4）指导病人进行功能锻炼。

二十六、颈腰背疾患（IU2）

（一）评估要点

1. 一般评估

（1）评估病人意识、生命体征、皮肤完整性、肢体活动、饮食、排泄、睡眠等情况。

（2）询问病人既往史、近期手术史、目前用药情况。

（3）营养状况：评估病人有无贫血、低蛋白血症及病人的进食情况。

（4）心理状况：评估病人病程长短及对疾病的认知程度、心理承受能力。

（5）评估病人的自理能力。

2. 专科评估

（1）评估病人疼痛部位、程度、性质、诱发及加重的因素。

（2）评估病人有无神经根受压，脊柱畸形、僵硬，肌肉萎缩。

（3）评估病人有无脊髓受压迫的表现：肢体感觉、活动障碍，大小便障碍，腰部活动受限情况。

3. 安全管理　评估病人跌倒、压疮、导管滑脱等高危因素。

4. 特殊检查结果　病理及各种特殊检查结果等。

（二）护理要点

1. 按骨与关节损伤一般护理常规

2. 非手术治疗护理

（1）颈部疾病急性期伴有头昏者宜卧床休息，保证枕头高度合适并保持衣被清洁干燥，病情稳定后可适当下床活动。

（2）腰背部疾病病人绝对卧床休息，初次发病或病程较短者卧床 2 周。

（3）对于生活不能自理的卧床病人，应经常帮助其活动肢体，应睡硬板床，翻身时必须保持躯干上下一致，切忌脊柱扭转或屈曲，受压部位用软垫保护，防止压疮的发生。

（4）改变体位时动作要缓慢，避免深低头、旋转等动作，眩晕严重者的坐椅、床铺避免晃动。

（5）热敷等理疗可促使局部血液循环，减轻肌肉痉挛，缓解疼痛。

（6）指导病人进行功能锻炼。

（7）饮食宜高营养、富含维生素，清淡可口，易于消化。

3. 手术护理

（1）术前护理

1）术前配戴合适的腰围、颈托，教会并鼓励病人进行功能锻炼。指导其在床上练习大小便。

2）遵医嘱及手术要求，做好术前常规准备。

（2）术后护理

1）了解手术方式及术中出血、输血、麻醉等。根据麻醉和手术部位安置合适体位及饮食宣教。

2）定时监测意识、生命体征、尿量、血氧饱和度、伤口敷料、伤口引流管、疼痛情况等。

3）术后平卧，起到压迫止血的目的；6 小时后，每 2 ~ 3 小时帮助病人轴向翻身一次，翻身时保持脊柱平行，严防扭曲，并按摩受压部位。

4）观察引流管是否通畅，预感逆行感染。术后 48 ~ 72 小时可根据引流量选择是否拔除引流管。若出现引流量过多且液体稀薄色淡时，应警惕脑脊液外漏，立即通知医生。

5）观察病人伤口的疼痛程度，遵医嘱给予镇痛药。

6）鼓励病人进食营养丰富、易消化的食物，多进食水果蔬菜，保持大便通畅。

7）颈部术后早期开始深呼吸运动，以防肺部感染；戴颈托下地活动，观察四肢感觉及运动恢复情况。

8）腰背部术后第 1 日，指导病人进行直腿抬高动作，避免术后神经根粘连，观察下肢感觉及运动恢复情况。

（三）健康指导

（1）行走和外出时须佩戴颈托或腰围，注意安全。

（2）继续坚持功能锻炼，并应遵循循序渐进的原则。

（3）增加自我保护意识，如拾物时屈膝下蹲，不要从仰卧位直接起床等。

（4）枕头高矮合适。

（5）注意营养的摄入，合理搭配饮食，促进骨折愈合。

（6）术后病人定期复查，了解骨愈合情况。

二十七、骨骼、肌肉、结缔组织恶性病损、病理学骨折（IU3）

▶【骨质疏松症的护理常规】

（一）评估要点

（1）评估病人骨痛和肌无力程度、身高变矮及骨折的表现。

（2）评估病人的心理状况。

（3）评估病人的自理能力。

（二）护理要点

（1）预防跌倒：保证住院环境安全，加强日常生活护理，指导病人维持良好姿势。

（2）饮食护理：增加进食富含钙质和维生素 D 的食物，补充含足够维生素 A、维生素 C 及铁的食物，以利于钙吸收。

（3）药物护理：服钙剂时增加饮水量，空腹时服用效果最好；向病人说明性激素必须在医生的指导下使用，计量要准确；正确评估疼痛程度，按医嘱用药。

（4）疼痛护理

1）休息：针对有疼痛的病人，为减轻疼痛，可睡硬板床，取仰卧位或侧卧位，卧床休息数日到 1 周。

2）对症护理

a. 使用骨科辅助物：必要时使用背架、紧身衣等，以限制脊柱的活动度和给予脊柱支持，从而减轻疼痛。

b. 物理疗法：对疼痛部位湿热敷，可促进血液循环，减轻肌肉痉挛，缓解疼痛。对局部肌肉进行按摩，可减少因肌肉僵直所引起的疼痛。也可使用各种物理治疗仪达到消炎和镇痛效果。

c. 善用镇痛药，正确评估疼痛的程度，按医嘱用药。药物的使用包括镇痛药、肌肉松弛药或抗炎药等，观察药物的作用和不良反应。

（三）健康指导

（1）疾病预防指导：指导病人形成合理的生活方式和饮食习惯。

（2）合理膳食：病人应有充足的富钙食物摄入，如乳制品、海产品等，蛋白质、维生素的摄入也应保证。避免酗酒，避免长期高胆固醇、高盐饮食。

（3）适当运动：增加体育锻炼项目，如快步行走、慢跑、骑自行车等，每日坚持30 分钟。应避免进行剧烈的、有危险的运动。

（4）用药指导：嘱病人按时服用各种药物，学会自我检测药物不良反应。

（5）预防跌倒：加强宣传教育和保护措施。

▶【骨骼、肌肉、结缔组织恶性病损、病理学骨折护理常规】

（一）评估要点

1. 一般评估

（1）评估病人意识、生命体征、皮肤完整性、肢体活动、饮食、排泄、睡眠等情况。

（2）询问病人既往史、近期手术史、目前用药情况，原发疾病及有无并发症。

（3）营养状况：评估病人有无贫血、低蛋白血症及病人的进食情况。

（4）心理状况：评估病人对疾病的认知程度，有无紧张、恐惧、焦虑等不良情绪。

（5）评估病人的自理能力。

2. 专科评估

（1）骨折的特有体征：畸形、反常活动、骨擦音或骨擦感。

（2）骨折肢端血供、感觉、运动、温度。

3. 安全管理　评估病人跌倒、坠床、压疮、导管滑脱等高危因素。

4. 特殊检查结果　病理及各种特殊检查结果等。

（二）护理要点

1. 术前护理

（1）明确病因：对有明确病因如甲状旁腺功能亢进、骨质疏松症等且可治疗者，应针对原发病因进行治疗。

（2）对局部良性肿瘤所致者，可行肿瘤切除（或刮除）加植骨术；肿瘤范围广泛者则需行截除术，并酌情考虑修补性手术。

（3）对因恶性肿瘤所致者，如全身无转移，可根据肿瘤的性质、病程、分期及全身与局部情况酌情行广泛性或根治性手术。对已有全身转移者，可考虑选用药物或放射疗法，局部予以适当固定，以减少病人痛苦。

（4）对因成骨不全、畸形性骨炎等疾病所致者，局部以非手术疗法为主。若施行手术治疗，则应充分考虑由于骨质本身结构异常和整个肢体畸形所带来的困难。

（5）心理护理：心理准备最有效方法是消除"未知"，增强病人的控制感。术前安排病人参加娱乐活动等。向病人介绍手术方式、麻醉方式、手术前后配合事项及目的、术后常见并发症的预防及护理。重视社会支持系统的影响，尤其是亲人的关怀和鼓励。

（6）术前准备：完善术前相关检查，常规备皮，术前禁食禁饮，术前更换病员服。

2. 术后护理

（1）病情观察：监测病人意识、生命体征、尿量、血氧饱和度、伤口敷料、伤口引流管、疼痛情况等。

（2）限制病人骨折肢体部位屈伸、受力、活动，以免导致骨折断端损伤加重，后期就会影响病理性骨折恢复。

（3）饮食护理：禁食辛辣、刺激食物，不能抽烟喝酒，不能喝浓茶、浓咖啡和碳酸饮料，以免影响病理性骨折的恢复。

（4）指导病人进行适当的肢体肌肉力量锻炼，防止长时间不活动引发肢体肌肉失用性萎缩，后期影响肢体部位受力、活动。

（5）预防并发症：脊髓神经损伤、脑脊液漏、切口感染、肺部感染、泌尿系统感染、肺栓塞、神经根粘连、内固定松动、植骨块滑脱、压疮、便秘、下肢挛缩畸形。

（6）安全管理：根据风险评估结果采取相应的安全措施。

（三）健康指导

（1）妥善固定患肢为功能位，必要时抬高患肢，减轻肿胀。

（2）评估发生骨折的危险程度，下肢病变者应绝对卧床。

（3）合理营养，适当增加含钙质丰富的食物，多晒太阳，促进钙的吸收。

（4）注意休息，避免劳累，保持乐观心态，定期复查。

二十八、除脊柱外先天性骨骼肌肉系统疾患（Ⅳ1）

（一）评估要点

1. 一般评估

（1）评估病人意识、生命体征、皮肤完整性、肢体活动、饮食、排泄、睡眠等情况。

（2）询问病人既往史、近期手术史、目前用药情况。

（3）营养状况：评估病人有无贫血、低蛋白血症及病人的进食情况。

（4）心理状况：评估病人对先天性骨骼肌肉系统疾病的认知程度及心理承受能力。

（5）评估病人的自理能力。

2. 专科评估

（1）评估病人疼痛部位、程度、性质、诱发及加重的因素。

（2）评估病人有无肢体完全或部分缺如、软组织赘生物或者严重发育不良。

（3）评估病人有无不适感，是否影响活动。

3. 安全管理　评估病人跌倒、压疮、导管滑脱等高危因素。

4. 特殊检查结果　病理及各种特殊检查结果等。

（二）护理要点

1. 术前护理

（1）心理护理：向病人及家属做好解释，介绍手术方式、麻醉方式、手术前后配合事项及目的、术后常见并发症的预防及护理。重视社会支持系统的影响，尤其是亲人的关怀和鼓励。

（2）术前准备：完善术前相关检查，常规备皮，术前禁食禁饮，术前更换病员服。

2. 术后护理

（1）了解手术方式及术中出血、输血、麻醉等，根据麻醉和手术部位安置合适体位并行饮食宣教。

（2）病情观察：监测病人意识、生命体征、尿量、血氧饱和度、伤口敷料、伤口引流管、疼痛情况等。

（3）疼痛护理：创造安静舒适的环境，分散病人注意力，疼痛明显时使用镇痛药。

（4）体位护理：抬高患肢，注意末梢血液循环情况，观察患肢远端血运、皮肤颜色和温度、感觉、活动情况等。

（5）尽早进行功能锻炼。

（6）饮食指导：合理饮食，避免进食辛辣、刺激等食物。

（三）健康指导

（1）向病人进行疾病知识及用药指导。

（2）加强体育锻炼：告知病人坚持功能锻炼的意义和方法。

（3）安全指导：病人功能锻炼时评估环境的安全性，妥善放置可能影响病人活动的障碍物，使用步行辅助器或轮椅；练习时有人陪伴，防止病人摔倒。

（4）复查：定期复查。若局部疼痛明显、肿胀，立即到医院就诊。

二十九、肌肉骨骼系统植入物/假体的康复(IZ1)

(一)评估要点

1. 一般评估

(1)评估病人意识、生命体征、皮肤完整性、肢体活动、饮食、排泄、睡眠等情况。

(2)询问病人既往史、近期手术史、目前用药情况。

(3)营养状况：评估病人有无贫血、低蛋白血症及病人的进食情况。

(4)心理状况：评估病人对疾病的认知程度，有无紧张、恐惧、焦虑等不良情绪，以及病人及家属对植入物/假体的认识和经济承受能力。

(5)自理能力：评估病人的肢体活动情况。

2. 专科评估　评估病人植入物/假体疼痛情况，患肢感觉、活动及肢端皮温、肤色、活动度、稳定性等情况。

3. 安全管理　评估病人跌倒、坠床、压疮、导管滑脱等高危因素。

4. 特殊检查结果　病理及各种特殊检查结果等。

(二)护理要点

(1)病情观察：定时观察患肢远端血运、皮肤颜色、温度、感觉和活动情况等；若发现患肢苍白、发冷、患处瘀肿、疼痛加剧、感觉麻木等，及时通知医生并配合处理。

(2)保持皮肤的完整性。

(3)患肢功能锻炼应遵循早活动、晚负重的原则，循序渐进，始终坚持。

(4)鼓励病人进食高热量、高蛋白、富含维生素、易消化的食物，适当补充含钙食物，避免高脂、辛辣饮食，保持大小便通畅。

(5)心理支持：鼓励病人保持良好的精神状态。

(三)健康指导

(1)向病人进行疾病知识及用药的指导。

(2)指导病人继续进行患肢肌肉功能锻炼，防止关节僵直及肌肉萎缩。

(3)合理膳食，进食高蛋白、富含维生素、高热量、低脂肪、易消化的食物，忌食辛辣、腌制食物。

(4)定期复查，若发现患肢血液循环、感觉、运动异常，及时就医。

三十、骨骼、肌肉、肌腱、结缔组织的其他疾患（IZ2）

（一）评估要点

（1）评估病人意识、生命体征、皮肤完整性、肢体活动、饮食、排泄、睡眠等情况。

（2）询问病人既往史、近期手术史、目前用药情况。

（3）营养状况：评估病人有无贫血、低蛋白血症及病人的进食情况。

（4）评估病人的心理状况。

（5）自理能力：评估病人的肢体活动情况。

（6）特殊检查结果：病理及各种特殊检查结果等。

（7）注意病史，进行鉴别诊断护理。

（二）护理要点

1. 术前护理

（1）观察病人生命体征的变化，若有异常，及时处理。

（2）观察病人患肢感觉运动情况。

（3）完善各项术前检查，如血常规、凝血四项、心电图检查等。

（4）做好术前准备，如皮肤准备、药物使用等。

（5）做好术前指导与心理护理，消除病人焦虑、恐惧等不良情绪，增加病人治病的信心。

2. 术后护理

（1）病情观察：定时观察病人患肢远端血运、皮肤颜色和温度、感觉及活动情况等；若发现患肢苍白、发冷、患处瘀肿、疼痛加剧、麻木等，及时通知医生并配合处理。

（2）保持皮肤的完整性，注意病人是否有红、肿、热、痛等反应，并对症进行处理。

（3）预防并发症：脊髓神经损伤、脑脊液漏、切口感染、肺部感染、泌尿系统感染、肺栓塞、神经根粘连、内固定松动、植骨块滑脱、压疮、便秘、下肢挛缩畸形。

（4）患肢功能锻炼应遵循早活动、晚负重的原则，循序渐进，始终坚持。

（5）心理护理。

（6）注意其他基础疾病的观察与治疗。

（三）健康指导

（1）向病人进行疾病知识及用药的指导。

（2）对病人进行功能锻炼指导，防止关节僵直及肌肉萎缩。

（3）合理膳食，进食高蛋白、富含维生素、高热量、低脂肪、易消化的食物，忌食辛辣、腌制食物。

（4）劝导、戒烟、戒酒。

（5）保持大小便通畅。

（6）定期复查，若发现患肢血液循环、感觉、运动异常，请及时就医。

第十章

皮肤、皮下组织及
乳腺疾病及功能障碍(MDCJ)

一、乳房恶性肿瘤根治性切除术(JA2)、乳房恶性肿瘤(JR1)

▶【乳腺癌护理常规】

(一)评估要点

(1)评估病人患侧肢体的活动情况。

(2)评估病人的心理状态。

(3)评估病人的乳房肿块部位、大小、活动度、生长速度及自觉症状。

(3)若已做手术,评估病人术后的伤口恢复情况,引流液性状、颜色、量。

(4)评估病人术后患肢功能锻炼恢复的程度。

(二)护理要点

1. 术前护理

(1)同普外科术前护理常规。

(2)皮肤准备:乳癌根治术范围广,应按手术范围准备皮肤。若需植皮,需要做好供皮区的皮肤准备。对有皮肤破溃的病人从术前3日开始,每日换药2次。

(3)心理护理:理解病人,耐心解释有关病情,消除其紧张心理。

(4)饮食:给予高热量、高蛋白、富含维生素的饮食,改善病人的营养状况。

(5)注意保护性医疗制度,做好病人的思想工作,并使其理解手术可能造成胸部外形改变及上肢功能受限。对于合并妊娠者,应劝其终止妊娠,哺乳期者应立即断乳。

2. 术后护理

(1)卧位:待血压平稳后,取半卧位,以利于引流,改善呼吸功能。

(2)术后患侧肩部应垫一软枕,抬高患肢,伤口用腹带加压包扎,但应注意观察患肢远端的血供情况,出现皮肤发绀、皮温低、脉搏不清,提示有血管受压,应及时调整绷带的松紧度,但不能过松,防止皮下积液、皮瓣滑动影响伤口愈合。

（3）引流管的护理：为了防止手术创腔积液、皮瓣坏死引起感染，术后常放置胸壁负压吸引，应妥善固定，保持持续有效的负压，每日更换引流瓶并观察引流液的形状、颜色、量。一般术后 1～2 日，每日引流血性液体 50～100 ml，以后逐渐减少，术后 4～5 日创腔无积液，伤口皮肤紧贴可拔管。

（4）术后为防止上肢水肿，可抬高患侧上肢，切忌在患股测量血压、注射和输液。

（5）上肢功能锻炼：术后 3 日内患侧肩部关节制动，但可做伸指、握拳、屈腕的活动。术后 4 日可做肘关节活动，第 5 日做肩部活动，待伤口愈合后，指导病人循序渐进地增加肩部功能锻炼，如手指爬墙运动、患侧梳头或经头到对侧耳廓等动作，尽量恢复上肢功能。

（6）饮食：术后 6 小时无麻醉反应，可给予正常饮食并要补充营养，以利于术后恢复。

（三）健康指导

（1）饮食指导：进食高纤维、高蛋白低脂饮食。

（2）活动：乳腺癌根治术后最常见的后遗症是侧关节活动障碍。活动可加强术后保留下来的肌肉力量，预防粘连，最大限度地恢复关节的活动范围。在家庭、工作单位要努力去做常规的生活活动，如洗脸、梳头、扫地、提轻物等。要求在术后 1～2 个月即完全恢复肩部运动。

（3）心理护理：告知病人手术后乳房的外观是可以弥补的，尽量减轻病人的心理负担，提升其对抗疾病的信心。

（4）注意事项：术后 5 年内避免妊娠。勿在患侧接种、输液、采血、测血压等治疗。避免患侧上肢损伤、感染。

二、乳腺切除手术（JB2）、乳房良性病变（JV2）

▶【乳腺良性肿瘤护理常规】

（一）评估要点

（1）评估病人乳房肿块部位、大小、活动度、生长速度及自觉症状。

（2）评估病人术后伤口恢复情况，引流液性质、颜色、量。

（3）评估病人患肢功能锻炼恢复的程度。

（4）评估病人的心理状态，正确对待疾病的态度。

（二）护理要点

1. 术前护理

（1）同普外科一般术前护理常规。

（2）皮肤准备：患侧乳头、乳晕及腋窝。

（3）心理护理：理解同情病人，耐心解释有关病情，消除其紧张心理。

（4）饮食：给予高热量、高蛋白、富含维生素的饮食，改善病人的营养状况。

2. 术后护理

（1）卧位：病人取舒适体位即可。

（2）术后患侧伤口用腹带加压包扎，应注意观察患肢远端的血供情况，出现皮肤发绀、皮温低、脉搏不清，提示有血管受压，应及时调整绷带的松紧度，但不能过松，防止皮下积液、皮瓣滑动影响伤口愈合。

（3）引流管的护理：为了防止手术创腔积液、皮瓣坏死引起感染，术后若放置胸壁负压吸引，应妥善固定，保持持续有效的负压，每周更换引流袋 2 次（如有特殊情况，随时更换）并观察引流液的性质、颜色、量。一般术后 1～2 日每日引流血性液体 50～100 ml，以后逐渐减少，术后 4～5 日创腔无积液，伤口皮肤紧贴可拔管。

（4）术后为防止上肢水肿，可抬高患侧上肢，切忌在患股测量血压、注射和输液。

（5）上肢功能锻炼：术后即可做伸指、握拳、屈腕的活动，肩部关节轻微制动，待伤口愈合后，指导病人循序渐进地增加肩部功能锻炼，促进上肢功能恢复。

（6）饮食：术后即可给予正常饮食，并补充营养，以利于术后恢复。

（三）健康指导

（1）加强卫生宣教，定期检查，及时发现，早期治疗。

（2）定期复查，最好选择在月经后进行。

（3）指导病人有效咳嗽、排痰。

（4）使病人了解术后加压包扎、负压吸引、功能锻炼的意义，并取得其配合。

（5）半个月之内避免用患肢搬动、提拉过重的物体。

（6）指导病人饮食中禁食蜂蜜、咖啡等激素类或油腻刺激性食物。

三、其他乳房手术（JB3）

▶▶【乳腺真空辅助全自动微创旋切术】

（一）评估要点

（1）评估乳房肿块部位、大小、活动度、生长速度及自觉症状。

（2）评估病人对待疾病的态度。

（3）评估病人是否愿意接受该手术方法。将术后可能出现的并发症告知病人及家属，让病人及家属了解手术方式。

（二）护理要点

1. 术前护理

（1）同普外科一般术前护理常规。

（2）皮肤准备：患侧乳头、乳晕及腋窝。

（3）心理护理：理解同情病人，耐心解释有关病情，消除其紧张心理。

（4）饮食：给予高热量、高蛋白、富含维生素饮食，改善病人的营养状况。

2. 术后护理

（1）按局部麻醉护理常规护理。

（2）术后患侧伤口用弹力绷带加压包扎，应注意观察患肢远端的血供情况，出现皮肤发绀、皮温低、脉搏扪及不清，提示有血管受压，应及时调整绷带的松紧度，但不能过松，防止皮下积液、皮瓣滑动影响伤口愈合。

（3）术后半小时后指导病人进食普通饮食，避免进食辛辣、刺激食物。

（4）保持伤口敷料干洁。

（三）健康指导

（1）乳腺真空辅助全自动微创旋切术为乳腺癌的早期发现和诊断提供了更好的方法，精确定位，准确切除病灶，大且连续的组织标本可切除 0.5~3.0 cm 大小的乳房肿块，真空辅助可进行液体抽吸，切口小，无需缝合，疤痕很小，可以进行活检部位标记，以便日后影像随访。

（2）加强卫生宣教，定期检查，及时发现，早期治疗。

（3）定期复查，最好选择在月经后进行。

（4）病人了解术后加压包扎止血的目的及功能锻炼的意义。

（5）指导病人饮食中禁食蜂蜜、咖啡等激素类或油腻刺激性食物。

四、皮肤、皮下组织的其他手术(JJ1)

▶【颈部肿块护理常规】

（一）评估要点

（1）健康史和相关因素：了解病人是否曾患有颈部肿块、其他部位恶性肿瘤、局部感染和先天畸形等。

（2）身体状况：评估颈部肿块的部位、形状、大小、质地、活动度、表面光滑度及伴随症状，是否有其他全身性疾病。血常规、肿瘤标记物测定、X 线、B 超、CT、动脉造影和 MRI 等检查。

（3）心理和社会支持状况：评估病人对患病的情绪和心理反应，病人及家属对疾病和手术治疗的了解和接受程度，病人及家庭的经济状况。

（二）护理要点

1. 有效缓解焦虑

（1）术前：告知病人有关颈部包块及手术方面的知识，说明手术必要性及术前准备的意义。

（2）术后：指导病人保持头颈部位于舒适体位，及时给予镇痛药，以利休息和缓解焦虑，加强心理安慰。

2. 有效预防或及时处理并发症

（1）术前：充分而完善的术前准备是保证手术顺利进行和预防甲状腺手术术后并发症的关键。

（2）术后：重视病人主诉，密切观察病人生命体征、呼吸、发音和吞咽状况，及早发现甲状腺术后并发症，并及时通知医生并配合抢救。

3. 保持呼吸道通畅。

（1）术前：指导病人深呼吸、有效咳痰的方法。

（2）术后：保持引流通畅；鼓励和协助病人进行深呼吸和有效咳嗽，必要时行雾化吸入；对于手术范围较大的病人，遵医嘱给予适量镇痛药。

（三）健康指导

（1）心理调适：指导病人调整心态，正确面对病情，积极配合治疗。

（2）功能锻炼：术后病人在切口愈合后可逐渐进行颈部活动，直至出院后3个月。颈部淋巴清扫者在切口愈合后应立即开始肩关节和颈部的功能锻炼，并随时保持患侧上肢高于健侧上肢的体位，防止肩下垂。

（3）治疗：甲状腺全切除者应遵医嘱坚持服用甲状腺素制剂，预防肿瘤复发；术后需加行放射治疗者，应遵医嘱按时治疗。

（4）随访：指导病人颈部自行体检的方法。病人出院后应定期随访，复诊颈部、肺部和甲状腺功能等。

▶【脂肪瘤护理常规】

（一）评估要点

（1）了解病人的健康史及疾病相关因素。

（2）评估病人脂肪瘤生长的部位、性质、大小等情况。

（3）了解病人的既往史。

（4）了解病人的身体状况。

（二）护理要点

1. 术前护理

（1）按普外科手术前一般常规护理。

（2）清洗局部皮肤。

（3）有毛发者剃毛。

2. 术后护理

（1）按普外科手术后一般护理常规。

（2）严密观察病人生命体征的变化，观察切口渗出情况，防止切口出血。

（3）较大的脂肪瘤切除后，加压包扎，以防血肿发生，放置橡皮条引流 24～36 小时后拔除。

（4）常规使用抗生素，减少感染。

（5）7 日后拆除皮肤缝线。

（6）禁饮酒及酒精类饮料；少进食高胆固醇食品，如鸡蛋、肥肉、海鲜等；多进食含纤维的食物，如瘦肉、水果、蔬菜等。

（7）术后若无禁忌，应鼓励病人早期（术后 1～2 日开始）下床活动。活动时注意防止病人跌伤。

（三）健康指导

（1）脂肪瘤病人平时要注意保持心情舒畅，多进食蔬菜水果，保持大便通畅。进食的时候不宜过饱，以清淡饮食为主。

（2）脂肪瘤病人大多脾胃功能较差，食物宜新鲜、清淡可口而富于营养，保持充足的休息。

（3）饮食护理

1）鸡蛋、鸭蛋的蛋清，每周可以进食 3～4 个，而蛋黄应属于少进食的食物。

2）每日可喝 250 g 的牛奶，但全脂奶粉、乳酪等奶制品应尽量避免饮用。

3）食用油每日限用 20 g，品种包括花生油、菜籽油、豆油、葵花籽油、色拉油、调和油、香油、芝麻油，避免食用棕榈油、猪（牛羊）油、奶油、鸡（鸭）油和黄油。

4）蔬菜和新鲜水果不需要加以限制。不可多进食加工的果汁和加糖果味的饮料。

5）主食以米、面、杂粮为宜，应避免常进食油豆腐、豆腐泡、素什锦等。

6）规律饮食、吃好早餐对脂肪瘤病人极其重要。

▶【下肢静脉曲张护理常规】

（一）评估要点

（1）询问病人从事的工作是否经常站立，有无腹内压增高。

（2）了解病人下肢有无经常酸胀，疼痛、乏力等不适，病人小腿有无色素沉着、皮疹、溃疡等改变。

（3）评估病人小腿静脉曲张程度，有无使用过弹力袜或弹力绷带。

（4）评估病人的心理状态。因慢性溃疡创面经久不愈，给病人心理上造成紧张或烦躁情绪。

（二）护理要点

1. 术前护理

（1）同普外科术前护理常规。

（2）注意与病人交谈，向病人说明手术过程，使其配合医护人员的工作。

（3）如有小腿合并症，术前须卧床休息，抬高患肢休息 5～7 日，待肿胀及炎症消退后施行手术。术前应将曲张静脉用龙胆紫标记。

2. 术后护理

（1）术后用弹力绷带或弹力袜包扎，包扎不应影响关节活动。注意观察末梢血液循环情况，若有改变，应判断是否包扎过紧或是有其他并发症。

（2）患肢抬高 30°，勿将膝交叉。鼓励病人早期离床活动，术后 12 小时即可开始离床活动，促进下肢静脉回流。

（3）注意观察有无切口或皮下渗血。注意绷带包扎是否牢靠，如有松脱，应重新包扎。观察足背动脉搏动是否明显，足趾的颜色、温度，发现异常应及时报告医生处理。

（4）注意观察有无并发症的出现。若出现小腿慢性溃疡，应及时换药，保持创面清洁；如疑有溃疡恶变，应做组织活检，证实后进行溃疡的广泛切除。

（三）健康指导

（1）下肢静脉曲张行非手术治疗，穿弹力袜或弹力绷带，应多注意休息，抬高患肢；手术后病人应避免站立过久。

（2）平时注意保护好患肢，避免外伤。

（3）一般需久站或久坐的工作人员，应定时改变体位，预防下肢静脉曲张。

▶ **【大隐静脉曲张经皮静脉内激光成形术护理常规】**

（一）评估要点

（1）观察病人小腿有无色素沉着、皮疹、溃疡等改变。

（2）评估病人小腿静脉曲张程度，有无使用过弹力袜或弹力绷带。

（3）评估病人的心理状态。因慢性溃疡创面经久不愈，给病人心理上造成紧张或烦躁情绪。

（4）询问从事工作是否经常站立，有无腹内压增高史。

（二）护理要点

1. 术前护理

（1）心理护理：大隐静脉曲张经皮静脉内激光成形术是一种新技术，应向病人及家属介绍手术概况、优点、术前术后注意事项、麻醉方式，以及可能出现的并发症和处理方法，消除病人的紧张和恐惧心理。

（2）患肢护理：抬高患肢高于心脏 20～30 cm，卧床时多做足背伸屈动作，促使静脉回流，避免久站、久坐及双膝交叉过久；有色素沉着瘙痒者，避免抓伤及碰伤；对于并发局部溃疡者，每日清洗患处，给予0.5%碘伏纱块湿敷至创面感染被控制。

（3）术前准备：备皮，抗生素皮肤试验，术前12小时禁食、禁饮6小时，曲张静脉处皮肤用记号笔做好标记。

2. 术后护理

（1）按普外科一般术后常规护理。

（2）麻醉清醒取舒适卧位，抬高患肢高于心脏20～30 cm，多活动踝关节，行足背伸屈运动，促进静脉血液回流。

（3）病情观察：严密观察腹股沟穿刺点有无血肿，出现时可适度加压，禁止在患肢静脉输液；严密观察病人绷带松紧度（以不影响患肢末梢循环为宜），切口有无渗血，患肢有无肿胀、压痛，足背动脉搏动是否良好等。若患肢疼痛、血运差，应及时松开弹力绷带，重新包扎。弹力绷带加压包扎2～3周，可减少血肿、复发等并发症的发生。

（4）饮食护理：术后暂时禁食6小时，进食高纤维素、低脂、富含维生素的清淡易消化食物，保持大便通畅，戒烟限酒，以免加重血管的损伤。过度肥胖者注意减肥。

（5）休息与活动：卧床期间指导病人行足背伸屈运动，术后第1日即可下床活动，主动行走，促使血液回流，以免下肢深静脉血栓形成。术后第2日可进行正常的活动。

（6）并发症的观察及护理

1）皮下条索状硬结、红肿及疼痛较常见，少数疼痛严重者给予50%硫酸镁溶液湿敷，局部理疗，多于2～4周症状消失，多数无需处理。

2）皮下淤血者多数于2周左右自行吸收消失。

3）皮肤烧灼伤：局部皮肤水肿、水泡，按一度烧伤处理，2周左右痊愈。

4）皮肤感觉异常：在激光治疗中，经过热量传导可能损伤与大隐静脉伴行的神经，引起小腿内侧皮肤感觉麻木，一般1个月基本自行缓解。

（三）健康指导

（1）大隐静脉曲张经皮静脉内激光成形术的原理即将光导纤维穿刺入病变静脉血管内，通过激光脉冲效应，使血管内壁凝固、收缩，达到纤维化和闭合血管的效果。手术方式是在腹股沟切口行大隐静脉高位结扎并离断各属支，可有效降低术后复发，防止下肢深静脉血栓形成。

（2）行为指导：避免久站久坐，休息时抬高患肢，坐时双膝勿交叉过久而影响窝静脉回流，继续使用弹力绷带或弹力袜1～3个月。

（3）饮食指导：合理饮食，避免肥胖，多进食新鲜水果蔬菜，防止便秘，减少腹压增高因素。

（4）复查指导：出院后3～6个月门诊复查，了解患肢静脉回流情况及皮肤营养障碍改变情况。

▶▶【蜂蜇伤护理常规】

（一）评估要点

（1）观察病人意识、心率、血压、脉搏、呼吸变化。

（2）评估病人皮肤的皮疹有无扩大、破溃等情况，黄染有无加重。

（二）护理要点

（1）持续心电监护，严密观察生命体征，神志及尿量。

（2）维持有效的循环血量，控制血压在（110～130）/（60～90）mmHg。

（3）准确记录 24 小时出入量。

（4）对皮肤瘙痒者给予局部用药，告知病人不可用手挠抓，以免抓破，发生感染。

（三）健康指导

（1）出行防蜂蜇虫咬，一旦被蜇，及时就医。

（2）皮肤发痒处不要用手抓，保持皮肤完整性，防止感染。

（3）加强营养，增强抵抗力。

五、感染性皮肤病（JU1）

▶▶【急性蜂窝组织炎护理常规】

（一）评估要点

（1）评估病人感染发生的部位、红肿程度大小，有无脓液，脓液的味道、皮肤有无捻发音。

（2）了解病人的体温变化情况。

（3）了解病人白细胞计数、中性粒细胞比例、脓液涂片检查、细菌培养、药物敏感实验、影像学检查结果。

（二）护理要点

（1）定时监测体温变化，对高热病人予以物理降温，必要时按医嘱给予退热药。鼓励病人多饮水，必要时按医嘱进行静脉补液并监测 24 小时出入量。

（2）合理应用抗生素：采集创面分泌物做细菌培养和药物敏感试验。根据医嘱及时、合理应用抗生素。

（3）加强创面护理：对于厌氧菌感染者，予以 3% 过氧化氢溶液冲洗创面和湿敷，注意观察用药后的效果。脓肿切开引流后，保持引流通畅，及时换药并更换敷料，促进切口愈合。

（4）休息和营养：嘱病人注意休息，加强营养，鼓励摄入含丰富蛋白质、能量及维生素的饮食，以提高机体抵抗力，促进创面愈合。

（5）疼痛管理：抬高感染的肢体并制动，以免加重疼痛。对疼痛严重者，按医嘱给予镇痛药。

（6）防治窒息：对颈、面部感染的病人，注意观察其有无呼吸费力、呼吸困难、发绀甚至窒息等症状，一旦发现异常，应立即报告医生，并做好气管插管等急救准备。

（三）健康指导

（1）多饮水，增加尿量，以利于毒素的排泄。

（2）进食高蛋白、清淡、易消化的食物，加强全身营养，提高机体抵抗力和组织修复能力。

（3）高热时，注意卧床休息，减少机体的消耗，有利于机体康复。

六、其他皮肤及乳腺疾患（JZ1）

▶【急性乳腺炎护理常规】

（一）评估要点

（1）评估病人病情：乳房局部有无红、肿、热、痛，局部皮肤有无破溃，腋窝淋巴结是否肿大。

（2）评估病人所用药物、配合情况、自理能力及心理状况。

（3）生命体征：观察病人是否出现高热、寒战及脉率加快等现象。

（4）评估病人对疾病的认知程度。

（二）护理要点

（1）按普外科一般护理常规护理。

（2）饮食：给予高蛋白、富含维生素、低脂肪食物，保证足量水分摄入。

（3）休息：注意休息，适当运动，劳逸结合。

（4）个人卫生：养成良好的产褥期卫生习惯，勤更衣，定期淋浴，保持口腔、皮肤及阴部的清洁。

（5）缓解疼痛

1）防止乳汁淤积：患乳若有脓肿形成，则暂停哺乳；若无脓肿形成，可正常哺乳，定时吸净乳汁。

2）局部托起：用宽松的胸罩托起乳房，以减轻疼痛，促进血液循环。

3）局部热敷、药物外敷或理疗：25%硫酸镁溶液湿热敷。

（6）控制体温和感染：遵医嘱早期应用抗生素；定时测量体温、脉搏、呼吸，监测白细胞计数及分类变化；对高热者予物理降温，必要时遵医嘱应用解热镇痛药；脓肿切开引流后保持引流通畅，定时更换敷料。

（三）健康指导

（1）保持乳头和乳晕清洁：每日清洗乳头，保持局部清洁和干燥。

（2）纠正乳头内陷：乳头内陷者于妊娠期经常挤捏、提拉乳头。

（3）指导病人养成良好的哺乳习惯：定时哺乳，每次哺乳时将乳汁吸净。

（4）保持婴儿口腔卫生，及时治疗婴儿口腔炎。

（5）及时处理乳头破损。

第十一章

内分泌、营养、代谢疾病及功能障碍（MDCK）

一、甲状腺大手术（KD1）、甲状旁腺、甲状舌管及甲状腺其他手术（KD2）

▶【甲状腺癌护理常规】

（一）评估要点

（1）评估病人体征、颈部肿块情况。

（2）评估病人的心理状况。

（3）了解病人的体温等生命体征变化。

（二）护理要点

1. 术前护理

（1）心理护理：告知病人有关甲状腺肿瘤及手术方面的知识，说明手术必要性及术前准备的意义。多与病人交谈，消除其顾虑和恐惧，了解其对所患疾病的感受、认识和对拟行治疗方案的想法。

（2）指导病人进行手术体位的练习（将软枕垫于肩部，保持头低、颈过伸位），以利术中手术野的暴露。

（3）指导病人深呼吸、有效咳嗽的方法。

（4）对精神过度紧张或失眠者，遵医嘱适当应用镇静药或安眠药。

（5）充分而完善的术前准备和护理是保证手术顺利进行和预防甲状腺手术术后并发症的关键。甲状腺巨大肿块者术前除需完善全面的体格检查和必要的化验检查外，还需做颈部透视或摄片，了解气管有无受压或移位。喉镜检查可以确定声带功能。血清电解质检测可以测定血钙和血磷含量，了解甲状旁腺功能状态。

2. 术后护理

（1）体位：病人回病房后取平卧位，待其血压平稳或全身麻醉清醒后取高坡卧位，以利于呼吸和引流。指导病人保持头颈部于舒适体位，在改变卧位、起身和咳嗽时，可用手固定颈部，以减少震动和保持舒适。

（2）重视病人主诉，密切观察其生命体征、呼吸、发音和吞咽状况，及早发现甲状腺术后常见并发症，并及时通知医生，配合抢救。常规在病床旁放置无菌气管切开包，遵医嘱吸氧。

（3）饮食：术后 6 小时起可进食少量温或凉流质食物，禁忌过热流质食物，以免诱发手术部位血管扩张，加重创口渗血，适当限制肉类、乳晶和蛋类等含磷较高食物的摄入，以免影响钙的吸收。

（4）保持引流通畅，定期观察引流是否有效。

（5）抽搐发作处理：立即遵医嘱静脉注射 10% 葡萄糖酸钙 10 ~ 20 ml。

（三）健康指导

（1）心理调适：甲状腺癌病人术后存在不同程度的心理问题，指导病人调整心态，积极配合治疗。

（2）功能锻炼：为促进颈部功能恢复，术后病人在切口愈合后可逐渐进行颈部活动，直至出院后 3 个月。颈淋巴结清扫术者因其斜方肌不同程度受损，功能锻炼尤为重要，故在切口愈合后即应开始肩关节和颈部的功能锻炼，并随时保持患侧上肢高于健侧的体位，以防肩下垂。

（3）治疗：甲状腺全切除者应遵医嘱坚持服用甲状腺素制剂，预防肿瘤复发；术后需行放射治疗者应遵医嘱按时治疗。

（4）随访：指导病人颈部自行体检的方法。病人出院后须定期随访，复诊颈部、肺部和甲状腺功能等。

▶ **【甲状腺疾病护理常规】**

（一）评估要点

（1）评估病人肿物的形状、大小、质地、活动度、表面光滑度及伴随症状，是否有其他全身性疾病。血常规、肿瘤标记物测定、X 线、B 超、CT、动脉造影和 MRI 等检查。

（2）心理和社会支持状况：评估病人对患病的情绪和心理反应，病人及家属对疾病和手术治疗的了解和接受程度，病人及家庭的经济状况。

（二）护理要点

1. 术前护理

（1）同普外科一般手术前护理。

（2）了解病人的心理问题，做好解释，鼓励其以良好的心态接受手术治疗。

（3）术前指导病人练习头颈过伸体位，以配合手术。

2. 术后护理

（1）术后血压平稳后给予半卧位，抬高床头 45°。

（2）保持伤口引流管负压吸引，若持续流出较多鲜红色血液，应及时报告医生。

（3）保持伤口敷料清洁干燥，敷料渗出多或被呕吐物污染后，应及时更换，以防感染。

（4）保持呼吸道通畅，告诉病人有痰时咳嗽，必要时雾化吸入。

（5）鼓励病人深呼吸，按需给予吸氧。

（6）观察有无声音嘶哑、声调改变及饮水呛咳等，告诉病人应少说话，让声带和喉部处于休息状态。

（7）遵医嘱给予静脉补液，维持水、电解质平衡，酌情给予抗生素及静脉补钙。

（8）遵医嘱给予镇痛药。

3. 健康教育

（1）术后6小时开始进食时，给予温凉流质食物。

（2）指导病人保护颈部切口：避免术后颈部弯曲或过伸；避免快速的头部运动，左右运动不超过30°；起立时用手支持头部，防止缝线牵拉。

（3）伤口管理：保持伤口清洁干燥，使用围巾、高领衣服遮盖伤疤。

（4）指导病人进行颈部活动锻炼，练习颈部伸展，直到颈部活动完全恢复为止。

二、糖尿病（KS1）

▶ 【糖尿病护理常规】

（一）评估要点

（1）病情评估

1）评估病人生命体征，了解病人的生活方式、饮食习惯、有无糖尿病家族史。

2）评估病人多饮、多食、多尿、体重减轻的程度，有无乏力、头晕、头疼、视力障碍，有无皮肤瘙痒和干燥、皮肤疖、溃疡感染灶等。

3）评估病人有无酮症酸中毒的表现。

（2）评估病人血糖控制情况，实验室检查结果如空腹血糖、糖耐量实验、餐后血糖、糖化血红蛋白。

（3）了解病人对胰岛素注射的知晓度。

（4）了解病人对口服药的知晓度。

（5）了解病人对饮食、运动的配合情况。

（6）评估病人的心理状况。

（7）评估病人的自理能力。

（二）护理要点

1. 症状护理

（1）感染：指导病人注意个人卫生，保持全身和局部清洁，加强口腔、皮肤和阴部的清洁，做到勤换内衣。

（2）肢体麻木、疼痛：注意保护足部，鞋袜不宜过紧，保持趾间干燥、清洁。经常检查足部有无外伤、鸡眼、水泡、趾甲异常等，并及时处理。剪趾甲时注意剪平，不要修剪过短。禁烟，进行适当的体育锻炼。

（3）眼部病变：出现视物模糊，应减少活动，保持大便通畅，避免用力排便。视力下降时，加强日常生活的协助和安全护理。

2. 一般护理

（1）按内分泌与代谢系统疾病一般护理要点执行。

（2）按上述评估中所列各项观察病情。

（3）对于无严重并发症者，宜鼓励其适当活动。

（4）入院时应测量病人身高与体重，以后每周测量体重1次。

（5）按时检测血糖。

（6）严格按医嘱执行糖尿病饮食治疗，计算标准体重，控制总热量，严格定时定量，选择多样化饮食，搭配均匀，合理分配餐次。向病人说明饮食治疗的重要性，以取得其主动配合，使病人形成终生进行饮食控制的观念。主食为粗制米面和适量的杂粮，饮食以清淡、低盐、低脂为宜，多进食蔬菜，限量进食水果，指导病人多饮水。

（7）运动护理：根据病人的年龄、性别、体力、有无并发症等不同条件，指导进行长期有规律的适量运动锻炼。运动前应做好防备工作，如随身携带糖果、饼干、糖尿病急救卡，以防发生低血糖症状，发生后能及时得到救治。重症糖尿病病人应绝对卧床休息，待病情好转，视病情逐步增加活动量，并定期进行疗效评定，以调整运动计划。

（8）按医嘱执行口服降糖药或注射胰岛素治疗。治疗期间，应严密观察有无低血糖反应的发生，若病人出现乏力、面色苍白、头昏、心悸、出汗、饥饿等症状，应测定血糖，并向医生报告，立即给予处理。

1）未开瓶胰岛素存于 2～8 ℃冰箱内，已开瓶胰岛素存于室温中（10～30 ℃）。

2）胰岛素种类、剂型和剂量必须准确，使用中效和预混胰岛素时须摇匀，但避免剧烈振荡。

3）观察和预防胰岛素不良反应，如低血糖反应、胰岛素过敏及注射部位皮下脂肪萎缩或增生。按时注射胰岛素，注意剂量准确、进餐准时，严格无菌操作，有计划地更换注射部位。

（9）保持口腔、皮肤的清洁，避免皮肤破损，防止口腔炎、牙龈炎及皮肤感染。

（10）足部护理

1）定期检查足部皮肤，早期发现足部病变。

2）促进足部血液循环，以温水浸泡双脚，时间不可过长，15分钟左右为宜，冬季注意保暖。

3）足部按摩，避免穿过紧的长裤、袜、鞋。

4）避免穿拖鞋、凉鞋及赤脚走路，禁用暖水袋，以免因感觉迟钝而造成踢伤、烫伤。

5）有糖尿病足者按糖尿病足病护理要点执行。

（11）密切观察病人有无并发酮症酸中毒。若已发生，立即向医生报告，协助医生紧急处理，并按其护理要点执行。

（12）必要时应记录 24 小时出入量。

（13）加强与病人的思想交流，使病人了解该疾病的基本知识、治疗要求和预后，帮助病人减轻心理压力，使其建立坚持终身治疗的信心。

（三）健康指导

（1）指导病人及家属正确掌握饮食、运动、药物治疗等方面的具体措施及注意事项，以及胰岛素注射的部位与操作方法。

（2）告诫病人应禁烟酒。

（3）指导病人定时监测血糖。

（4）向病人讲解低血糖的临床症状、预防及紧急处理的方法。

（5）保持规律的生活，注意个人卫生，做好足部护理，预防各种感染。

（6）室温 18～20 ℃、湿度 50%～60% 为宜。当原有糖尿病症状加重，并出现食欲减退、恶心、呕吐、极度口渴等症状时，是并发了酮症酸中毒的表现，应及时就医诊治。

（7）遵医嘱定期复查，以了解病情控制情况，及时调整治疗方案，及早防治慢性并发症。

▶【糖尿病酮症酸中毒护理常规】

（一）评估要点

（1）评估病人生命体征、意识状态、瞳孔大小和对光反射，糖尿病症状，有无软弱无力、食欲减退、呕吐、极度口渴、尿量显著增多、头痛等症状，失水程度。

（2）评估病人的血糖控制情况。

（3）了解病人对胰岛素注射的知晓度。

（4）了解病人对口服药的知晓度。

（5）了解病人对饮食、运动的配合情况。

（6）评估病人的心理状况。

（7）评估病人的自理能力。

（二）护理要点

（1）按内分泌与代谢系统疾病一般护理要点执行。

（2）按上述评估中所列各项观察病情。

（3）绝对卧床休息，做好基础护理。

（4）昏迷者按意识障碍病人护理要点执行。

（5）严格执行医嘱，配合抢救。

1）立即建立静脉通道，给予静脉输液。①清醒病人可口服补液，昏迷者可通过胃管管喂温开水。②静脉补液：一般建立 2 个静脉通道补液，严重脱水的可以建立 3～4 条静脉通道。③补液原则：先快后慢，先盐后糖。最初 2～3 小时输入 2000 ml 生理盐水，待血循环改善后的每 6～8 小时静脉补液 1000 ml。一般最初 24 小时的补液总量为 4000～5000 ml，个别可达到 8000 ml 左右。④对于休克且血容量持续不恢复的病人，可以输入血浆或代血浆，以提高有效血容量。⑤纠酸 pH > 7.2，CO_2 CP > 9mmol/L，HCO_3 > 8 mmol/L，不必补碱；pH < 7.1，CO_2 < 9 mmol/L，HCO_3 < 5～8 mmol/L，应补碱。宜静脉补充 1.25% $NaHCO_3$，4 小时内滴注完毕。同时注意监测血 pH 变化，当 pH 升至 7.2 时，应停止补碱。

2）准确及时给予胰岛素治疗。①胰岛素是治疗糖尿病酮症酸中毒最关键的药物。明确诊断无休克病人可立即使用胰岛素。②使用方法：静脉使用。③补充速度：5～7 U/h 或 0.1 U/(kg·h)，可根据血糖水平调整胰岛素的速度。④降糖速度：以每 2 小时血糖值下降幅度小于基础血糖值的 20% 或 4 小时血糖下降值小于基础血糖值的 30% 为宜。⑤血糖降到 14 mmol/L 左右后，改为静脉输入糖胰比（2～4）：1 的比例糖水。⑥对于重度脱水，休克者主张先补充液体，待血容量改善后才使用胰岛素，否则，在组织灌流量枯竭的状态下，胰岛素发挥的作用不明显。⑦血糖监测：一般间隔 1～2 小时监测血糖，直到血糖降到 14 mmol/L 以后改为每 4 小时监测。⑧当病人能进食时，应按医嘱给予糖尿病流质食物和半流质食物。⑨做好口腔、皮肤护理，预防继发性感染。⑩填写护理记录单，记录 24 小时出入量、生命体征、病情变化及抢救措施等内容。⑪对于意识清醒者，应给予良好的心理护理，使其树立战胜疾病的信心。

（三）健康指导

（1）遵医嘱进行药物治疗和饮食治疗，以控制糖尿病症状。指导病人自我监测血糖。

（2）预防、及时治疗感染及其他诱因。

（3）定期检查血糖、血酮、尿糖、尿酮，让病人了解此次发病的原因，以及糖尿病酮症酸中毒的常见诱因及预防措施。当出现糖尿病症状加重时，应及时就医，防止糖尿病酮症酸中毒的发生。告知病人定期门诊复查的重要性。

▶【糖尿病高血糖高渗综合征护理常规】

（一）评估要点

（1）评估病人是否处于严重的急性应激状态，是否处于全身性疾病如急性胰腺炎、尿毒症、大面积烧伤等；了解病人有无各种急性感染，其中急性感染最常见，约占 60%；了解病人是否运用了某些加重高渗状态或相关的诱发剂，如高渗葡萄糖、甘露醇、腹膜透析等；了解病人是否饮水不足或失水过多、发热、腹泻、呕吐、短时间摄入过多含糖食物等。

（2）评估病人是否出现尿量增多、皮肤干燥、口渴明显等脱水症状，严重时出现外周循环衰竭的表现；病人是否表现为反应迟钝、嗜睡、幻觉、木僵甚至昏迷等神经精神症状。

（3）了解实验室检查结果，如血糖、血钠等。

（4）了解病人及家属对本疾病的认知及心理反应。

（二）护理要点

（1）根据临床表现评估病人的脱水的程度。对于重度脱水者，补液量可按照总体液量的24%计算。

（2）一般根据血清钠及血浆渗透压的情况决定补液种类，一般补充生理盐水。补液应循序渐进，一般失水量可在12小时内补入，最初1～2小时内输入2000～3000 ml，剩下的部分分别在24小时内补足。静脉补液时应特别注意防止液体进入过多、过快所引起的肺水肿、脑水肿等。清醒病人可口服温开水，昏迷病人管喂温开水（200 ml/h）。

（3）静脉小剂量泵入胰岛素降糖，每小时监测血糖，当血糖降至13.9mmol/L时，改为静脉输入糖胰比（2～4）：1的糖水。

（4）在胰岛素使用2小时内，病人尿量充分排出后，可静脉补钾。补钾时随时监测病人血钾情况、尿量及补钾的速度、浓度等。24小时补钾量可达到6～8 g。

（5）密切观察病情变化：遵医嘱给予心电监护，观察病人意识、瞳孔、生命体征，遵医嘱记录尿量或出入量。监测血糖、血清电解质特别是血清钠、血浆渗透压的变化，及时做好各种基础护理，预防并发症的发生。

（6）保持呼吸道通畅，必要时给予吸氧，定时翻身，做好各种管道护理，口腔、皮肤护理，预防继发性感染。

（7）填写护理记录单，严格记录24小时尿量或出入量、生命体征、病情变化及抢救措施等内容。

（8）积极向病人及家属讲解本疾病相关的信息，减少病人的心理负担，便于其积极配合治疗。

（三）健康指导

（1）指导病人自我监测血糖。

（2）防治感染及其他诱因，以减少引发本疾病的因素。

（3）告知病人定期门诊复查的重要性。

【糖尿病乳酸性酸中毒病人的护理常规】

（一）评估要点

（1）评估病人是否患有缺氧性疾病，如慢性肝肾功能不全或慢性心肺功能不全等；了解病人是否服用双胍类药物；了解病人是否饮食控制差、近期大量饮酒等。

（2）评估病人是否出现食欲缺乏、恶心、呕吐、腹痛、皮肤潮红、眼球凹陷、脱水、血压下降、尿量减少等症状；评估病人呼吸是否深大，呈库斯莫尔（Kussmaul）呼吸；评估病人的意识状态。

（3）了解实验室检查结果，如血糖、血乳酸、血气分析等。

（4）了解病人及家属对本疾病的认知及心理反应。

（二）护理要点

（1）改善病人缺氧状态，遵医嘱吸氧，必要时气管切开，积极治疗原发病因及诱因。

（2）纠正酸中毒：当血气分析结果为 pH < 7.2，血清碳酸氢根离子 < 10mmol/L 时，遵医嘱补碱。

（3）遵医嘱补液：快速建立静脉通道，改善组织灌流量，纠正失水及休克状态。一般静脉输入生理盐水，补液应循序渐进，补液同时严密检测生命体征及心功能情况，防止补液过快、过量导致心力衰竭及肺水肿的发生。

（4）胰岛素有利于控制血糖，当血糖处于一个正常范围内时，可以促使周围组织对乳酸的利用及排除，可以根据病人的血糖水平采用静脉滴注比例糖水治疗。

（5）纠正电解质紊乱：遵医嘱及时给予氯化钾的补充，防止低钾血症。

（6）遵医嘱床旁持续心电监护，严密记录病人出入量，做好各种基础护理、管道护理，如胃管、尿管、气管插管等。

（7）对于重度心力衰竭、水钠潴留的病人，可采用血液透析或腹膜透析等方法消除乳酸。

（8）病人因病情危重，临床症状明显，易致紧张、恐惧，应积极给予其心理安慰，必要时遵医嘱给予地西泮肌内注射镇静治疗。

（三）健康指导

（1）指导病人遵医嘱合理安全使用双胍类药物。需使用双胍类药物者尽量选用二甲双胍。

（2）指导病人健康饮食，特别是饮酒病人，告知其饮酒的危害。

（3）积极治疗，去除各种诱因所致的乳酸性酸中毒，如感染及其他原发病因。

【糖尿病足护理常规】

（一）评估要点

（1）评估病人生命体征，多饮、多食、多尿、体重减轻的程度，足部皮肤情况，感觉阈值、四肢多普勒血流图。

（2）专科查体：评估病人足部动脉搏动、深浅感觉、反射、疼痛评分、溃疡评分（出现溃疡者）。

（3）评估病人的血糖控制情况。

（4）了解病人对胰岛素注射的知晓度。

（5）了解病人对口服药的知晓度。

（6）了解病人对饮食、运动的配合情况。

（7）评估病人的心理状况。

（8）评估病人的自理能力。

（二）护理要点

（1）按内分泌与代谢系统疾病一般护理要点执行。

（2）按上述评估中所列各项观察病情。

（3）对无严重溃疡者，宜鼓励其适当活动。

（4）入院时应测量病人的身高与体重，以后每周测量体重1次。

（5）按时检测血糖。

（6）严格按医嘱执行糖尿病饮食治疗，定时定量进餐，并向病人说明饮食治疗的重要性，以取得其主动配合。

（7）根据病人的年龄、性别、体力、有无并发症等不同条件，直到进行长期有规律的适量运动锻炼，并定期进行疗效评定，以调整运动计划。

（8）按医嘱执行口服降糖药或注射胰岛素治疗。治疗期间应严密观察有无低血糖反应的发生，若病人出现乏力、面色苍白、头昏、心悸、出汗、饥饿等症状，应测定血糖，并向医生报告，立即给予处理。

（9）保持口腔、皮肤的清洁，避免皮肤破损，防止口腔炎、牙龈炎及皮肤感染。

（10）有糖尿病足溃疡者应做好足部皮肤的护理，加强对病变的观察。

（11）保持足部清洁，每日用温水洗脚并擦干趾缝，保持干燥。足部注意保温、不受压。

（12）疼痛护理：糖尿病病人由于足部坏疽，长期受病痛折磨，睡眠状态差，在护理时应遵医嘱适时给予镇痛药，确保病人充足的睡眠。

（13）心理准备：糖尿病病人由于足部坏疽，长期受病痛的折磨，多数病人对手术存有不同心理障碍，会产生焦虑、恐惧、悲观情绪，这将影响病人神经内分泌的正常护理功能，降低机体免疫力及手术的耐受力。护理人员要适时地做好心理护理，及时将病人的检查报告告知病人，避免病人焦虑情绪的产生。

（三）健康指导

（1）指导病人及家属正确掌握饮食、运动、药物治疗等方面的具体措施及注意事项，以及胰岛素注射的部位与操作方法。

（2）告诫病人应禁烟、酒。

（3）指导病人自我监测血糖。

（4）向病人讲解保护足部的方法，如不使用热水袋，每日温水洗脚，避免长时间泡脚，穿纯棉袜子和合脚舒适柔软的鞋子，避免磨损足部皮肤。

（5）保持规律的生活，注意个人卫生。

（6）室温18～20℃、湿度50%～60%为宜。

▶ 【糖尿病儿童护理常规】

（一）评估要点

（1）评估病人生命体征，有无头晕、头痛、耳鸣、失眠、乏力等症状，有无剧烈头痛、呕吐、眩晕、视力模糊、抽搐或意识障碍、胸骨痛或呼吸困难等糖尿病酮症酸中毒的临床表现，观察病人出入量。

（2）评估病人的心理状况。

（3）评估病人的自理能力。

（4）评估病人的配合情况及家庭应对情况。

（二）护理要点

1. 饮食指导　定时定量进食，保持正常体重，减少血糖波动，维持血脂正常。

（1）定时定量进餐，少量多餐，甚至每日可安排 5～6 餐，但需计划饮食，控制总热量，保证儿童正常生长发育的需要。平衡膳食保证足够营养，避免高糖、高脂肪食物，多选择高纤维素食物，烹调以清淡为主。

（2）总热量：摄入量计算方式较多，应根据患儿年龄、体重、BMI、活动量、饮食习惯、用药情况进行选择，不能一成不变。

1）患儿不同年龄段每千克体重能量的摄入量：3 岁以下为 90～100 kcal/kg，4～6 岁为 85～90 kcal/kg，7～10 岁为 80～85 kcal/kg，10 岁以上为 70～80 kcal/kg。

2）可根据公式计算：身体较瘦的儿童每日摄入总能量约 1000 +（年龄 - 1）× 100，而较胖的儿童每日所需能量约为 1000 +（年龄 - 1）× 80。

3）每日所需能量（卡）为 1000 + 年龄 ×（70～100）。

2. 指导胰岛素的使用

（1）胰岛素的注射：注射方式已有了较大的改进，如注射笔、注射针、无针喷射装置、胰岛素泵等。若采用胰岛素注射，每次注射时尽量用同一型号的注射器，以保证剂量的绝对准确。注射部位可选用股前部、腹壁、上臂外侧、臀部，每次注射须更换部位，1 个月内不要在同一部位注射 2 次，以免局部皮下脂肪萎缩硬化。

（2）监测：根据血糖监测结果，每 2～3 日调整胰岛素剂量 1 次，直至尿糖不超过"＋＋"。鼓励和指导患儿及家长独立进行血糖和尿糖的监测，使其学会使用血糖仪监测血糖并记录。

（3）注意事项：①防止胰岛素过量或不足；②根据病情发展调整胰岛素剂量。

3. 运动锻炼　糖尿病患儿应每日做适当运动，但注意运动时间以进餐 1 小时后、2～3 小时为宜，不在空腹时运动，运动后有低血糖症状时加餐。

（1）防止糖尿病酮症酸中毒：①严密观察病情变化，监测血气、电解质以及血液和尿液中糖、酮体的变化。②纠正水、电解质与酸碱平衡的紊乱，保证出入量的平衡。③严密监测血糖波动。

（2）预防并发症：按时做血糖、尿糖鉴定，根据鉴定结果调整胰岛素的注射剂量、饮食量及运动量，定期进行全面身体检查。

（3）预防感染：保持良好的卫生习惯，避免皮肤的破损，坚持定期进行身体检查，特别是口腔、牙齿的检查，维持良好的血糖控制。

4. 心理护理　针对患儿不同年龄发展阶段的特征，提供长期的心理支持，帮助患儿保持良好的营养状态、适度的运动，并建立良好的人际关系，以减轻心理压力。指导家长避免过于溺爱或干涉患儿的行为，应帮助患儿逐渐学会自我护理，以增强其战胜疾病的信心。

（三）健康指导

对儿童进行健康宣教时，应注意形式多样化、时间灵活化、内容实用化、教育团队化。教育形式可根据儿童喜好，选择其容易接受的教育方式，并且还应要求家长共同参与；另外，还应考虑儿童的年龄、学习能力、文化程度、身心状态等因素，做到形式的多样化与个性化结合，提高教育效果。

血糖目标值范围

年龄	餐前血糖	餐后/夜间血糖	HbA1C	后果
0～6岁	5.6～10.0 mmol/l	6.1～11.1 mmol/l	7.5%～8.5%	脆性，易发生低血糖
6～12岁（学龄期）	5.0～10.0 mmol/l	5.6～10.0 mmol/l	<8%	青春期前低血糖风险相对较高，而并发症风险相对低
13～19岁（青春期）	5.0～7.2 mmol/l	5.0～8.3 mmol/l	7.7%	有严重低血糖风险 需要考虑发育和精神健康 若无过多的低血糖发生，能达到7%以下更好

（1）休息与运动：锻炼对降低血糖水平、增加胰岛素分泌、降低血脂非常重要，所以要指导患儿及家长掌握运动的具体方法、不良反应及注意事项。

（2）用药指导：告知家长掌握胰岛素应用的注意事项，学会观察低血糖反应；根据结果调整胰岛素的用量；指导家长学会正确抽吸和注射胰岛素的方法。

（3）心理指导：及时准确评估患儿的心理反映，采用平等、互助的方式，为患儿及其家长提供心理支持，消除他们的消极悲观、恐惧心理，帮助患儿学会自我管理。

（4）康复指导：提供胰岛素治疗的信息和教育资料，指导患儿及家长注意需要随身携带糖块及卡片，写上姓名、家长电话及病情，以便及时救治。帮助患儿保持良好的营养、适度的活动。指导家长按时做好血糖及尿糖测定。保持良好的卫生习惯，避免皮肤破损。预防口腔及泌尿系统感染。

（5）复诊：每2～3月复诊1次，复诊时携带病情记录本及血糖监测本，以供医生参考，定期随访均应测量身高、体重、血压、尿常规、餐后2小时血糖和糖化血红蛋白，每半年至1年应监测血脂、尿微量蛋白及眼底等，对并发症早期筛查，肥胖儿童应每半年到 1 年到门诊随访 1 次，进行身高、体重、血压、血脂、血糖检查，以便早期发现糖尿病。

▶ **【糖尿病血管病变护理常规】**

（一）评估要点

（1）评估病人生命体征，有无头昏、头痛，有无胸闷、活动后气促、心绞痛、心力衰竭、心肌梗死、颈静脉充盈、端坐呼吸、唇发绀、肝脾肿大、下肢水肿，有无失语、神志改变、肢体瘫痪等定位体征，有无智力下降、记忆力差、反应迟钝等症状，下肢有无小腿、足部发凉、软弱、困倦、行路不能持久、行路感乏力加重，有无间歇性跛行、小腿腓肠肌、足部酸痛、痉挛性疼痛、静息痛，评估下肢患肢皮肤温度、皮肤颜色、动脉搏动情况。

（2）观察病人眼部有无视网膜有无出血、黄色或白色渗出物，病人视力有无下降等。

（3）评估病人的心理状况。

（4）评估病人的自理能力。

（5）评估病人的配合情况及家庭应对情况。

（二）护理要点

（1）建立良好生活方式：纠正病人不良生活方式，加强锻炼，生活规律，戒烟戒酒。

（2）控制体重：对于肥胖或超重病人，需指导其进行减肥。

（3）饮食指导：量化饮食，每日摄入钠盐不应超过 5 g。推荐低盐低脂、高纤维饮食，限制所有含盐高食品，如腌制品、熏干制品、罐头制品、咸菜酱菜等。

（4）保持病房安静，保证病人充足休息睡眠时间。若病人伴有视网膜病变，应随时保持病房光线充足。

（5）评估病人活动受限程度，配合医生为病人制订个性化运动方案，运动前指导病人进行运动负荷试验。

（6）指导病人预防跌倒坠床，避免突然转身、下蹲、起立、弯腰等动作，指导其使用坐便器，避免使用蹲便器。

（三）健康指导

（1）指导病人提高自我监测能力与自我护理能力，定期进行心电图、血糖、血压、血脂等检查，向病人讲解周围血管并发症基本知识及处理原则。

（2）指导病人建立良好的生活方式：戒烟戒酒，控制体重，保证充足的睡眠，保持良好的情绪。

（3）饮食指导：推荐病人进食低糖、低脂、低盐、优质蛋白、富含维生素、低热量食物，适当摄入高纤维素食物。以保持大便通畅，限制单糖类食物（如水果、蜂蜜），鼓励病人多进食粗粮，少食多餐。

（4）运动指导：运动一般以较低运动强度，每次20~45分钟，最长不超过1小时，每周3~4日为宜。运动形式应选用节律比较缓慢，能使上下肢大组肌群适当活动的项目，如太极拳、步行、骑车等。在运动中出现任何不适，应立即停止运动并就医。存在增殖性视网膜病变或严重非增殖性视网膜病变时，禁忌做大强度有氧运动或抗阻训练。

（5）用药指导：指导病人遵医嘱坚持用药，不能随意停药、换药和增减药量。向病人详细讲解药物的作用和不良反应。

（6）外出时需有人陪同，并随身携带硝酸甘油。

（7）指导病人定期门诊复查。

▶【糖尿病神经病变护理常规】

（一）评估要点

（1）评估病人生命体征，有无双侧肢体出现移走感，麻木感或者发凉针刺样疼痛等感觉异常，有无运动障碍，是否伴有牵涉痛、痉挛和无力，有无温痛觉、位置觉减弱或消失、腱反射减弱。

（2）评估病人的心理状况。

（3）评估病人的自理能力。

（4）评估病人的配合情况及家庭应对情况。

（二）护理要点

（1）知识宣教：使病人及家属了解本疾病的相关因素，使他们了解到糖尿病周围神经病变若未能很好地控制，长时间后，足部将失去感觉并出现畸形。为了提高糖尿病病人的生活质量，应教育病人养成健康的生活方式。

（2）饮食护理：在护理过程中，让病人参与治疗，使病人了解控制饮食对糖尿病的重要性，并给予低糖、低盐、低脂的清淡、易消化食物，忌食辛辣、刺激、油腻食物，合理控制饮食。肥胖病人严格控制饮食，禁止暴饮暴食，绝对戒烟戒酒。

（3）运动护理：鼓励病人进行运动锻炼，特别是肥胖病人，并且根据病情和恢复情况选择合适的运动方式、运动时间和运动量，运动过程中注意避免低血糖的发生。

（4）检测血糖：向病人讲解控制血糖对恢复疾病的重要性，指导病人及家属掌握血糖仪正确使用方法，学会自我监测血糖，积极控制糖尿病，促进神经病变的恢复。

（5）药物指导：指导病人合理应用胰岛素及口服降糖药，指导病人胰岛素注射及各种降糖药的服用时间和方法。

（6）足部护理：预防远端原发性感觉神经病变的重要措施之一，指导病人必须坚持三保，即保洁、保暖、保软，定时观察足部皮肤的情况并记录，注意观察有无擦伤、水泡、裂口、破溃等情况，并给予相应的护理。

（三）健康指导

（1）控制血糖，纠正血脂异常，控制高血压和体重。

（2）加强足部护理：选择透气性良好的质软合脚鞋袜，经常检查鞋内并取出异物保持清洁。病人每日洗脚，水温不宜过高。秋冬季节干燥足部可用中性润肤霜，汗脚可撒些滑石粉。

（3）定期筛查及病情评价：在诊断糖尿病后应至少每年检测 1 次糖尿病周围神经病变。对于糖尿病程较长或者合并有眼底病变、肾病等微血管并发症的病人，应每 3～6 个月复查 1 次，一旦诊断为糖尿病性多发性末梢神经病，应特别保护丧失感觉的双足，以减少皮肤损伤和截肢的风险。

▶【糖尿病肾病护理常规】

（一）评估要点

（1）评估病人生命体征，观察尿量、颜色、性状变化，以及血压、水肿、尿检结果、肾功能变化。

（2）评估病人的心理状况。

（3）评估病人的自理能力。

（4）评估病人的配合情况及家庭应对情况。

（二）护理要点

（1）保持病房环境安静。

（2）按医嘱给予降压药等治疗。治疗过程中应观察血压变化，以了解治疗效果，并防止并发症的发生。

（3）病人应戒烟戒酒，按时吃药，并有规律地生活。

（4）注意劳逸结合，无高血压、水肿不明显、无肾功能损害、肾小球滤过率 > 60 L/（min·1.73m^2）的糖尿病病人可适当参加体育锻炼以增强体质，预防感染；对水肿明显、血压较高病人或肾功能不全的病人，强调卧床休息，按病情给予相应级别的护理。

（5）监测体重，每日 2 次，每次在固定时间穿着相同衣物测量。

（6）记录 24 小时出入量，限制水的摄入。水的摄入量应控制在前一日尿量加 500 ml 为宜。

（7）观察尿量、颜色、性状变化，有明显异常及时报告医生，每周至少检查尿常规和尿比重 1 次。

（8）注意观察病人的血压、水肿、尿量、尿检结果及肾功能变化。若有少尿、水肿、高血压，应及时报告主管医生并给予相应的处理。

（9）对于发生心、脑、肾等并发症者，应按医嘱处理，仔细观察病情变化并给予相应的护理。

（三）健康指导

（1）饮食指导：限制蛋白质摄入量是延缓糖尿病肾病进展的重要手段。糖尿病肾病的护理应根据肾病发展的不同阶段采取不同限量。少盐饮食可帮助病人控制血压和水肿，补充铁质、钙质有助于肾脏的恢复。

（2）心理指导：避免持久的过度紧张、精神刺激、情绪激动和劳累，做到生活规律，有充足的休息和睡眠。

（3）禁用对肾脏有毒性的药物。

（4）监测血糖变化及正确注射胰岛素：指导病人及家属正确监测血糖变化及血糖的正常值，使病人及家属了解胰岛素的注射方法、部位、时间及注意事项；若血糖出现较大波动，应立即就医，不可自行调整胰岛素剂量。有心悸、饥饿、出冷汗等，是低血糖反应症状，应立即进食或饮糖水。

（5）预防感染：因糖尿病肾病抵抗力差，容易感染，气候变化时要及时增减衣物，若有感冒须及时治疗。

（6）当心、脑、肾功能出现异常症状时，应及时就医。

（7）戒烟、限酒。

▶【妊娠糖尿病护理常规】

（一）评估要点

（1）评估病人的生命体征、意识、皮肤情况。

（2）区分妊娠前已有糖尿病的病人妊娠，称糖尿病合并妊娠；妊娠前糖代谢正常或有潜在糖耐量减退，妊娠期才出现糖尿病，又称为妊娠期糖尿病（GDM）。

（3）询问病人受伤史、既往史、手术史、饮食、睡眠、过敏史、用药情况。

（4）了解病人对疾病的认识及心理活动。

（二）护理要点

1. 妊娠期

（1）加强产前检查：每次产前检查应重视尿糖、尿酮体的测定；定期进行 B 超检查，以便发现胎儿畸形及巨大儿。

（2）饮食控制：是糖尿病治疗及护理的关键。每日热量摄取每千克体重 30 卡，其中蛋白质占 20%、脂肪占 35%、碳水化合物 45%。早餐 25%、中餐晚餐各 30%、点心 15%。鼓励病人多进食蔬菜及豆制品，补充维生素、钙、铁等，但要限用含糖多的薯类、水果。使血糖控制在 6.11 ~ 7.11 mmol/L，孕妇又无饥饿感为理想。住院期间尽量进食医院配制的饮食。

（3）用药护理：指导孕妇胰岛素的用量必须精确计算，应于就餐前 15 分钟做皮下注射。用药期间应注意观察低血糖或酮症酸中毒的产生。测体重时应保持空腹，排空大便。

（4）加强孕妇的自我监护：妊娠晚期应督促孕妇自我监测胎动及每周无应激试验，需要时再查催产素激惹试验或宫缩应激试验，以便及时了解胎儿情况。还可指导家属或孕妇听胎心音。要终止妊娠时，终止前要注意检测羊水中的卵磷脂/鞘磷脂比值（L/S），以了解胎肺的成熟度。

2. 分娩期

（1）严密观察孕妇的生命体征，鼓励孕妇进食，保证热量供应，防止低血糖的发生。

（2）严密观察产程进展及胎儿情况，按医嘱常规给予抗生素预防感染，分娩时应严格执行无菌操作，高度警惕孕妇血糖的波动情况。

（3）防低血糖护理：产程中补液护理应按每 4～5 g 糖加 1 U 胰岛比例，以后胰岛素的量减少，并监测血糖、尿糖，预防低血糖症。

3. 产褥期

（1）注意及时调整胰岛素的用量：由于胎盘排出，抗胰岛素激素迅速下降，产妇需要的胰岛素也急剧下降。故应根据血糖的监测结果，调整胰岛素的用量。

（2）预防感染：糖尿病病人抵抗力低，极易患细菌感染或霉菌感染。每日注意体温的观察。同时观察子宫的复旧、恶露的量与性状、会阴的伤口情况，保持皮肤清洁干燥。指导病人母乳喂养的方法，注意乳房的护理，防止乳腺炎的发生。

（3）糖尿病的婴儿属于高危儿，即使足月分娩，也应均按早产儿护理，出生后立即给予保暖、氧气吸入。警惕新生儿低血糖等并发症的产生。出生后 1 小时喂葡萄糖水 10～30 ml，以后每 4 小时 1 次，连续 24 小时，必要时给 10% 葡萄糖溶液每日 60 ml/kg 静脉滴注。产后 24 小时开始哺乳。

（三）健康指导

（1）向孕妇及其家属介绍妊娠合并糖尿病的有关知识，使其意识到糖治疗的必要性和妊娠期血糖控制稳定的重要性，以及妊娠期保持心情舒畅是最好的胎教，取得病人及家属的积极配合。

（2）指导合理饮食：饮食应定量、定时，以达到正常血糖水平而孕妇又无饥饿感为最佳。忌糖制饮食，少进食碳水化合物较多的土豆、芋头、洋葱、胡萝卜、鲜豌豆等，多选用大豆制品、荞面、玉米面及含水分较多的茎叶类蔬菜、瓜果等，可以进食但必须限量的水果有苹果、梨、橘等，并相应减少主食量。饮食要多样化，符合均衡饮食的需求。

（3）指导胰岛素使用有关知识。

（4）出院指导：①指导产妇产后休息。②禁性生活 3 个月，长期避孕。③产后 42 日行母婴健康检查。④保持良好的生活习惯和心理状态，适当运动和体育锻炼，做好自我监护（自我监测尿糖、血糖）。⑤内科随诊，将血糖控制在理想水平，减少糖尿病慢性病变和并发症的发生。

三、内分泌疾患（KT1）

▶ **【甲状腺功能亢进护理常规】**

（一）评估要点

（1）观察病人骨病表现、肾结石和钙化程度及消化系统症状、心血管系统、神经肌肉系统症状等。

（2）评估病人生化监测血清总钙、游离钙水平及甲状旁腺激素（PTH）的水平。

（3）了解病人的饮食情况。

（4）评估病人的心理状况。

（二）护理要点

（1）饮食指导：为病人提供无刺激、易消化、能增进食欲的食物，并指导病人少食多餐，尽量选择低钙食物，如鸡肉、鸭肉、萝卜、马铃薯，避免进食兔肉、豆类、乳制品。由于血钙过高致大量钙由尿排出，病人常诉多尿、口渴，应鼓励病人多饮水，每日3000 ml，鼓励病人多饮用橘汁、梅汁等酸性饮料，以防脱水而导致血钙增高，促进排尿，预防肾结石。

（2）心理护理：向病人讲解原发性甲状旁腺功能亢进症的相关知识，缓解其紧张情绪，必要时可遵医嘱给予药物对症治疗。应告之病人本疾病预后良好，增强其战胜疾病的信心。鼓励病人说出自身感受，对其表示理解认同。保持病房安静，减少与其他焦虑病人接触，指导病人放松技巧（听音乐、深呼吸等）。

（3）活动和休息：若病人不能行走，生活不能自理，协助病人；对生活可自理者，使病人及家属能按指导做相应训练。为病人创造安全的环境，保持室内的空气新鲜，保持病房光线充足，地面清洁干燥。有潜在危险的障碍物应移开，引导病人熟悉病房环境，呼叫器放在病人易取的位置，防止其摔伤。睡硬板床，减少脊柱压力。搬动卧床病人时应轻抬轻放，防止骨折。对于容易跌倒的病人，应在其床头贴一醒目标记，嘱病人避免剧烈运动，穿着舒适的平底鞋，避免病人穿大小不合适的鞋及长短不合适的裤子。要平时多加巡视。

（4）疼痛护理：病人骨骼病变出现骨关节痛伴有明显的压痛。多由下肢和腰部开始，逐渐发展至全身，以致活动受限、卧床不起、翻身困难等。对病情较重或有可能出现病情突变的病人，给予周到的生活护理，加强基础护理，皮肤护理，防止卧床期间发生压疮。应适时与病人交流，解除病人紧张情绪，必要时可遵医嘱给予药物治疗，并评估病人用药后的效果。

（5）用药护理

1）扩容利尿的护理：用药前应了解药物使用的目的、药理作用、注意事项及配伍禁忌。对于扩容治疗的病人，遵医嘱在开始的24～48小时每日持续静滴生理盐水3000～4000 ml；在输液前应评估病人心脏功能，注意控制输液速度，防止短时间内输注液体过多引起心力衰竭。对于使用利尿药的病人，评估病人用药后的尿量，并详细记录病人的出入量。每日监测病人体重。特别注意，由于噻嗪类利尿药可减少肾脏钙的排泄，加重高血钙，因此绝对禁忌。

2）双膦酸盐类药物使用的护理：病人用药后可出现一过性轻度或中度发热，且常发生在第一剂量后，并常伴肌肉酸痛的全身反应及局部反应；另外，静脉滴注时局部可出现疼痛、发热、肿胀、静脉炎等局部反应。因此，用药时应将双膦酸盐溶解于

500 ml 以上的溶液中静脉滴注，维持 4 小时以上，防止双膦酸盐和钙的复合物沉积，造成肾损害，避免刺激血管，尽量选用大静脉穿刺。用药后要观察病人的生命体征，尤其是体温情况。此外，病人偶尔可出现一过性无症状的白细胞计数减少。病变活动明显者出现低钙血症，多无症状，可补充钙剂与维生素 D 预防。

（6）病情观察：监测血钙的变化，血钙 1.94 mmol/L 给予 10% 葡萄糖液 500 ml 加入 10% 葡萄糖酸钙 40 ml，使用输液泵持续 24 小时静脉输液。高血钙病人出现恶心、呕吐，应警惕可能发生高钙危象。鼓励病人多饮水，遵医嘱使用药物降血钙并准确记录每日出入量，每日监测体重，保持出入平衡，定期检查血钙。鼓励卧床病人在床上活动。当原发性甲状旁腺功能亢进病人血清钙 > 3.75 mmol/L 时，无论有无高钙血症危象的表现，均应按高钙血症危象进行护理及抢救。当血钙明显增高超过 4 mmol/L（16 mg/dl）时，尿素氮升高，病人可出现低氯性碱中毒。严密观察病人生命体征变化和一般情况，迅速建立静脉通路，遵医嘱用药，必须立即进行扩容、利尿，纠正电解质失衡，以及血液透析等降钙治疗与护理。

（三）健康指导

（1）饮食宣教，避免高钙饮食。

（2）禁食刺激性食物，并禁食含咖啡因、酒精较高的食物，以减少咖啡因、酒精造成骨折频发。

（3）减少骨折，坚持适当的锻炼，使骨骼复原，肌力恢复。

（4）坚持遵医嘱服药补钙，定期门诊随访。

▶【甲状腺功能减症护理常规】

（一）评估要点

（1）评估生命体征、体格发育情况及精神状态，有无畏寒、乏力、食欲减退、水肿、嗜睡、便秘等症状，有无黏液性水肿的表现。

（2）评估病人的心理状况。

（二）护理要点

（1）按内分泌与代谢系统疾病一般护理要点执行。

（2）按上述评估中所列各项观察病情。

（3）按医嘱给予低热量、低钠、高蛋白饮食，宜少量多餐。

（4）鼓励多进食粗纤维食物，适量运动，防止便秘。必要时按医嘱给予缓泻剂。

（5）加强对黏液性水肿病人的监护：①加强病情观察，包括有无嗜睡甚至昏迷，体温 37 ℃，呼吸缓慢，心动过缓，血压下降。②四肢肌肉松弛、反射减弱或消失等临床表现。③建立静脉通道，按医嘱给予补液与给药。④保持呼吸道通畅，给予持续吸氧。⑤记录尿量。⑥注意保暖。⑦做好基础护理。⑧昏迷者按意识障碍病人护理指南执行。

（6）按医嘱给予药物治疗。对应用替代治疗者，应观察服药后病情是否改善，如尿量是否增加、体重是否减轻等。

（7）关心与体贴病人，嘱家属及亲友给予安慰，使病人感受到温暖，减轻其抑郁心理。

（三）健康指导

（1）嘱病人遵医嘱服用药物。服药过程中若出现脉搏增快、多汗、兴奋、体重明显减轻等症状，应及时就医。

（2）注意保暖，防止感冒，避免皮肤损伤和感染。

（3）多进食粗纤维食物，增加活动，防止便秘。

▶【甲状腺危象护理常规】

（一）评估要点

（1）体温：体温 > 39 ℃，皮肤潮红，大汗淋漓。

（2）心血管表现：心动过速（140 ~ 240 次/分），心律失常，脉压差增大，部分病人可发生心力衰竭和休克。

（3）胃肠道症状：食欲减退、恶心、呕吐、腹泻，部分病人伴有黄疸和肝功损伤。

（4）神经精神症状：烦躁不安、激动、定向力异常、焦虑、幻觉，严重者可出现谵妄和昏迷，少部分中老年病人表现为神志淡漠、嗜睡、虚弱无力、反射降低、体温低、心率慢、脉压小，最后陷入昏迷而死亡。

（二）护理要点

（1）避免诱因：指导病人自我心理调节，避免感染、严重精神刺激、创伤等诱发因素。

（2）严密观察病情：监测生命体征的变化，发现异常及时处理

（3）紧急处理

1）降低甲状腺激素浓度：①抑制甲状腺激素合成首选丙硫氧嘧啶；②抑制甲状腺激素释放复方碘溶液；③清除血浆内激素采用血液透析，滤过或血浆置换。

2）降低周围组织对甲状腺的反应：①普萘洛尔：抑制外周组织 T4 转换为 T3；②利血平和胍乙啶：可以消耗组织中的儿茶酚胺，减轻甲状腺功能亢进在周围组织的表现；③氢化可的松：可改善机体反应性，提高应激能力，还抑制组织中 T4 向 T3 转化，与抗甲状腺功能亢进药物有协同作用。

（4）加强护理：①绝对卧床休息，保持环境安静，减少不良刺激，对烦躁病人可给予镇静剂。②高热病人给予物理降温，避免用乙酸水杨酸类药物。③纠正水和电解质紊乱，每日饮水量不少于 2000 ml，给予高热量、高蛋白、高纤维素饮食。④做好各种抢救准备，预防吸入性肺炎等并发症。⑤以高度同情心、关怀病人，帮助病人消除恐惧心理，使其树立战胜疾病的信心。

（5）降低血循环中甲状腺激素的水平

1）减少甲状腺激素的合成：立即口服或鼻饲抗甲状腺药物，首选丙硫氧嘧啶，首

剂 600 mg，继用 200 mg，每日口服 3 次，待症状缓解后减至一般治疗剂量。

2）阻止甲状腺激素的释放：复方碘口服溶液，首剂 30～60 滴，以后每 6～8 小时 5～10 滴，或用碘化钠 0.5～1.0 静滴，继视病情逐渐减量，一般 3～7 日停药。若病人对碘剂过敏，可改用碳酸锂 0.5～1.5 g/d，分 3 次口服。

3）抑制组织 T4 转化为 T3 和（或）抑制 T3 与细胞受体结合：丙基硫氧嘧啶碘剂、β - 受体阻滞剂、糖皮质激素。

4）降低血甲状腺激素浓度：在上述常规治疗效果不满意时，可选用血液透析、腹膜透析或血浆置换等措施迅速降低血甲状腺激素浓度。

5）降低周围组织对甲状腺激素和儿茶酚胺的反应性：可用 β - 受体阻滞剂和利血平。

6）适当使用糖皮质激素：甲状腺危象病人处于肾上腺皮质功能相对不足状态，而糖皮质激素可抑制甲状腺激素分泌以及 T4 向 T3 转化，减轻外周组织对甲状腺激素的反应，并有退热、抗毒与抗休克作用。

7）支持对症治疗：包括供氧、防治感染，对高热病人给予物理方法，使其体温恢复正常。高热病人可用解热药，但应避免应用乙酰水杨酸类解热药，以防游离 T3、T4 急剧升高。在监护心、脑、肾功能的条件下，迅速纠正水、电解质和酸碱平衡紊乱，补充葡萄糖、热量和多种维生素。危象控制后，应选择合适的方法，尽早治疗甲状腺功能亢进。

（6）饮食原则

1）高热量：结合临床治疗需要和病人进食情况而定。一般较正常增加 50%～70%，每人每日可供给 3000～3500 kcal 热量。

2）高蛋白：一般每人每日每千克体重 1.5～2.0 g 蛋白质。

3）富含维生素：主要补充 B 族维生素和维生素 C。

4）适量矿物质：主要为钾、镁、钙等。

5）忌碘：碘是合成甲状腺素的一个重要元素，在一定量的限度内，甲状腺素的合成量随碘的剂量的增加而增加，如果剂量超过限度，则暂时性抑制甲状腺素的合成和释放，使病人症状迅速得到缓解，但这种抑制是暂时性的。如果长期服用高碘食物和药物，则甲状腺对碘的"抑制"作用产生"适应"，甲状腺素的合成重新加速，甲状腺内甲状腺素的积存与日俱增，大量积存的甲状腺素释放到血液中，引起甲状腺功能亢进复发和加重。同时，甲状腺功能亢进病人的很多检查如摄碘率、I[131] 治疗前需禁碘。

（7）注意事项：①少食多餐，不能暴饮暴食。忌辛辣，烟酒。②补充充足的水分，每日饮水 2500 ml 左右，忌咖啡、浓茶等兴奋性饮料。③适当控制高纤维素食物，尤其腹泻时。④注意营养成分的合理搭配。⑤禁食海带、海鱼、海蜇皮等含碘高的食物。⑥进食含钾、钙丰富的食物。⑦病情减轻后适当控制饮食。

（三）健康指导

（1）疾病知识相关：向病人讲解有关甲状腺功能亢进、甲状腺危象的疾病知识，指导病人自我护理。加强自我护理，上衣领应宽松，避免压迫甲状腺。严禁用手挤压甲状腺，以免甲状腺激素分泌过多，加重病情。鼓励病人保持身心愉快，避免精神刺激或过度劳累，建立和谐的人际关系和社会支持系统。

（2）用药指导：指导病人坚持遵医嘱按剂量、按疗程服药，不可随意减量和停药。指导病人自我监测脉搏，定期测量体重。若出现高热、恶心、呕吐、不明原因腹泻等，应立即就医。

（3）饮食指导：进食高热量、高蛋白、富含维生素的食物，忌碘，忌食生冷、不易消化的食物，并做到少食多餐。

▶【皮质醇增多症护理常规】

（一）评估要点

（1）病情评估：评估水肿情况，每日测量体重变化，记录24小时液体出入量。评估病人有无全身无力、四肢麻痹、心律失常等低血钾症表现，监测电解质浓度和心电图变化。评估病人生命体征，定期监测血常规。评估病人有无发热、咽痛等各种感染征象。评估病人血糖监测情况。有无多食、多饮、多尿、消瘦等糖尿病的表现，有无心悸、胸闷、呼吸困难等心力衰竭表现。有无关节痛或腰背痛等情况。每周测量身高及体重，如身高突然下降，应考虑可能发生压缩性骨折。

（2）评估病人的精神、情绪变化以及睡眠情况。

（3）评估病人的自理能力。

（二）护理要点

（1）按上述评估中所列各项进行病情观察。

（2）适当运动，不能过度劳累，注意安全。

（3）体位变化时动作轻柔，防止过度活动，必要时给予拐杖支持。

（4）长期卧床者应防止压疮。

（5）观察病人体温的变化，定期检查血常规，及时发现感染的征象。

（6）严格执行无菌操作原则，尽量减少创伤性的检查。

（7）若并发糖尿病，应按医嘱处理，给予糖尿病饮食，控制总热量，仔细观察病情变化并给予相应的护理。

（8）按医嘱给予低盐、高钾、高蛋白、低碳水化合物、低热量的食物，预防和控制水肿。

（9）按医嘱给予降压药、阻断皮质醇生成药及肿瘤术后的激素替代治疗。治疗过程中应观察疗效及不良反应，防止并发症的发生。

（10）评估病人对身体保护的感觉及认知，多与病人接触和交流，鼓励病人表达其感受，语言温和，耐心倾听。

（三）健康指导

（1）指导病人正确摄取营养平衡的饮食，饮食注意低盐、含钾丰富、高蛋白、富含维生素、低胆固醇、低碳水化合物。

（2）鼓励病人食用柑橘、枇杷、香蕉、南瓜等含钾高的食物。

（3）鼓励病人进食富含钙及维生素 D 的食物，如豆制品、牛奶、芝麻酱、虾等，预防骨质疏松。

（4）指导病人在日常生活中要注意预防感染，皮肤保持清洁，防止外伤、骨折。

（5）指导病人遵医嘱坚持长期服药，不可自行增减药量或突然停药。

（6）指导病人学会正确服用药物，观察药物疗效和不良反应。

（7）定期门诊随访。

（8）戒烟戒酒，避免刺激性食物，避免油腻食物，少食动物脂肪及胆固醇高的食品。

（9）指导病人睡硬板床，提供安全、支持性的环境。室内避免过多的桌椅，浴室内放置防滑垫，避免碰撞或跌倒。

（10）指导病人减少或避免去人群拥挤的公共场所，预防上呼吸道感染。

（11）保持床单位和衣物清洁卫生，室内定时开窗通风。

▶ **【肾上腺皮质功能减退症护理常规】**

（一）评估要点

（1）病情评估监测心脏变化。记录每日出入量，观察病人皮肤颜色、湿度和弹性，注意有无脱水表现。监测血糖、电解质及血钙。有无心律失常，有无恶心、呕吐、腹泻情况并记录，血压及肢体有无水肿。

（2）评估病人有无营养失调。

（3）评估病人有无活动耐力。

（4）评估病人的心理状况。

（二）护理要点

（1）按上述评估中所列各项进行病情观察。

（2）在病情许可的情况下，鼓励病人多摄取水分，一般每日摄入 3000 ml 以上。

（3）加强对肾上腺危象病人的护理：①严密观察病人意识、体温、脉搏、呼吸、血压变化。②定时监测血电解质及酸碱平衡情况。③积极控制感染，避免创伤、过度劳累和突然中断治疗。④建立静脉通道并保持静脉通畅，按医嘱补充生理盐水、葡萄糖和糖皮质激素，注意观察药物疗效。⑤应激情况如手术、分娩时，应做好充分准备。⑥病人出现恶心、呕吐、腹泻、大量出汗等时，应立即进行处理。⑦避免诱因，预防发生。⑧积极正确治疗肾上腺结核。⑨合理使用糖皮质激素。

（4）按医嘱给予高碳水化合物、高蛋白、高钠食物，避免进食含钾丰富的食物，防止高血钾的发生，以免诱发心律失常。

（5）按医嘱给予病人足够的食盐（8～10g/d）以补充失钠量。若出现大量出汗、呕吐、腹泻等，应按医嘱增加食盐的摄入量。

（6）按医嘱指导病人服用药物，不得随意减量或停药，告诉病人随意停药的危险性。

（7）长期应用生理剂量替代治疗的病人应定期做好电解质、血糖、血压和骨质疏松等指标的检查。

（8）保证病人充分休息，病情许可的情况下病人可适当活动，但在活动指导时应选择适当的活动方式和量，给予安全的环境，避免碰撞或跌倒，以不感疲倦为宜。

（三）健康指导

（1）加强营养及体育锻炼，增强机体抵抗力，避免结核、感染等。

（2）若病人出现皮肤色素沉着、全身虚弱、乏力、消瘦、头晕眼花、直立性晕厥，应及早检查。确诊本疾病后，立即给予高盐饮食及激素替代治疗。

（3）积极预防应激（如感染、外伤），避免危象发生。

（4）指导病人进食高碳水化合物、高蛋白、高钠食物。

（5）指导病人认识所服用药物的名称、剂量、用法及不良反应。

（6）指导病人在起床下床活动或改变体位时动作宜慢，防止发生直立性低血压。

（7）指导病人定期随访。

（8）出现肾上腺危象征象时立即就医。

（9）外出时携带识别卡片，确保发生意外时及时得到救助。

▶【SHEEHAN 综合征护理常规】

（一）评估要点

（1）评估病人有无促性腺激素和催乳素分泌不足症群、促甲状腺激素不足症群、有无促肾上腺皮质激素不足症群，有无垂体危象，如高热（体温 > 39 ℃）、心动过速（140～240 次/分）、焦躁不安、大汗淋漓等。

（2）评估病人的心理状况。

（二）护理要点

（1）一般护理：指导病人严格遵医嘱服药，注意观察病情变化，警惕发生消化道应激性溃疡。若病人出现烦躁不安、上腹部饱胀、频繁呃逆、肠蠕动增加、心率加速、血压下降等，提示消化道出血的可能，应立即通知医生及时处理。保持病房安静整洁，温度适宜，注意保暖，避免对流风，谨防受凉、感冒。

（2）饮食护理：由于病人皮质醇缺乏，各种消化道酶和消化液减少及电解质紊乱，出现食欲缺乏，以致营养不良、体形消瘦，应给予高热量、高蛋白质食物，增加水果蔬菜，全面补充维生素，忌食生冷、不易消化的食物，并做到少食多餐。

（3）心理护理：由于病人感到明显的生理缺陷，从而产生羞辱感和自卑感，作为护理人员，应做好心理护理。首先应了解病人的精神状态和心理特点，做到理解和尊重病人，语气要委婉，使病人产生信任感、亲切感和安全感，建立良好的护患关系。向病人讲解与疾病相关的知识，安慰病人保持乐观的情绪，鼓励病人树立战胜疾病的信心，使病人消除自卑感，积极配合治疗。

（4）激素治疗过程的观察和护理：治疗过程中严密观察疗效和不良反应，警惕发生消化性溃疡。向病人讲解药物的作用及不良反应，指导病人正确用药，避免随意增减量及停药。告知病人长期规则服药的重要性，并教会家属及病人注意观察药物的不良反应，纠正贫血。各种应激如感染、呕吐、腹泻、饥饿及各种镇静安眠剂、降血糖药反应等均可诱发垂体危象，导致昏迷，应交代患者及家属注意这些诱发因素。

（三）健康指导

（1）严格遵医嘱准时并定期到医院复查。

（2）尽量卧床，避免劳累；注意保暖，避免受凉；尽量减少到公共场所，避免感染。

（3）给予高热量、高蛋白、富含维生素食物，增加水果蔬菜摄入，全面补充维生素，忌食生冷、不易消化的食物，并做到少食多餐。

（4）一旦出现乏力、恶心、呕吐、腹痛、便血等症状，应立即到医院就医。

▶【原发性醛固酮增多症护理常规】

（一）评估要点

（1）病情评估：①典型的临床表现为高血压和低血钾，注意观察相关症状和体征。②定期监测血压，观察血压是否存在昼夜节律。③评估病人有无头昏、头痛、肌无力、呼吸、吞咽困难等。④体位试验、静脉盐水负荷试验、口服钠负荷试验、卡托普利试验、氟氢可的松试验等检查及时留取各种标本，了解电解质情况。

（2）评估病人的心理状况。

（3）评估病人的活动能力。

（4）评估病人的舒适度改变。

（二）护理要点

（1）按上述评估中所列各项进行病情观察。

（2）减少钠盐摄入，对血压特别高、血钠高者宜用低盐饮食，每日钠摄入量限制在 80 mmol 左右。

（3）加强对并发症的处理及护理。

1）并发高血压危象时：①应卧床休息。②严密观察病人神志、瞳孔、对光反射、血压及头痛等生命体征变化。③按医嘱使用降压药时注意药物不良反应。

2）并发心律失常时：①持续心电监护，严密关注心率及心律变化。②注意观察抗心律失常药的不良反应。③对静脉补充氯化钾病人，遵医嘱注意观察低血钾纠正情况，防止高血钾对心脏的危害。

（4）按医嘱给予螺内酯，在服药的过程中，要注意监测病人的高血压和低血钾是否得到改善，及时留取病人的血、尿标本，复查电解质。

（5）同时使用钙通道阻滞剂、血管紧张素转化酶抑制剂或糖皮质激素治疗时，要严格按医嘱用药，监测血压和不良反应。

（6）评估病人病情和活动能力，根据病情适当休息，保持病房安静。

（7）根据年龄和身体状况选择合适的运动方式。低血钾发作时绝对卧床休息，避免剧烈运动和情绪激动。

（三）健康指导

（1）进行疾病相关知识教育。

（2）多进食新鲜蔬菜，多饮牛奶，补充钙和钾盐。

（3）减少脂肪摄摄入。

（4）限制饮酒。

（5）保证充足的睡眠。

（6）指导病人遵医嘱服药，不可自行增减药量或突然停药。

▶【库欣综合征护理常规】

（一）评估要点

（1）评估病人肥胖状态，是否有高血压。

（2）评估病人是否有皮肤干燥、皮下出血、痤疮、创伤化脓、四肢末梢发绀、水肿、多毛、肌力低下、乏力、疲劳感、骨质疏松与病理性骨折等。

（3）评估病人尿量，有无尿性状血尿、蛋白尿、尿糖。

（4）精神症状：评估病人是否有失眠、不安、抑郁、兴奋等症状。

（5）评估病人是否有感染症状、发热。

（6）评估女性病人是否有月经异常等。

（二）护理要点

（1）卧床休息，轻者可适当活动。

（2）给予高蛋白、富含维生素、低脂、低钠、高钾、低碳水化合物的食物。

（3）鼓励病人进食富含钙及维生素 D 的食物，如豆制品、牛奶、芝麻酱、虾等，预防骨质疏松。若并发糖尿病，应给予糖尿病饮食，控制总热量。

（4）预防感染，保持皮肤清洁，勤沐浴，换衣裤，保持床单位的平整清洁。

（5）观察精神症状，防止事故发生。病人烦躁不安、异常兴奋或抑郁状态时，要注意严加看护，防止坠床，用床档或约束带保护病人，不宜在病人身边放置危险品，避免刺激性言行，耐心仔细，应多关心照顾。

（6）对肾上腺癌化疗的病人，注意观察有无恶心、呕吐、嗜睡、运动失调和记忆减退。

（三）健康指导

（1）指导病人在日常生活中，要注意预防感染，皮肤保持清洁，防止外伤、骨折。

（2）指导病人正确摄取营养均衡的饮食，给予低钠、高钾、高蛋白的食物。

（3）遵医嘱服用药，不擅自增减药量或停药。

（4）定期门诊随访。

四、先天性代谢异常(KV1)

▶ **【代谢综合征护理常规】**

(一)评估要点

(1)评估病人身高、体重、体型、饮食习惯、营养状况等。

(2)评估病人生命体征。

(3)评估病人有无内分泌相关慢性疾病史，如糖尿病。

(4)评估病人的心理状况及自理能力。

(二)护理要点

(1)饮食护理：

1)控制总热量，减低脂肪摄入，使体重控制在合适范围。

2)控制总热量：对于 25 $kg/m^2 \leqslant BMI \leqslant 30$ kg/m^2 者，给予每日 1200 kcal(5021 kJ)的低热量饮食。

3)低脂饮食，限制饱和脂肪酸的摄入。

4)确保饮食营养均衡，做到粗细搭配、荤素搭配。多进食蔬菜水果，选择全谷物、高纤维的食物。

5)高血压者控制盐的摄入，每日 <6 g。

(2)运动指导

1)目的：减轻体重，增加胰岛素敏感性；纠正代谢紊乱；强健体魄，增强机体抵抗力。

2)强度：轻至中等强度体力活动。从较低强度开始，循序渐进，逐渐增加。

3)频率：提倡每日进行，20 分钟开始，逐渐增加到每日 1～2 小时。

4)方式：有氧运动，如骑自行车、散步、跳舞、行走、跑步、骑车、爬楼梯等。

(3)用药护理

1)减肥药物目的是减轻体重。常用药物有西布曲明(抑制去甲肾上腺素和 5 - 羟色胺再摄取，减少摄食)和奥利司他(抑制胃肠道胰脂肪酶，减少脂肪吸收)。

2)二甲双胍和胰岛素增敏剂通过增加外周组织对胰岛素的敏感性而减轻胰岛素抵抗，二甲双胍还有降低血糖的作用。其作用机制和护理详见第四章第二节中"糖尿病病人的口服降糖药物治疗和护理"。

3)降脂常用药物有贝特类和他汀类，护理详见第七章"血脂异常病人的护理"。

4)降压药降压目标：收缩压≤130 mmHg，舒张压≤80 mmHg。

（4）病情观察

1）根据病情严密监测病人的脉搏、心率、血压等生命体征，以及血糖、血脂、体重、体型的变化，及时发现各种危险因素，提供诊疗依据。

2）嘱病人坚持按时、按量服药，观察疗效和不良反应。

3）评估病人饮食、睡眠、排便及活动状况，及时给予干预和协助。

4）定期进行心电图、凝血系列、血黏度、血管B超检查，及时发现异常，去除潜在（存在）的各种危险因素。

5）心理护理评估和分析病人的心理状况，进行有效的干预，鼓励病人保持良好的心态，培养健康向上的人生观，以积极的心态面对疾病。

（三）健康指导

（1）向病人讲解代谢综合征的危害。代谢综合征是多种危险因素的聚集，且其效应不是简单相加，而是协同叠加。代谢综合征的危害使病人发生糖尿病、冠心病及其他心血管病的危险明显增加。由于代谢综合征中的每一种组分都是心血管病的危险因素，它们的联合作用更强，所以有人将代谢综合征称为"死亡四重奏"（向心性肥胖、高血糖、高三酰甘油血症和高血压）。

（2）预防代谢综合征归纳为"一、二、三、四、五、六、七、八"。

1）一规律：一日生活规律化，勿过度劳累，劳逸结合。

2）二个戒除：戒烟、戒酗酒。

3）三搭配和三平衡：三搭配即粗细粮搭配，荤素食搭配，副主食搭配；三平衡即酸性、碱性饮食平衡，营养平衡，热量平衡。

4）饮食要近"四黑"远"四白"：近"四黑"即常食黑米、黑豆、黑芝麻、黑木耳，远"四白"即少食白糖、白盐、白肥肉、白味精。

5）"五大疗法"结合进行：防治代谢综合征要进行文娱疗法、体育疗法、药物疗法、精神（心理）疗法、新知识疗法，不要依靠单一预防治疗。

6）防"六淫"：即按中医的观点，生活中预防急骤的气候变化，防过度的风、寒、暑、湿、燥、火气候对人体的侵袭而造成损害。

7）避"七情"：生活中应尽量避免强烈的喜、怒、忧、思、悲、恐、惊的精神刺激（心理）所导致的疾病。

8）八项检查：贯彻"早防、早查、早治"，每半年至1年在临床全面体检的基础上查体重、血压、血脂、血糖、血尿酸、心功能、肾功能、肝功能。

（3）建立科学的生活方式

1）控制体重在理想范围。

2）合理饮食：①限制总热量，限制饱和脂肪酸和食盐的摄入。②多进食蔬菜水果，选择全谷物、高纤维的食物。③合理分配营养。总热量的40%～50%由糖类饮食提供，减少简单糖类（如水果、果汁、麦芽糖等）摄入，增加复合糖类（如谷物、薯类、大豆、麦片）摄入。

（4）用药指导：①指导病人遵医嘱服药，不可随意停药或减量，尤其是降压、降糖、降脂药。②指导病人认识所服用药物的名称、剂量、用法及不良反应，如双胍类药物可引起胃肠道反应；使用噻唑烷二酮类药物后部分病人可能出现体重增加、水肿甚至心功能不全等，用药期间需严密观察。③定期复查相关指标，及时、准确地提供相关依据。

（5）观察与随访指导：病人定期监测体重、腰围、腹围、血糖、血压、血脂、血黏度、血凝系列。

▶▶ 【高尿酸血症护理常规】

（一）评估要点

（1）评估病人生命体征，关节炎的部位及症状，有无痛风的石形成，有无肾绞痛、血尿的等症状。

（2）评估病人的心理状况。

（3）评估病人的自理能力。

（二）护理要点

（1）按内分泌与代谢系统疾病一般护理要点执行。

（2）按上述评估中所列各项观察病情。

（3）急性关节炎期病人应绝对卧床休息，抬高患肢，避免受累关节负重，做好基础护理。

（4）病情平稳时应坚持适当活动，防止肥胖。

（5）按医嘱调节饮食，应限制蛋白质摄入量，不进食嘌呤量高的食物，严格戒酒。鼓励病人多饮水。

（6）对痛风石致皮肤破溃应及时更换敷料，保持局部清洁。

（7）按医嘱给予药物治疗。因秋水仙碱、吲哚美辛、吡罗昔康、保泰松等药物均对胃黏膜有损害，应用中需要观察病人有无胃部不适，防治上消化道出血的发生。

（8）做好心理护理，使病人避免精神过度紧张，以稳定情绪，积极配合治疗。

（三）健康指导

（1）遵医嘱调节食物，蛋白质摄入量限制在 1 g（kg·d）左右，不可进食含嘌呤的食物，如动物内脏、沙丁鱼、鱼卵、豆类、发酵的食物等，应严格戒酒，多饮水。

（2）适当活动与保护关节

1）急性期避免运动，运动后疼痛超过 1 小时，则暂时停止此项运动；运动方式应以有氧运动为主，如散步、打太极、慢跑等，不能进行剧烈运动。痛风性急性关节炎病人应绝对卧床休息至疼痛缓解后 72 小时，方可活动。

2）尽量使用大肌群，如能用肩部负重者不用手提，能用手臂者不用手指。

3）不要长时间持续进行重体力劳动或工作，可选择交替完成轻重不同的工作。

4）不时改变姿势，使受累关节保持舒适。若关节局部红肿，应尽可能避免其活动。

5）促进局部血液循环，可通过局部按摩、泡热水澡等保持局部血液循环，避免尿酸盐结晶形成。

（3）指导病人进行自我检查，如触摸耳朵、受阻关节处有无痛风石形成，发现异常时应及时就医。

（4）防止受凉、关节创伤、劳累、感染，并应避免神经受刺激，以减少发病的诱因。

第十二章

肾脏及泌尿系统疾病及功能障碍（MDCL）

一、肾、输尿管及膀胱恶性肿瘤手术（LA1）

▶【肾癌根治术护理常规】

（一）评估要点

（1）评估病人有无血尿、腰痛、腹部肿块、内分泌症状。不明原因的发热、贫血，还会出现高血压、乏力、体重减轻、食欲缺乏、咳嗽和咳血等，称为副瘤综合征。

（2）社会病人对疾病的认知度及心理承受能力。

（3）实验室及其他检查。

（二）护理要点

1. 术前护理

（1）焦虑：关心体贴病人，向病人讲解疾病的相关知识，解除病人的疑虑，鼓励家属与病人交谈能使病人高兴的话题。

（2）血尿护理：对于血尿较轻的病人，无需特殊处理，应安慰并告诉病人术后血尿症状便会消失；对于血尿较重的病人，指导其卧床休息、多饮水，同时注意观察血尿的颜色及量，遵医嘱应用止血药和输血治疗。

（3）疼痛护理：多为胀痛，一般无需处理；若疼痛较重难以忍受时，可遵医嘱给镇痛药，同时指导病人卧床休息，注意询问病人疼痛的性质。

（4）发热护理：是肿瘤产生内生致热原所致。可嘱病人多饮温水，防止受凉、感冒。若体温超过 38 ℃，以物理降温为主。

2. 术后护理

（1）体位：术后 6 小时病人生命体征平稳后可给予半卧位，以利于病人呼吸，并促进充分引流。

（2）病情观察：监测病人的生命体征，观察伤口敷料渗血情况，有无出血、感染、休克症状和体征。记录 24 小时尿量，了解病人肾功能，保证其每日尿量在 1000 ml 以上。

（3）饮食护理：询问病人是否排气或听诊肠鸣音，以了解病人肠蠕动恢复情况。让病人试饮水，若无腹胀等不适情况，则可逐渐进流食、软食，最后过渡到普通饮食。

（4）引流管护理：观察并记录引流液的颜色和量。保持引流通畅，每 2 小时挤压引流管 1 次，并检查引流管有无打折、受压等情况。若引流量每小时超过 100 ml 且连续 3 小时，说明有活动性出血，应及时通知医生。妥善固定管道，预防管道滑脱。

（5）活动指导：术后第 2 日可指导病人在床上活动，术后第 3 日后可以协助病人离床活动。

（6）基础护理：应保持病人清洁、床单位整洁，每日做好口腔、会阴等基础护理。

（7）定时翻身、叩背排痰：术后病人由于伤口疼痛限制病人活动及咯痰，加之全身麻醉使病人呼吸道分泌物增加，痰液黏稠不易咯出，容易造成肺内感染。因此，术后第 1 日开始每 2 小时协助病人翻身，并给予雾化吸入稀释痰液，配合叩背促进痰液的排出。

（三）健康指导

（1）注意休息，术后 3 个月内不要做剧烈运动。可以做一些轻微活动，以增强体质，促进术后早日康复。

（2）健康饮食，禁忌高脂饮食，禁止吸烟。

（3）加强职业防护，避免直接接触化工产品、染料等致癌物质。

（4）每半年复查 1 次，若出现血尿、乏力、消瘦、疼痛、腰腹部肿块，应立即到医院就诊。

（5）就医指导：定期到医院复查，慎用对肾功能有损害的药物。

【肾盂癌根治术护理常规】

（一）评估要点

（1）评估病人有无全程血尿，尿液有无血凝块，有无腰痛，肿块的部位，有无出现全身症状，如食欲缺乏、体重下降、不同程度的发热、贫血或高血压等。

（2）转移部位评估：常发生早期转移，有时可扪及锁骨上肿大淋巴结，血行转移常发生在肺、肝及骨骼等部位。

（3）评估病人的心理承受能力。

（二）护理要点

1. 术前护理

（1）基础护理：观察病人尿液颜色、性质及量，了解病人肾功能。

（2）协助病人正确进行尿脱落细胞学检查，为筛查提供正确的诊断方向。静脉肾盂造影了解病变位置及同侧上尿路情况，并了解对侧肾功能情况，CT 及 B 超了解肿瘤向周围的浸润情况。

（3）心理护理：肾盂癌多表现为无痛全程肉眼血尿，告知病人发生血尿原因，及时对病人进行心理疏导。

（4）加强营养，鼓励进食高蛋白、富含维生素、富含钾的食物。

2. 术后护理

（1）常规护理：按全身麻醉术后常规护理。

（2）病情观察：监测病人的生命体征，观察体温、心率、血压、氧饱和变化，观察伤口敷料渗血及引流管情况，有无出血、感染、休克症状和体征。记录24小时尿量，明确是否存在血尿、尿少情况，了解肾功能，保证病人每日尿量在1000 ml以上。

（3）饮食护理：肛门排气前禁食禁饮，排气后饮食从流食逐渐过渡到普通饮食。饮食宜清淡易消化，少食多餐。忌辛辣刺激饮食、避免烟、酒及浓茶。在恢复期可多进食一些含钾丰富的食物，如西瓜、香蕉、青菜、竹笋、马铃薯等。

（4）引流管护理：观察并记录引流液的颜色和量。保持引流通畅，每2小时挤压引流管1次，并检查引流管有无打折、受压等情况。若引流量每小时超过100 ml且连续3小时，说明有活动性出血，应及时通知医生。妥善固定管道，预防管道滑脱。

（5）疼痛护理：告知病人疼痛原因，对疼痛正确评分，转移病人注意力，必要时遵医嘱使用镇痛药。

（6）并发症预防：术后易继发出血、尿漏、对侧输尿管梗阻、肾功能不全、术后感染等并发症，关注病人主诉和各项检验指标，及时对症处理。

（7）做好放化疗护理。

（三）健康指导

（1）生活规律化，劳逸结合。

（2）忌烟酒及辛辣刺激性饮食，保持大便通畅。

（3）定期随访，慎用对肾功能有损害的药物，注意保护健侧肾功能。

▶▶ 【膀胱癌根治术护理常规】

（一）评估要点

（1）评估病人生命体征、血尿的性质及程度，有无尿路刺激征，有无下腹部包块、贫血、水肿、消瘦、发热等，有无下腹部及会阴部疼痛，以及肺、肾功能状况。

（2）评估病人对膀胱肿瘤的认知程度及心里承受能力。

（3）评估病人的自理能力。

（二）护理要点

1. 术前护理

（1）了解病人的营养状况，评估病人贫血及营养不足的程度，鼓励其进食高蛋白、富含维生素、易消化的食物，必要时给予输血治疗。纠正贫血，补充蛋白质，提高抗感染和组织修复能力。

（2）肠道准备：若手术中应用肠段代替膀胱，术前3日开始进少渣半流质饮食，术前1~2日进流食，术前3~5日口服肠道抑菌剂，术前1日口服泻药清洁肠道，手术当日清晨清洁灌肠。

（3）观察病人有无膀胱刺激征，必要时遵医嘱合理使用抗生素。观察病人有无排尿困难，如有血凝块堵塞尿道口，及时通知医生。

（4）心理护理：了解病人的心理状态，对症护理。尿流改道给病人带来许多不便，向病人讲明手术的必要性及术后自我护理的方法，加强护患之间的沟通，解除病人思想顾虑，帮助病人接受现实。

2. 术后护理

（1）按全身麻醉术后护理常规执行。

（2）监测病人的生命体征，遵医嘱静脉补充营养和水分，肠道功能恢复后进食可从流质、半流质过渡到普通饮食。进食期间观察病人有无腹胀、腹痛、便秘及肠梗阻症状，发现异常及时通知医生。

（3）疼痛护理：评估病人疼痛程度，遵医嘱给予镇痛药，观察镇痛泵运行情况，及时调整剂量。

（4）尿流改道术后的护理：准确连接各引流管，分别做好标识，观察并记录引流液的性状和颜色、量。血压平稳后可采取半卧位，有利于膀胱无效腔渗出液的引流。对于膀胱全切输尿管皮肤造口的病人，观察皮肤乳头的血运及有无回缩等。病人恢复期，告知其保持造口周围皮肤的清洁、干燥的重要性，指导病人更换造口袋及造口的护理方法。

（5）并发症的观察及护理：术后主要的并发症有出血、感染、肠梗阻、尿漏等。应严密观察切口渗血情况，发现敷料浸湿及时更换，注意观察肠功能恢复情况，排除肠梗阻和肠粘连。出现寒战、发热、腰痛、恶心、呕吐等情况应及时通知医生。协助病人翻身，指导病人进行深呼吸、有效咳嗽、排痰，必要时可给予雾化吸入，预防肺部感染的发生。鼓励病人早期下床活动，预防下肢静脉血栓的形成。

（6）对肠段代膀胱的病人，术后进行代膀胱功能的训练。病人术后3周开始在医护人员的指导下间断夹闭导尿管，阻断尿流，以训练代膀胱的储尿功能。尿流阻断时间由短到长，从1小时逐渐延长至3~4小时排尿1次，直至拔除尿管，自行排尿。如在夹管期间出现腰痛、发热、胀痛难忍时，应放开尿管开关，并酌情延长功能训练时间。

（7）对于需放化疗病人做好其护理工作。

（三）健康指导

（1）休息及活动指导：术后半年内避免重体力劳动。

（2）进食高蛋白、高营养、易消化的食物，禁辛辣食物，多饮水，防止便秘。

（3）加强营养，培养病乐观的心态，进行适当的户外活动和身体锻炼，以利于其尽快恢复。

（4）告知病人尿流改道术后造口护理的重要性，代膀胱者继续训练储尿功能，养成定时排尿的习惯。回肠代膀胱行皮肤造口者，要保持局部皮肤清洁干燥，正确使用尿袋，防止感染。

（5）术后定期复查，告知病人注意尿液的观察，发现异常及时就诊。

二、除恶性肿瘤手术外的肾、输尿管、膀胱手术（LB1）

▶【肾、肾部分切除术护理常规】

（一）评估要点

（1）对肾梗死者评估肾功能情况及腰痛性质，对肾占位者评估病变部位大小，有无腰痛、血尿等情况。

（2）评估病人对疾病的认知程度及心理承受能力。

（二）护理要点

1. 术前护理

（1）给予高热量、富含维生素、易消化的食物，保持大便通畅，鼓励病人多饮水。

（2）做好病人的心理护理，消除其紧张情绪，保证病人充足的睡眠。

（3）观察病人的病情变化，监测肾功能。

2. 术后护理

（1）全身麻醉清醒后可低半卧位休息，利于伤口引流管引流。

（2）密切观察血压、脉搏、神志变化，注意伤口渗血及出血情况。

（3）术后禁食禁饮，一般待肛门排气后，由流食过渡到普通饮食，饮食搭配合理，避免暴饮暴食。

（4）对肾切除病人输液速度不宜过快，动态观察并记录尿量变化，监测肾功能。

（5）卧床休息期间，指导病人床上活动，术后卧床3~4日，可逐步下床活动，预防下肢静脉血栓发生。

（6）应用抗生素，预防全身感染，协助病人早期床上活动，定时翻身拍背，预防肺部感染。

（7）保持尿管通畅，外阴部清洁；鼓励病人多饮水，预防泌尿道感染。

（三）健康指导

（1）饮食指导：合理调配饮食，宜清淡，适当限制盐的摄入量，禁烟戒酒。

（2）活动指导：3个月内避免重体力活动。

（3）就医指导：定期到医院复查，慎用对肾脏有毒性的药物。

▶ **【输尿管狭窄切除术护理常规】**

（一）评估要点

（1）评估病人输尿管狭窄程度、梗阻情况、腰痛性质，有无合并泌尿道感染症状。关注肌酐值，了解病人肾功能受损情况。

（2）评估病人有无盆腔及输尿管手术史。

（3）实验室及其他检查：了解血常规、尿常规、肾功能、B超、CT检查、尿路造影结果。

（二）护理要点

1. 术前护理

（1）协助病人完善各项检查，告知其尿路造影的意义，取得病人的配合。

（2）若合并感染，积极控制感染。

（3）告知病人引起腰痛的原因，必要时应用镇痛药对症治疗。

2. 术后护理

（1）按全身麻醉护理常规执行。

（2）病情观察：如为开放性手术，观察伤口敷料有无渗液、渗血情况，若敷料浸湿及时更换。保持引流管固定通畅，观察引流液颜色、性质及量。

（3）并发症预防：术后观察有无腹痛、生命体征异常改变，注意预防休克及尿瘘的发生。

（4）告知病人安置输尿管支架管后可能出现腰痛、血尿等症状，若有异常及时通知医生。

（5）尿管护理：病人术后一般保留尿管3周，以帮其引流，减轻肾脏负担，促进吻合段愈合，定时挤压尿管，防止尿管堵塞。每日做好会阴护理，预防感染。

（三）健康指导

（1）鼓励病人多进食富含维生素食物，少容易引起尿酸盐、黄嘌呤增多的食物，如动物内脏、海产品等。

（2）对输尿管部分切除病人，告知其安置输尿管支架管的重要性，以及可能出现的异常情况，如有异常及时就医。

（3）输尿管全切病人勤排尿，注意保护肾脏。

（4）病人一般带尿管出院，告知其尿管护理注意事项。

▶ **【肾盂、肾盂旁囊肿切除术护理常规】**

（一）评估要点

（1）评估腰痛、血尿、血压升高等情况。

（2）评估囊肿大小、位置。

（3）评估病人的自理能力及心理状态。

（二）护理要点

1. 术前护理

（1）囊肿较大者可引起腰痛、血尿症状，影响生活质量，重视病人日常护理，注意休息。

（2）心理护理：告知引起腰痛及血尿发生的原因，关心、安慰病人，取得病人的信任。

2. 术后护理

（1）麻醉术后未清醒时，取去枕平卧位，头偏向一侧。麻醉清醒后可去平卧位或侧卧位。术后 2～3 日可在家属搀扶下下床活动，并逐渐增加活动度。

（2）病情观察：观察病人生命体征、伤口敷料情况，引流液的颜色、性质和量，发现异常及时告知医生。

（3）保持伤口敷料清洁干燥，预防感染，必要时遵医嘱使用抗菌药物。

（4）保持床单元整洁，及时更换被服，给病人提供舒适的环境。

（三）健康指导

（1）生活规律，避免紧张、焦虑等情绪刺激。

（2）适当锻炼，可采取散步、游泳、慢跑等方式，提高抵抗力。

（3）自我监测血压，出现腰痛、尿血症状及时就医。

▶【膀胱肿物切除术护理常规】

（一）评估要点

（1）了解病人生活习惯、有无吸烟及接触环境等。

（2）评估病人有无血尿、腹痛等症状。

（3）评估病人的心理社会状况。

（二）护理要点

1. 术前护理

（1）对有血尿者，指导其卧床休息，多饮水，观察尿液颜色变化，发现尿色鲜红或排尿困难及时告知医护人员。

（2）禁烟禁酒，为病人提供舒适的病房环境，保证病人充足的休息。

2. 术后护理

（1）体位：去枕平卧位 6 小时后半卧位。

（2）饮食：禁食禁饮 6 小时后普通饮食，指导病人多饮水。

（3）持续膀胱冲洗及引流护理：保持引流通畅，并观察引流液的颜色、性质及量，根据引流液颜色调节冲洗速度，若发现引流管被血块堵塞，应及时清除。

（4）并发症观察及护理：经尿道膀胱肿瘤切除术后主要并发症为感染、出血，应严密监测生命体征的变化，做好引流管道的护理，保持引流通畅，注意引流液的颜色、性质及量，如有异常及时处理。

（5）膀胱痉挛的护理：表现为阵发性的小腹及会阴部痉挛性疼痛，尿液从尿管周围流出。应保持引流通畅，指导病人深呼吸使全身放松，多饮水稀释尿液，减少刺激，严重时遵医嘱给予解痉镇痛药。

（6）对年龄大、体质差者，术后鼓励病人多翻身，指导病人深呼吸及四肢运动，防止压疮、肺炎及静脉血栓形成。

（三）健康指导

（1）遵医嘱定时接受膀胱灌注治疗或其他辅助治疗。膀胱灌注期间，出现严重的膀胱刺激症状、血尿、恶心、食欲缺乏等及时就诊。

（2）饮食指导：多饮水，多进食富含维生素、高蛋白、粗纤维食物（鱼、瘦肉、绿叶蔬菜），少进食动物脂肪和高胆固醇食物，禁烟。

（3）保持心情愉快，生活有规律，减少不良刺激。

▶【肾盂、输尿管成形术护理常规】

（一）评估要点

（1）评估病人生命体征、肾盂输尿管连接部损伤程度，有无肾积水、腰部疼痛等，有无并发症，评估肾功能状况及各类检查结果。

（2）评估病人对疾病的认知程度及心理承受能力。

（二）护理要点

（1）严密观察病人生命体征，及时记录，特别注意病人有无腹痛表现，预防尿漏发生，如有异常及时通知医生。

（2）做好生活护理，满足病人需求。

（3）术后一般放置双J管，做好双J管护理。

（4）双J管除有引流尿液的作用外，还可以支撑输尿管，保持双J管通畅。带管期间避免剧烈运动，以免双J管移位。

（5）向病人解释双J管可能出现膀胱刺激症状。

（6）及时倾倒尿液，指导病人增加饮水量，达到内冲洗的作用。

（7）告知病人不憋尿，不做剧烈运动。

（8）告知病人双J管术后定期返回医院住院，在膀胱镜下拔除。

（9）心理护理。

（三）健康指导

（1）放置双J管的病人定期复查，遵医嘱更换支架管或拔除支架管。

（2）避免四肢、腰部同时伸展，避免做突然的下蹲动作及重体力劳动或剧烈运动，防止输尿管支架管上下移位或滑脱。

（3）指导病人学会观察尿液颜色、性质及量的变化。

（4）指导病人多饮水，以达到内冲洗的目的；多进食粗纤维食物，预防大便干燥。

（5）指导病人养成良好的卫生习惯，保持会阴部清洁。

三、肾、输尿管、膀胱其他手术（LC1）

▶ 【肾切开取石术护理常规】

（一）评估要点

（1）评估病人生命体征，结石的部位、大小，疼痛的部位和性质，血尿出现的时间和量，有无尿路刺激症状，有无尿路梗阻症状，各项检查结果。

（2）评估病人对肾结石的认知程度及心理承受能力。

（二）护理要点

1. 术前护理

（1）指导病人完成术前检查，做好心理护理。

（2）结石合并感染的病人遵医嘱合理使用抗生素。

（3）遵医嘱做好术前准备。

2. 术后护理

（1）根据医嘱监测病人生命体征及意识状态，妥善固定好各种管道，出现异常情况及时通知医生。

（2）观察伤口渗血、渗液情况，有无腰痛、腰胀等，若有异常及时通知医生。

（3）保持各管道引流通畅，观察有无漏尿情况，观察引流液的量、颜色、性质，勿折叠、牵拉各管道，告知病人拔管的时机。

（4）动态评估病人疼痛的时间、部位、程度、性质等，指导病人缓解疼痛的技巧，如分散注意力、肌肉放松、音乐治疗等；疼痛无法缓解时，应告知医护人员，强调镇痛药的作用是缓解疼痛，由此导致成瘾的概率并不高；应用镇痛药后须记录及严密观察用后的效果及不良反应，为病人提供安静、舒适的环境。

（5）术后第1~2日以半坐卧位为主，术后第3日可在家属搀扶下进行室内活动，适当增加活动度。肾实质切开取石者绝对卧床休息2周。

（6）做好基础护理：指导病人行口腔护理，保持床单位整洁、干燥，预防感染。

（7）鼓励病人多饮水，每日饮水2500~3000 ml，起到尿路系统自行冲洗的作用。术后饮食宜清淡，多进食蔬菜水果及粗纤维食物，忌食辛辣、刺激性食物。

（三）健康指导

（1）向病人讲解结石的相关知识，防止结石的复发。

（2）指导病人进食清淡易消化的粗纤维食物，根据结石的性质调整食物的种类，减少或预防结石的复发。每日饮水 2000 ml 以上。

(3)术后适当活动，劳逸结合，生活规律。

(4)定期复查。

▶【肾囊肿切除术护理常规】

(一)评估要点

(1)评估病人生命体征，囊肿的部位、大小，腰部疼痛的部位、性质，有无感染，有无血尿，血尿的时间及量，腹部有无包块，血压情况、肾功能状况及其他各项检查。

(2)评估病人对肾囊肿疾病的认知程度及心理承受能力。

(二)护理要点

1. 术前护理

(1)指导病人完成术前检查，做好心理护理。

(2)饮食护理：限制食盐的摄入，根据病人病情和肾功能程度进行调整；控制蛋白质的摄入，减轻肾脏负担。

(3)结石合并感染的病人遵医嘱合理使用抗生素。

(4)遵医嘱做好术前准备。

2. 术后护理

(1)根据医嘱监测病人生命体征及意识状态，妥善固定好各种管道，出现异常情况及时通知医生。

(2)观察伤口渗血、渗液情况，有无腰痛、腰胀等，如有异常及时通知医生。保持伤口皮肤清洁干燥，定期换药，观察伤口情况，防止发生感染。

(3)保持肾周引流管引流通畅，观察引流液的颜色、量、性质，避免牵拉、折叠导管，告知病人拔管的时机。

(4)评估病人疼痛情况，安慰鼓励病人，必要时遵医嘱应用镇痛药，为病人提供安静、舒适的环境。

(5)做好基础护理：保持皮肤清洁干燥，指导病人行口腔护理，进行晨晚间护理，保持床单位整洁干燥，预防感染。

(6)手术当日以平卧位或侧卧位休息为主，术后第 1 日以半卧位休息为主，术后第 2 日起可在搀扶下沿床边适当活动，并逐渐增加活动度。

(三)健康指导

(1)饮食：饮食要规律，进食高热量、低蛋白、低钠、营养丰富、容易消化的食物，防止水、电解质失调，保持大便通畅。

(2)用药：遵医嘱应用降压药，控制高血压，减少并发症的发生。应遵循病情按时服药，不得擅自增减药量或停药。

(3)活动：根据自身体力适当活动，避免剧烈的体力活动和腹部创伤。肾脏肿大不宜手术者，宜用吊带代替腰带，以免引起囊肿破裂。

（4）感染：预防感冒，防止急性肾炎，加重肾脏负担。

（5）复查：复查术后定期门诊随访，检查肝、肾功能、血常规等；术后每3个月复查B超。

▶【肾穿刺造瘘术护理常规】

（一）评估要点

（1）询问病人有无相关病史。

（2）评估病人有无原发病症状，如结石引起疼痛、肿块引起血尿、尿道狭窄引起排尿困难，畏寒、高热、腰痛及尿路刺激症状，腰部有无可触及囊性包块。

（3）评估病人对疾病的认知度。

（4）实验室及其他检查。

（二）护理要点

（1）术前做好常规检查，尤其是尿培养及药敏试验。

（2）术后严密观察生命体征变化，做好护理记录。

（3）根据瘘口部位取仰卧位或侧卧位，防止造瘘管在肾内移位、梗阻或引起出血。

（4）确保引流管通畅，妥善固定；观察引流液的性质、颜色、量，发现问题及时处理；记录每日引流量及尿量；定期监测血、尿生化及肾功能。

（5）为病人翻身时应避免用力牵拉造瘘管，指导病人翻身或起床时也应保护好造瘘管。

（6）分别记录肾造瘘处及膀胱排出的尿量，鼓励病人多饮水，以利于冲洗尿路。

（7）保持瘘口处敷料清洁干燥，观察有无尿液外漏，如有浸湿，应及时更换，以免刺激瘘口周围皮肤。

（8）对经肾实质造瘘者，术后应严密观察有无出血。

（三）健康指导

（1）保持造瘘口周围皮肤清洁、干燥。

（2）长期置管带管出院者应定期到医院换管。指导病人观察尿液的颜色、性质及量。

（3）多饮水以冲洗尿路，防止尿路感染。

（4）定期更换，注意更换时避免接头污染。

（5）定期复诊，了解肾积水程度是否减轻及肾功能情况。

▶【肾、输尿管切开引流术护理常规】

（一）评估要点

（1）评估病人生命体征，脓肿的位置、大小、性质，高热情况及各类检查结果。

（2）评估病人对疾病的认知程度及心理承受能力。

（二）护理要点

1. 术前护理

（1）心理护理：多与病人及家属沟通、交谈，消除病人顾虑，增强其战胜疾病的信心。

（2）营养支持：根据病情给予高蛋白、高热量、富含维生素、易消化的食物。必要时遵医嘱静脉补液。

（3）胃肠道准备：遵医嘱行胃肠道准备（灌肠或口服清肠药物）。

（4）高热护理：给予抗炎药及物理降温对症治疗，严密观察病人的生命体征及病情变化。

2. 术后护理

（1）严密监测病人的生命体征，加强巡视。

（2）监测体温变化并详细记录，高热时遵医嘱行物理降温及静脉补液，监测肾功能及电解质情况。

（3）观察穿刺处伤口有无渗血、渗液，保持伤口敷料清洁干燥，如有渗湿，及时更换敷料。

（4）保持引流管引流通畅，妥善固定管道，嘱病人活动时注意防导管滑脱，观察引流液的量、颜色、性质并记录。

（5）做好饮食指导，少食多餐，推荐高蛋白、高热量、富含维生素、易消化的食物，以提高身体抵抗力，促进康复。

（6）术后当日以平卧位、半卧位为主；术后第1日后半卧位休息，可增加床上活动，可在搀扶下适当下床活动；术后活动应当根据病人个体化情况循序渐进进行。对于年老或体弱者，应当相应推后活动进度。

（三）健康指导

（1）饮食指导：加强营养，多进食高蛋白、高纤维素、易消化的食物。

（2）活动：注意休息，不要做剧烈运动，要劳逸结合，如散步、太极拳等等。

（3）病情观察：注意体温的变化，若出现不明原因体温升高，应到医院检查。

（4）复查指导：定期复查，复查时带好各类检查结果。

四、经尿道输尿管、膀胱手术（LD1）

▶ 【经尿道膀胱、输尿管异物取出术护理常规】

（一）评估要点

（1）评估病人生命体征，异物判定，有无膀胱刺激症状，有无血尿及各类检查结果。

（2）评估病人的心理承受能力。

（3）评估病人的心理状况。

（二）护理要点

1. 术前护理

（1）心理护理：多与病人及家属沟通、交谈，消除病人顾虑，增强其战胜疾病的信心。

（2）完善相关检查，积极指导病人完成术前相关检查，如血液检查、尿常规检查、B 超等。

（3）实施保护性医疗措施：保护病人隐私，尊重病人。

2. 术后护理

（1）密切监测生命体征。

（2）做好留置尿管护理，保持引流通畅，嘱病人术后多饮水。

（3）遵医嘱给予抗感染治疗。

（三）健康指导

（1）加强心理疏导。

（2）嘱病人多饮水，以达到冲洗尿道的作用，防止感染。

（3）定期复查。

▶【经尿道膀胱血块清除术护理常规】

（一）评估要点

（1）评估病人血尿、排尿困难程度。

（2）评估病人的生命体征。

（3）评估病人的心理状况。

（二）护理要点

（1）根据麻醉方式对病人实施麻醉术后护理常规。

（2）根据医嘱监测病人的生命体征及意识状态，固定好各种管道，出现异常情况及时通知医生。

（3）观察尿液的颜色变化，保持膀胱冲洗通畅，根据冲洗液的颜色调节冲洗速度。

（4）预防感染：留置尿管的病人应保持尿道口周围清洁。

（5）术后病人饮食宜清淡，多进食蔬菜水果及粗纤维食物，防止因用力排便而出血。术后 5 日内不宜灌肠，以免刺激膀胱。

（三）健康指导

（1）术后 3 个月内避免剧烈活动，禁止骑车，以防出血。

（2）多饮水，加强营养，进食高蛋白食物，多进食含粗纤维、易消化的食物，忌食辛辣、刺激性食物。

（3）若有排尿异常，应及时到医院就诊。

（4）遵医嘱定期复查。

▶【经尿道、经皮肾镜输尿管支架管置入术护理常规】

（一）评估要点

（1）评估病人有无尿频、尿急、尿痛、血尿及腰痛等症状。

（2）评估病人的心理状况。

（二）护理要点

1. 术前护理

（1）指导病人完成术前检查，做好心理护理。

（2）合并感染的病人遵医嘱合理使用抗生素。

（3）遵医嘱做好术前准备。

2. 术后护理

（1）泌尿外科局部麻醉术后护理常规。

（2）术后可清淡饮食，每日饮水量在 2000 ml 以上。

（3）密切观察尿液的颜色及排尿情况，如有异常及时告知医生。

（三）健康指导

（1）饮食：忌烟、酒及辛辣刺激性食物，多饮水，多进食蔬菜水果及富含纤维素的食物。

（2）适量活动。

（3）定期门诊随访，了解支架管是否在位。

▶【经尿道膀胱部分切除术护理常规】

（一）评估要点

（1）评估病人生命体征，血尿的性质及程度，有无尿路刺激征，有无下腹部包块、贫血、水肿、消瘦、发热等，有无下腹部及会阴部疼痛，肺、肾功能状况。

（2）评估病人对疾病的认知程度及心理承受能力。

（3）评估病人的自理能力。

（二）护理要点

1. 按泌尿外科病人的一般护理要点及评估要点执行

2. 术前护理

（1）观察病人血尿的程度（颜色、量及性状），有无贫血、休克的征象，记录24小时的尿量。

（2）观察病人有无膀胱刺激症，必要时遵医嘱合理使用抗生素。

（3）观察病人有无排尿困难，如有血凝块堵塞尿道口，及时通知医生。

（4）因疾病原因引起的疼痛，遵医嘱使用镇痛药。

（5）鼓励病人进食高蛋白、高营养、易消化的食物。

（6）术前 3 日进食少渣半流质食物，口服肠道消炎药物；术前 2 日进食流质。

（7）术前 1 日禁食，口服泻药，清洁灌肠，给予静脉补液。

3. 术后护理

（1）根据麻醉方式实施麻醉术后护理常规。

（2）监测病人生命体征变化，术后持续心电监护，并做好记录。

（3）术后去枕平卧 6 小时，肠蠕动恢复后进食易消化、营养丰富的食物，多进食粗纤维食物及新鲜蔬菜水果，预防便秘。

（4）训练膀胱功能：膀胱部分切除的病人膀胱容量变小，拔除尿管后会导致尿频。因此在拔管前数日，指导病人定时放尿，开始每 1~2 小时放尿 1 次，以后逐渐延长至 3~4 小时，不断充盈膀胱，扩大膀胱容量，减少拔管后尿频的发生。

（5）遵医嘱静脉补充营养和水分，肠道功能恢复后的进食可从流质、半流质过渡到普通饮食。进食期间观察病人有无腹胀、腹痛、便秘及肠梗阻症状。

（6）协助病人翻身，指导病人进行深呼吸及有效咳嗽、排痰。鼓励病人多饮水，每日 2000~2500 ml 以上。

（三）健康指导

（1）进食高蛋白、高营养、易消化的食物，忌辛辣食物，多饮水，防止便秘。

（2）膀胱肿瘤电切术后有复发的可能，病人应遵医嘱定期进行膀胱灌注治疗。

（3）告知病人注意观察尿液的颜色、性质及量，发现异常及时就诊。

（4）遵医嘱定期进行膀胱镜检查。

（5）注意休息，适当活动，防受凉。

五、尿道手术（LE1）

▶【尿道狭窄手术护理常规】

（一）评估要点

（1）评估病人尿道狭窄的程度，既往排尿困难的治疗经过和效果，有无合并症（结石、感染等），心、肺、肾功能状况。

（2）评估病人对尿道狭窄的认知和心理承受能力。

（3）评估病人的自理能力。

（二）护理要点

1. 按泌尿外科病人的一般护理要点执行

2. 术前准备　指导病人完成术前检查，保持会阴部清洁，做好心理护理。

3. 术后护理

（1）监测病人生命体征，发现异常及时通知医生。

（2）遵医嘱合理使用抗生素，预防感染的发生。

（3）保持留置尿管通畅，观察尿液的颜色变化及尿道口敷料的渗出情况。出血增多应及时通知医生，做好相应的处理。

（4）术后应多饮水，达到自然冲洗的作用。注意尿道口清洁，每日进行2次尿道口消毒，减少感染的发生。

（三）健康指导

（1）进食高蛋白、高营养、易消化的食物，忌辛辣、刺激性食物。

（2）注意休息、保暖，防止感冒。出现发热、排尿不畅，应到医院就诊。

（3）注意个人卫生，防止尿路感染，不憋尿。鼓励病人多饮水，保持大便通畅。

（4）出院后定期到医院做尿道扩张。

▶【尿道结石手术护理常规】

（一）评估要点

（1）评估病人疼痛的部位和性质，血尿出现尿路刺激症状，有无尿路梗阻症状，各项检查结果。

（2）评估病人对泌尿系结石的认知程度及心理承受能力。

（二）护理要点

1. 按泌尿外科病人一般护理要点执行

2. 非手术治疗

（1）对药物排石治疗的病人，嘱其将小便排在指定容器内，了解排石的情况，并可送检进行结石成分的分析，根据分析结果调整饮食结构。

（2）结石伴感染者可遵医嘱给予抗生素，控制感染。

（3）出现疼痛的病人可遵医嘱使用解痉剂，以缓解疼痛。

（4）病人在身体允许的情况下，可做跳跃活动，以促进排石。

3. 手术治疗术前护理

（1）指导病人完成术前检查，做好心理护理。

（2）结石合并感染的病人可遵医嘱合理使用抗生素。

4. 术后护理

（1）按椎管内麻醉病人护理。

（2）根据医嘱监测病人的生命体征及意识状态，妥善固定好各种管道，出现异常情况及时通知医生。

（3）术后48小时以后可半坐卧位，观察引流是否通畅及有无漏尿现象。肾实质切开取石者绝对卧床休息2周，防止再发生出血。输尿管切开取石术后，第1次排尿为血性，提示输尿管通畅。耻骨上膀胱切开取石术后，病人需卧床休息3日。对内窥镜取石术后的病人，注意观察有无腹痛及尿中结石排出情况。

（4）保持引流管通畅，鼓励病人多饮水，每日饮水 2500～3000 ml，起到尿路系统自行冲洗的作用。术后饮食宜清淡，多进食蔬菜水果及粗纤维食物，忌辛辣、刺激性食物。

（5）保持造瘘口皮肤清洁干燥，防止发生感染。

（三）健康指导

（1）向病人讲解结石的相关知识，防止结石的复发。

（2）每日饮水 2000 ml 以上。

（3）根据结石的性质调整食物的种类，减少或预防结石的复发。

▶ 【尿道损伤手术护理常规】

（一）评估要点

（1）了解病人疼痛部位、性质、外伤史。

（2）评估病人血尿、排尿困难程度。

（3）评估病人的心理状况和社会支持。

（二）护理要点

（1）心理护理。

（2）维持体液平衡、保证组织有效灌注量：迅速建立 2 条静脉通道，遵医嘱合理补液、输血治疗、急救止血等。

（3）嘱病人勿用力排尿，避免尿外渗继发周围组织的感染。保持伤口清洁干燥。遵医嘱应用抗生素，鼓励病人多饮水。早期发现感染征象应及时处理。

（4）严密监测病人生命体征、尿量、腹肌紧张度、腹痛、腹胀的变化并详细记录。

（5）若是骨盆骨折引发的尿道损伤，应睡硬板床，勿随意搬动。

（6）有手术指征者在抗休克同时，应紧急做好各项术前准备。

（7）术后妥善固定尿管并保持通畅，尿管一般保留 4～6 周，膀胱造瘘管留置 10 日左右拔除；有效牵引，预防感染；尿外渗区切开引流者应保持清洁干燥，抬高阴囊，利于外渗尿液吸收，促进肿胀消退。

（三）健康指导

（1）保持会阴部清洁，多饮水，防止泌尿系统感染。

（2）定期复查，必要时到医院扩张尿道。

（3）避免外伤，注意充分休息。

六、泌尿系统其他手术（LJ1）

▶【肾上腺、肾上腺部分切除手术护理常规】

（一）评估要点

（1）评估病人的生命体征，密切监测血压、血糖的变化，做好记录。

（2）评估病人的精神状况。

（3）评估病人对疾病的认知度。

（二）护理要点

1. 按泌尿系统疾病一般护理常规

2. 术前准备

（1）扩充血容量。

（2）术前常规给予头孢类抗生素治疗，手术当日清晨带抗生素准备术中用药。

（3）协助其完善术前检查。

（4）给予清洁肠道准备。

（5）手术当日清晨更换清洁手术衣。

（6）术前1日建立静脉通路。

3. 术后护理

（1）按全身麻醉术后护理常规护理病人。

（2）根据医嘱监测病人的生命体征及意识状态，注意观察休克症状和体征。手术后24～48小时若病人出现软弱无力、心慌、出汗、恶心、呕吐、体温升高、惊厥、嗜睡或昏迷等症状，应警惕肾上腺危象的发生，须立即告知医生及时处理。

（3）固定好各项管道，避免管道弯曲、受压、打折及脱落等，出现异常情况及时通知医生。

（4）严密观察引流液的颜色、性质、量，若1小时内引流液超过100 ml且颜色呈鲜红色，同时伴有血压下降、心率增快，甚至出现休克症状，应及时通知医生。

（5）严密观察病人伤口辅料有无渗血渗液，腰部有无腰痛、腰胀等。

（6）卧位：术后6小时病人生命体征平稳后可给予半卧位，以利于病人的呼吸，并促进充分引流。

（7）饮食：询问病人是否排气或听诊肠鸣音以了解病人肠蠕动恢复情况，若病人已排气，可先让病人试饮水，若无腹胀等不适情况，则可逐渐进食流食、软食，最后过渡到普通饮食。

4. 预防感染

（1）活动：术后第2日可指导病人在床上活动，术后第3日以后可以协助病人离床活动。

（2）术后病人抵抗力较低，加之留置的各种管道都会增加病人感染的机会，因此，应保持病人皮肤清洁、床单位整洁，每日做好口腔、会阴等基础护理。

（3）定时翻身、叩背排痰。术后病人由于切口疼痛限制病人活动、咯痰，加之全身麻醉使病人呼吸道分泌物增加，痰液黏稠不易咯出，容易造成肺内感染。因此，术后第 1 日开始每 2 小时协助病人翻身，配合叩背，促进痰液的排出。

（三）健康指导

（1）注意休息，根据体力，适当活动，预防跌倒。

（2）饮食规律，宜进食低热量、低糖、高蛋白、营养丰富、易消化的食物，防止水、电解质失调。忌辛辣、刺激性食物。

（3）术后定期门诊随访。

▶ 【膀胱穿刺造瘘术护理常规】

（一）评估要点

（1）了解病人引起急性尿潴留的原因。

（2）评估病人是否有尿道狭窄，有无经尿道插入尿管。

（3）评估病人对疾病的认知程度。

（4）实验室及其他检查。

（二）护理要点

1. 术前护理

（1）心理护理：耐心做好病人的思想工作，向病人讲解手术的目的、必要性及术后可能取得的效果，消除病人对手术的恐惧和心理压力。

（2）完善相关检查。

（3）保持膀胱充盈，便于手术。

（4）备皮。

2. 术后护理

（1）心理护理：排尿途径的改变容易让病人产生自卑感、孤独感，给予相应的心理疏导，鼓励病人以积极乐观的心态面对现实，增强战胜疾病的信心。

（2）妥善固定导管，保持引流通畅，避免引流管弯曲、受压、折叠或脱落。

（3）观察引流液的颜色。

（4）保持造瘘周围皮肤清洁干燥，预防感染。

（三）健康指导

（1）鼓励病人多饮水，每日饮水量大于 2000 ml。

（2）对出院时需带管的病人，教会其正确护理管道的方法。

（3）若有排尿异常，应及时到医院就诊。

(4)遵医嘱定期复查。

▶【脐脓肿切开引流术护理常规】

（一）评估要点

(1)评估病人的生命体征，疼痛的部位和性质，各项检查结果。

(2)评估病人对脐脓肿的认知程度及心理承受能力。

(3)评估病人的自理能力。

（二）护理要点

1. 按泌尿系统疾病一般护理要点执行

2. 术前护理

(1)指导病人完成术前检查，做好心理护理。

(2)合并感染的病人遵医嘱合理使用抗生素。

(3)遵医嘱做好术前准备。

(4)训练床上排尿，避免术后发生尿潴留。

3. 术后护理

(1)泌尿外科术后护理常规。

(2)饮食：术后6小时内禁食禁饮，后开始进水，若无恶心、呕吐等不适，逐渐进食流质饮食、半流质饮食到普通饮食。忌烟、酒及辛辣、刺激性食物。多饮水，多进食新鲜蔬菜水果及高纤维素食物，保持大便通畅。

(3)体位与活动：全身麻醉清醒后取平卧位、侧卧位，术后第1日以半卧位为主，适当进行床旁活动。

(4)伤口观察及护理：观察伤口有无渗血渗液，渗透液的颜色、性质及量，敷料渗湿及时通知医生给予更换。术后第2日更换敷料，拔除引流条，检查引流情况，并重新放置引流条后包扎。

（三）健康指导

(1)告知病人疾病相关知识，指导其适量运动。

(2)沐浴时注意保护伤口。

(3)合理膳食，保持大便通畅。

(4)定期门诊随访。

▶【输尿管双J管取出术护理常规】

（一）评估要点

(1)病情评估

(2)评估病人有无尿频、尿急、尿痛、血尿及腰痛等症状。

(3)评估病人的心理状态。

（二）护理要点

1. 术前护理

（1）指导病人完成术前检查，做好心理护理。

（2）合并感染的病人遵医嘱合理使用抗生素。

（3）遵医嘱做好术前准备。

2. 术后护理

（1）泌尿外科局部麻醉术后护理常规。

（2）饮食：术后可清淡饮食，每日饮水量在 2000 ml 以上。

（3）严密观察尿液的颜色及排尿情况，若有异常，及时告知医护人员。

（三）健康指导

（1）饮食：忌烟、酒及辛辣、刺激性食物，多饮水，多进食蔬菜水果及富含纤维素的食物。

（2）适量活动。

（3）定期门诊随访，了解原发病是否治愈。

▶【输尿管扩张术护理常规】

（一）评估要点

（1）评估病人的生命体征。

（2）评估病人的心理状态。

（二）护理要点

（1）协助病人进行各项术前检查，并做好心理护理。

（2）术后密切观察病人生命体征，

（3）术后安置留置尿管时，须告知病人尿管的重要性，妥善安置管道，保持引流通畅。

（4）必要时遵医嘱合理运用抗生素治疗。

（三）健康指导

（1）指导病人术后避免久坐，嘱其勿憋尿。

（2）嘱病人多饮水，每日饮水 2000 ml，自行产生尿液后进行内冲洗，预防泌尿道感染。

（3）饮食宜清淡，避免辛辣、刺激的食物。

七、泌尿道结石碎石（LK1）

▶ **【体外冲击波碎石术护理常规】**

（一）评估要点

（1）评估病人的生命体征。

（2）评估病人的心理状态。

（二）护理要点

（1）协助病人进行各项术前检查，并做好心理护理。

（2）术后观察病人尿液颜色、性质、量，观察是否有出血倾向，警惕肾脏是否有损伤。

（3）遵医嘱给予补液、抗感染治疗、止血治疗，若发生肾绞痛，遵医嘱给予镇痛药治疗。

（4）术后无恶心、剧烈疼痛等不适症状，应鼓励病人多饮水，建议每日饮水2000 ml。

（5）观察病人结石排出情况。

（三）健康指导

（1）指导病人术后避免久坐，嘱其勿憋尿。

（2）嘱病人多饮水，每日饮水2000 ml，自行产生尿液后进行内冲洗，预防泌尿道感染。

（3）饮食宜清淡，避免辛辣、刺激的食物。

（4）术后经复查后，若无特殊情况，可模拟单双脚跳绳、慢跑等运动，根据年龄、性别及碎石排出情况调整运动强度。

▶ **【经尿道膀胱镜、输尿管镜、肾盂镜碎石取石术护理常规】**

（一）评估要点

（1）评估病人的生命体征。

（2）评估病人的心理状态。

（二）护理要点

（1）协助病人进行各项术前检查，并做好心理护理。

（2）术后严密观察病人各项生命体征。

（3）术后观察病人尿管的颜色、性质及量，并且妥善安置固定尿管，勿牵拉、折叠，保持引流通畅。

（4）遵医嘱给予补液、抗感染治疗、止血治疗，若发生肾绞痛，遵医嘱给予镇痛药治疗。

（三）健康指导

（1）指导病人术后避免久坐，嘱其勿憋尿。

（2）嘱病人多饮水，每日饮水2000 ml，自行产生尿液后进行内冲洗，预防泌尿道感染。

（3）饮食宜清淡，避免辛辣、刺激的食物。

▶【经皮肾镜碎石取石术（PCNL）护理常规】

（一）评估要点

（1）评估病人的生命体征。

（2）评估病人的心理状态。

（二）护理要点

（1）协助病人进行各项术前检查，并做好心理护理。

（2）观察肾造瘘管及留置尿管引流液的颜色、性质、量，做好记录，发现异常及时报告。

（3）术后若肾造瘘管引流液颜色鲜红色，可采用夹闭肾造瘘管5~10分钟再放开，观察血尿有无停止，并及时告知医生。

（4）有效固定肾造瘘管，严防脱落，若发生肾造瘘管管滑脱，立即纱布封闭伤口，通知医生进行处理，并做好记录。指导病人翻身前先将肾造瘘管留出一定长度，再进行翻身活动。

（5）术后嘱病人卧床休息48小时，相对卧床7日，无明显出血即可适当下床活动，若有出血，应延长卧床时间，可做适量的床上运动。

（6）术后遵医嘱给予抗感染治疗、止血治疗、解痉治疗。

（7）保持肾内低压状态，保持肾造瘘管及尿管的通畅，导尿管堵塞时对膀胱进行冲洗。

（8）经皮肾镜碎石取石术（PCNL）术后病人一般会安置双J管，还应随时观察病人双J管有无脱出。

（三）健康指导

（1）嘱病人多饮水，每日饮水量2000 ml以上。

（2）饮食指导：含钙结石者应合理摄入钙量，适当减少牛奶、奶制品、豆制品、巧克力、坚果等含钙量高的食物；草酸盐结石者应限制浓茶、菠菜、番茄、芦笋、花生等食物；尿酸结石者不宜使用含嘌呤高的食物，如动物内脏、豆制品、啤酒等。避免大量摄入动物蛋白、精制糖和动物脂肪。

（3）安置双J管带管出院的病人，应嘱其避免久坐久站、长时间行走。带管期间若出现排尿疼痛、尿频、出血，多为双J管膀胱端刺激所致，一般多饮水，稍事休息后可缓解，一旦出现病情加重者，须立即就医处理。嘱安置普通双J管者术后4周回院复查并拔除双J管。

八、肾透析（LL1）

▶【血液透析护理常规】

（一）评估要点

（1）设备评估：水处理机、集中配液机及血液透析机是否运转正常。

（2）透析用物评估：血液管路、透析器的选择是否正确、是否在有效期，包装是否破损，透析液使用是否正确。

（3）对病人评估：生命体征情况、体重增长情况、尿量，有无出血倾向，有无其他急慢性并发症等。

（4）血管通路评估：检查病人动静脉内瘘通畅情况，有无感染和血肿，深静脉置管病人检查置管处是否固定良好，有无感染。

（二）护理要点

（1）做好治疗前的宣教及心理护理，使病人能够配合治疗。

（2）正确执行医嘱，正确设置治疗参数并经双人查对。

（3）严格按照无菌操作原则进行血管通路的穿刺、换药及护理。

（4）严格按照操作规程上、下机，妥善固定血液透析管路。

（5）治疗过程中主动询问病人感觉，关注病人主诉。

（6）严密监测病人生命体征，每小时测体温、脉搏、呼吸、血压，遇有特殊情况随时监测、记录。

（7）随时检查穿刺部位有无渗血、漏血，若有异常及时处理。

（8）透析中出现即刻并发症时按应急预案处理。

（9）加强透析中生活护理。

（10）加强健康教育，积极进行卫生宣传，教会病人评估干体重及保护血管通路的方法。

（11）关注机器运转情况，发现异常及时通知医生、及时处理。

（三）健康指导

（1）血液透析知识指导：介绍透析的原理及操作方法，减轻病人对血液透析的恐惧心理。讲解规律透析的重要性及透析过程中的注意事项，提高病人的依从性。

（2）血管通路护理指导：指导并教会病人及家属对血管通路进行保护和自我护理，

延长血管通路的使用寿命。

（3）饮食指导：指导病人合理进食，指导病人进食优质蛋白、低盐、低磷、低钾、富含维生素、高热量的食物，加强营养，控制液体摄入。透析期间体重的增长不超过干体重的 5%。

（4）病情监测指导：向病人讲解急、慢性并发症的临床表现、危害及应急处理办法，避免熬夜或过度疲劳。

▶【连续性肾脏替代治疗（CRRT）护理常规】

（一）评估要点

（1）透析前评估：安置心电监护、氧气，测量生命体征、氧饱和度、体重，查看病人最近血常规、肾功能、血气分析结果。

（2）病人用药评估：尽量不服用降压药，避免治疗过程中出现血压过低，影响治疗。

（3）透析导管评估：选择临时深静脉置管如颈静脉、锁骨下静脉、股静脉，评估透析导管固定是否在位，局部是否有渗血或皮下血肿，置管周围有无红肿及脓性分泌物。

（4）环境评估：保持病房温、湿度适宜，保持安静，关闭门窗，使用空气消毒机消毒 30 分钟。

（5）病人准备评估：协助病人进食、翻身、排除大小便，满足病人的基础需求。向病人及家属讲解 CRRT 的治疗目的、过程及注意事项，取得病人及家属的配合、理解，安置合适的体位。

（6）评估 CRRT 治疗用物是否准备充分。

（二）护理要点

（1）血管通路的维护

1）消毒与固定，一般每 48~72 小时更换 1 次，若被污染立即更换。

2）预防空气栓塞，确保管路勿混入空气。

3）导管的观察：观察置管处有无水肿、疼痛、红肿、出现，操作过程中严格遵守无菌操作。

4）CRRT 深静脉置管应专管专用，不宜用于输液、抽血等，每 24~72 小时封管 1 次，高凝及特殊病人应加大封管频率。

（2）严密观察生命体征及透析机压力探测值。CRRT 治疗过程中，应严密监测病人的体温、心率、血压、呼吸、血压、血氧饱和度、中心静脉压，持续心电监护、氧气吸入，密切监测透析机压力探测值、输入压、输出压、跨膜压及压力下降等，及时发现和处理各种异常情况并观察疗效。

（3）监测血电解质、凝血分析、血气分析、肾功能。急性肾功能不全病人电解质及酸碱平衡严重紊乱，治疗过程中输入大量含生理浓度电解质及碱基的置换液，能有效纠正这种内环境紊乱。电解质的测定可以提示病人的电解质情况，血尿素氮及肌酐的变化可以反应肾功能的好坏。治疗过程中，应定期检测血气分析，了解病人的内环境状况，根据检测结果随时调整治疗参数，以保证病人内环境稳定。

（4）做好基础护理。由于病人病情危重，治疗时间长，活动受限，生活不能自理，应做好口腔、皮肤等基础护理，动作应轻柔、仔细，防止各种管路的脱落、扭曲；注意牙龈有无出血；保持床单元整洁、干燥，使用气垫床，防止皮肤压疮；病房每日定时通风，并每日空气消毒2次。

（5）并发症的观察及预防

1）出血：肾功能不全病人多存在出血或潜在出血，CRRT中抗凝剂的应用使出血危险明显增加或加重出血。因此，应注意观察引流液、大便、创口、牙龈等出血情况，并做好记录，及早发现，及时调整抗凝剂的使用或使用无肝素技术，避免出现由此引起的严重并发症。

2）凝血：病人在行CRRT时，肝素用量少甚至无肝素，治疗时间长，极易发生体外凝血。为此，在行CRRT之前，用肝素盐水预冲透析器及管路，再以生理盐水冲净肝素后，方可开始CRRT，且在CRRT过程中保持血流量充足、血循环线路通畅，可有效或避免体外凝血。同时应严密检测静脉压（VP）、跨膜压（TMP）值及波动范围，并做好记录，以便及时采取处理措施。若有严重凝血，应更换滤器及血液管路。

3）感染：病人病情危重，抵抗力低下，加之各种侵入性的检查、治疗，细菌极易侵入、繁殖，进而引起感染。护理人员在进行各项护理技术操作时，须严格执行无菌操作原则。如在配液过程中，注意各环节，减少致热反应的发生，做好留置置管的护理，防止医源性感染。

（6）常见故障的处理方法，报警后根据提示进行处理，并及时清除。

1）机械治疗过程中，突然出现黑屏、机械运转时间过长、断电、供电波动电压不稳时，选择单一电源或加用UPS电源。

2）出现废液泵旋转突然加速，原因可能是有些夹子未打开。

3）出口压过低时，先停止治疗，后将压力传感器卸下再重新装上，调整深静脉导管的位置。

4）动脉压低报警时，检查血管通路，调整病人体位，解除管路受压、纽曲的状态，测量血压。

（三）健康指导

（1）控制血压，遵医嘱使用降压药。CRRT治疗当日，尽量不服用降压药，避免治疗过程中出现血压过低，影响治疗。

（2）预防静脉置管脱落，注意穿衣服、脱衣服、擦身时动作幅度不宜太大，动作不宜太猛，防止牵拉、触动置管或拔除置管，并经常观察置管处有无渗血、渗液。颈部置管头部不宜剧烈转动，以防置管滑脱。股静脉置管下肢弯曲最好不要超过90°。

（3）防止静脉置管堵塞，保持大便通畅；睡觉时取平躺或置管对侧卧位；尽量不要弯腰，防止血液倒流堵塞置管。

（4）深静脉置管应专管专用，不宜用于输液、抽血等。

（5）预防感染，保持导管处敷料清洁、干燥，擦身时不要弄湿、弄脏敷料，夏季尽量避免出汗，弄湿敷料；若弄湿敷料，须及时消毒更换敷料。

（6）CRRT 时会有蛋白质丢失，应增加优质蛋白质的摄入。选择优质蛋白食物，如鸡蛋清、牛奶、瘦肉、鱼等，若不能进食，则应进行肠外营养补入。

（7）适当补充水溶性维生素与微量元素，补充叶酸、B 族维生素及维生素 C，以免因维生素丢失过多而造成营养不良。

（8）严格控制高钾食品的补入，如苹果、香蕉、橘类、腌制品、榨菜等。无尿病人必须严格控制钾盐的摄入，1 ~ 2 g/d。同时应严格控制外周含钾液体的补入。

（9）控制液体的补入量，如水、牛奶、饮料等，每日监测出入量的平衡。

（10）控制盐的摄入，每日食盐控制在 5 g 以内，若有严重高血压或水肿、少尿，盐的摄入应控制在 3 g。尽量不进食咸菜、腊肉等腌制食品。

（11）控制磷的摄入量。海带、鱼干、蛋黄、猪肝、猪肠、黄豆、绿豆等，均含有较高的磷。

▶【腹膜透析护理常规】

（一）评估要点

（1）透析前测量病人体温、体重，询问病人是否有腹痛、腹胀等不适。

（2）评估透析导管是否通畅，置管周围有无渗液、渗血，有无水肿及脓性分泌物。初次透析评估无菌腹透引流管包装是否有裂缝、漏水、漏气，灭菌物品是否在有效期内。

（3）评估透析环境是否清洁：室内平面（桌面、地面）每日用消毒液抹洗 1 次，室内每日空气消毒 1 次。每次腹透前用 75% 乙醇擦拭桌面。

（4）评估工作人员的准备是否到位：操作人员洗手、戴手套及口鼻罩。

（二）护理要点

（1）透析前向病人及家属说明透析的目的、过程及注意事项，取得病人的配合。

（2）对需行腹透置管的病人，置管后按腹透置管护理常规进行护理。

（3）术后取半坐卧位或坐位，防止咳嗽、恶心、呕吐，以防漂管。1 ~ 3 日换药 1 次，7 ~ 10 日拆线。

（4）注意观察切口处有无渗液、渗血，有无红肿及脓性分泌物。

（5）观察腹透管引流是否通畅，有无蛋白质凝块或血性透出液、血块阻塞。若有阻塞，可用 100 ml 生理盐水快速注射，切不可用注射器抽吸，以免将大网膜吸入腹透管微孔。

（6）评估腹透液超滤情况，并详细记录正超或负超量，及时调整腹透液浓度。

（7）做好腹透管的护理，防止牵拉或扭曲。

（8）正确实施腹膜透析步骤和程序，严格执行无菌技术操作。

1）检查每袋腹透液的透明度、有效日期、剂量及包装是否完好。碘伏帽1次1用。

2）观察腹透液引流是否通畅，注意引流液的颜色、性状是否有改变。

3）腹透液注入腹腔后，严密观察病人是否有腹痛、腹胀、呼吸困难，观察生命体征的改变。

4）准确记录每袋出量和入量，计算24小时超滤量；根据医嘱给予不同浓度的腹膜透析液；记录24小时尿量。

5）观察病人是否有并发症，如腹膜炎、隧道口感染、导管堵塞、营养不良等。

6）透析管门出口处每周换药1~2次，连接短管每3个月更换1次。腹膜透析导管出口处每日护理1次，连接短管每6个月更换1次。

（9）预防腹膜炎的护理措施

1）保持透析环境清洁。室内平面（桌面、地面）每日用消毒液抹洗1次，室内每日空气消毒1次。

2）腹透液温度以37~39℃为宜。加温腹透液采用干燥恒温箱加热，干燥恒温箱每周消毒擦洗1次。

3）严格无菌操作。仔细检查透析液内有无杂质、沉淀，透析液袋有无破损。

4）腹透管出口每周更换敷料1~2次。如疑有感染，应加强换药。导管出口处每日护理1次。

（10）防腹腔出血的护理措施

1）指导病人保护伤口及腹透管，防止下腹部剧烈活动或挤压、撞伤等。

2）腹透液中尽量不加或少加药物，以免影响渗透压、酸碱度，致使腹膜受刺激而发生粘连，使毛细血管受损。

3）预防腹腔感染。

（三）健康指导

（1）给予高蛋白、低脂、低糖、低淀粉类、富含维生素、易消化的食物。钠盐和水通常不严格限制，预防低蛋白血症和电解质紊乱。

（2）指导病人保持居室环境和个人卫生，不留长指甲。每日勤换内衣裤，勿穿紧身内衣，以免压迫皮下隧道与导管出口处，而造成疼痛或炎症。

（3）指导居家透析病人掌握正确的腹透步骤。更换透析液程序为引流–注入–留置。

（4）指导居家透析病人导管护理

1）保持导管出口干燥，沐浴只能用淋浴，不能用盆浴，沐浴后进行清洁和换药。

2）勿拉紧或牵扯导管，以免疼痛和出血。

3）未经医生同意，不得擅自用乙醇或其他药物消毒导管出口。

（5）指导病人适当活动。

▶【结肠透析护理常规】

（一）评估要点

（1）询问病人有无痔疮、腹痛、腹胀等不适。

（2）评估病人神志、面容、生命体征及阳性体征，行肛门指检，评估有无肛门松弛、痔疮，有无疝气。

（3）评估透析环境是否清洁：室内平面（桌面、地面）每日用消毒液抹洗 1 次，室内每日空气消毒 1 次。

（4）工作人员的准备是否到位：操作人员洗手，戴手套及口罩。

（二）护理要点

（1）饮食护理：结肠透析前指导病人进食少渣食物。

（2）结肠透析前，向病人及家属说明透析的目的、过程及注意事项，取得病人的配合。

（3）病人准备：①治疗当日可有 1 名家属陪伴，携带卫生纸、毛巾一条、盆一只，备内衣裤一套。②治疗前病人先排空大小便。③透析中及透析后可能会出现腹胀，透析中病人需配合，即放松自己、深呼吸、腹部按摩可以减轻腹胀，尽量延长药物保留时间，达到理想的透析效果。④透析结束后适当卧床休息，再入厕排便。

（三）健康指导

（1）监测生命体征：保持病人卧室单位整洁，治疗结束后嘱病人左侧卧位，最好让中药在肠腔中保留 2 小时后再排出，以取得更好的疗效。同时应严密观察病人的大便颜色、电解质情况，有无脱水征。长期进行透析的病人注意有无营养不良反应的发生。

（2）指导病人掌握生活的规律性，保证充足的睡眠和休息，适当活动，避免疲劳，遵守食疗原则，按医嘱服药，坚持治疗，保持乐观的情绪，加强自我保护，注意个人卫生，如指导病人每日做完治疗后应用温开水清洗外阴部 1~2 次，并保持局部干燥，预防感染。

▶【动静脉内瘘成形术护理常规】

（一）评估要点

（1）术后 24 小时内密切观察内瘘通畅与否及病人的生命体征。

（2）观察内瘘侧手指末端血管的充盈情况：手指有无麻木、发冷、疼痛。

（3）观察吻合口处有无红肿、渗血。若发现渗血不止或手臂疼痛难忍，及时通知医生处理。

（4）观察内瘘血管是否通畅：触摸内瘘有无震颤、听血管杂音，若无震颤或血管杂音，查看是否局部敷料包扎过紧，以致吻合口及静脉受压，及时通知医生。

（二）操作要点

更换敷料时严格执行无菌操作，包扎时敷料不宜过多、过紧，以能触摸到震颤为准。

（三）指导要点

（1）及时做好病人的健康宣教，保持内漏侧手臂和敷料的清洁、干燥，以防感染。

（2）术后第2日后可以开始活动内漏侧手指及肘关节。

（3）术后教会病人自行判断内漏是否通畅，即每日触摸有无震颤3次以上。

（4）术后2周后开始指导病人进行早期的功能锻炼，以促进内漏成熟。

（5）内漏侧的手及肢体的运动：①用手握拳或挤压像皮球10秒放松，每次做10～15分钟，每日3～4次；②用止血带或健侧手压住内漏侧的上臂至静脉适度扩张充盈，压10秒放松，每次做5～10分钟，每日2～3次。内漏血肿、变硬、和手臂水肿禁止做以上锻炼。③用热毛巾敷内漏侧手臂。

（四）注意事项

（1）术后将内漏肢体抬高至水平以上30°，以利于静脉回流，减少手臂肿胀。

（2）禁止在造瘘侧手臂测血压、静脉注射、输液、抽血。

（3）衣袖要着宽松，睡眠时避免侧卧压迫造瘘侧手臂，造瘘侧手臂不能提重物，不佩戴过紧饰物。

（4）内漏成熟至少需要1个月，最好在成形术后3～4个月后使用，可采用临时中心静脉导管进行透析治疗。

九、肾功能不全（LR1）

▶【急性肾衰竭护理常规】

（一）评估要点

（1）询问病人引起急性肾衰竭的病因、诱因及既往肾功能情况。

（2）评估病人的无神志、生命体征、尿量、营养状况、心理状态及各系统的异常现象。

（3）评估病人肝肾功能、凝血功能等实验室检查及其他辅助检查。

（4）评估病人的心理状况。

（5）评估病人的自理能力。

（二）护理要点

（1）急性肾衰竭是急危重病之一，故应做好心理疏导，给病人以必要的心理支持及疾病相关知识指导，以减轻病人的不安情绪和恐惧感。

（2）急性肾衰竭的诊断确立后，应绝对卧床，以减轻肾脏负担。

（3）保持环境安静、温度、湿度、适宜，做好病房的清洁。

（4）准确记录尿量，监测体重变化。

（5）急性肾衰竭病人少尿期应严格控制入水量，每日进水量应约为前1日排出量加500 ml。

（6）应给予病人高热量、富含维生素、低盐、低蛋白、易消化的食物。

（7）加强对疾病的观察：①注意观察尿量、色、质、少尿期，应每小时测量尿量，严格记录；尿失禁、昏迷者可插尿管、接尿袋，以利标本观察、收集、检查。②监测血钾，血钾高于正常值时，应禁食含钾高的食物，如橘子、香蕉、蘑菇、山楂、枣等，并密切注意病人心律、心率的变化。③监测生命体征，尤其注意血压变化，若出现高血压，应及时采取措施。④需透析治疗的病人按血液透析或腹膜透析的护理常规护理。

（8）遵医嘱给予利尿药、脱水剂。注意大剂量静脉注射利尿药如速尿时可产生耳鸣、面红等不良反应，应注意注射速度不宜过快，并注意观察用药效果。

（9）积极预防、控制感染，满足病人的基本生活需要，做好晨间护理，积极预防皮肤、口腔黏膜感染。

（10）多尿期应防止出现电解质紊乱，注意营养物质的补充。

（11）禁用库存血，需大量输血时应使用新鲜血。

（三）健康指导

（1）注意适当锻炼身体，增加抵抗力，减少感染性疾病的发生。

（2）如原发病尚未痊愈，应继续进行治疗。

（3）避免使用对肾脏有损害的药物，用药过程中1日出现少尿时，应及时就医，尽早采取治疗措施促进利尿，避免引发本疾病。

▶ 【慢性肾衰竭（CKD）护理常规】

（一）评估要点

（1）评估病人病程、CKD治疗经过、目前的病情、心理 - 社会状况。

（2）评估病人神志、面容、生命体征，有无恶心呕吐等胃肠道症状，评估心力衰竭、水肿、尿量等指标。

（3）评估病人电解质、肾功能、血红蛋白等实验室检查及其他辅助检查。

（二）护理要点

（1）饮食护理：限制蛋白质摄入，选择优质蛋白，如鸡蛋、牛奶、瘦肉、鱼等，尽量少食植物蛋白，供给足够的热量。

（2）预防感染：做好皮肤护理，加强口腔护理，适当增加活动量，改善病人的食欲。

（3）严密监测生命体征、肾功能及营养状况。

(4)贫血护理：遵医嘱使用纠正贫血的药物。根据病情适当活动，贫血严重时应卧床休息。每月定期监测血红蛋白、血细胞比容、血清铁、转铁蛋白饱和度、铁蛋白等。

(5)用药护理：遵医嘱合理使用抗菌药物，观察药物疗效和不良反应。

(6)肾脏替代治疗护理：血液透析者应保护好动静脉内瘘功能，透析导管妥善固定，保持敷料清洁、干燥；腹膜透析者应维护好透析管道，严格无菌操作，预防感染。

(三)健康指导

(1)疾病预防指导：早期发现和积极治疗各种可能导致肾损害的疾病，如高血压、糖尿病等，定期检查肾功能。已有肾脏基础病变者，注意避免加速肾功能减退的各种因素，如血容量不足、肾毒性药物的使用、尿路梗阻等。

(2)疾病知识指导：讲解相关知识，告知病人只要坚持积极治疗，消除或避免加重病情的各种因素，即可提高生活质量。同时病人应保持稳定的情绪。

(3)饮食指导：强调合理饮食的重要性，严格限制蛋白质和水钠的摄入。

(4)预防感染指导：进行适当的运动，注意保暖，注意个人卫生。有透析导管者保护好透析导管，妥善固定，保持敷料清洁、干燥。

(5)病情监测指导：指导病人准确记录每日的尿量和体重；指导病人掌握自我监测血压的方法，每日定时测量，CKD 1~4 期者确保用药期间血压控制目标为 <130/80 mmHg，CKD 5 期者确保用药期间血压控制目标为 <140/90 mmHg；定期复查血常规、尿常规、肾功能、血清电解质等情况；一般每 1~3 个月返院随访 1 次。出血体重迅速增加超过 2 kg、水肿、血压显著增高、气促加剧或呼吸困难、发热、乏力或虚弱加重、嗜睡或意识障碍时，须及时就医。

▶▶【高钾血症护理常规】

(一)评估要点

(1)询问病人饮食、透析等治疗经过、目前的病情、心理—社会状况。

(2)评估病人的神志、面容、生命体征及阳性体征。

(3)评估病人的电解质、心电图等检查结果。

(二)护理要点

(1)饮食护理：限制摄入含钾高的食物、药物及盐的代替物。慢性肾衰竭病人给予低盐低脂优质蛋白。含钾高的食物包括鸡精、牛肉精、快餐汤及香蕉、杨桃等水果及果汁；另外，青菜在食用前先用开水烫过，也会让钾流失。

(2)病情观察：观察病人有无肢体感觉异样，如刺痛、浸润震颤、肌肉无力、神志淡漠、手足和口周麻木、皮肤苍白、腹部痉挛、腹泻、恶心、心跳缓慢、心律不齐、血压低等表现。准确记录病人 24 小时尿量。

(3)用药护理：遵医嘱合理使用降钾药，观察药物疗效和不良反应。

(4)心理护理：由于要经常监测电解质及酸碱平衡情况，因而要取得病人及家属的理解、配合，给予病人精神支持和安慰，消除其恐惧心理。

（三）健康指导

（1）疾病预防指导：早期发现和积极治疗各种可能导致高血钾的疾病，如肾功能不全、输入的氯化钾等药物比较多等，定期检查电解质、酸碱平衡情况。已有高钾血症，注意避免继续增加血钾的各种因素，如高钾饮食、药物及盐的代替物等。

（2）疾病知识指导：向病人讲解疾病相关知识，告知其只要坚持积极治疗，消除或避免加重病情的各种因素，即可提高生活质量。同时病人应保持稳定的情绪。

（3）饮食指导：强调合理饮食的重要性，严格限制高钾食物、药物的摄入。

（4）病情监测指导：指导病人准确记录每日尿量；指导病人掌握当尿量减少时，应避免摄入高钾食物（蔬菜水果等含钾高，应注意），降低食物中的钾含量（可通过浸泡、煮沸、超低温冷藏等方法除去食物中的钾），及时复查电解质。出现24小时尿少、无尿刺痛、浸润震颤、肌肉无力、神志淡漠、手足和口周麻木、皮肤苍白、腹部痉挛、腹泻、恶心、心跳缓慢、心律不齐、血压低时，须及时就医。

▶【贫血护理常规】

（一）评估要点

（1）询问病人患病治疗经过、目前的病情、有无呕血、解黑大便等消化道出血症状、心理－社会状况。

（2）评估病人的神志、面容、生命体征、皮肤黏膜颜色（眼睑、口唇、指甲）。

（3）实验室检查：血红蛋白值、大便隐血试验结果。

（二）护理要点

（1）饮食护理：饮食应规律有节制，严禁暴饮暴食，注意多样化搭配，进食富有营养、易于消化、含碘丰富的食物，如猪肝、瘦肉、奶制品、豆类、新鲜水果及绿叶蔬菜。缺铁性贫血者勿饮茶，以免干扰人体对铁的吸收。

（2）安全管理：严重贫血病人要卧床休息，加强陪护，活动时注意动作缓慢、防止突然改变体位后发生晕厥。

（3）用药护理：严格做好查对制度，静脉输注蔗糖铁时应检查好留置针通畅度，控制好滴速，防止药物外渗造成血管损伤。静脉输血时应严格遵从输血制度，完善相关记录，关注治疗效果。

（4）病情观察：观察有无呕血、解黑大便等消化道出血症状，观察面色、眼结膜、口唇、甲床苍白程度，注意有无头昏眼花、耳鸣、困倦等中枢缺氧症状，有无心悸气促、心前区疼痛等贫血性心脏病的症状。

（三）健康指导

（1）疾病观察指导：积极治疗原发病，遵医嘱用药（口服药、注射药）。发现有消化道出血表现（呕血、黑大便）时应立即就医。定期门诊复查血常规。

（2）休息与活动：注意劳逸结合，头晕时应立即卧床休息，避免过劳，防止感染。

（3）饮食指导：饮食应规律有节制，严禁暴饮暴食，注意多样化搭配，进食富有营养、易于消化、含碘丰富的食物，如猪肝、瘦肉、奶制品、豆类、新鲜水果及绿叶蔬菜，缺铁性贫血者勿饮茶，以免干扰人体对铁的吸收。

▶【食入蘑菇中毒护理常规】

（一）评估要点

（1）询问病人食入蘑菇类型、来源、食入量，临床症状及治疗经过、心理－社会状况。

（2）评估病人的生命体征及阳性体征、意识状态、瞳孔、皮肤温湿度，有无出血及各系统的异常表现。

（3）实验室检查及其他辅助检查。

（二）护理要点

（1）卧床休息，以减少体力消耗。

（2）饮食护理：根据病人尿量、胃肠道及肾功能情况，给予易消化流质或半流质饮食，注意水电解质平衡，给予适量优质蛋白质及足够的热量，减少钠、钾的摄入量。急性肾损伤期应减少饮水摄入，坚持"量出为入"。

（3）严密监测生命体征、肾功能状况，保持呼吸道通畅，高热者给予物理降温，关注病人的意识状态、瞳孔变化。

（4）预防感染：做好皮肤护理，加强口腔护理，适当增加活动量，改善病人的食欲，监测营养状况。

（5）用药护理：积极补液，维持循环稳定，遵医嘱给予护胃、保肝、保肾等药物，观察药物疗效和不良反应。

（6）肾脏替代治疗护理：行血液灌流治疗者应保护好临时透析导管，妥善固定，保持敷料清洁、干燥，严格无菌操作，预防感染。

（7）加强心理护理，关注病人主诉。

（三）健康指导

（1）饮食指导：不进食来源不清的蘑菇及野生蘑菇，疾病恢复期进食易消化、清淡、高蛋白、富含维生素的食物，加强营养。误食野生蘑菇，立即催吐，及时就医治疗。

（2）疾病知识指导：向病人讲解疾病相关知识，关注病人的心理状态及家属支持情况，保持病人稳定的情绪。

（3）预防感染指导：注意保暖，注意个人卫生。对有临时透析导管的病人，指导其保护好透析导管，妥善固定，保持敷料清洁、干燥。

（4）疾病恢复期仍需注意休息，避免过度劳累，注意个人卫生，注意保暖，避免感染。

十、肾炎及肾病（LS1）

▶ 【急性肾盂肾炎护理常规】

（一）评估要点

（1）评估病人生命体征，有无尿频、尿急、尿痛等尿路刺激征，以及腰部、下腹部疼痛等情况，有无寒战或畏寒、头痛、全身不适、乏力等症状，有无尿液混浊或肉眼血尿。

（2）评估病人的心理状况。

（3）评估病人的自理能力。

（二）护理要点

（1）按肾脏内科病人一般护理要点执行。

（2）按上述评估中所列各项进行病情观察。

（3）发热及泌尿系统症状明显者应卧床休息，做好基础护理。

（4）高热者按高热病人护理指南执行。

（5）鼓励病人多饮水，以增加尿量，促使细菌及炎症渗出物迅速排出，减轻尿路刺激症状。

（6）按医嘱正确留取尿标本送检：①留取中段尿做细菌培养及药物敏感度试验者，应留取清晨第一次尿。采集标本前充分清洗会阴部、消毒尿道外口，在不间断排尿时用无菌操作方法留取尿标本。②必要时，留取 24 小时尿标本送检蛋白定量测定。

（7）按医嘱给予足够热量和维生素且易消化的饮食。

（8）按医嘱给予抗菌药物治疗。

（9）深入了解病人产生焦虑、紧张的原因，有针对性地进行心理疏导，使其情绪稳定配合治疗。

（三）健康指导

（1）保持会阴部清洁，尿道口附近有炎症时要及时诊治，避免细菌通过上行途径感染本疾病。

（2）指导病人多饮水，有尿意时应及时排空膀胱内尿液，这是简便有效的预防本疾病的措施。

（3）凡有引起尿路流通不畅的疾病时，应及时医治，防止局部尿液淤积，导致细菌生长繁殖，引起感染或使慢性肾盂肾炎急性发作。

（4）月经期应加强会阴部卫生。

（5）劳逸结合，加强体育锻炼，增强身体抵抗力。

▶ **【急性肾小球肾炎护理常规】**

（一）评估要点

（1）评估病人生命体征，水肿的部位及程度，血尿情况及尿量，血压增高的程度，有无头痛、头晕、失眠等症状，有无咽炎、扁桃体炎、皮肤脓疱疮等感染灶存在。

（2）评估病人的心理状况。

（3）评估病人的自理能力。

（二）护理要点

（1）休息：急性期应卧床休息，直至水肿消退、尿量增多、肉眼血尿或明显镜下血尿消失、血压恢复正常，可起床逐步增加活动。

（2）饮食和入量：急性期对蛋白和水分应给予一定限制，有水肿或高血压者应限制食盐的摄入，1~3 g/d 为宜，水肿明显和尿量减少者还应限制水分摄入；肾功能减退有氮质血症者应限制蛋白质摄入，20 g/d 为宜，应尽量多摄入优质动物蛋白质，补充各种维生素。

（3）控制感染：有感染病灶时，遵医嘱给予抗生素，指导和协助病人注意保暖，预防感冒，注意个人卫生，保持口腔和皮肤清洁。

（4）高血压的治疗：轻度高血压一般经休息、低盐饮食和利尿等治疗常可使血压恢复正常，中、重度高血压应遵医嘱给予药物治疗。有高血压脑病者应迅速降压，对于用降压药静脉滴注者，应床旁密切观察血压变化。

（5）遵医嘱给予利尿药，注意观察用药疗效。

（6）对有心力衰竭、肾衰竭者给予相关处理。

（7）准确记录出入量，每日测量体重。每日评估水肿部位，协助病人控制入量。

（三）健康指导

（1）注意锻炼身体，增强体质，提高机体抵抗力。

（2）恢复期应避免受凉、受湿、过劳，勿用损害肾脏的药物，防止病情反复。

（3）加强口腔卫生，注意保暖，保持皮肤的清洁，以预防上呼吸道及皮肤的感染。一旦发生感染，应及时就医治疗。若有慢性扁桃体炎，必要时应接受手术切除。

（4）出现血尿、尿液浑浊、水肿、血压升高等症状时，应立即就诊，防止转变为慢性肾小球肾炎。

▶ **【肾病综合征护理常规】**

（一）评估要点

（1）评估病人生命体征，水肿的范围及程度，体重增加及尿量减少的情况，是否有高血压或低血压，营养状况。

（2）评估病人的心理状况。

（3）评估病人的自理能力。

（二）护理要点

（1）评估病人病情及病人对疾病了解程度和知识需求。

（2）保持环境温度、湿度适宜。

（3）给予高热量、高蛋白、富含维生素、低脂、低盐的食物。

（4）严重水肿或伴胸腔积液、腹水者应卧床休息，并每日测量体重、腹围、脚围。水肿消退后可室内活动，整个治疗过程应避免剧烈活动。

（5）遵医嘱限制入量，并严格记录出入量。

（6）严重水肿者应经常改变体位；保持皮肤、床单位清洁、干燥，被褥、衣裤应平整、柔软、清洁。注意皮肤护理，防止皮肤损伤或感染。

（7）遵医嘱给予利尿药，注意观察用药效果及电解质水平。

（8）应用激素治疗期间，注意观察药物不良反应的出现，并给予病人相关指导。

（9）对于低蛋白血症的病人，遵医嘱输入血浆或白蛋白，注意应缓慢滴注。

（10）给病人讲解有关疾病、药物、治疗知识，并给予心理支持。

（三）健康指导

（1）保持良好的休息，劳逸结合，合理饮食。

（2）遵医嘱按时按量服药，定期复查。

（3）指导病人预防和及时治疗各种感染，如呼吸道、尿路及皮肤感染等，适当活动，避免劳累。

（4）出现少尿、水肿、尿液浑浊等症状时，应及时就医治疗。

▶【狼疮性肾炎护理常规】

（一）评估要点

（1）病史评估：起病时间、病程、诱因、疼痛部位及心理状态。

（2）身体评估：神志、生命体征有无改变，面部、口腔、皮肤及关节有无异常现象，全身各系统器官的评估。

1）全身表现：间断发热，颧部蝶形红斑，无痛性口腔溃疡，多个关节肿痛，发生癫痫或精神异常。手足遇冷变得苍白，温暖后转为紫红，继之恢复正常颜色，称为雷诺现象。

2）肾脏表现：单纯性血尿或蛋白尿，血尿、蛋白尿，伴水肿、腰酸或高血压，即肾炎样表现；大量蛋白尿、低蛋白血症、水肿，即肾病综合征样表现；血尿、蛋白尿伴肾功能急剧减退，呈急进性肾炎表现；慢性肾衰竭表现。

3）化验异常：血常规出现白细胞减少、贫血，血小板减少，血沉增快，补体 C3 降低，抗核抗体及自身抗体阳性。

（3）辅助检查

1）尿常规检查：可有不同程度的蛋白尿、镜下血尿、白细胞、红细胞及管型尿。

2）血常规检查：多数病人有中度贫血，偶尔呈溶血性贫血，白细胞下降，血小板减少。

3）免疫学检查：血清多种自身抗体阳性，γ-球蛋白显著增高，血循环免疫复合物阳性，低补体血症，尤其在活动期。血红斑狼疮细胞阳性，皮肤狼疮带实验阳性。

4）重型活动性狼疮性肾炎伴有可逆性的肌酐清除率不同程度下降，血尿素氮和肌酐升高，血白蛋白降低或肝功转氨酶增高；终末期狼疮性肾炎肌酐清除率明显下降和血肌酐、尿素氮显著升高。

5）影像学检查：B超显示双肾增大，提示急性病变；部分病人合并肝、脾肿大或心包炎。

6）肾活检：可了解病理类型、病变活动性和决定治疗方案。对于以肾脏损害为首发的系统性红斑狼疮，肾活检有助于确诊。

（二）护理要点

（1）饮食护理：选择低盐、正常量的优质蛋白食物。但当肾功能不全时，适当调整蛋白质的摄入量。少进食富含饱和脂肪酸的动物脂肪，增加可溶性纤维的食物。注意维生素及钙元素等的补充。

（2）严重水肿的病人卧床休息，以增加肾血流量和尿量。下肢水肿明显者卧床休息时可抬高下肢，以增加静脉回流。水肿减轻后，病人可起床活动，但应避免劳累。

（3）用药护理：指导病人正确使用糖皮质激素。

（4）皮肤护理：①保持皮肤清洁干燥，忌用碱性肥皂。②有皮疹、红斑或光敏感者，外出时采取遮阳措施，忌日光浴。③避免接触刺激性物品，如染发烫发剂、定型发胶、农药等。

（5）预防感染：①保持环境清洁。②预防感染指导。协助病人加强皮肤护理，加强营养，合理休息，注意防寒保暖。③监测病人的生命体征，尤其是体温变化；观察病人有无咳嗽及肺部干、湿啰音等感染征象。

（6）心理护理：①鼓励病人说出自身感受，劝其家属给予关心、理解及心理支持。鼓励病人树立战胜疾病的信心。②教会病人自我放松的方法。③观察病人的精神状态，做好安全防范。

（三）健康指导

（1）饮食：病人应摄取足够的营养，如蛋白质、维生素、矿物质，以清淡为宜。水分、盐分宜做适度限制。避免大量的烟、酒或刺激性食物。骨质疏松可以使用维生素D。

（2）运动：适当进行有氧运动，如散步、气功，劳逸结合，关节发炎者则不宜活动。

（3）避免日晒：病人对阳光敏感，应尽量避免阳光照射。

（4）预防感染：病人免疫能力普遍下降，易受到细菌侵犯，引起呼吸道感染、泌尿道感染、肠胃道感染及伤口的感染等问题。

（5）心理调适：病人应保持心情的愉快，同时也要鼓动亲朋好友给予关爱和支持。

（6）饮食应注意营养搭配，可多摄入具有增强体质和抗癌功能的食物，如蘑菇、香菇、黄豆等，避免刺激性食物，饮食宜清淡。

▶▶ **【多囊肾护理常规】**

（一）评估要点

（1）病史评估：询问病人发病时间、诱因，有无血尿、膀胱刺激征、感染等症状。

（2）身体评估：神志及生命体征，肾脏表面有无结节感及压痛。

（3）实验室检查及其他辅助检查。

（二）护理要点

（1）病人宜低盐、低蛋白、低脂肪饮食，多进食富含维生素与植物粗纤维的食物。

（2）预防感冒，避免加速肾功能损伤。

（3）预防外伤：扭伤、碰伤、跌伤等会增加腹腔内压或外伤外力直接对肿大囊肿的冲击，使具有高内压的囊肿破裂、出血，很易诱发感染。

（4）控制好血压，这对延缓肾功能恶化速度、防止并发症至关重要。

（三）健康指导

（1）忌食辛辣、腌制食品，肾功能不全或尿毒症者忌食豆制品、动物类高蛋白及油腻食物。

（2）规律作息，避免剧烈的体力活动及腹部创伤，以免引起囊肿破裂。

（3）科学用药：遵医嘱根据病情进行适当调整。

（4）积极预防感染，尿路感染和囊肿感染多见于女性。

（5）保持乐观向上的心态，积极配合医护人员，定时复诊。

▶▶ **【肾穿刺护理常规】**

（一）评估要点

（1）饮食，术前禁食不易消化的食物，术后多饮水。

（2）监测生命体征，血压必须小于 150/90 mmHg。

（3）穿刺后的疼痛及出血情况。

（4）术后各项检验检查结果。

（二）护理要点

1. 肾穿刺前

（1）饮食：肾穿刺前可正常进食，服药，但（术前晚和当晨）尽量选择易消化清淡饮食（淀粉、蔬菜类），禁食不易消化的食物（各种高蛋白饮食，如肉类）及产气食物（牛奶、豆制品、萝卜等）。原因是肾穿刺后病人需平卧 24 小时，由于活动减少，胃肠蠕动减慢，易产生肠道积气，导致不适。

2. 术前准备

（1）肾穿刺前练习床上排便排尿（准备便盆）。肾穿刺后需平卧 24 小时，不能下床排便，为了肾穿刺后能顺利进行床上排便，肾穿前练习十分重要。

（2）肾穿刺前练习屏气：肾穿中需配合医生进行屏气，医生提示"憋气"时，无论当时是吸气还是呼气，都应该停止不再呼和吸，大概需要 25 秒，术前应进行相关练习。肾脏可随呼吸轻微摆动，B 超定位后，屏气可减少肾脏活动的幅度，提高穿刺成功率，减少出血并发症。

（3）做好术前各种检查：血常规、出血与凝血功能及肾功能。

（4）监测生命体征：血压必须小于 150/90 mmHg。

（5）术前准医嘱使用止血药。

（6）术前 1 日为病人发放手术衣，通知供应室送手术包到病房。

3. 肾穿刺 24 小时内（卧床期）

（1）卧位：肾穿后需常规平卧 24 小时，腰部严格制动，平卧 6 小时后四肢可轻微活动（轻微屈伸）。肾脏高于腰部，腰部制动可防止肾穿刺点出血。

（2）生命体征的监测：安置心电监护及血氧饱和度监测，吸氧，每小时测量血压至 6 小时，后每 4 小时监测血压至 24 小时。

（3）腹带加压包扎 6 ~ 8 小时，注意穿刺点伤口敷料有无渗血。肾穿后禁止大笑、剧烈咳嗽和用力排便等增加腹压的运动，防止腹压骤增引起肾脏穿刺点出血。

（4）观察小便的颜色、性质：肾穿后须按顺序留取前 3 次尿的尿标本（尿标本留取瓶上分别标注第 1 次、第 2 次、第 3 次），留取前先让护士观察记录尿色尿量。察尿色和留取标本有利于判断肾脏有无出血。

（5）多饮水，以免血块堵塞尿路：尿量正常（1500 ~ 2000 ml/d）且全身无水肿的病人可适当多饮水（比平日多饮 200 ~ 300 ml/d），少尿或水肿病人仍需控制饮水量。

（三）健康指导

（1）平卧 24 小时后可起床，但应注意，长期平卧后在从卧位改为立位或坐位时，血液会因重力原因流向下肢，从而导致直立性低血压及一过性脑缺血，女性尤其容易出现，可表现为头晕、恶心、心慌，严重时可以出现眼前发黑、呕吐、面色苍白、浑身冷汗，再严重时可出现晕倒、摔伤等情况。为避免这种情况出现应注意：①起床时先在床上坐起，可以将双脚放在床下，保持坐位 2 ~ 3 分钟，若无不适，可以在家属或护士的协助下站起，但不能离开床边（可以在别人的协助下在床旁进行原地踏步的动作），2 ~ 3 分钟后，若无不适，才可以离开床旁进行活动。②如在上述起床过程中出现前面提到的不适感觉，不要惊慌，家属或陪护人员应立刻协助病人平躺于床上，尽量将双脚垫高，同时保证病人头部偏向一侧。做完这些处理后，再尽快通知医护人员。

（2）肾穿后 3 日内日尽量卧床休息，半月内避免腰部过度活动，半年内避免重体力劳动，如提、搬重物（以无法单纯手臂提起的重量为限，即感觉提起或搬动某物时需要使用腰部的力量，那么此物即为重物）。

▶ **【肾性骨病护理常规】**

（一）评估要点

（1）病史评估：询问病患病治疗经过、目前的病情、心理－社会状况。

（2）身体评估：神志、面容、生命体征及阳性体征。

（3）实验室检查及其他辅助检查。

（二）护理要点

（1）饮食护理：适当增加膳食中钙的摄入，提高钙的吸收率。摄入适量的优质蛋白质和维生素 C，补充维生素 D 和维生素 A。学会科学烹饪，避免过量饮酒。食物中的钙磷比例为 1∶1 或 2∶1。热能摄入要充足。限制膳食中蛋白质摄入量，以优质蛋白质为主，0.8～1.2 g/（kg·d）。

（2）心理护理：骨矿代谢受机体的精神－内分泌因素影响，保持心情愉快，树立战胜疾病的信心。向病人宣教肾病常识，认识肾性骨病的危害性，使病人积极配合。

（3）用药护理：①含钙制剂。如碳酸钙、醋酸钙、葡萄糖钙等。②磷结合剂。碳酸钙、醋酸钙、司维拉姆等。③活性维生素 D。如骨化三醇、阿法骨化醇。

（4）严密监测生命体征、肾功能及营养状况。使用药物治疗过程中，应密切监测全段甲状旁腺激素（iPTH）、钙、磷水平和钙磷沉积等。

（5）肾脏替代治疗护理：尿毒症透析病人肾性骨病的治疗目前仍是充分透析为基础，应尽可能延长透析时间，并在可能的情况下增加透析频率，配合多种透析方式，如高通量透析、血液透析滤过、血液灌流等，以增加磷、甲状旁腺激素（PTH）等毒素的清除。

（6）防跌倒护理：①对所有住院病人进行风险评估及筛查。②入院时对所有病人及家属进行预防知识宣教，做好防范措施，防止跌倒的发生。③针对筛查出的高危病人，手腕带上及床头悬挂高危警示标识，同时进行安全风险告知并签字，将病人列入班班交接。④维护病区环境的安全，保持地面干爽，保持行人通道通畅，浴室、厕所安置扶手等。⑤一旦病人不慎跌倒，立即按跌倒应急预案处理。

（三）健康指导

（1）疾病预防指导：积极治疗原发病，透析病人保证充分透析，合理饮食，药物治疗。

（2）心理指导：向病人讲解相关知识，正确认识疾病，告知病人只要坚持积极治疗，消除或避免加重病情的各种因素，即可提高生活质量。同时病人应保持稳定的情绪。

（3）饮食指导：强调合理饮食的重要性，适当增加膳食中钙的摄入，严格限制蛋白质，补充维生素 D、维生素 A 的摄入，学生科学烹饪，禁烟、酒。

（4）病情监测指导：定期监测肾功能、iPTH、钙、磷水平和钙磷沉积及营养状况。

（5）安全指导：提高病人及家属的安全意识，对跌倒高危病人进行健康宣教，采取有效的安全措施防范跌倒发生，告知病人及家属跌倒可能导致的危害。生活中改变体位动作要缓慢，保持活动环境安全。若发生头晕、下肢乏力要及时就近抓住扶手，就地休息或呼叫旁人帮助，待症状缓解后再行走。

▶【干燥综合征护理常规】

（一）评估要点

（1）病史评估：询问病人患病治疗经过、目前的病情、心理－社会状况。

（2）症状的评估：评估病人有无口干、眼干、异物感、泪少、舌面干、皲裂、溃疡，有无关节痛，有无干咳、吞咽困难，有无雷诺现象。

（3）临床体征评估：有无龋齿、唾液腺肿大，有无肺间质性病变、淋巴结肿大。

（4）辅助检查评估：评估血常规、肝功能、抗核抗体、类风湿因子及腮腺造影、泪腺检查、唇腺活检结果等。

（5）评估病人的神志、面容、生命体征及阳性体征。

（二）护理要点

1. 专科护理

（1）眼睛护理：使用人造泪液滴眼和改善环境（如使用加湿器）缓解眼干症状，减少感染机会。

（2）口腔护理：注意口腔卫生，餐后勤漱口，减少龋齿和口腔继发感染。

（3）呼吸道护理：室内湿度50%～60%，温度18～21℃，缓解呼吸道黏膜干燥所导致的干咳等症状。

2. 一般护理

（1）皮肤护理：少用或不用碱性肥皂，选用中性肥皂。勤换衣裤、被褥。对于油性皮肤、水分减少的病人，应预防皮肤干裂，给予润肤剂外涂。冬季嘱病人减少沐浴次数。

（2）心理护理：本疾病病程较长，做好基础护理的同时，还应做好病人的心理辅导，消除其悲观情绪。

（三）健康指导

指导病人宜多进食水分多、易消化、高蛋白、富含维生素的食物。

十一、肾及尿路感染（LU1）

▶【泌尿道感染护理常规】

（一）评估要点

（1）病史评估：询问病人感染因素、临床表现、目前的症状、心理－社会状况。

（2）身体评估：神志、面容、生命体征及阳性体征。

（3）实验室检查及其他辅助检查。

（4）评估病人的自理能力。

（二）护理要点

（1）体温护理：密切关注病人的生命体征变化，遵医嘱使用药物或物理降温。

（2）饮食护理：指导病人清淡饮食，勿食用辛辣、刺激食物。

（3）定时了解病人有无排尿异常，并观察尿液的颜色、性状及量，遵医嘱准确记录尿量。

（4）每日进行尿道口护理，确保会阴的清洁，防止尿路感染。每周进行尿液常规检查，以便及时发现有无泌尿系统感染。

（5）遵医嘱及时观察病情，给予相应的活动指导，预防并发症的发生。

（6）进行泌尿系统检查的病人，了解排尿情况，有无其他异常反应，鼓励病人多饮水，遵医嘱合理使用抗生素。

（三）健康指导

（1）加强病人的遵医行为，向病人讲解泌尿外科疾病的相关知识，防止疾病的复发。

（2）多饮水，加强营养，进食高蛋白食物，及含粗纤维、易消化的食物，忌食辛辣、刺激食物。

（3）定期复查随访。

（4）养成良好生活习惯：多饮水、勤排尿；加强个人清洁卫生，特别是月经期及妊娠期卫生。

（5）急性发作期以卧床休息为主，恢复期可适当活动，保证充足的睡眠和休息。

（6）增强体质，加强锻炼，提高机体的防御能力。

▶【肾及肾周脓肿护理常规】

（一）评估要点

（1）病史评估：有无其他感染性疾病及其相关诱发因素。

（2）评估病人的生命体征，有无发热、腰痛、脓尿、血尿及尿路梗阻等症状，有无腰部活动受限，腹部有无扪及肿块等体征，营养状况。

（3）心理状况：评估病人对肾和肾周脓肿的认知程度及心理承受能力。

（4）评估病人的自理能力。

（5）实验室检查及其他辅助检查。

（二）护理要点

（1）饮食护理：选择优质蛋白、低脂饮食，供给足够的热量，多饮水。

（2）卧床休息，严密监测病人的生命体征。对高热及疼痛剧烈者应按医嘱及时处理，监测 24 小时尿量及性状，注意肾功能及营养状况。

（3）用药护理：遵医嘱合理使用抗菌药物，观察药物疗效和不良反应。

（4）术后护理：按全身麻醉病人护理常规，严格监测生命体征。病人清醒后取半卧位，应妥善固定引流管，避免管道扭转、受压。引流管长度适宜，避免翻身时拖拉，防止滑脱。经常挤压引流管，保持引流通畅。灌洗时应注意冲洗液灌入速度，不宜过快。病人适当翻身，通过体位变动将腔内脓液及坏死组织及时排出体外。观察引流液颜色、性状及量，直至引流液颜色变清。注意观察切口情况，严格无菌操作。

（三）健康指导

（1）疾病预防指导：早期发现和积极治疗各种可能导致肾和肾周脓肿的疾病，如泌尿系结石、梗阻、生殖系统感染、皮肤软组织及呼吸道感染、糖尿病等。

（2）疾病知识指导：讲解相关知识，同时病人应保持稳定的情绪。

（3）饮食指导：强调合理饮食的重要性，加强营养，高蛋白、富含维生素、易消化饮食，多饮水，忌辛辣食物及烟酒。

（4）预防感染指导：进行适当地运动，注意保暖，注意个人卫生。

十二、高血压/糖尿病性肾病（LV1）

▶【高血压性肾病护理常规】

（一）评估要点

（1）病史评估：是否存在头晕、头痛、耳鸣、烦躁、心慌、恶心、呕吐等症状，症状持续时间及诱因；有无心前区憋闷、疼痛、一过性失语、肢体麻木、晕厥、视物模糊等；生活饮食习惯及家族史。

（2）身体评估：心血管、皮肤及神经系统是否有异常，意识有无改变。

（3）实验室检查及其他辅助检查。

（二）护理要点

（1）改善生活习惯：限制钠盐摄入，补充钙和钾盐，戒烟限酒，适当运动，减少病人精神压力。

（2）合理用药：遵医嘱使用降压药，测量血压的变化以判断疗效，观察药物不良反应。

（3）避免受伤的危险：病人出现头晕、眼花、耳鸣、视力模糊等时，应卧床休息。平时活动动作宜缓慢。

（4）避免情绪激动、过度劳累和寒冷刺激。

（三）健康教育

（1）疾病知识指导：让病人了解自己的病情，了解控制血压的重要性和终身治疗的必要性。

（2）饮食护理：限制钠盐及脂肪摄入，增加钙及粗纤维食物的摄入，戒烟限酒，控制体重。

（3）指导病人正确服用药物，强调长期药物治疗的重要性，切勿擅自停药或随意增减药量。

（4）合理安排运动：根据年龄和血压水平选择适宜的运动方式，注意劳逸结合。

（5）定期复诊。

▶【糖尿病性肾病护理常规】

（一）评估要点

（1）病史评估：是否有多饮、多食、多尿、体重减轻，生活方式、饮食习惯、家族史及家庭社会的支持情况。

（2）身体评估：心血管、皮肤及神经系统是否有异常，意识有无改变。

（3）实验室检查及其他辅助检查。

（二）护理要点

（1）饮食护理：控制总热量，严格限制各种甜食，多进食含纤维素高的食物，严密监测体重变化。

（2）运动锻炼：有氧运动为主，不宜在空腹时进行，随身携带糖果，注意补充水分，出现不适立即停止。

（3）用药指导：磺胺类降糖药从小剂量开始，早餐前半小时口服，双胍类药物餐中或餐后服用。

（4）正确使用胰岛素：精确剂量，按时注射，部位常更换，注意观察药物的不良反应。

（5）糖尿病足病人宜戒烟，保持足部清洁，避免感染，预防外伤，促进肢体血液循环。

（6）积极预防和控制低血糖的发生。

（三）健康教育

（1）增加病人对疾病的认识：为病人讲解糖尿病相关知识，提高病人的依从性。

（2）指导病人自我监测能力：指导病人及家属学会自我监测血糖、计算体重指数。

（3）提高病人自我护理能力：向病人讲解口服降糖药及胰岛素的使用方法，强调饮食及运动的重要性，给予其心理调适。指导病人及家属掌握低血糖急救方法及糖尿病足的护理。

（4）预防意外的发生：病人外出随身携带识别卡，以便发生紧急情况时可以及时处理。

（5）定时复诊。

十三、肾及尿路损伤（LY1）

▶【横纹肌溶解护理常规】

（一）评估要点

（1）评估病人的生命体征、血氧饱和度及疼痛程度。

（2）症状和体征评估：肌肉疼痛、无力及肌肉触痛等。

（3）评估病人的心理、社会、精神状况。

（二）护理要点

（1）心理护理：首先鼓励病人及家属，消除其紧张情绪和恐惧心理，从而能积极配合治疗。

（2）基础护理：嘱病人卧床休息，保持床铺平整、清洁、干燥。注意保护性隔离，防止病人发生病毒、细菌感染。因为病毒感染、细菌感染可造成或加重横纹肌溶解。

（3）疼痛的护理：病人因横纹肌细胞出现代谢障碍，引起横纹肌纤维变性和萎缩，主诉肌肉痉挛性剧痛，应观察疼痛性质及疼痛的发展趋势。病人疼痛时，尽量减少医疗性操作给病人带来的不适，减少抽血次数、肌内注射。使用静脉通路给药时，尽量采取静脉留置，避免频繁操作给病人带来痛苦。

（4）水化、碱化尿液的护理：尽早进行水化是关键，也是唯一防止并发症的重要手段。静脉输入大量的生理盐水等晶体液，以维持循环血量，增加肾脏灌注，冲洗肾小管内的肌红蛋白，尽快恢复血容量及尿量。

在护理工作中应做到以下三点。①输液的观察：由于病人需要大量的补液，因此，在输液过程中应密切观察病人情况，若出现胸闷、呼吸困难、咳嗽、咳粉红色泡沫痰，应立即通知医生，进行紧急处理。②准确记录出入液量，动态监测 pH。防止补液过量导致肺水肿和充血性心力衰竭。采用 5% 碳酸氢钠碱化尿液，动态监测血和尿的 pH，维持 pH > 7，防止静脉输注过多的碳酸氢钠。③严密观察尿液情况。持续给予导尿，监测尿液情况包括尿量、颜色、尿比重、尿液 pH 等。当尿色变深时，提示横纹肌溶解症已经发生，随尿液中排出大量肌红蛋白，严密观察病人是否发展成为少尿性肾衰竭。保证每小时尿量不少于 200 ml，随时根据尿量调整输液滴速，并根据尿量合理应用利尿药，进行尿色对比，通过密切观察来评估肾脏的损伤程度。

（5）饮食护理：病人处于高代谢和负氮平衡状态，及时给予合理营养支持是降低并发症、促进组织器官恢复的关键。原则是给予高热量、富含维生素、适量优质蛋白饮食，低钾、低钠、低磷饮食，适量给予糖和脂肪，少食多餐。

（三）健康指导

（1）饮食护理：避免食用含钾、乳酸盐成分的液体及食物，不喝碳酸饮料，鼓励病人进食高热量、富含维生素、营养丰富的食物。

（2）皮肤护理：由于肌肉疼痛、肌肉肿胀及注水感，病人不愿翻身，容易导致压疮，必要时遵医嘱给予镇痛药，抬高肿胀侧肢体，并保持皮肤的清洁、干燥。

（3）心理护理：向病人解释疾病的病因、诱因、预后治疗目的及注意事项。减轻病人的精神紧张、不安和恐惧，提高其认识水平，使病人及家属增强早日康复的信心。

十四、肾、尿路体征及症状（LW1）

▶【水肿护理常规】

（一）评估要点

（1）病史评估：水肿的部位、时间及诱因；水肿的特点、程度及进展情况；水肿的经过，尤其是用药情况；有无不良情绪发生。

（2）身体评估：病人的精神状况、生命体征、尿量及体重的改变，各系统、组织改变的情况。

（3）实验室检查及其他辅助检查。

（二）护理要点

（1）病人应尽量卧床休息，下肢明显水肿者抬高下肢，阴囊水肿者可用吊带托起，避免劳累。

（2）饮食上给予低盐、优质蛋白饮食，补充充足的热量及各种维生素。

（3）严密监测病人的生命体征，尤其是血压，记每日出入量，监测体重。

（4）遵医嘱使用利尿药，观察药物的疗效及不良反应。

（5）严重水肿病人注意衣着柔软、宽松，轻柔清洗，避免使用热水袋及行肌内注射。保持皮肤、床单位清洁、干燥，防止感染。

（三）健康教育

（1）向病人解释出现水肿的原因。

（2）指导病人合理安排每日食物的含盐量及饮水量，能自行正确测量每日出入量及体重变化。

（3）指导病人避免进食腌制食品，并详细介绍药物的用法、作用及不良反应。

（4）指导病人学会观察皮肤情况有无红肿、破损等发生。

▶▶【局限性水肿护理常规】

（一）评估要点

（1）病史评估：水肿的部位、时间及诱因，局限性水肿多见于血栓性静脉炎、淋巴管堵塞、局部外伤等；水肿的特点、程度及进展情况。

（2）身体评估：病人的精神状况、生命体征，各系统、组织改变的情况。

（3）实验室检查及其他辅助检查。

（4）评估病人的自理能力。

（二）护理要点

（1）病人应尽量卧床休息，遵医嘱使用抗菌药物治疗，避免劳累。

（2）过敏性疾病者应立即脱离过敏源，服药者应停药并立即就医。

（3）饮食上给予易消化营养丰富的食物，戒烟、酒。

（4）严密观察病情变化，注意有无发热等症状。

（5）病人注意衣着柔软、宽松，轻柔清洗，避免使用热水袋及行肌内注射。保持皮肤、床单位清洁、干燥，防止感染。

（三）健康指导

（1）告知病人出现水肿的原因。

（2）积极治疗原发病，如过敏、血栓性静脉炎、局部炎症等。

（3）锻炼身体，规律作息，戒烟酒，劳逸结合，提高机体抵抗力，减少发病机会。

（4）学会观察皮肤情况有无红肿、破损等发生。

（5）原因不明水肿，及时就诊，改善症状。

十五、肾及泌尿系统其他疾患（LZ1）

▶▶【肾梗死护理常规】

（一）评估要点

（1）病史评估：询问患病治疗经过、目前的病情、心理－社会状况。

（2）身体评估：神志、面容、生命体征及阳性体征。

（3）实验室检查及其他辅助检查。

（二）护理要点

（1）饮食护理：补充维生素，限磷补钙补锌，低蛋白饮食。

（2）预防感染：做好皮肤护理，加强口腔护理，适当增加活动量，改善病人的食欲。

（3）严密监测生命体征、肾功能及营养状况，观察病人每日出入量、血压变化。

（4）疼痛护理：卧床休息，出现剧烈腰腹痛、背痛时，可遵医嘱使用镇痛药。

（三）健康指导

（1）疾病预防指导：早期发现和积极治疗各种可能导致肾损害的疾病，如高血压、糖尿病等，定期检查肾功能。已有肾脏基础病变者注意避免加速肾功能减退的各种因素，如血容量不足、肾毒性药物的使用、尿路梗阻等。

（2）疾病知识指导：讲解相关知识，告知病人只要坚持积极治疗，消除或避免加重病情的各种因素，即可提高生活质量，同时病人应保持稳定的情绪。

（3）饮食指导：强调合理饮食的重要性，严格限制蛋白质和水钠的摄入。

（4）预防感染指导：进行适当地运动，注意保暖，注意个人卫生，

（5）病情监测指导：指导病人准确记录每日的尿量和体重、血压变化。发生剧烈腰背部疼痛、出现血尿等情况时，应及时就医。

第十三章

男性生殖系统疾病及功能障碍（MDCM）

一、男性生殖器官恶性肿瘤手术（MA1）

▶【前列腺癌根治术护理常规】

（一）评估要点

（1）评估病人的生命体征。

（2）评估病人的全身情况、营养状况，有无消瘦、贫血、乏力。

（3）评估病人的肾功能损害程度。

（4）评估病人的心肺及肝功能。

（5）评估病人的心理状态。

（6）评估病人对前列腺癌的认知程度及心理承受能力。

（7）评估家庭支持力度。

（二）护理要点

（1）心理护理：①向病人解释前列腺癌治疗的方式、注意事项等。②鼓励病人表达自身感受，教会病人自我放松的方法。③针对个体情况进行个性化心理护理。④鼓励病人家属和朋友给予病人关心和支持。

（2）营养支持：①根据情况给予高蛋白、富含维生素、适当热量、低脂、易消化的少渣食物。②不能进食者遵医嘱静脉补充营养。③严重贫血者遵医嘱输血。

（3）特殊检查注意事项

1）前列腺特异性抗原（PSA）检查：抽取空腹血，在直肠指检前，前列腺按摩后1周，膀胱镜检查、导尿等操作48小时后，射精24小时后，前列腺穿刺1个月后。

2）前列腺穿刺活检：在MRI之后进行，以免影响MRI的结果。

（4）病情观察及护理：①观察并记录病人的排尿情况。②消瘦、尿失禁病人注意观察皮肤状况，并加强护理。③对有骨转移病人注意安全护理，防止骨折的发生。

（5）管道护理

1）尿管护理：妥善固定于床旁挂钩，定时挤压，勿折叠、扭曲、压迫，每日 2 次尿管护理并观察记录颜色、性状、量。一般术后 7 日左右拔管，拔管后注意病人的排尿情况。

2）创腔引流管护理：妥善固定于床旁挂钩，定时挤压，勿折叠、扭曲、压迫，观察引流液颜色、性状、量，观察病人切口周围体征，有无腹胀。引流液量 < 10 ml/d 可拔除管道，一般术后 2～3 日即可拔管。

（6）疼痛护理：评估病人的疼痛情况，遵医嘱给予镇痛药。使用镇痛药的病人注意检查管道是否通畅，评估镇痛效果。

（7）饮食护理：术后禁食，肛门排气后开始饮水 50 ml/h，3～4 小时后无恶心、呕吐等不适可进流质饮食，逐渐过渡为半流质饮食、软食与普通饮食。

（8）体位与活动：①全身麻醉清醒后手术当日，低平卧位，侧卧位；②术后第一日以半卧位为主，增加床上四肢运动。③术后第 2 日以半卧位为主，增加床上自主活动。④术后第 3 日适当增加床旁活动。

（三）健康指导

（1）饮食指导：避免高脂饮食，尤其是动物脂肪、红色肉类，坚持低脂饮食，多食豆类食物、谷物、蔬菜、水果，适当补充钙和维生素 D、维生素 E、维生素 A 和胡萝卜素，控制食物总热量和脂肪量。

（2）活动指导：根据自身体力，适当锻炼，增强体质。保持情绪稳定，心情愉快。做提肛运动，每个动作持续 10 秒，每次 10 分钟，每日 10 次，以增加盆底肌肉张力，促进尿道括约肌功能恢复。

（3）复查与随访：PSA，2 年内每 1～3 个月 1 次，2 年后每 3～6 个月 1 次，5 年后每年 1 次。

（4）后续治疗：遵医嘱完成放疗、化疗、内分泌治疗等后续治疗。

▶【睾丸切除术护理常规】

（一）评估要点

（1）评估病人的生命体征。

（2）评估病人的全身情况、营养状况，有无消瘦、贫血、乏力。

（3）评估病人的心理状态。

（4）评估病人对睾丸癌的认知程度及心理承受能力。

（二）护理要点

1. 术前护理

（1）向病人解释手术的方式、注意事项等。

（2）鼓励病人表达自身感受，教会病人自我放松的方法。

（3）指导病人进行自我形象的心理疏导，告知其手术的重要性，以取得病人的配合。

2. 术后护理

(1)观察阴囊包扎敷料渗血情况，阴囊是否有肿胀情况。

(2)观察切口有无渗出、红肿热痛等感染情况，定时换药。

(3)遵医嘱给予抗生素治疗，预防感染。

（三）健康指导

(1)术后排尿时避免污染伤口。

(2)避免穿紧身内裤。

(3)遵医嘱定期复查性激素。

▶【阴茎切除术护理常规】

（一）评估要点

(1)评估病人的生命体征。

(2)评估病人的全身情况、营养状况，有无消瘦、贫血、乏力。

(3)评估病人的心理状态。

(4)评估病人对阴茎癌的认知程度及心理承受能力。

（二）护理要点

1) 术前护理

(1)协助病人进行各项术前检查，并做好心理护理。

(2)术前1晚灌肠，保持肠道清洁；术前剃去阴毛。

2. 心理护理

(1)向病人解释手术的方式、注意事项等。

(2)鼓励病人表达自身感受，教会病人自我放松的方法。

(3)指导病人进行自我形象的心理疏导，告知其手术的重要性，以取得病人的配合。

3. 术后护理

(1)按椎管内麻醉病人护理。

(2)观察伤口有无渗血、渗液，阴茎血液循环、管道是否固定通畅，是否需要疼痛护理等。

(3)应用阴囊托或丁字带托起阴囊。

(4)遵医嘱给予抗生素治疗，预防感染。

(5)留置尿管术后7~10日拔除。

（三）健康指导

(1)观察排尿情况，若出现排尿困难，及时就诊。

(2)术后若出现尿道狭窄，定期进行尿道扩张治疗。

(3)养成良好的饮食习惯，清淡饮食为主。

二、前列腺手术（MB1）

▶ **【经尿道前列腺电切术护理常规】**

（一）评估要点

（1）评估病人的生命体征。

（2）评估病人的排尿情况，以及前列腺增生程度。

（3）评估病人的尿潴留方式的频率及肾脏功能受损害程度。

（4）评估病人的心、肺及肝功能状况。

（5）了解病人既往排尿困难进行治疗的经过和效果。

（6）评估病人有无合并泌尿系统感染或结石。

（7）了解病人2周内是否服用抗凝药物，如华法林、阿司匹林等。

（8）心理状况：评估病人对前列腺增生的认知程度及心理承受能力。

（9）评估病人的自理能力。

（二）护理要点

1. 术前护理

（1）协助病人进行各项术前检查，并做好心理护理。

（2）对留置尿管或带有造瘘管的病人，鼓励其多饮水，保持引流通畅。

（3）嘱病人多进食粗纤维、易消化的食物，以防便秘。

（4）出现感染症状时，及时通知医生，合理使用抗生素治疗。

（5）遵医嘱做好术前准备。

2. 术后护理

（1）按椎管内麻醉病人护理。

（2）根据医嘱监测生命体征及意识状态，固定好各种管道，出现异常情况及时通知医生。

（3）观察尿液的颜色变化，保持膀胱冲洗通畅，根据冲洗液的颜色调节冲洗速度。

（4）预防感染：留置尿管的病人应保持尿道口周围清洁；禁食期间，加强口腔、皮肤护理，防治压疮；必要时可行雾化吸入，防治肺部感染。

（5）术后饮食宜清淡，多进食蔬菜水果及粗纤维食物，防止因用力排便而出血。术后5日内不宜灌肠，以免刺激膀胱。

（6）膀胱出现痉挛时，遵医嘱使用解痉剂。

（7）鼓励病人早期活动，防治下肢静脉血栓的形成。

（三）健康指导

（1）术后3个月内避免剧烈活动，禁止骑车，以防出血。

（2）多饮水，加强营养，进食高蛋白食物，多进食含粗纤维、易消化的食物，忌食辛辣、刺激性食物。

（3）对出院时需留置尿管的病人，教会其正确护理尿管的方法。

（4）若有排尿异常，应及时到医院就诊。

（4）遵医嘱定期复查。

▶【前列腺穿刺活检术护理常规】

（一）评估要点

（1）完善血常规、凝血功能、肝肾功能等检查。

（2）控制好血压，做好心电图检查。

（3）评估病人的心理状态。

（二）护理要点

1. 术前护理

（1）向病人解释前列腺穿刺的目的，做好心理护理，以取得患者的配合。

（2）遵医嘱使用抗生素。

（3）清洁灌肠或口服聚乙二醇电解质散，保持肠道清洁。

2. 术后护理

（1）按局部麻醉病人护理。

（2）卧床休息，避免剧烈运动。

（3）多饮水，2500 ml/d 左右。

（4）观察病人的体温及大小便出血情况。

（5）遵医嘱给予抗生素预防感染，必要时给予止血药物。

（三）健康指导

（1）术后多饮水，2周内不进行骑车类运动。

（2）若有排尿异常时，应及时到医院就诊。

（3）遵医嘱定期复查。

三、阴茎手术（MC1）

▶【阴茎延长术护理常规】

（一）评估要点

（1）评估病人的自理能力及心理承受能力。

（2）评估病人有无合并泌尿道感染症状。

（二）护理要点

1. 术前护理

（1）关心病人，消除病人的戒备感和对手术的恐惧感，为病人创造良好的生活、治疗环境。

（2）会阴部皮肤准备：每日用肥皂清洁会阴部及阴囊皱褶处污垢。

2. 术后护理

（1）体位：按全身麻醉护理常规执行。

（2）饮食：禁食 6 小时后改为普通饮食，进食易消化的食物。

（3）观察阴茎局部血运情况，阴茎头有充血、水肿、颜色发绀提示血运不佳，可能因伤口敷料包扎过紧所致，及时通知医生处理。

（4）术后 3～4 日减少下床活动，指导病人床上活动，多卧床休息。

（5）预防感染：教会病人正确的排尿方式，保持会阴部清洁，2～3 日进行换药 1 次。

（6）观察排尿情况，有无出现尿线变细症状。

（7）分散病人注意力，必要时可适当给予雌激素药物，避免阴茎反复勃起，预防出血，减轻疼痛，促进预后。

（三）健康指导

（1）术后 3 个月内尽量避免走路、骑车、性刺激等，不要憋尿，避免阴茎反复勃起而影响伤口愈合。

（2）术后病人包皮会有不适感，应禁止抓挠，大小便后均应擦拭干净，防止局部感染。

（3）术后继续服用雌激素药物者，应在医生的指导下用药。

▶【阴茎异物取出术护理常规】

（一）评估要点

（1）评估病人的病情。

（2）评估病人的心理、精神状况。

（二）护理要点

1. 术前护理

（1）心理护理：加强对病人的心理疏导，增强病人对治疗的信心，减轻病人的焦虑、恐惧等情绪，鼓励病人家属给予病人关心、支持和理解，有助于病人身心早日康复。

（2）病情观察：观察阴茎的肿胀程度、皮肤的颜色、温度及触觉，以及病人的排尿情况、疼痛情况。

（3）完善术前检查。

2. 术后护理

（1）严密监测病人的生命体征，若有异常及时通知医生。

（2）做好伤口的观察与护理，告知病人切忌过度活动及触摸、碰撞伤口。观察伤口有无渗血，保持伤口的清洁干燥，若有渗血及时更换敷料。

（3）术后若安置留置尿管，应保持引流通畅，妥善固定管道，拔除尿管后应关注病人自解小便情况。

（4）评估病人疼痛情况，提供安静休息的环境，分散病人的注意力，必要时遵医嘱给予镇痛药。

（5）术后6小时前禁食禁饮，6小时后可饮水并少量进食，直至过渡到普通饮食。

（6）术后以卧床休息为主，根据个体情况进行下床活动。

（三）健康指导

（1）饮食清淡，加强营养，多进食蔬菜水果，适量多饮水，忌烟、酒，忌辛辣、刺激食物，保持大便通畅。

（2）保持会阴部的清洁干燥。

（3）注意休息，适当运动，保证良好的睡眠。

（4）加强对病人的心理健康疏导，积极进行心理卫生健康教育，增强病人的信心，鼓励病人家属给予病人支持与关心，促使病人身心健康，消除病人的自卑心理，保护病人的自尊心。

▶【包皮环切术护理常规】

（一）评估要点

（1）评估病人的生命体征，以及包皮的长度及龟头外露的情况。

（2）评估病人的各项检查结果。

（3）评估病人的心理状态。

（二）护理要点

1. 术前护理

（1）指导病人完成术前检查，做好心理护理。

（2）对合并感染的病人遵医嘱合理使用抗生素。

（3）遵医嘱做好术前准备。

2. 术后护理

（1）心理护理。

（2）密切监测病人的生命体征。

（3）必要时提前使用抗生素，及早发现感染征象。

（4）遵医嘱完善各项术前检查。

（5）严密观察病情，观察切口有无红肿、渗液。

（6）观察龟头颜色，每日给予会阴部消毒。

（7）评估疼痛情况，遵医嘱给予镇痛药。

（三）健康指导

（1）术后注意保持局部干燥，每日以碘伏喷剂消毒 2 次，消毒后及时用吹风机冷风吹干。

（2）术后 3 日内，若有不适，及时到医院随访，观察排尿情况，且不宜洗澡，以免切口感染。

（3）术后第 3 日，需到医院复查，查看切口情况。

（3）术后第 10 日，可用盐水局部浸泡 10 分钟，消毒并用吹风机冷风吹干。

（4）术后第 14 日，到医院复查。

四、睾丸手术（MD1）

▶ 【睾丸鞘膜积液修补术护理常规】

（一）评估要点

（1）评估病人的疼痛部位及性质。

（2）评估病人的排尿情况及活动情况。

（3）评估病人的心理状态。

（二）护理要点

1. 术前护理

（1）心理护理：向病人及家属反复讲解手术的必要性和治疗效果，介绍手术过程、麻醉注意事项及术前术后注意事项。请康复病人现身说教。进行个体化心理护理。保持病人情绪稳定。

（2）术前常规准备：完善相关检查。术区备皮，术前禁食 12 小时，禁饮 4 小时，术晨更换清洁病员服。

2. 术后护理

(1)泌尿外科术后护理常规。

(2)饮食：术后 6 小时内禁食禁饮，6 小时后开始进水，若无腹痛、腹胀等不适、逐渐进流质饮食，半流质直至普通饮食。以高热量、高蛋白、富含维生素食物为主。

(3)体位与活动：全身麻醉清醒后手术当日半卧位、侧卧位；术后第 1 日半卧位为主，增加床旁活动。

(4)伤口观察与护理：观察伤口有无渗血渗液，渗液颜色、性质及量。若敷料渗湿，通知医生及时更换。

(5)疼痛护理：评估病人的疼痛情况，遵医嘱给予镇痛药。

（三）健康指导

(1)饮食指导：忌烟、酒，忌辛辣、刺激性食物，多饮水，多进食蔬菜水果及富含纤维素的食物。

(2)活动指导：术后 1 周恢复正常工作生活，术后 1 个月内避免重体力劳动、剧烈运动、持久站立、提重物、抬重物等。

(3)性生活指导：成人术后 1 月内禁止性生活。

(4)复查：术后 1~2 个月常规来门诊复查。

▶【睾丸、扭转复位固定术护理常规】

（一）评估要点

(1)评估病人的疼痛部肿胀的部位及性质。

(2)评估病人的生命体征。

(3)评估病人的心理状态。

（二）护理要点

1. 术前护理

(1)严密观察病情变化，睾丸扭转发病后 5 小时内手术复位者挽救率为 83%，10 小时内为 70%，超过 10 小时只有 20% 的挽救率。睾丸扭转一旦确诊，立即行手术治疗，遵医嘱进行术前准备。

(2)心理干预。

(3)讲解疾病原因、发病特点、诊治配合及预后情况。

(4)了解病人需要，满足病人的合理需求，以稳定病人情绪，消除其焦虑，以积极配合诊治。

(5)完善术前检查与准备：B 超对提高睾丸扭转诊断的准确性极有价值，及时与 B 超室联系检查，一旦确诊，应立即手术探查。

(6)术前禁食、禁饮。

2. 术后护理

(1)术后平卧，抬高阴囊，待生命体征稳定后指导病人下床活动。活动前帮助病人使用提睾带或丁字带托起阴囊。

（2）指导病人多进食优质蛋白（瘦肉类、蛋类、奶类、豆类等）、富含维生素、易消化、富含胶原蛋白（各种皮冻、鸡爪、鸡皮、鱼类、软骨等）的食物，促进伤口愈合，利于恢复。

（3）疼痛护理：及时评估疼痛评分，遵医嘱给予镇痛药，进行各项护理操作时注意动作轻柔。

（4）伤口护理：保持创口清洁、干燥，注意有无出血、渗血，复位后观察阴囊皮肤颜色、肿痛及局部体征变化。使用提睾带将阴囊托起1个月。

（5）心理护理：睾丸复位成功后，教会病人自我观察及保护的方法，防止复发。注意保护病人隐私，讲解坏死睾丸必须切除的必要性，同时强调健侧睾丸同样有生育功能，消除病人的悲观心态。

（三）健康指导

（1）指导病人使用提睾带减轻阴囊水肿和坠痛，指导病人选择棉质、透气性好的提睾带，使用时注意松紧适度，保持清洁、干燥。

（2）生活指导：指导病人日常生活避免外伤，注意自我观察即保护健侧睾丸。禁用热水长时间坐浴即局部高温热疗，避免药源性睾丸功能损害。饮食清淡，忌烟、酒及辛辣食物；术后3个月内避免骑跨运动，避免阴囊局部震荡及重体力劳动；成人术后1月内禁止性生活。

（3）随访指导：指导病人定期复查B超，了解睾丸血液循环，指导病人3~6月检测激素水平、生精功能，以了解患侧复位睾丸的恢复情况。

▶【精索静脉高位结扎术护理常规】

（一）评估要点

（1）评估病人的疼痛性质、部位。

（2）评估病人的生命体征。

（3）评估病人的心理状况。

（二）护理要点

1. 术前护理

（1）心理护理：向病人及家属介绍精索静脉曲张高位结扎术的优点、方法、注意事项，介绍成功的病例。针对病人的个体情况进行针对性的心理护理，鼓励病人家属和朋友给予病人关心和支持。

（2）手术准备：注意保暖，防止受凉，避免术后咳嗽，引起腹压增高，影响伤口愈合。训练病人床上排尿，避免术后发生尿潴留。

（3）术前常规准备：完善术前相关检查，行阴囊彩超检查，明确精索静脉曲张程度。术前禁食12小时，禁饮4小时。备皮范围为上自肚脐水平，下达大腿1/3两侧至腋中线，包括会阴及肛门周围。

2. 术后护理

(1)泌尿外科术后护理常规。

(2)饮食护理：术后 6 小时内禁食禁饮后开始进水，若无腹胀、腹痛等不适，逐渐进食流质饮食、半流质饮食到普通饮食。忌烟、酒，忌辛辣、刺激性食物，多饮水，多进食新鲜蔬菜水果及高纤维素食物，保持大便通畅。

(3)体位与活动：全身麻醉清醒后取平卧位、侧卧位，术后第 1 日以半卧位为主，适当进行床旁活动。

(4)伤口观察及护理：观察伤口有无渗血渗液，渗液颜色性状及量，敷料渗湿及时通知医生给予更换。沙袋压迫腹股沟手术区 4~6 小时，丁字带托起阴囊，观察阴囊有无血肿。

(5)疼痛护理：评估病人的疼痛情况，遵医嘱给予镇痛药。

(三)健康指导

(1)饮食指导：忌烟、酒，忌辛辣、刺激性食物，多饮水，多进食新鲜蔬菜水果及高纤维素食物，保持大便通畅。

(2)活动指导：术后 1 周可恢复正常工作生活，术后 3 个月内避免重体力劳动、剧烈运动及持久站立等。

(3)性生活指导：成人术后 1 月内禁止性生活。

(4)复查：术后 1~2 个月常规门诊复查。

▶【附睾囊肿切除术护理常规】

(一)评估要点

(1)评估病人的囊肿大小、伴随症状。

(2)评估病人的生命体征。

(3)评估病人的心理状况。

(二)护理要点

1. 术前护理

(1)心理护理：向病人讲解附睾囊肿的疾病相关知识，消除病人的紧张心理，对不需要考虑生育病人根据囊肿大小选择手术。

(2)术前常规准备：完善术前相关检查，行阴囊彩超检查，了解囊肿位置及大小。术前禁食 12 小时，禁饮 4 小时，备皮更衣。

2. 术后护理

(1)泌尿外科术后护理常规。

(2)饮食：术后 6 小时内禁食禁饮，后开始进水，若无腹胀、腹痛等不适，逐渐进食流质饮食、半流质饮食到普通饮食。禁忌烟酒及辛辣刺激性食物，多饮水，多食新鲜蔬菜水果、高纤维素食物，保持大便通畅。

(3)体位与活动：全身麻醉清醒后取平卧位、侧卧位，术后第 1 日以半卧位为主，适当进行床旁活动。

（4）伤口观察及护理：观察伤口有无渗血渗液，渗液颜色、性状及量，敷料渗湿及时通知医生给予更换。

（5）疼痛护理：评估病人的疼痛情况，遵医嘱给予镇痛药。

（三）健康指导

（1）饮食指导：忌烟、酒，忌辛辣、刺激性食物，多饮水，多进食新鲜蔬菜水果及高纤维素食物，保持大便通畅。

（2）活动指导：术后1周可恢复正常工作生活，术后3个月内避免重体力劳动，剧烈运动，及持久站立等。

（3）性生活指导：成人术后1月内禁止性生活。

（4）复查：术后1~2个月常规门诊复查，了解精子活力等。

五、其他男性生殖系统手术（MJ1）

▶【阴囊异物取出术护理常规】

（一）评估要点

（1）评估病人的疼痛性质、部位及异物性质，有无睾丸的损伤。

（2）评估病人的生命体征。

（3）评估病人的心理状况。

（二）护理要点

1. 术前护理

（1）密切观察病人的生命体征，观察阴囊局部情况，对出血者查明出血原因，给予局部压迫止血处理。

（2）及时完成术前各项检查，特别是B超检查，以明确睾丸有无损伤。

（3）心理护理：阴囊损伤多为急诊，向病人讲解疾病原因、治疗方法及预后，特别强调早期治疗的必要性，以取得病人的配合。

（4）积极抗感染治疗。

2. 术后护理

（1）术后平卧休息，抬高阴囊，待生命体征平稳后指导病人下床活动。活动前帮助病人使用提睾带托起阴囊。

（2）伤口处理：保持伤口敷料干燥，若有渗血、渗液，及时予更换敷料，避免感染。

（3）引流管护理：留置尿管期间，保持尿管引流通畅，注意会阴部护理。及时评估是否需要留置并及时拔除。

(4)预防感染：遵医嘱给予抗生素治疗，监测病人的生命体征，观察伤口情况，若有不适，及时告知医生给予处理。

(5)并发症的护理

1)阴囊皮瓣坏死：严密观察皮瓣颜色、温度、弹性和肿胀程度，避免病人由于情绪紧张、切口疼痛引起血管痉挛，造成血流不畅。

2)感染：严密观察切口，有无渗血、分泌物，阴囊术后不易过早活动，防止阴囊渗血增多，监测体温、血常规，遵医嘱使用抗生素。

3)阴囊血肿：严密观察阴囊皮肤温度及色泽、局部血运，术后阴囊加压包扎，局部抬高。

(三)健康指导

(1)指导病人使用提睾带：减轻阴囊水肿和坠痛，使用时注意松紧适宜，保持清洁、干燥。

(2)生活指导：清淡饮食，忌烟、酒，忌辛辣、刺激性食物；术后3个月内避免骑跨运动，避免阴囊局部震荡及重体力劳动；成人术后1个月内禁止性生活。指导病人培养健康的行为方式，学会正确获取医学信息。

▶【男性会阴裂伤缝合术护理常规】

(一)评估要点

(1)评估病人的损伤的部位及性质、出血情况。

(2)评估病人的生命体征。

(3)评估病人的心理状况。

(二)护理要点

1. 术前护理

(1)平卧休息，抬高阴囊，急性期可冷敷，出血处给予加压，出血停止后可热敷，以促进血肿吸收，并遵医嘱给予抗生素。若血肿进一步加重，须手术止血。

(2)给予病人心理支持。由于损伤部位特殊，适当安慰病人，稳定病人情绪，向病人讲解疾病原因，特别强调早期治疗的必要性，以取得病人配合。

(3)术前准备：配合医生完善术前相关检查。

2. 术后护理

(1)一般护理：平卧休息，使用支被架，防止阴茎伤口受压，抬高阴囊。将阴茎固定于腹壁垂直的位置，减轻局部肿胀，减少坐起。进食易消化软食，防止便秘，必要时遵医嘱使用缓泻药。

(2)血运观察予护理：阴茎伤口敷料包扎时间2~3日，保持清洁、干燥，注意龟头色泽、指压反应等，有情况及时汇报医生处理。

(3)疼痛护理：评估病人的疼痛程度，调整合适体位，防止伤口受压，必要时遵医嘱使用镇痛药。注意护理操作轻柔。

（4）引流管护理：阴茎外伤术后留置尿管或膀胱造瘘管，应妥善固定，保持引流通畅，严格无菌，做好会阴护理，注意观察记录尿液颜色、性质、量等。

（5）预防感染：遵医嘱使用抗生素，监测病人的生命体征，观察伤口情况。

（6）心理护理。

（三）健康指导

（1）饮食指导：进食高热量、高蛋白、富含维生素食物，多进食新鲜蔬菜水果，保持大便通畅，以免用力解便，影响伤口愈合。

（2）生活指导：保持会阴部清洁、干燥，避免劳累和剧烈活动；术后 3 个月内避免骑跨运动；禁止性生活 2～3 个月。

（3）定期复查，遵医嘱进行定期复查，若有不适及时就诊。

六、男性生殖系统恶性肿瘤（MR1）

▶【包皮恶性肿瘤护理常规】

（一）评估要点

（1）病史评估：有无包茎或包皮过长，阴茎局部有无溃疡、感染，有无腹股沟淋巴结转移。

（2）身体评估：有无排尿困难、疼痛等症状。

（3）社会评估：病人对疾病的认知程度。

（4）实验室及其他检查。

（5）评估病人的心理状态。

（二）护理要点

1. 按泌尿系统疾病一般护理常规

2. 术前护理

（1）心理护理：及时发现并给予病人心理帮助，取得病人伴侣的支持与协助。

（2）局部护理：部分病人由于未早期治疗导致病情延误，住院时龟头或阴茎处出现破溃感染并伴有恶臭液体。用硼酸粉或 1：5000 高锰酸钾溶液浸泡患处，每日 2 次，水温 39～41 ℃，每次 15～20 分钟。协助病人及时更换被渗液浸湿的衣裤。术前在患处备皮要仔细，应避开破溃处，避免造成病人疼痛。

（3）皮肤准备：清理下腹部和会阴部皮肤，术前 1 晚用肥皂水彻底清洁会阴、阴囊和阴茎皮肤。

（4）术前保证充足的睡眠。

3. 术后护理

(1)按持续硬膜外麻醉病人术后护理。

(2)监测病人的生命体征变化。

(3)术后保持尿管与尿道外口连接部的清洁,每日用0.2%碘伏棉球消毒尿道口。

(4)应用支被架,将患处被子支起,避免伤口处受压,使病人不适。

(5)阴茎部分切除术后3~5日内,遵医嘱服用镇静药或己烯雌酚,防止阴茎勃起引起疼痛,也可避免术后出血。

(6)保持会阴部清洁、干燥。

(7)术后保持留置尿管通畅,防止扭曲、受压、脱落。

(三)健康指导

(1)指导病人多进食高蛋白、高热量、无刺激性的食物。

(2)加强锻炼,以提高机体免疫力。

(3)多与朋友联系,参加一些娱乐活动,保持心情愉快,树立战胜疾病的信心。

(4)定期复诊。

▶【睾丸、附睾恶性肿瘤护理常规】

(一)评估要点

(1)健康史评估

1)一般情况:年龄、民族、职业、文化程度。

2)现在健康状况:出现睾丸不适的时间、程度,有无伴随症状等,有无咯血及胸闷憋气,发作频率及其性质等,目前饮食、睡眠、活动等情况。

3)既往健康状况:既往史、创伤史、手术史、过敏史等。

(2)临床表现评估:睾丸肿瘤多发生于20~40岁的青壮年,最常见的症状为无痛性睾丸肿大,为渐进性过程,常感到睾丸沉重。

(3)辅助检查。

(4)心理评估。

(二)护理要点

1. 按泌尿系统疾病一般护理常规

2. 术前护理

(1)术前宣教:睾丸癌常在青壮年中发生,病人的心理障碍较重,因而应与病人建立良好的护患关系,并帮助病人及家属了解治疗及手术过程,使其有一定的心理准备。

(2)术前体位训练:术后缝合处皮肤会因紧绷而产生不适,因此,术前需对病人进行卧床体位训练。

3. 术后护理

(1)监测病人的生命体征变化。

（2）睾丸术后病人出血较多，应当注意观察伤口引流管的引流量及伤口敷料渗血情况。

（3）保持尿管及伤口引流管的通畅，观察引流液和颜色、性质、量。

（4）阴囊水肿时可用柔软干燥的毛巾将阴囊托起，以促进渗出液的吸收并增加病人的舒适度。

（5）使用支被架，减少伤口处受压引起的不适。

（三）健康指导

（1）指导病人多进食高蛋白、高热量、无刺激性的食物。

（2）加强锻炼，以提高机体免疫力。

（3）多与朋友联系，参加一些娱乐活动，保持心情愉快，树立战胜疾病的信心。

（4）定期复诊。

七、男性生殖系统炎症（MS1）

▶【前列腺炎护理常规】

（一）评估要点

（1）健康史评估

1）一般情况：年龄、民族、职业、文化程度。

2）现在健康状况：出现前列腺不适的时间、程度，有无伴随症状等，目前饮食、睡眠、活动等情况。

3）既往健康状况：既往史、创伤史、手术史、过敏史等。

（2）临床表现评估：前列腺炎分为急性和慢性。急性常突然发病，表现为寒战、高热、乏力等全身症状，尿路刺激症状和排尿困难、下腹胀痛等。慢性常表现为反复发作的下尿路感染症状，尿道滴白现象，腰骶部、下腹部会阴区、大腿内侧疼痛，尤其射精后疼痛更为突出。

（3）辅助检查评估

1）体格检查：直肠指检时，前列腺有压痛，直肠指检前应留取尿液进行常规分析和尿液细菌培养。

2）实验室检查：尿液中白细胞数量升高，血液和（或）尿液中的细菌培养呈阳性。

（4）心理状况评估：对前列腺炎的认识和态度、行为及情绪的变化，病人的人格类型、应对能力等。

（二）护理要点

（1）心理指导：耐心听取病人的主诉，了解病人的情况，帮助病人树立治疗的信心。取得病人的信任，建立良好的护患关系，提高病人治疗的依从性。鼓励病人家属和朋友给予病人关心和支持。

（2）饮食指导：指导病人多饮水，保持尿量在 2000～3000 ml，不憋尿。禁烟、酒及辛辣食物，多进食蔬菜水果。加强营养，增强机体抵抗力。

（3）观察并记录病人的下腹部体征、排尿情况、疼痛程度及生命体征变化。

（三）健康指导

（1）忌烟、酒，忌辛辣食品，多饮水，多进食蔬菜水果。

（2）养成规律的生活习惯，避免过度劳累，保持心情愉快。

（3）保持会阴部清洁、干燥，性生活排出精液时使用消毒阴茎套，并注意卫生。

（4）定期复诊。

▶【包皮龟头炎护理常规】

（一）评估要点

（1）健康史评估

1）一般情况：年龄、民族、职业、文化程度。

2）现在健康状况：出现不适的时间、程度，有无伴随症状等。

3）既往健康状况：既往史、创伤史、手术史、过敏史等。

（2）临床表现评估：常表现为阴茎头瘙痒、烧灼或疼痛，局部充血水肿，重者表面糜烂、渗液或出血，甚至浅表溃疡。长期慢性炎症会引起尿道外口狭窄及包皮与龟头粘连。

（3）辅助检查评估：实验室检查、分泌物镜检查和培养可见致病菌。

（4）心理状况评估：对前疾病的认识和态度、行为及情绪的变化，病人的人格类型、应对能力等。

（二）护理要点

（1）心理指导：耐心听取病人的主诉，了解病人的情况，帮助病人树立治疗的信心。取得病人的信任，建立良好的护患关系，提高病人治疗的依从性。鼓励病人家属和朋友给予病人关心和支持。

（2）饮食指导：指导病人禁烟、酒及辛辣食品，多进食蔬菜水果。加强营养，增强机体抵抗力。

（三）健康指导

（1）保持会阴部清洁、干燥。

（2）包皮过长者向上翻转包皮进行清洗，若不能翻转或出现嵌顿，及时到院就医。

▶【附睾炎护理常规】

（一）评估要点

（1）病史评估：老年病人是否有开放性前列腺切除或经尿道前列腺电切手术史。

（2）身体评估：有无泌尿系统感染、前列腺炎、精囊炎等，阴囊有无肿胀、皮肤发红、发热、疼痛等症状。

（3）社会评估：病人对疾病的认知度。

（4）实验室及其他检查。

（二）护理要点

（1）心理护理。

（2）遵医嘱给予抗感染治疗。

（3）嘱病人卧床休息，托起阴囊，给予镇痛、热敷护理。

（4）对脓肿形成者，协助医生做好引流的护理，观察引流情况。

（三）健康指导

（1）生活规律化，劳逸结合。

（2）忌烟、酒及辛辣刺激性饮食，保持大便通畅。

（3）避免长时间久坐，性生活不宜过于频繁。

（4）保持心情舒畅，勿过度劳累，增强体质，防止感冒，忌憋尿。

▶【睾丸、附睾、阴茎脓肿护理常规】

（一）评估要点

（1）病史评估：是否存在睾丸、附睾等炎症情况。

（2）身体评估：有无红肿、疼痛、发热等症状。

（3）社会评估：对疾病的认知程度。

（4）实验室及其他检查。

（二）护理要点

（1）心理护理。

（2）密切观察病人的生命体征变化。

（3）遵医嘱给予抗感染治疗。对高热病人给予物理降温对症治疗。

（4）脓肿形成有波动感时切开引流。

（5）使用阴囊托托起阴囊，勤换药。

（三）健康指导

（1）卧床休息，适量活动。

（2）多进食蔬菜水果，保持大便通畅。

（3）保持心情舒畅，勿过度劳累，增强体质。

（4）定期复诊。

八、其他男性生殖系统疾患（MZ1）

▶【前列腺出血护理常规】

（一）评估要点

（1）病史评估：是否有开放性前列腺切除或经尿道前列腺电切手术史。

（2）身体评估：有无排尿困难、血尿、疼痛等症状。

（3）社会评估：对疾病的认知度。

（4）实验室及其他检查。

（二）护理要点

1. 非手术治疗

（1）心理护理。

（2）密切观察病人的生命体征变化。

（3）遵医嘱给予止血、抗感染治疗。

（4）嘱病人卧床休息，保持引流通畅，观察引流液的颜色、性质、量。

2. 手术治疗

（1）按要求做好术前准备，术前12小时禁食，6小时禁饮。对病人做好心理护理。

（2）术后给予全身麻醉术后护理常规。

（3）术后6小时进食，饮食宜清淡，高热量、高蛋白饮食。

（4）观察病人的生命体征变化及意识状态，固定好各种管道，出现异常情况及时通知医生。

（5）观察尿液的颜色变化，保持膀胱冲洗通畅，根据冲洗液的颜色调节冲洗速度。

（6）预防感染：留置尿管的病人应保持尿道口周围清洁。

（三）健康指导

（1）适量活动。

（2）多进食蔬菜水果及营养价值高的食物，保持大便通畅。

（3）保持心情舒畅，勿过度劳累，增强体质。

（4）定期复诊。

▶【包皮嵌顿护理常规】

（一）评估要点

（1）病史评估：病人是否存在包茎或包皮过长的情况。

（2）身体评估：有无排尿困难、阴茎肿胀、疼痛等症状。

（3）社会评估：对疾病的认知度。

（4）实验室及其他检查。

（二）护理要点

（1）心理护理。

（2）遵医嘱给予抗感染治疗。

（3）合理正确清洗龟头、包皮，清洗后及时复位。

（4）嘱病人卧床休息。

（5）勿强行翻开包皮，翻开后也需及时复位，性生活后及时复位。

（三）健康指导

（1）生活规律化，劳逸结合。

（2）忌烟、酒及辛辣刺激性饮食，保持大便通畅。

（3）穿宽松内裤，勤洗澡。

（4）保持心情舒畅，勿过度劳累，增强体质。

（5）出现嵌顿包茎后最好不要自行复位，尤其是嵌顿严重者，有可能导致皮肤破裂、感染。

▶【阴茎肿物护理常规】

（一）评估要点

（1）评估病人的肿物位置、大小。

（2）评估病人的生命体征。

（3）评估病人的心理状况。

（二）护理要点

1. 术前护理

（1）体位与活动：评估病人的自理能力、风险，加强巡视，保障病人安全。

（2）饮食：指导病人进食易消化、营养丰富的食物，以防便秘、贫血，改善病人的全身营养状况，忌饮酒及辛辣饮食。

（3）心理护理：因手术为男科疾病手术，术后影响夫妻生活，鼓励家属给予支持、安慰，与病人一起克服内心的恐惧及焦虑。

（4）预防感染：使用抗生素预防局部感染，腹股沟区淋巴结肿大病人术前3日适量使用抗生素，保持会阴部皮肤清洁、干燥。

（5）皮肤准备：术前每日用碘伏冲洗阴茎2～3次。

（6）呼吸道护理：戒烟，避免术后肺部感染。

2. 术后护理

（1）体位与活动：按照麻醉术后护理常规，遵循快速康复护理理念，在病人无恶心、呕吐状态下，术后可立即垫枕。术后卧床5～7日，避免过早下床活动引起手术部位出血；术后淋巴结清扫者卧床 2 周，抬高下肢；腹股沟淋巴结清扫者，避免做大腿屈膝外展动作，保持腹股沟区手术区无张力，促进切口早日愈合。卧床期间注意皮肤护理，做好下肢功能锻炼。

（2）饮食：术后常规禁食，待肠蠕动恢复肛门排气，循序渐进给予流质饮食到普通饮食的过度，多进食蔬菜水果，保持大便通畅。

（3）切口与疼痛：观察切口敷料及愈合情况，适当加压包扎，定期观察，腹股沟淋巴结清扫后 10 ~ 12 日拆线。对切口感染者，协助其做好分泌物培养，给予局部换药及全身使用抗生素。及时评估疼痛部位、性质及持续时间、伴随症状。阴茎部分切除术后 3 ~ 5 日内服用抑制勃起及消肿药物，防止勃起时疼痛，必要时遵医嘱使用镇痛药。

（4）引流管护理：保持引流管通畅，防止受压、扭曲、脱落。行淋巴结清扫置负压引流管者一般持续时间 2 ~ 4 日，伤口无渗液可拔除，注意观察引流液颜色、性质、量并做好记录。

（5）导尿管护理：妥善固定，保持通畅，保持会阴部清洁。

（6）呼吸道护理：指导病人深呼吸、有效咳嗽，避免腹压增加，加重出血，必要时给予雾化吸入。

（7）心理支持：心理干预有助于病人心理障碍的改善，应严密观察病人及家属的情绪变化，同时给予安慰鼓励，讲解伤口愈合的过程及可能遇到的状况，注意保护病人隐私。

（三）健康指导

（1）术后适当锻炼，加强营养，增强体质。

（2）指导病人保持乐观积极的心态，多参加社会活动。

（3）保持会阴部清洁。

（4）阴茎部分切除者定时行尿道扩张，防止尿道狭窄。

（5）定期复查肝功能、前列腺抗原检测（PSA）及血、尿常规，注意观察肿物有无复发、转移等。

▶【尿道下裂护理常规】

（一）评估要点

（1）评估病人的健康史、遗传史、家族史。

（2）评估病人的尿道下裂的类型及排尿情况。

（3）评估病人的心理状况。

（二）护理要点

1. 术前护理

（1）按要求做好术前准备：协助完善各项常规术前检查。合并心血管、肝、肺、糖尿病等全身疾病者在术前应做全面检查、处理。

（2）心理护理：消除病人的自卑、紧张情绪，增强其治愈疾病的信心。

（3）术前1日准备：根据医嘱皮肤试验、备皮，局部术前3～5日用碘伏浸泡，清洁肠道，告知病人禁食禁饮及术前宣教。

2. 术后护理

（1）病情观察：了解术中及麻醉情况，按相应麻醉后护理常规。严密观察病人的意识和生命体征，注意伤口和引流液的量、颜色、性状，早期发现出血倾向。尿道异位开口手术后用弹力绷带包扎阴茎，术后3～5日拆开绷带。若阴茎水肿、发绀，应重新用弹力绷带包扎，保持局部通风、干燥。

（2）管道的观察：保持管道通畅，新尿道成形术后阴茎伸直上翘固定，应使用支被架，以免重力压迫伤口。尿道开口异位术后保留尿管3～4周，按照尿管护理常规进行。

（3）体位与活动：了解手术及麻醉情况，根据麻醉要求卧位休息，鼓励病人多活动。

（4）输液及饮食：术后暂时禁食，待肛门排气后即可进流质饮食，逐渐过渡到半流质饮食直至普通饮食。鼓励病人多饮水，多进食粗纤维食物，保持大便通畅，以防便秘影响伤口愈合。根据病情调节输液速度，保证血容量充足。

（5）心理支持：多与病人沟通交流，并安慰鼓励病人，使其保持良好的心态，积极配合治疗。

（6）并发症的观察与护理

1）感染：做好会阴部护理，保持导尿管通畅，及时清洗尿道分泌物，保持创面干燥，防止大便污染伤口。注意无菌操作，防止感染。

2）出血：遵医嘱使用己烯雌酚抗阴茎勃起，减轻伤口渗血，利于伤口愈合。

3）下肢深静脉血栓形成：①病人术后若无禁忌证，应尽早进行肢体的主动或被动活动。病情允许应早日下床活动。②指导合理饮食，多饮水，进食低脂、清淡、高纤维、易消化的食物，防止便秘。③保护血管，避免同一血管反复穿刺；避免在下肢和瘫痪肢体穿刺，尽量缩短深静脉留置的时间；戒烟。④注意观察下肢血液循环。

（三）健康指导

（1）交代成年病人注意休息，3个月内避免性生活。

（2）保持外阴清洁，预防尿路感染，术后每3个月复查1次，半年后每半年复查1次，连续3年。

第十四章

女性生殖系统疾病及
功能障碍（MDCN）

一、女性生殖器官恶性肿瘤的广泛切除手术（NA1）

（一）评估要点

1. 健康评估

（1）宫颈癌：有无不良婚育史、性生活史、与高危男子有性接触病史，以及不同年龄段月经史的具体变化。

（2）卵巢癌：腹痛程度，有无气急、心悸、尿频、便秘等肿瘤压迫症状。

（3）子宫内膜癌：高度重视病人的高危因素，如老年、肥胖、少育、不育等病史。

2. 社会评估 对宫颈癌、卵巢癌、子宫内膜癌的认知程度、心理承受能力，以及家属的支持力度。

3. 症状/体征评估

（1）宫颈癌：早期病人一般无自觉症状，多有普查中发现异常的子宫颈刮片报告。典型临床症状表现为点滴样出血或因性交、阴道灌洗、妇科检查而引起接触性出血，可见恶臭的阴道流液及其他恶病质症状。

（2）卵巢癌：早期多无特殊症状，通常于妇科普查中发现盆腔肿物就医。晚期可出现下腹不适、腹胀、食欲缺乏等消化道症状，部分病人可能出现消瘦、贫血等症状。

（3）子宫内膜癌：最先出现不规则阴道出血，也可表现为月经量增多，经期延长或经期出血，绝经后病人表现为持续或间歇性出血。子宫增大明显，合并宫腔积液时可有明显触痛等。

4. 辅助检查评估

（1）宫颈癌：子宫颈细胞学检查、高危人乳头状瘤病毒（HPV）检测、阴道镜检查、子宫颈活检、影像学诊断、肿瘤标记物的测定、腹膜后淋巴结造影检查、CT 检查等。

（2）卵巢癌：B 超、CT 检查、肿瘤标记物的测定、腹膜后淋巴结造影检查、活检等。

（3）子宫内膜癌：B 超、宫颈刮片等。

（二）护理要点

（1）围术期心理护理：宫颈癌、卵巢癌、子宫内膜癌病人入院后，思想负担重，情绪低落。与病人建立良好的护患关系，了解病人的需求，协同家属满足其需求，增加病人的安全感和信任感，积极配合治疗。做好围术期的健康知识指导，为病人树立应对疾病的信心。

（2）一般护理：加强营养，给予高热量、高蛋白、富含维生素的饮食。

（3）术前遵医嘱进行阴道消毒、肠道准备，完善术前准备，指导病人进行呼吸功能锻炼。

（4）术后遵医嘱观察病人的生命体征、腹部切口敷料情况、疼痛情况及每日出入量。

（5）遵医嘱给予补液、抗炎等治疗，确保用药及时、准确。

（6）皮肤护理：病人卧床时间长，抵抗力差，易造成皮肤压疮，保持床单位的干净、整洁，每2小时翻身1次，预防压疮的发生。

（7）预防下肢静脉血栓：术后按规范指导病人进行踝泵运动，正确使用弹力袜，进行温水泡脚，使用预防血栓的药物若术后病人出现小腿肿胀、疼痛，及时行下肢静脉彩超，以排除血栓形成；若未排除，遵医嘱抬高下肢，适当活动，行抗凝治疗。

（8）饮食护理：病人排气前可进食流质饮食，并添加适当食盐，防止低钠，遵医嘱补液。排气后可进食半流质饮食至软食，饮食恢复正常后，鼓励病人多摄入优质蛋白质、新鲜蔬菜水果等，均衡营养，以满足机体需求。

（9）留置尿管护理：根治术后病人留置尿管时间较长，需做好每日尿道口护理2次，嘱病人多饮水2000 ml以上，尿管引流袋高度低于尿道口，防止尿液逆行感染。

（10）引流管护理：保持管道的通畅，观察并记录引流液的颜色、性质、量，每日更换引流装置。

（11）活动指导：术后当日卧床休息为主，术后第1日取半卧位休息，术后第2日床旁站立、下床走动，逐步过渡到正常，但仍需注意劳逸结合，以休息为主。

（12）进行放化疗者：严格遵医嘱给药物治疗，注意观察治疗不良反应，及时发现问题，积极处理。根据具体治疗方式给予相应的护理措施。

（三）健康指导

（1）告知宫颈癌、卵巢癌、子宫内膜癌发病相关高危因素及预防措施。

（2）鼓励病人调整心理状态，积极参加社交活动，保持乐观态度，提高生活质量；鼓励家属共同参与病人的治疗和康复，帮助病人尽快恢复健康。

（3）养成良好的卫生习惯，避免不洁及无保护的性生活，进食高蛋白、高热量、富含维生素的饮食，多进食蔬菜水果。

（4）3个月内不盆浴、不同房。

（5）注意休息，半年内避免增加腹压的动作，避免咳嗽、便秘，不宜久站、就坐、提重物。

（6）若有下腹部疼痛、阴道异常分泌物，应及时就诊。

（7）化疗期间病人免疫力低，易发生感染，应尽量不出入公共场所，做好自我防护。

（8）宫颈癌随访：出院后1个月行首次随访，治疗后2年内每3个月复查1次；出院后第3～5年，每半年复查1次；第6年开始，每年复查1次。复查内容包括盆腔检查、阴道涂片细胞学检查、高危HPV监测、血常规及子宫颈鳞状细胞癌抗原。

（9）卵巢癌随访指导：卵巢癌易复发，需长期接受随访和监测。术后1年内，每月1次；术后2年内，每3月1次；术后3～5年，视病情每4～6个月1次；5年以上，每年1次。随访内容包括症状、体征、全身及盆腔检查、B超等，必要时行MRI或CT检查，根据病情测定糖类抗原125（CA125）、甲胎蛋白（AFP）、人绒毛膜促性性激素（hCG）等。

（10）子宫内膜癌随访指导：一般术后2～3年内每3个月随访1次，3年后每6个月1次，5年后每年1次，绝经后妇女要重视阴道流血和绝经过渡期妇女月经紊乱的诊治。

二、女性生殖器官恶性肿瘤除广泛切除术以外的手术（NA2）

▶【全子宫切除术护理常规】

（一）评估要点

（1）身体状况评估：宫颈癌、子宫内膜癌病理分期属于早期，无需行广泛切除。宫颈癌病人有无不良婚育史、性生活史、与高危男子有性接触病史及不同年龄段月经史具体变化。子宫内膜癌病人有无老年、肥胖、少育、不育等高危因素。

（2）症状评估：宫颈癌典型临床症状表现为点滴样出血或因性交、阴道灌洗、妇科检查而引起接触性出血。子宫内膜癌表现为绝经后阴道不规则流血流液等。

（3）体征评估：宫颈接触性出血、子宫增大明显伴或不伴压痛。

（4）辅助检查评估：子宫颈细胞学检查、高危HPV检测、阴道镜检查、子宫颈活检、B超、宫颈刮片、诊断性刮宫等。

（二）护理要点

（1）心理护理：为病人讲解疾病相关知识，告知术后恢复注意事项，消除病人的紧张情绪。

（2）术前一般指导：加强营养，会阴部清洁，给予高热量、高蛋白、富含维生素的饮食。

（3）术前遵医嘱进行阴道消毒、肠道准备，完善术前准备，指导病人进行呼吸功能锻炼。

（4）术后遵医嘱观察病人的生命体征、腹部切口敷料情况、疼痛情况及每日出入量。

（5）皮肤护理：病人卧床时间长，抵抗力差，易造成皮肤压疮，应保持床单位的整洁，每 2 小时翻身 1 次，预防压疮的发生。

（6）预防下肢静脉血栓：术后按规范指导病人进行踝泵运动，正确使用弹力袜，进行温水泡脚，使用预防血栓药。若术后病人出现小腿肿胀、疼痛，及时行下肢静脉彩超以排除血栓形成；若未排除，遵医嘱抬高下肢，适当活动，行抗凝治疗。

（7）饮食护理：病人排气前可进食流质饮食，并添加适当食盐，防止低钠，遵医嘱补液。排气后可进食半流质饮食至软食，饮食恢复正常后，鼓励病人多摄入优质蛋白质、新鲜蔬菜水果等，均衡营养，以满足机体需求。

（8）留置尿管护理：术后病人留置尿管时间较长，需做好每日尿道口护理 2 次。嘱病人饮水 2000 ml 以上，尿管引流袋高度低于尿道口，防止尿液逆行感染。

（9）引流管护理：保持管道的通畅，观察记录引流液的颜色、性质、量，每日更换引流装置。

（10）活动指导：术后当日以卧床休息为主，术后第 1 日取半卧位休息，术后第 2 日床旁站立、下床走动，逐步过渡到正常，但仍需注意劳逸结合，以休息为主。

（11）遵医嘱给予补液、抗炎等治疗，确保用药及时、准确。

（三）健康指导

（1）无特殊情况 1 个月后复查。

（2）3 个月内不盆浴、不同房。

（3）保持清洁，生活规律，睡眠充足。

（4）注意休息，半年内避免增加腹压的动作，避免咳嗽、便秘，不宜久站、久坐、提重物。

（5）若有下腹部疼痛、阴道异常分泌物，应及时就诊。

三、子宫（除内膜以外）手术（NC1）

▶ **【子宫肌瘤挖除术护理常规】**

（一）评估要点

（1）身体评估：了解病人既往的月经史、生育史，是否有子宫肌瘤导致的不孕、流产史，是否长期使用雌激素，是否有因子宫肌瘤导致的压迫、贫血等伴随症状，是否有生育要求等。

（2）社会评估：对疾病的认识程度，有无焦虑，是否知晓病情，自我形象的接受程度。

（3）症状评估：经量增多、经期延长、下腹包块、压迫症状、白带增多等。

（4）辅助检查评估：妇科检查、B超、MRI、宫腔镜、腹腔镜等内镜检查及子宫输卵管造影等。

（二）护理要点

（1）密切观察和记录病人的病情变化，及时发现问题，配合医生检查，做到及时处理。对贫血者予以纠正贫血的治疗措施。

（2）心理护理：做好疾病相关健康知识指导，为病人树立应对疾病的信心。

（3）一般护理：加强营养，给予高热量、高蛋白、富含维生素的饮食。

（4）遵医嘱进行阴道消毒、肠道准备、完善术前准备，指导病人进行呼吸功能锻炼。

（5）观察病人的生命体征、腹部切口敷料情况、疼痛情况，观察腹痛及阴道流血情况。若阴道出血量多于月经量，及时告知医生并予以协助处理。

（6）皮肤护理：保持床单位的干净、整洁，2小时翻身1次，预防压疮的发生。

（7）饮食护理：病人排气前可进食流质饮食，并添加适当食盐，防止低钠，遵医嘱补液。排气后可进食半流质饮食至软食，饮食恢复正常后，鼓励病人多摄入优质蛋白质、新鲜蔬菜水果等，均衡营养，以满足机体需求。

（8）留置尿管护理：留置尿管期间，需做好每日尿道口护理2次。嘱病人多饮水2000 ml以上，尿管引流袋高度低于尿道口，防止尿液逆行感染。

（9）引流管护理：保持管道的通畅，观察记录引流液的颜色、性质、量，每日更换引流装置。

（10）活动指导：术后早期床上翻身、活动四肢，当日以卧床休息为主，术后第1日床旁站立、下床走动，逐步过渡到正常。

（11）遵医嘱予以补液、缩宫素促进子宫复旧等治疗，确保用药及时、准确。

（12）对于子宫肌瘤大、个数多、临床症状明显而又无需保留生育功能者，对其护理要点参照下述全子宫切除术病人。

（三）健康指导

（1）术后禁止性生活及盆浴1个月，保持会阴部清洁、干燥。

（2）宜进食高蛋白、富含维生素、含铁丰富易消化的食物，如蛋、瘦肉、动物肝、乳制品、蔬菜、木耳、红枣，忌食含雌激素高的食物。

（3）自我病情观察：术后会有少量阴道流血，一般持续1周。若阴道流血超过2周，须及时就诊，2周内阴道有少许粉红色或咖啡色分泌物属正常。

（4）手术后1个月内避免提重物、骑马、久坐、骑自行车等，若有不适及时随诊。

▶【全子宫切除术/次全子宫切除术护理常规】

（一）评估要点

（1）身体评估

1）子宫腺肌病：有无进行性痛经和月经过多史，子宫是否增大或局限性隆起、质硬且有压痛。

2）子宫脱垂：了解病人有无产程过长、阴道助产及盆底组织撕伤等情况。

3）子宫肌瘤：肌瘤大小、个数、临床症状，是否需要保留生育功能。

（2）社会评估：评估病人对疾病的认知程度，及自我形象接受程度。

（3）症状评估：经量过多、经期延长和逐渐加重的进行性痛经。

（4）辅助检查评估：妇科检查、B超、子宫造影、肿瘤标志物。

（二）护理要点

（1）心理护理：为病人讲解疾病相关知识，告知病人术后恢复的注意事项，解除病人的紧张情绪。

（2）术前一般指导：加强营养，做好阴道消毒准备，给予高热量、高蛋白、富含维生素的饮食。

（3）术前遵医嘱进行阴道消毒、肠道准备，完善术前准备，指导病人进行呼吸功能锻炼。

（4）术后遵医嘱观察病人的生命体征、腹部切口敷料情况、疼痛情况及每日出入量。

（5）皮肤护理：病人卧床时间长，抵抗力差，易造成皮肤压疮，保持床单位的干净、整洁，每2小时翻身1次，预防压疮的发生。

（6）预防下肢静脉血栓：术后按规范指导病人进行踝泵运动，正确使用弹力袜，进行温水泡脚，使用预防血栓药物，如术后病人出现小腿肿胀、疼痛，及时行下肢静脉彩超，以排除血栓形成；若未排除，遵医嘱抬高下肢，适当活动，行抗凝治疗。

（7）饮食护理：病人排气前可进食流质饮食，并添加适当食盐，防止低钠，遵医嘱补液。排气后可进食半流质饮食至软食，饮食恢复正常后，鼓励病人多摄入优质蛋白质、新鲜蔬菜水果等，均衡营养，以满足机体需求。

（8）留置尿管护理：病人留置尿管期间，需做好每日尿道口护理2次。嘱病人饮水2000 ml以上，尿管引流袋高度低于尿道口，防止尿液逆行感染。

（9）引流管护理：保持管道的通畅，观察记录引流液的颜色、性质、量，每日更换引流装置。

（10）活动指导：术后当日以卧床休息为主，术后第1日取半卧位休息，术后第2日床旁站立、下床走动，逐步过渡到正常，但仍需注意劳逸结合，以休息为主。

（11）遵医嘱予以补液、抗炎等治疗，确保用药及时、准确。

（三）健康指导

（1）术后一般休息3个月，禁盆浴、性生活3个月，术后3个月复查经医生确定伤口恢复可恢复性生活。

（2）术后2个月到医院复查伤口愈合情况。

（3）术后半年内避免重体力劳动，保持大便通畅，避免增加腹压。

（4）嘱病人平时注意调整饮食结构，多进食蛋白质、蔬菜、水果等。

（5）注意清洁卫生。

四、附件手术（ND1）

（一）评估要点

（1）身体评估：了解病人的月经史，了解附件肿块发现的时间、生长速度，有无并发症，评估疼痛的程度、性质和部位。

（2）社会评估：病人对疾病的认知程度，特别是对于年轻妇女，有无焦虑、恐惧，是否知晓病情、疾病对个人的远期影响、对生育的要求及对自我形象的接受程度等。

（3）症状评估：卵巢良性肿物疾病发展缓慢，早期多无症状，常在体检时发现或自觉腹部包块。盆腔炎性肿物可有炎症相关症状，如腹部压痛、反跳痛等。异位妊娠详见后面。

（4）辅助检查评估：妇科检查、影像学检查、测定病人血清中肿瘤标志、腹腔镜检查、细胞学检查等。

（二）护理要点

（1）心理护理：做好疾病的相关健康知识指导，为病人树立应对疾病的信心。

（2）密切观察和记录病情变化，及时发现问题，配合医生检查，做到及时处理。

（3）一般护理：加强营养，给予高热量、高蛋白、富含维生素的饮食。

（4）遵医嘱完善术前准备。

（5）观察病人的生命体征、腹部切口敷料情况、疼痛情况。

（6）皮肤护理：保持床单位的干净、整洁，每2小时翻身1次，预防压疮的发生。

（7）饮食护理：病人排气前可进食流质饮食，并添加适当食盐，防止低钠，遵医嘱补液。排气后可进食半流质至软食，饮食恢复正常后，鼓励病人多摄入优质蛋白质、新鲜蔬菜水果等，均衡营养，以满足机体需求。

（8）留置尿管护理：留置尿管期间，需做好每日尿道口护理2次。嘱病人饮水2000 ml以上，尿管引流袋高度低于尿道口，防止尿液逆行感染。

（9）引流管护理：保持管道的通畅，观察记录引流液的颜色、性质、量，每日更换引流装置。

（10）活动指导：术后早期床上翻身、活动四肢，当日以卧床休息为主，术后第1日床旁站立、下床走动，逐步过渡到正常。

（11）遵医嘱予以补液、治疗，确保用药及时、准确。

（三）健康指导

（1）宣教知识，增强女性的自我保健意识，定期行随访观察。

（2）帮助病人制订出院后的康复计划，嘱病人定期随访。

（3）康复后逐渐增加运动量，适当参加社交活动，恢复角色功能。

五、子宫内膜手术（NE1）

▶ **【子宫内膜息肉/宫颈管息肉切除术护理常规】**

（一）评估要点

（1）病史评估：询问病人的年龄、月经史、婚育史、避孕措施，有无慢性疾病（如肝病、血液病、高血压、代谢性疾病等），是否使用激素，发病前有无精神因素影响。本次阴道流血的出血量、流血持续时间、流血前有无停经等。

（2）症状评估：不规则子宫出血，大量失血者可有头晕、乏力等症状。

（3）体征评估：外阴、阴道血染，宫颈息肉病人可见宫颈赘生物。

（4）辅助检查评估：妇科检查、尿妊娠试验排除妊娠、全血细胞检查了解贫血程度，凝血功能检查排除凝血功能异常，诊断性刮宫，宫腔镜检查。

（二）护理要点

（1）观察阴道流血情况，出血量、颜色、持续时间等。必要时保留出血期间使用的会阴垫，估算出血量。

（2）观察并记录病人的生命体征，观察病人有无头晕、乏力等症状，防止跌倒或坠床发生。

（3）对贫血严重者做好止血、配血、输血的准备。

（4）保持会阴部清洁，预防感染。

（5）心理护理：减轻病人的心理压力与恐惧。

（6）宫腔镜手术：①排除宫腔镜检查绝对、相对禁忌证；②时间为以月经干净后1周为宜；③遵医嘱进行术前检查准备；④术后行饮食、活动、卫生指导，观察腹痛、阴道流血情况。

（三）健康指导

（1）保持会阴部清洁、干燥，勤换会阴垫。

（2）加强营养，多进食补铁、补血的食物，增加维生素 C 的摄入。

（3）观察腹痛、阴道流血、分泌物情况，若有异常随时就诊。

（4）定期随访。

▶ **【诊断性刮宫术护理常规】**

（一）评估要点

（1）身体评估：评估病人病情、意识、生命体征、合作程度、婚育史、月经史等。

（2）症状评估：病人阴道流血或阴道排液情况，有无急性阴道炎、宫颈炎、附件炎。

（3）辅助检查：血常规、凝血分析、白带常规、手术前九项检查等。

（二）护理要点

（1）术前向病人讲解诊断性刮宫的目的和过程，解决其思想顾虑。出血、穿孔和感染是刮宫的主要并发症，应做好输液、配血准备。

（2）告知病人刮宫前 2 日禁止性生活，了解卵巢功能时，术前至少已停用性激素 1 个月，避免错误结果。

（3）不孕症病人应选择月经前期或月经来潮 12 小时内刮宫，以判断有无排卵；对功能失调性子宫出血病人，若疑为子宫内膜增生症，应选择月经前 1~2 日或月经来潮 24 小时内刮宫；若疑为子宫内膜不规则脱落，应选择月经第 5~6 日刮宫。

（4）术中指导病人学会做深呼吸等一些放松技巧，帮助其转移注意力，以减轻疼痛。

（5）协助医生观察并挑选刮出的可疑病变组织并固定，做好记录并及时送检。

（6）术后按医嘱服用抗生素。

（三）健康指导

（1）告知病人保持外阴部干净、清洁，2 周内禁止性生活及盆浴。

（2）出现发热、阴道分泌物异味、阴道流血超过月经量，及时来院就诊。

（3）指导病人进食清淡饮食，活动不受影响。

（4）指导病人复查及了解病理检查结果。

六、外阴、阴道、宫颈手术（NF1）

▶【外阴/阴道缝合术护理常规】

（一）评估要点

（1）病史评估：了解病人外阴外伤史、生育史，是否受过撞击、外伤或性交。

（2）身心状况评估：外阴/阴道裂伤部位、程度，血肿的大小、部位，局部有无红肿分泌物等。

（3）症状评估：多伴疼痛、局部红肿，阴道挫、裂伤伴阴道流血，出血多可出现头晕、乏力等，合并感染时可出现发热，伴或不伴大小便困难。

（4）体征评估：外阴、阴道创伤，严重者可查及内脏损伤。

（4）辅助检查评估：妇科检查。

（二）护理要点

（1）外阴血肿或红肿时，一般可先冷敷，观察肿块变化，并应用止血药、抗感染药，必要时应切开清创、止血治疗。

（2）如果有裂伤、贯通伤(陈旧性会阴、阴道裂伤)，应查清并及时缝合修补，预防并发症，做好随访工作。

（3）行缝合术后，必须使用弹力绷带时，应松紧适宜，避免过紧导致血液循环受阻，也应避免过松导致压迫无效。

（4）保持外阴干净、清洁，每日用碘伏棉签擦洗外阴 2 次，便后及时用清水清洗并保持干燥。

（5）加强心理护理：主动关心体贴病人，多与其交谈，了解其心理状态。

（三）健康指导

（1）饮食清淡，忌辛辣、刺激性的食物，食物营养丰富、易消化。

（2）穿着柔软内裤，减少磨擦。

（3）注意保持外阴干净、清洁。

（4）术后做好门诊随访。

▶【宫颈锥形切除术护理常规】

（一）评估要点

（1）病史评估：是否有 HPV 感染、吸烟、性生活过早、性传播疾病等。

（2）症状评估：偶有阴道排液增多，伴或不伴臭味，也可有接触性出血。

（3）体征评估：宫颈光滑仅见局部红斑、白色上皮或宫颈糜烂等表现。

（4）辅助检查评估：宫颈刮片细胞学检查、阴道镜检查、宫颈活组织检查等。

（二）护理要点

（1）消除病人的焦虑情绪，做好心理护理。

（2）保持外阴清洁，加强会阴护理，减少感染的机会。

（3）观察阴道流血的量、性质、颜色，阴道排液的性状、气味，有无脱落的组织等。

（4）观察病人面色、精神状况、生命体征，评估其有无贫血症状。

（5）术后观察阴道纱布填塞情况，防止脱落。

（6）术后观察阴道出血情况。

（三）健康指导

（1）保持会阴干净、清洁，指导病人做好会阴护理，积极防治阴道炎症或子宫颈炎症。

（2）预防病毒感染，饮食合理，提高机体抵抗力，发现白带增多等妇科症状，及时就医。

（3）避免体力劳动，适当休息，劳逸结合。

（4）性生活指导，改善生活质量。

（5）定期门诊随访。

▶【外阴/阴道良性肿物切除术护理常规】

（一）评估要点

（1）病史评估：了解病人外阴包块形成的时间、包块的变化，有无疼痛、红肿。

（2）外阴包块症状评估：外阴包块一般为一侧，包括结节、溃疡，偶有疼痛、局部红肿。

（3）阴道壁囊肿症状评估：阴道壁囊肿较小时没有存在的意义，如果囊肿生长至很大时，就会导致性生活发生困难，或者在进行性交时有疼痛感。

（4）体征评估：阴道壁囊肿是阴道壁的囊性肿物，外阴包块是局部出现小而硬的结节、肿块或溃疡，常伴有疼痛或瘙痒。

（5）辅助检查评估：妇科检查。

（二）护理要点

（1）外阴血肿或红肿时，一般可先冷敷观察肿块变化，并应用止血药、抗感染药，必要时应切开清创、止血治疗。

（2）阴道壁囊肿术后，密切观察阴道流血、流液情况。

（3）保持外阴干净、清洁，每日用碘伏棉签擦洗外阴2次，便后及时清水清洗并保持干燥。

（4）加强心理护理，主动关心体贴病人，多与其交谈，了解其心理状态。

（5）必要时遵医嘱给予抗炎治疗。

（三）健康指导

（1）饮食清淡，忌辛辣、刺激性的食物，食物营养丰富、易消化。

（2）穿着柔软内裤，减少磨擦。

（3）平时勤换内裤，注意个人卫生，注意保持外阴干净、清洁。

（4）术后做好门诊随访。

七、女性生殖系统其他手术（NJ1）

▶【前庭大腺囊肿/脓肿造口术护理常规】

（一）评估要点

（1）病因评估：有无细菌感染，外阴有无红肿、发热、压痛，皮肤是否完整等。

（2）社会评估：病人对前庭大腺炎的认知程度。

（3）症状评估：局部疼痛、红肿，有时大小便困难；检查可发现大阴唇下1/3处有红肿硬块，触痛明显。若已发展为脓肿，多呈鸡蛋至苹果大小的肿块，肿块表面皮肤发红变薄，周围组织水肿，局部触痛显著，有波动感。

（4）辅助检查评估：一般在前庭大腺开口处及尿道口、尿道旁腺各取分泌物做涂片查病原菌。

（二）护理要点

（1）行切开引流术和造口术者，每日换药1次，用1:20碘伏原液擦洗外阴，每日2次。

（2）可选用1:5000的高锰酸钾溶液坐浴，每次15～20分钟，每日2次，促进伤口愈合，但应注意溶液的浓度、温度。

（3）急性期病人应卧床休息，保持局部干净、清洁，可局部冷敷，缓解疼痛不适。

（4）根据病原体选择抗生素治疗，做好用药指导。

（三）健康指导

（1）饮食清淡，防止辛辣、刺激性的食物，多进食有营养、易消化、纤维素丰富的食物。

（2）注意保持外阴清洁，产褥期禁止过性生活，经期使用消毒卫生巾，防止传染，并注意勤更换。

（3）平时勤换内裤，注意个人卫生。

附：前庭大腺囊肿

前庭大腺囊肿是前庭大腺腺管开口部分堵塞，分泌物积聚于腺腔而形成。多由小逐渐增大，多为单侧，可有双侧。若囊肿小且无感染时，常无自觉症状，常在妇科检查时发现；若囊肿大，病人可有外阴坠涨或性交不适。本疾病常行前庭大腺囊肿造口术进行治疗，护理要点同前庭大腺炎。

八、女性生殖系感染（NS1）

▶【阴道炎性疾病护理常规】

（一）评估要点

（1）病史评估：了解病人月经史、婚育史，是否有公共浴池活动、不洁性生活史等。

（2）症状评估：了解白带颜色、性状，有无异味、性交痛或者尿痛及外阴皮肤瘙痒、疼痛、红肿、灼热感等不适。滴虫性阴道炎病人分泌物稀薄脓性黄绿色伴臭味；外阴道假丝酵母菌病（VVC）病人白带呈凝乳状。萎缩性阴道炎病人白带稀薄淡黄，严重者为血样脓性。

（3）体征评估：滴虫性阴道炎病人有"草莓样"宫颈；VVC病人外阴红斑、水肿，外阴、皮肤常有抓痕；萎缩性阴道炎阴道萎缩性改变，病人阴道黏膜充血，有散在出血点等。

（4）辅助检查评估：阴道分泌物检查、妇科检查、细菌培养等。

（二）护理要点

（1）稳定病人情绪，放松其心情，特别应做好对瘙痒严重病人的知识宣教，缓解其焦虑心情。

（2）根据病人具体阴道炎性疾病的类别，遵医嘱给予局部用药或全身用药，做到足量、足疗程用药，避免治疗不彻底。

（3）向病人说明用药目的与方法，观察用药后不良反应并及时有效处理。

（4）若患有滴虫性阴道炎，需夫妻同治。龟头炎有症状者应夫妻同治，避免女性反复感染。

（5）每日会阴冲洗2次，保持外阴清洁干燥。

（三）健康指导

（1）饮食清淡，防止辛辣、刺激性的食物，多进食有营养、易消化、纤维素丰富的食物。

（2）告知病人及性伴侣治愈前应避免无保护的性行为。

（3）平时勤换内裤，坐浴及洗涤用物应煮沸消毒5~10分钟，避免交叉和重复感染。

（4）做好门诊随访，出现症状及时就医。

▶【盆腔炎性疾病护理常规】

（一）评估要点

（1）病史评估：年龄、性生活，有无下生殖道感染等。

（2）症状评估：轻症无症状，常见症状为下腹痛、阴道分泌物增多。

（3）体征评估：轻症可无症状或仅妇检时宫颈举痛或宫体压痛或附件区压痛，严重病人呈急性病容。

（4）辅助检查评估：妇科检查、实验室检查、病理学检查。

（二）护理要点

（1）心理护理评估：关心病人的疾苦，耐心倾听病人的诉求，为病人提供表达不适的机会，尽可能满足病人的需求，解除病人的思想顾虑，增强其对治疗的信心。

（2）与病人及其家属共同探讨适合于个人的治疗方案，取得家属的理解和帮助，减轻病人的心理压力。

（3）观察用药后病人的反应，动态观察腹痛变化情况。

（4）对形成盆腔脓肿者（输卵管卵巢脓肿）行手术治疗，按附件切除术围术期护理要点进行。

（三）健康指导

（1）指导病人保持良好的个人卫生，减少性传播疾病的概率。

（2）增强营养，积极锻炼身体，注意劳逸结合。

（3）减轻不适，必要时按照医嘱给予镇静镇痛药缓解病人的不适。

（4）术后休息 1 个月，若有不适及时随诊。

九、女性生殖系统其他疾患（NZ1）

▶▶【外阴硬化性苔藓护理常规】

（一）评估要点

（1）病史评估：年龄、生育史、月经史，了解症状开始的时间及发生发展过程。

（2）症状评估：表现为外阴病损区瘙痒及外阴烧灼感，严重时可有性交痛甚至性交困难。

（3）体征评估：病损部位常于大阴唇、阴唇间沟、阴蒂包皮及阴唇后联合等处。早期皮肤为暗红色及粉红色，加重后则为白色病变；后期表现为皮肤增厚、色素沉着、皮肤纹理明显，呈苔藓样改变。

（4）辅助检查评估：外阴皮肤活检、实验室检查、妇科检查等。

（二）护理要点

（1）保持外阴皮肤清洁、干燥，忌食过敏、辛辣食物，少饮酒。

（2）局部应用皮质激素药物控制瘙痒症状。

（3）应用物理治疗对症治疗，常用方法有聚焦超声、CO_2 激光等。

（4）对行高能超声聚焦者，做好治疗后护理要点指导。前 12 小时间断冷敷后每日2 次 1∶5000 高锰酸钾坐浴或硫酸镁湿敷，注意观察治疗部位局部皮肤有无红肿、疼痛。

（5）对瘙痒症状明显者，可遵医嘱给予镇静安眠药。

（三）健康指导

（1）指导病人保持良好的个人卫生，勤换内裤，忌穿不透气化纤内裤。

（2）不宜用肥皂、清洁剂、药物擦洗外阴。

（3）正确指导病人用药，加快病人的康复。

（4）做好门诊随访，必要时手术治疗。

▶▶【宫内节育器安置／取出术护理常规】

（一）评估要点

（1）病史评估：月经史、婚育史、宫内节育器安置时间、避孕环类型，病情、意识、生命体征、合作程度，阴道流血情况，有无急性阴道炎、宫颈炎、附件炎，有无绝对禁忌证。

（2）症状评估：宫内节育器病人可出现异常阴道流血的情况。

（3）辅助检查评估：影像学检查可确定避孕环位置，实验室检查可排除阴道炎。

（二）护理要点

（1）术前向病人讲解手术的目的和过程，消除其思想顾虑。

（2）告知病人术前1周禁止性生活48小时。

（3）给予病人心理护理，教会病人术中放松的技巧，帮助其转移注意力，以减轻疼痛，必要时全身麻醉下操作。

（4）术后观察腹痛、阴道流血情况，并告知病人保持会阴部清洁干燥。

（三）健康指导

（1）宫内节育器安置术：①术后休息3日，1周内忌重体力劳动；②告知病人保持外阴部干净、清洁，2周内禁止性生活及盆浴；③术后第1年1、3、6、12月随访，以后每年1次，直至停用，若有特殊情况随时就诊；④注意观察阴道流血情况，不规则阴道流血是IUD常见不良反应，常见表现为经量增多、经期延长或少量点滴出血，一般无需特殊处理，3~6个月后可逐渐恢复。

（2）宫内节育器取出术：①取出时间以月经干净后3~7日为宜；②子宫不规则出血者随时可取出，同时做诊断性刮宫，刮出物送病理检查，排除子宫内膜病变。

（3）宫内节育器移位、嵌顿：按宫/腹腔镜围术期护理常规执行。

（4）指导病人进食清淡饮食。

（5）保持会阴部清洁，注意性生活卫生。

（6）若有不适随时就诊。

▶【异常子宫出血护理常规】

（一）评估要点

（1）健康史评估：年龄、月经史、婚育史、避孕措施，有无慢性疾病，如肝病、血液病、高血压、代谢性疾病。

（2）身心状况评估：病人的精神和营养状态，有无肥胖、贫血貌、出血点、紫癜、黄疸。

（3）症状评估：月经过多、月经频发、不规则出血、月经频多。

（4）辅助检查评估：诊断性刮宫、宫腔镜检查、宫颈黏液结晶检查、基础体温监测、盆腔检查，排除器质性病灶。

（二）护理要点

（1）心理护理评估：病人反复阴道流血，担心预后；大量阴道流血，担心危及生命。应做好疾病相关知识宣教，消除病人的紧张、焦虑情绪。

（2）饮食护理评估：指导病人加强营养，改善全身状况。月经期妇女每日从食物中吸收铁 0.7 ~ 2.0 mg，多进食含铁多的食物，如猪肝、豆角、蛋黄、胡萝卜、葡萄干等。

（3）会阴护理评估：保持会阴部干净、清洁，防止感染发生。

（4）用药护理评估：严格遵医嘱用药，做好用药后不良反应观察与处置。

（5）安全护理评估：指导病人起床和站立等体位变换时动作要慢，特别是贫血病人，以防跌倒的发生。

（三）健康指导

（1）保证病人充的分休息。

（2）加强营养，进食营养丰富、优质蛋白、富含维生素、高纤维素的食物。

（3）注意会阴部清洁卫生，每日清水清洁会阴 2 次。

（4）遵医嘱服用药物。

（5）做好自我月经周期监测与记录，若有异常及时就医。

▶【多囊卵巢综合征护理常规】

（一）评估要点

（1）身体评估：了解病人生育史、月经史，有无相关疾病家族史，工作环境有无特殊性，月经量改变情况。

（2）社会评估：评估病人的心理反应。

（3）症状评估：月经失调、雄激素过量和肥胖。

（4）辅助检查评估：基础体温测定、B 型超声检查、诊断性刮宫、腹腔镜检查、性激素测定等。

（二）护理要点

（1）心理护理：评估病人的心理反应，了解既往面对应激情况的反应，提供疾病及护理信息，帮助病人树立信心，减少恐惧及无助感，主动听取病人意见。

（2）月经不调的护理：对出血多的病人应严密观察并记录其生命体征的变化情况，注意评估出血量等。

（3）超重和肥胖的护理：指导病人正确测量体重，指导合理饮食，均衡膳食，以监测体重变化。

（4）指导正确合理应用药物。

（5）必要时手术治疗。

（三）健康指导

（1）嘱病人出现超过月经量的阴道出血，下腹疼痛及时到医院就诊。

（2）指导病人正确测量体重，每周 1 次，监测体重变化。

第十五章

妊娠、分娩及产褥期（MDCO）

一、剖宫产术（OB1）

▶【剖宫产术护理常规】

（一）评估要点

（1）了解病人的年龄，有无分娩史。

（2）评估病人的胎心及胎动的变化。

（3）辅助检查 B 超、骨盆测量、肛查及阴道检查。

（二）护理要点

（1）护士接待母亲和婴儿后，应向手术者了解手术经过，术中出血和新生儿评分情况，密切观察病情变化。

（2）硬膜外麻醉和腰硬联合麻醉者可去枕平卧，全身麻醉清醒后予以平卧位，每半小时测血压、脉搏、呼吸 1 次，观察 6 小时后无异常可延长观察间隔时间或遵医嘱执行。术后每半小时按压子宫 1 次，观察子宫收缩和阴道出血情况，观察 2 小时后无异常可延长观察间隔时间。

（3）观察腹部伤口有无渗血，酌情腹部压沙袋。

（4）连接好导尿管观察导尿管是否通畅，小便颜色、量，保留尿管 24 小时后拔除。

（5）术后伤口疼痛，遵医嘱给镇痛药，并给予心理安慰。

（6）注意肠蠕动恢复情况，如有腹胀，可予以排气治疗或用肛管排气。鼓励产妇早期下床活动。

（7）病人卧床时间长，易造成皮肤压疮，保持床单位的整洁，每 2 小时翻身 1 次，预防压疮的发生。

（8）预防下肢静脉血栓：术后按规范指导病人进行踝泵运动，遵医嘱使用预防血栓药物，若术后病人出现小腿肿胀、疼痛，及时行下肢血管彩超以排除血栓形成。

（9）术日及术后 1 日做好病情观察，并记录。

（10）冬季注意保暖，防止烫伤。

（11）保持会阴部清洁，每日用碘伏行会阴擦洗 2 次。

（三）健康指导

（1）术后 6 小时可进食无奶糖流质饮食，肛门排气后进食营养丰富的易消化饮食。鼓励产妇多进食蔬菜水果，早期下床活动，防止便秘。已发生便秘者可给开塞露通便。

（2）指导产妇做好个人卫生，勤换卫生巾、内衣裤，保持皮肤清洁干燥，保持会阴部清洁。

（3）产后 1 小时内实行早吸吮和母婴皮肤接触，按需哺乳，指导产妇正确的哺乳、含接姿势挤奶手法，以及母婴分离情况下如何保持泌乳。

二、阴道分娩伴手术操作（OC1）

▶【肩难产护理常规】

（一）评估要点

（1）孕妇是否有巨大儿分娩史、肩难产史、糖尿病史，是否过期妊娠。

（2）孕妇骨盆解剖结构是否异常。

（3）孕前及孕期体重是否控制，孕期体重增加大于 40 kg，可能产生巨大儿。

（4）腹部检查：宫高大于 35 cm 加腹围大于 140 cm 可能生产巨大儿。在排除双胎和羊水过多情况下，是否出现胎头高浮不入盆、衔接不良。

（5）产时高危因素：第一产程活跃期延长，第二产程延长伴"乌龟征"（胎头娩出后胎头由前冲状态转为回缩），使用胎头吸引器或产钳助产。

（二）护理要点

（1）产妇的影响：产后出血和严重会阴裂伤最常见，会阴裂伤主要指会阴Ⅲ度及Ⅳ度裂伤；其他并发症包括阴道裂伤、宫颈裂伤、子宫破裂、生殖道瘘和产褥感染等并发症。

（2）新生儿的影响：臂丛神经损伤最常见，多数为一过性损伤。其他并发症还包括新生儿锁骨骨折、肱骨骨折、新生儿窒息，严重时可导致新生儿颅内出血、神经系统异常，甚至死亡。

（3）分娩时处理：缩短胎头–胎体娩出间隔，是新生儿能否存活的关键。应做好新生儿复苏抢救准备。

1）请求援助和会阴切开：一旦确诊肩难产，立即召集有经验的产科医生、麻醉师、助产士和儿科医生到场援助。同时进行会阴切开或加大切口，以增加阴道内操作空间。

2）屈大腿法：让产妇双腿极度屈曲贴近腹部，双手抱膝，减少骨盆倾斜度，使腰骶部前凹变直，骶骨位置相对后移，骶尾关节稍增宽，使崁顿在耻骨联合上方的前肩自然松解，同时助产士适当用力向下牵引胎头而娩出前肩。

3）耻骨上加压法：助产士在产妇耻骨联合上方触到胎儿前肩部位并向后下加压，使双肩径缩小，同时助产士轻柔牵拉胎头，两者相互配合持续加压与牵引。切忌使用暴力（经过该操作方法，超过50%的肩难产得到解决）。

4）旋肩法：助产士以示指、中指伸入阴道紧贴胎儿后肩背面，将后肩向侧上旋转，助产者协助将胎头同方向旋转，后肩逐渐旋转至前肩位置时娩出。操作时胎背在母体的右侧用左手，胎背在母体左侧用右手（该操作方法超过95%的肩难产在4分钟内得到解决）。

5）牵后臂娩后肩法：助产者的手沿骶骨伸入阴道，握住胎儿后上肢，使其肘关节屈曲于胸前，以洗脸的方式娩出后臂，从而协助后肩娩出。切忌抓胎儿的上臂，以免肱骨骨折。

6）四肢着地法：产妇翻转至双手和双膝着地，重力作用或这种方法产生的骨盆径线改变可能会解除胎肩崁塞的状态。

（三）健康指导

（1）孕妇在怀孕期间需要注重日常饮食，以免饮食不当，造成肩难产的发生。

（2）由于肩难产时间长，产妇会烦躁不安、体力衰弱，严重者可能出现脱水、代谢性酸中毒及电解质紊乱，因此，产妇在分娩后身体虚弱，产后一定要注意休息，保证充足的睡眠，增加营养。

（3）解除产妇的恐惧和紧张精神，必要时可以静脉补液治疗。

▶【镇痛分娩护理常规】

（一）评估要点

（1）适应证：①自愿要求镇痛分娩的产妇，足月妊娠，单胎头位，无妊娠并发症。②无胎儿宫内窘迫。③产妇无硬膜外麻醉禁忌证（由麻醉师评估）。④产妇疼痛评分＞6分，非药物镇痛方式效果不佳。

（2）禁忌证：①骨盆狭窄、头盆不称、宫缩异常、双胎、产前出血不宜选用。②对未纠正的低血容量、凝血机制紊乱、背部有感染、颅内占位性病变者禁用。③产妇过度肥胖及解剖异常，不易确定穿刺点标示或肌营养不良者慎用。③前置胎盘、胎盘早剥、胎儿宫内窘迫、羊水Ⅲ°粪染者禁用。

（3）优点：①减轻或缓解分娩疼痛，降低机体的应激反应，帮助产妇顺利完成产程。②对运动神经阻滞少，不明显影响产妇自主活动。③消除因分娩疼痛过度而导致的体内酸碱紊乱，维持体内平衡。④可根据分娩进展的需要，灵活提供产钳或剖宫产术的麻醉。⑤为保母婴安全，在整个镇痛过程中均有血压、胎心等监护。⑥减少因心理因素引起的难产。

（二）护理要点

（1）自愿要求镇痛分娩的孕妇出现规律宫缩，应禁食禁饮。

（2）镇痛分娩前建立静脉通道。

（3）宫口开大 3 cm 可进行镇痛分娩。

（4）生命体征：镇痛分娩前给予安置心电监护及血氧饱和度监测，置管成功后，每 30 分钟测量 1 次生命体征，2 小时后可每小时测量 1 次生命体征，血压异常时及时汇报。

（5）硬膜外穿刺处：每小时观察敷贴固定情况，有无出血。

（6）给予胎心监护，密切观察胎心及宫缩。

（7）阴道检查：潜伏期 4 小时检查 1 次，活跃期 2 小时检查 1 次，可根据情况缩短检查时间。

（8）破膜：在自然破膜或人工破膜后，观察羊水性状、颜色、量及气味并记录，发现异常及时汇报。

（9）密切观察产程、宫缩强度及宫口进展情况，必要时使用催产素。

（10）排尿：鼓励孕妇 2～4 小时排尿 1 次，若不能自解，遵医嘱给予留置导尿。

（11）给予心理护理。

（12）拔管：产妇分娩结束后由麻醉科医生进行拔管。

（三）健康指导

（1）饮食：置管成功后 2～4 小时内禁食禁饮，2～4 小时后可根据情况建议饮食。

（2）指导孕妇辨别痛觉与感觉的区别，理想效果是宫缩时无痛感觉，但能感觉宫缩发紧、发胀。

（3）产妇分娩结束后不可擅自拔管，由麻醉科医生进行拔管。

三、与妊娠相关的子宫及附件手术（OD1）

▶【子宫破裂护理常规】

（一）评估要点

（1）孕妇有无子宫手术史，如剖宫产术、子宫肌瘤剔除术等。

（2）孕妇在妊娠晚期或分娩期有无骨盆狭窄、头盆不称、软产道梗阻等引起先露下降受阻。

（3）子宫收缩药物是否使用不当，宫缩强度、间歇时间长短，腹部疼痛程度、性质，有无病理缩复环。

（4）有无产科手术损伤。

(5)胎心有无异常,是否有胎儿窘迫的表现。

(6)产妇的精神状态有无烦躁不安、疼痛难忍、恐惧、焦虑等。

(二)护理要点

(1)立即抑制子宫收缩,尽快给予手术治疗。

(2)迅速建立静脉双通道输液,安置心电监护,备血,留置导尿,输血,短时间内补足血容量,积极进行抗休克处理。

(3)无论胎儿是否存活,均应尽快手术治疗。子宫破口整齐、距破裂时间短、无明显感染者,可行破口修复术。子宫破口大、不整齐、有明显感染者,应行次全子宫切除术。破口大、裂伤累及宫颈者,应行全子宫切除术。

(4)持续胎心监护,观察胎心率变化,判断胎儿宫内状态。

(5)密切观察产程进展,警惕且尽早发现先兆子宫破裂征象并及时处理。

(6)观察孕妇腹部轮廓是否存在病理缩复环,有无下腹剧痛难忍及阴道异常出血、血尿等症状。

(7)严格掌握宫缩剂应用指征,应专人守护或监护。

(8)正确掌握产科手术助产的指征及操作常规,助产后应仔细检查宫颈及宫腔,发现异常及时处理。

(9)手术前后足量、足疗程使用广谱抗生素控制感染。

(10)为产妇提供心理支持及宣教。

(三)健康指导

(1)宣传孕妇保健知识,加强产前检查。

(2)对有剖宫产术史或有子宫手术史的孕妇,应指导孕妇在预产期前2周住院待产。

(3)给予产妇心理指导,为产妇及家属提供舒适环境,给予生活上的护理和更多陪伴鼓励。

(4)帮助产妇尽快调整情绪,以适应现实生活。

▶▶【胎盘植入护理常规】

(一)评估要点

(1)评估孕妇有无胎盘植入高危因素。

(2)多普勒超声检查判断胎盘位置,预测胎盘有无植入。

(3)影像学检查(核磁共振)确诊胎盘植入程度。

(二)护理要点

(1)确诊胎盘植入程度,医院不具备处置条件时应进行宫内转运。

(2)成立团队抢救小组。

(3)给予胎心监护,观察胎儿有无缺氧。

（4）观察孕妇有无宫缩、腹痛及阴道流血。

（5）遵医嘱给予备血、留置导尿，建立静脉双通道，做好剖宫产的术前准备。

（6）及时观察，监测生命体征。

（7）术后预防性使用抗生素。

（8）遵医嘱给予化疗药物保守治疗。

（三）健康指导

（1）做好孕期保健知识宣教，定期产检。

（2）适宜的孕期营养及运动，合理的控制孕期体重。

（3）避免剧烈运动，注意休息，注重安全。

（4）若有异常情况及时就诊。

（5）嘱孕妇观察有无流血，若有阴道流血及时就诊。

（6）嘱产妇定期检查，观察植入胎盘的吸收程度。

▶【产后出血护理常规】

（一）评估要点

（1）病史评估：询问产妇既往难产史、血液病史、重症肝炎病史、高血压病史、贫血史，尤其应注意收集与产后出血相关的病史，如双胎、巨大儿、羊水过多、羊水栓塞、软产道裂伤等。

（2）症状评估：产妇表现为阴道流血过多，产后 24 小时内流血量 ≥500 ml，剖宫产术后出血量 ≥1000 ml。不同原因引起的产后出血症状不完全相同，产妇多表现为面色苍白、心慌、出冷汗、头晕、懒言、表情淡漠等。

（3）体征评估：不同原因引起的产后出血体征不完全相同。宫缩乏力引起的产后出血触诊腹部往往子宫轮廓不清，摸不到宫底；软产道裂伤引起的产后出血检查宫颈和阴道，宫颈裂伤多在两侧，阴道裂伤多在阴道侧壁、后壁和会阴部，多呈不规则裂伤。

（4）辅助检查评估：包括血型、血常规、出凝血时间、凝血酶原时间、纤维蛋白原测定和 3p 试验。

（二）护理要点

（1）做好孕期保健，定期产前检查，积极治疗妊娠并发症。

（2）宫缩剂的使用：患心脏病、高血压的产妇不用麦角新碱。

（3）胎盘娩出后，密切观察子宫收缩、阴道出血及膀胱充盈情况，避免膀胱过度膨胀，影响子宫收缩。臀部置一消毒弯盘，准确测记出血量。

（4）10 ~ 15 分钟揉捏子宫 1 次，挤压宫底，观察有无血块排出和活动性出血。剖宫产术后 2 小时内每半小时按压宫底 1 次，观察子宫收缩和阴道出血情况。

（5）送产妇入母婴同室病房前应测量血压、脉搏、宫高并做好记录，送至病房后详细记录分娩情况及产后注意事项。

（三）健康指导

（1）鼓励产妇进营养丰富的饮食，多进富含铁的食物如瘦肉、动物内脏等，少食多餐，进食易消化的食物。

（2）做好会阴护理，保持会阴清洁。产褥期禁止盆浴，禁止性生活。

▶【盆腔引流护理常规】

（一）评估要点

（1）评估病人的面色、体温、脉搏、血压等。

（2）评估病人的引流管是否固定妥当。

（3）观察引流管是否通畅，引流液颜色、量、性质。

（4）观察伤口敷料有无渗液。

（二）护理要点

（1）妥善固定引流管，防止脱出或受压，标识清楚。

（2）引流袋位置低于切口平面。

（3）定时挤捏引流管，保持引流通畅，防止引流管受压、打折、扭曲。

（4）保持切口敷料清洁、干燥，及时通知医生更换渗血、渗液后的污染敷料。

（5）观察切口愈合情况，及时发现切口感染征象。

（6）严格遵守无菌原则，每日更换引流袋。

（7）记录引流液的量颜色、性质及量。若短时间内引流出大量血性液体，须考虑活动性出血，及时通知医生；如引流过少，在管路通畅的情况下，盆腔引流不畅，易形成腹膜后淋巴囊肿。

（三）健康指导

（1）告知病人更换体位或下床活动时注意保护引流管的措施。

（2）告知病人出现不适及时通知医务人员。

▶【宫腔球囊填塞术护理常规】

（一）评估要点

（1）适应证：用于分娩后由于宫缩乏力引发的产后出血用宫缩剂无效者，并且需应用在介入治疗或者手术干预之前。

（2）评估产妇的一般状况、出血量。

（二）护理要点

（1）操作前给产妇做好解释，消除产妇的紧张情绪。

（2）产妇排空膀胱取截石位，严格执行无菌操作。

（3）严密观察产妇的生命体征，预防感染。

（4）观察阴道流血量、宫腔引流的情况及血液性状。

（5）每日会阴擦洗2次。

（6）妥善固定球囊导管，观察球囊导管有无折叠。

（7）观察产妇的子宫收缩情况及宫底高度，若宫底持续上升，提示有宫内继续出血，应及时报告医生予以处理。

（8）宫腔球囊安置24小时后入产房取出，应密切观察阴道出血量及性状和子宫收缩情况、宫底高度。

（三）健康指导

（1）孕妇不可擅自取出球囊导管和使用腹压。

（2）做好产褥期会阴清洁卫生，避免感染。

（3）为孕妇提供心理支持。

▶【子宫瘢痕处妊娠护理常规】

（一）评估要点

（1）病史评估：询问病人的月经史、末次月经的来潮日期、婚育史、既往剖宫产术史。

（2）症状评估：停经、不规则阴道流血，偶伴腹痛。

（3）体征评估：子宫略大变软。

（4）辅助检查评估：血人绒毛膜促性腺激素测定（hCG）、尿妊娠试验、彩超、超声造影等。

（二）护理要点

1. 心理护理　向病人讲解疾病相关知识，缓解其紧张、焦虑等情绪。

2. 子宫动脉栓塞术（介入治疗）的护理

（1）介入治疗前护理准备内容

1）饮食指导：介入治疗前4小时控制饮水量，可不禁食。

2）皮肤准备：介入治疗前会阴部及腹股沟处皮肤备皮、更衣。

3）建立静脉通道：左上肢。

4）术前导尿。

（2）介入治疗后护理

1）穿刺侧下肢制动8小时，平卧24小时。

2）观察穿刺点有无渗血、血肿；

3）观察双侧足背动脉搏、皮温、色泽及臀部皮肤情况。

4）遵医嘱安置心电监测及血氧饱和度监测，行抗感染治疗、水化治疗促进造影剂及化疗药物代谢等对症处理。

5）做好疼痛评估，观察病人腹部、穿刺点疼痛情况，必要时遵医嘱给予镇痛药。

6）每日会阴擦洗2次。

7）指导其进食清淡、易消化的食物，并根据宫/腹腔镜手术时间禁食禁饮。

3. 宫腔镜术后护理常规　观察腹痛、阴道流血情况，进食清淡易消化食物，保持会阴清洁、干燥，遵医嘱给予补液，促进子宫复旧等治疗。

4. 腹腔镜术后护理常规

（三）健康指导

（1）指导病人如何正确避孕。

（2）嘱病人出院后增加营养丰富且易消化的饮食，根据身体恢复情况可适当活动。

（3）1个月内避免重体力劳动，若有下腹痛、阴道流血不止、发热、不适，门诊随访。

（4）1个月内禁止同房，保持会阴清洁干燥，预防逆行感染。

（5）做好门诊随访，每周复查血 hCG 至降至正常，告知再次妊娠时瘢痕妊娠、胎盘植入、子宫破裂风险。

四、与妊娠相关的外阴、阴道及宫颈手术（OD2）

▶【双球囊导管安置术护理常规】

（一）评估要点

（1）适应证：宫颈 Bishop 评分≤6分有引产指征且无禁忌证者，尤其适合宫颈评分较高（5~6分）者。

（2）禁忌证：阴道或宫腔感染、胎膜早破等。

（3）症状：出现不规律或者规律宫缩。

（二）护理要点

（1）操作前给病人做好解释，增强信心，消除病人的紧张情绪。

（2）病人排空膀胱取截石位，会阴常规消毒，严格消毒阴道、宫颈。

（3）固定导管后无需限制活动。

（4）严密观察病人的宫缩情况，若有疼痛不适或宫缩过频，可及时告知医护人员，必要时取出球囊。

（5）观察阴道出血情况，若安置不当可诱发胎盘早剥。

（6）每2~4小时监测1次胎心并记录，必要时增加胎心监测次数。

（7）做好病人的健康宣教，使病人树立分娩信心。

（三）健康指导

（1）病人不可擅自取出球囊导管和使用腹压。

（2）若有疼痛不适或宫缩过频，立即告知医护人员。

（3）若有球囊滑脱、破水、出血，及时告知医护人员。

（4）为病人提供心理支持。

五、中期引产手术操作（OF1）

▶ 【引产护理常规】

（一）评估要点

（1）询问病人有无急慢性感染性疾病及生殖器官感染等。

（2）评估病人是否是妊娠 14 ~ 27 周，要求终止妊娠且无禁忌证。

（3）评估病人有无阴道炎症，阴道清洁度是否在 Ⅰ ~ Ⅱ° 之间。

（二）护理要点

（1）引产后失血量可达到 50 ~ 200 ml。产后应仔细检查产道有否裂伤，及时缝合止血，检查有无胎盘缺损，必要时需准备刮宫处理。

（2）产后 24 小时密切观察阴道流血情况，同时注意有无胎膜排出。产后 4 ~ 6 小时协助产妇排尿，防止发生尿潴留。

（3）鼓励病人饮水、进食。即刻采取退奶措施。

（4）注意阴道流血及宫缩情况。

（5）中期引产的心理护理：病人常各有不同的思想活动，应尽力给予鼓励、解释及帮助。

（三）健康指导

（1）休息与卫生指导：引产后体力消耗、疲劳，因此要嘱多注意休息，注意保持会阴部清洁，放置消毒会阴垫，勤换内衣，预防感染。

（2）饮食指导：由于引产的消耗，产后病人应进食高蛋白、高热量食物，忌食生、冷、硬、刺激性食物。

（3）嘱产后 1 个月禁性生活，1 个月后到门诊复查，若有异常及时随诊。

（4）避孕指导：注意避孕，向病人及家属讲解反复妊娠、引产对身体的危害，并介绍有效可行的避孕方法。

六、早期流产手术操作（OF2）

▶ 【早产护理常规】

（一）评估要点

（1）病史评估：有无合并急性或慢性疾病或合并子宫畸形、子宫颈松弛等。

（2）身体评估：有无吸烟、吸毒、酒精中毒、重度营养不良或者腹部直接撞击、创伤、性交或手术操作刺激等。

（3）症状评估：是否出现子宫收缩。

（4）辅助检查。

（二）护理要点

（1）将病人安置单人病房，保持室内安静，光线宜暗，减少探视，集中治疗及护理。

（2）为病人提供心理支持和保证，保持轻松愉快的心情。

（3）做好病人的保健指导，卧床休息时取头低脚高左侧卧位为宜。

（4）禁止性生活，慎做肛查及阴道检查。避免因刺激诱发宫缩。

（5）运用硫酸镁静滴时，严格控制滴速，保证持续用药，在用药前、用药中监测血压、脉搏，严密观察膝跳反射、呼吸及尿量。

（三）健康指导

（1）孕期应加强营养，避免精神创伤，不吸烟、不饮酒，避免被动吸烟。

（2）妊娠后期绝对禁止性生活，因为精液中的前列腺素经阴道吸收后会促进子宫收缩。

（3）一旦出现早产迹象，应立即卧床休息并且取左侧位以增加子宫胎盘供血量，有条件应住院保胎。

（4）积极治疗急慢性疾病。

七、与妊娠、分娩有关的其他手术操作（OJ1）

▶【清宫术护理常规】

（一）评估要点

（1）评估病人的妊娠周数、用药情况，意识、生命体征、合作程度。

（2）评估病人的阴道流血或妊娠组织物排出情况。

（3）评估病人有无急性阴道炎、宫颈炎、附件炎。

（二）护理要点

（1）术前向病人讲解清宫术目的和过程，解决其思想顾虑。出血、穿孔和感染是人流的主要并发症，须做好输液、配血准备。

（3）术中让病人学会做深呼吸等一些放松技巧，帮助其转移注意力，以减轻疼痛。

（4）若需取标本，协助医生取妊娠组织并固定，做好记录并及时送检。

（5）术后按医嘱服用抗生素。

（6）遵医嘱复查及了解病理检查结果。

（三）健康指导

（1）告知病人术后 1 个月内不能同房，不能盆浴。

（2）阴道流血没有干净，不能吃活血化瘀的食物。

（3）术后注意休息，不要久坐，避免引起腰痛等情况。

（4）1 周后复查超声，检查是否有宫腔残留。

（5）若没有特殊情况，下次月经干净后复查超声，查看子宫恢复情况。

（6）清宫术后 3~6 个月身体各项功能恢复后可再次怀孕。

八、阴道分娩（OR1）

▶【产程护理常规】

第一产程护理

（一）评估要点

（1）查阅病历，询问孕周、孕产史，孕期有无异常情况。

（2）做四步触诊，了解胎儿位置，听胎心、测量血压、脉搏、呼吸，做阴道检查、守宫缩。

（3）入室行宫缩应激试验（CST）或无应激试验（NST），以了解胎儿情况。

（二）护理要点

（1）观察宫缩：用简易法手触及，定时连续观察宫缩时间、强度、规律性及间歇时间，并予以记录。用胎儿监护仪描记的宫缩曲线，可以看出宫缩强度、频率和每次宫缩持续时间，是较全面地反映宫缩的客观指标。

（2）监测胎心：非高危孕妇采用间断听诊法，用多普勒胎心仪听诊 1 分钟；高危孕妇（羊水过少、胎心改变、羊水污染等情况者）可连续胎心监测。

（3）宫口扩张情况及胎头下降：经阴道检查宫口扩张和胎先露下降情况。胎头下降曲线以胎头颅骨最低点与坐骨棘平面关系标明胎头下降程度，胎头颅骨最低点平坐骨棘时，以"0"表示，以上为"−1"，以下为"+1"，依此类推。

注意事项：宫缩频繁者应适当缩短检查的间隔时间，整个产程中要控制阴道检查的次数。阴道检查前应做会阴冲洗、消毒。

（4）破膜后立即听胎心，了解羊水情况，若异常情况及时报告医生，破膜后应每 2 小时测量孕妇体温，破膜超过 12 小时未分娩者可用抗生素预防感染。

（5）按医嘱的要求进行相关的护理措施。

（6）及时、如实书写病历。

（三）健康指导

（1）鼓励并协助产妇进食：建议食物有肉松稀饭、烩面、蒸鸡蛋、面包、牛奶巧克力，不能进食者必要时遵医嘱静脉输液。

（2）督促并协助产妇小便：鼓励产妇每 2～4 小时排尿 1 次，膀胱充盈而不能自解时，应给予导尿。

（3）活动与休息指导：对潜伏期未破膜的产妇，可指导其下床适当活动。

（4）心理护理：给予产妇精神安慰，指导其呼吸减痛的技巧，告知其产程经过及配合方式，每次检查后，向产妇家属告知产程进展情况。

第二产程护理

（一）评估要点

（1）初产妇宫口开全，经产妇宫口开大 3～4 cm，用平车转运入分娩室，做好接生准备。

（2）重点评估胎心、宫缩、胎头下降、有无头盆不称等。

（3）接生者在产妇宫口开全进入分娩室后，接生前阅读病历，了解产妇孕期情况及待产经过。

（二）护理要点

（1）产妇进入分娩室后，行会阴冲洗、消毒。

（2）常规吸氧。

（3）产妇上产床后，必须有专人守护，指导产妇正确使用腹压。

（4）密切观察产程情况、宫缩情况、胎头下降及血压，有异常情况或发生第二产程停滞及时报告医生。

（5）密切监测胎心：此期应每 5 分钟听胎心 1 次，有条件者使用胎儿监护仪连续监测胎心，注意宫缩后胎心率与宫缩的关系，有异常情况及时报告医生。

（6）产妇进入分娩室后，留置针建立静脉通道，输入 0.9% 氯化钠注射液 500 ml，以 30～60 滴/分钟输入。

（7）接生者按照"顺产助娩操作流程"进行接生。

（8）判断有无"会阴切开指征"，无指征者行会阴保护。有指征者按照"会阴阻滞麻醉操作流程"使用 0.5% 利多卡因，或者盐酸普鲁卡因进行阴部神经阻滞麻醉和切口局部麻醉。然后按照"会阴切开缝合流程"进行切开。

（9）巡回者如实书写病历。

（10）产妇及新生儿护理完毕后，及时向家属报告婴儿分娩时间、性别、体重及母婴有无异常情况，并再次核对新生儿信息后打印腕带、吊牌信息，产妇或家属签字后佩戴。

（三）健康指导

（1）鼓励产妇进食，一般以半流质易消化饮食为宜。

（2）指导产妇正确使用腹压。

（3）给产妇鼓励和心理安慰，解除其紧张和焦虑的情绪。

第三产程护理

（一）评估要点

（1）评估新生儿情况。

（2）评估胎盘剥离征象及娩出情况。

（3）评估软产道情况。

（4）评估产后出血情况。

（二）护理要点

（1）胎儿肩部娩出后，使用帮助子宫收缩药物，给予催产素 10 U 肌内注射或静脉输入，0.9% 氯化钠注射液 500 ml 加催产素 20 U 静脉输入。为减少产后出血，应控制滴数，保证输液维持至产后 1 小时。宫缩仍不理想者，可遵医嘱使用卡孕栓、卡贝缩宫素、欣母沛等药物。

（2）接生者密切观察胎盘剥离征象，协助产妇娩出胎盘，并检查胎盘，有异常情况报告医生。若需人工剥离胎盘，按照"人工剥离胎盘操作流程"进行，同时通知医生。

（3）巡回者按照"新生儿护理常规"护理新生儿。对无异常情况的新生儿行新生儿早吸吮和母婴皮肤接触。

（4）产妇及新生儿护理完毕后，及时向家属报告婴儿分娩时间、性别、体重及母婴有无异常情况。

（5）胎盘娩出后，用多参数监护仪监测产妇血压、脉搏、血氧饱和度，血压调节至每半小时自动监测 1 次。

（6）密切观察产妇子宫收缩情况、阴道流血量。

（7）严格执行"新生儿查对制度"，避免纠纷及错误。

（8）接生者检查软产道有无裂伤，若有裂伤或会阴切开，按常规缝合，缝合完毕查对纱布、器械，行肛查及阴道检查。

（9）巡回者如实书写病历。

（三）健康指导

（1）指导产妇产后及时排尿，预防尿潴留。

（2）指导产妇母乳喂养。

（3）指导产妇会阴护理。

（4）指导产妇阴道流血的观察。

第四产程护理

(一)评估要点

(1)评估子宫收缩情况。

(2)评估阴道流血情况。

(3)评估新生儿情况。

(4)评估母乳喂养情况。

(二)护理要点

(1)观察阴道出血、子宫收缩、宫底高度、膀胱充盈及伤口情况。每30分钟按压1次宫底,观察阴道出血,有异常立即报告医生。

(2)使用多参数监护仪,每30分钟监测1次血压、脉搏、血氧饱和度,数1次呼吸。

(3)观察新生儿情况。

(4)心理护理、避免产妇过度的情绪波动。

(5)及时、如实书写病历。

(6)产后2小时常规做阴道检查,再次查对新生儿手腕、吊牌信息。母婴无异常,护送母婴回病区,与病区护士仔细交接产妇及婴儿情况。

(三)健康指导

(1)向产妇做好产后宣教。

(2)详细讲解母乳喂养知识。

▶【阴道分娩后护理常规】

(一)评估要点

(1)了解病人的年龄,有无分娩史。

(2)评估病人的腹痛程度、时间、胎心及胎动变化。

(3)辅助检查B超、骨盆测量、肛查及阴道检查。

(二)护理要点

(1)缝合完后进行肛查。

(2)观察子宫收缩的情况、产后的出血量。

(3)外阴的清洁。

(4)体位:行会阴侧切者取平(半)卧位或右侧卧位。

(三)健康指导

(1)使病人保持轻松愉快的心情。

(2)使病人保持充足的睡眠。

(3)产后1小时内实行早吸吮和母婴皮肤接触,按需哺乳,指导产妇正确的哺乳、含接姿势、挤奶手法及母婴分离情况下保持泌乳的方法。

(4)饮食宜为不刺激、易消化的食物,鼓励产妇多进食蔬菜水果,早期下床活动,防止便秘。

（5）注意观察阴道出血的情况。

（6）加强产褥期的卫生，指导产妇做好个人卫生，勤换卫生巾、内衣裤，保持皮肤清洁干燥，保持会阴部清洁。

（7）及时大小便，分娩后 4 小时要排尿，24～48 小时排大便。

（8）尽早下床活动，如翻身、抬腿、收腹、提肛等，顺产 8～12 小时可下床活动。

（9）指导行缩肛运动，每次 15 分钟，每日 3 次，每日 100～200 次。

（10）产后 42 日按时到医院复查及咨询产后康复。

▶【剖宫产术后再次阴道分娩护理常规】

（一）评估要点

（1）严格掌握并充分分析剖宫产术后再次阴道分娩的适应证及禁忌证。

（2）评估孕妇骨盆情况、胎产式、胎方位、胎儿估计体重等，是否存在头盆不称及生殖道畸形等。

（3）建议妊娠满 36 周开始超声评估子宫切口处肌层的连续性。

（4）建立本医院的剖宫产术后再次妊娠孕妇分娩方式的评估表，以及规范的剖宫产术后再次阴道分娩的知情同意书。

（二）护理要点

（1）核对孕妇，并做好解释，取得孕妇及家属的知情同意，孕妇和助产士要建立充分信任的关系，要对阴道分娩充满信心。

（2）备血，留置导尿，开放静脉通路，做好紧急剖宫产的术前准备。

（3）建议行持续电子胎儿监护，观察胎心率变化，判断胎儿宫内状态。

（4）注意孕妇主诉，监测孕妇的生命体征变化，子宫下段是否存在压痛、血尿等情况。

（5）产程进展缓慢，需要缩宫素静脉滴注加强宫缩时，尽量使用小剂量。

（6）当产程停滞或胎头下降停滞时，可放宽剖宫产术指征。

（7）第二产程时间不宜过长，应适当缩短第二产程，必要时可行阴道手术助产，助产前需排除先兆子宫破裂。

（8）发现胎心异常、先兆子宫破裂或子宫破裂等征象时，应实施紧急剖宫产术，尽快娩出胎儿，手术中请新生儿科医生到场协助，抢救新生儿。

（9）建议剖宫产术后再次阴道分娩的孕妇应早期采用椎管内麻醉，以减轻孕妇疼痛程度，尽量通过最小的剂量达到最佳效果，增加产妇阴道分娩的信心。

（三）健康指导

（1）让孕妇及家属了解剖宫产术后再次阴道分娩的利弊，及发生胎儿窘迫、子宫破裂等的紧急处理措施，利于做出分娩方式的选择。

（2）适宜的孕期营养及运动、合理的孕期体重控制，可以降低巨大儿的发生率。

（3）宫缩间隙注意休息。注重安全，防止坠床。

九、产褥期相关疾患（OS1）

▶【母乳喂养护理常规】

（一）评估要点

（1）评估分娩方式、身体状况及乳房情况。

（2）评估母乳喂养方法掌握的程度。

（3）评估新生儿状况。

（二）护理要点

（1）产妇哺乳前，洗净双手，清洁乳房及乳头。

（2）选择舒适体位。

（3）新生儿与母亲胸贴胸、腹贴腹、下颌贴乳房。

（4）产妇拇指在上，其余四指在下，轻托住乳房，将乳头和大部分乳晕放于新生儿口中。

（5）新生儿停止吸吮，张口后，抽出乳头。

（6）挤出少许乳汁涂在乳头上，自然干燥，防止乳头皲裂。

（三）健康指导

（1）告知产妇一侧乳房吸空后再吸吮另一侧，两侧交替吸吮。

（2）指导产妇哺乳后将新生儿抱起，轻拍背部 1~2 分钟。

（3）指导产妇按需哺乳。

（4）哺乳能看到吸吮动作，听到吞咽声音。

（5）防止乳头堵住新生儿鼻腔。

（6）乳头凹陷者每次哺乳前牵拉乳头。凹陷严重者宜用吸奶器或乳头矫正器吸出后喂哺。

▶【产褥感染护理常规】

（一）评估要点

（1）病史评估：了解产妇产褥期感染的诱发因素，了解产妇是否有贫血、营养不良或生殖感染的病史，本次分娩是否有胎膜早破、产程延长、手术助产、软产道损伤、产后出血等异常情况，以及产妇平时的个人卫生习惯等。

（2）身心状况评估：不同病程的产妇会出现不同的症状和体征。多数病人有不同程度的体温升高，局部伤口或下腹部压痛，子宫复旧不佳，恶露的量、性状及气味异常。严重者出现典型的腹膜炎、败血症或中毒性休克症状。

（二）护理要点

1. 一般护理

（1）保证产妇获得充足的休息和睡眠，必要时遵医嘱给予镇静药。

（2）给予高蛋白、高热量、富含维生素、易消化的食物；保证足够的液体摄入（300 ml/d），防止高热、出汗引起的脱水；若因呕吐、腹泻造成水、电解质失衡，则按医嘱给予静脉补液，并监测血清电解质情况，详细记录每日出入量。

（3）产妇采取半卧位或抬高床头，促进恶露引流，炎症局限，防止感染扩散。

（4）为产妇提供心理支持，鼓励产妇表达自己的情绪，解除产妇及家属的疑问，提供母婴接触的机会，减轻产妇的焦虑。

2. 缓解症状

（1）做好病情观察与记录，包括生命体征及恶露的颜色、性状、气味，以及子宫复旧情况、腹部体征及会阴伤口情况。

（2）鼓励和帮助产妇做好会阴部护理，保持外阴清洁，促进局部伤口愈合。

（3）正确执行医嘱，注意抗生素时候间隔时间，维持血液有效浓度。配合做好脓肿引流术、清宫术、后穹窿穿刺的准备及护理。

（4）对病人出现高热、疼痛、呕吐时按症状进行护理，解除或减轻病人的不适。

（三）健康指导

（1）协助产妇了解产褥感染的知识，告知其并发症的症状及预防方式；解释正在实施的治疗、检查及护理操作的目的和意义，以减少病人的焦虑、紧张情绪，取得其主动配合。

（2）给予产妇产后休息、饮食、活动、服药的相关知识，提供产后性生活和有效避孕的具体指导。一般需通过产后检查全面评估，结果正常后方可恢复性生活。

（3）帮助产妇识别自身及新生儿的异常状况，以便及时报告医护人员。

（4）告知产妇产后随访、检查的时间，新生儿随访、预防接种的时间和机构，母乳喂养支持机构的联系方式。提醒产妇任何时候出现不适及异常症状，须及时随访。

▶【乳头皲裂护理常规】

（一）评估要点

（1）观察病人的哺乳方法和姿势。

（2）评估病人的乳头状况。

（二）护理要点

（1）指导病人正确的含接姿势。

（2）指导病人哺乳后挤出少许乳汁涂在乳头上，自然干燥。

（3）告知病人乳头皲裂的原因及纠正方法。

（4）指导病人先喂哺皲裂较轻的一侧。

（三）健康指导

（1）尽早指导病人正确的哺乳姿势。

（2）勿用消毒剂擦拭乳头。

▶【子宫复旧护理常规】

（一）评估要点

（1）评估新生儿的分娩方式、体重。

（2）评估产妇的子宫底高度、宫缩情况。

（3）观察产妇的恶露性质、量及气味。

（二）护理要点

（1）按摩产妇的子宫底，观察宫底高度。

（2）倾听产妇主诉。

（三）健康指导

（1）告知产妇观察宫缩及恶露的目的。

（2）告知产妇及时排空膀胱。

（3）告知产妇恶露异常应及时报告医护人员。

▶【产褥期保健操护理常规】

（一）评估要点

了解新生儿的分娩方式，评估产妇的身体状况。

（二）护理要点

（1）穿宽松及弹性好的衣服。

（2）产妇取仰卧位，双手放于身体两侧。

（3）产妇深吸气，腹肌收缩，呼气。

（4）进行缩肛与放松动作。

（5）双腿轮流上举与并举，与身体呈直角。

（6）髋、腿放松，膝稍屈，尽力抬高臀部及背部。

（7）跪姿，双膝分开，双手平放床上，肩肘垂直，做腰部旋转。

（8）全身运动，跪姿，双臂支撑床上，左右腿向后交替高举。

（三）健康指导

（1）产后第2日开始，1~2日增加1节，每节做8~16次。

（2）产后6周可选择其他锻炼方式。

（3）避免进食前后1小时内运动。

（4）运动前排空大、小便。

▶ **【新生儿护理常规】**

（一）评估要点

（1）出生时评估：新生儿的健康状况，对新生儿进行 Apgar 评分，评估新生儿身高、体重、体表有无异常。

（2）入母婴同室时评估：一般在出生后 24 小时内进行。评估病史、体重、身高、体温、呼吸、心率、头面部情况，颈部、胸部、腹部、脐带、肛门、外生殖器、脊柱、四肢大小便、肌张力、活动情况，反射、亲子互动情况。

（3）日常评估：入室评估无异常后改为每 6 小时评估 1 次，做好评估记录。

（二）护理要点

（1）环境：房间光线充足、空气流通，室温保持在 20 ~ 24 ℃，相对湿度在 55% ~ 65%。

（2）生命体征：定时测新生儿的体温，对体温过低者加强保暖，对过高者采取降温措施。观察新生儿的呼吸道通畅情况，保持新生儿取侧卧位，预防窒息。

（3）安全措施：①新生儿出生后，将其脚印（男左女右）及母亲右拇指印印在病历上。②新生儿脚腕上系上写有母亲姓名、新生儿性别、住院号的脚腕带。③新生儿床位应配有床围，床上不放危险物品。

（4）预防感染：①医护人员或探视者接触新生儿前应洗手或消毒双手。②医护人员必须身体健康，定期体检。③新生儿患上传染性疾病时，应采取相应的消毒隔离措施。④新生儿喂养方法包括母乳喂养、人工喂养、混合喂养。

（5）日常护理

1）沐浴：温度 26 ~ 28 ℃，水温 38 ~ 42 ℃；沐浴前不要喂奶；预防交叉感染，每个新生儿单独用一套沐浴用品；动作轻柔敏捷，防止损伤。

2）脐部护理：保持新生儿脐部清洁干燥，每次用安尔碘消毒脐带残端及脐轮周围。

3）皮肤护理：新生儿娩出后用温软毛巾擦净皮肤羊水、血迹，产后 6 小时内剪去过长的指甲。

4）臀部护理：尿布松紧适中，及时更换尿布。

（6）免疫接种：卡介苗、乙肝疫苗接种。

（三）健康指导

（1）指导产妇正确的哺乳方法，保持泌乳通畅。

（2）产妇及家属获得相关知识，做到新生儿安全护理。

（3）提供新生儿相关的知识指导，使产妇及家属对新生儿的护理有正确的认识。

▶ **【产褥期抑郁症护理常规】**

（一）评估要点

（1）掌握产褥期抑郁症的定义及临床表现。

（2）对有抑郁倾向的病人进行评估。

（3）科学备孕从妊娠起开始关注孕妇的心理变化。

（二）护理要点

（1）利用孕妇学校等多种渠道，让孕妇了解妊娠和分娩的相关知识，减少对妊娠分娩的恐惧心理。

（2）对有精神疾病家族史的孕妇给予更多关爱，避免一切不良刺激。

（3）在分娩过程中，医护人员要给予孕妇充分的关心、爱心和耐心，使其了解分娩是自然、正常的生理过程。

（4）告知孕妇可采取分娩镇痛、导乐陪伴等多种减痛分娩的方法，可有效减少痛苦，减轻孕妇对分娩的恐惧。

（5）对于产程长、胎儿相对较大的孕妇，也要给予充分的鼓励，告诉其可以正常分娩的理由，并取得孕妇的有效配合。

（6）对于既往有不良孕产史的孕妇，要详细、耐心地告知其不良孕产的原因，让孕妇增加自信心，相信自己也能孕育正常健康的宝宝。

（7）在分娩后要指导产妇新生儿护理与母乳喂养知识，帮助其适应母亲角色，促进与新生儿的感情。

（8）进行清洁卫生指导及养成良好的睡眠习惯，让产妇有一个良好的形象与饱满的精神。

（9）保持病房环境温馨舒适。

（三）健康指导

（1）保证产妇有足够的睡眠，建立规律的生活习惯，避免复发。

（2）注意产妇情绪的变化，尽量保持情绪的稳定。

（3）进行自我问卷调查（产褥期抑郁量表），做到早发现和早诊断。

（4）告知家属要对产妇提供更多的关爱和帮助。

十、流产相关疾患（OS2）

▶【自然流产护理常规】

（一）评估要点

（1）病史评估：了解病人月经史、生育史、停经史，病人的一般状况如心血管系统、内分泌系统疾患及病人的心理。了解病人可能引起流产的既往史，是否有遗传基因缺陷及不良生活习惯，是否经常接触易致流产的化学物质及放射线等。

（2）症状评估：早孕症状有无减弱或消失，有无腹痛及阴道流血。

（3）体征：了解病人宫颈口开闭、组织物排除情况等。

（4）辅助检查：妇科检查、辅助检查（附件彩超、血 hCG 值、尿 hCG 值）。

（二）护理要点

（1）与不全流产者、难免流产者在清宫术前充分沟通，了解病人的心理状况。

（2）使用药物者用药期间，注意观察阴道流血、腹疼、组织物排出情况。

（3）术前遵医嘱完善术前准备。

（4）做好饮食指导，提供高蛋白、高热量、富含维生素饮食。

（5）流产后注意休息，适当活动，避免从事增加腹压的活动。

（6）遵医嘱正确使用抗生素，抗感染。

（7）先兆流产者应严格卧床休息，饮食清淡且易消化，保持大便通畅，避免增加腹压的动作；严密观察腹痛、阴道流血情况动态变化，必要时遵医嘱给予保胎药物。

（三）健康指导

（1）术后卧床休息 2~3 日，适当床旁活动，促淤血排出。

（2）休息 2 周，不可过早进行体力劳动，防止劳累过度。

（3）注意卫生，保证内外清洁，勤换内衣。术后 1 个月内禁盆浴、性生活。

（4）做好避孕、备孕指导，减少人工流产的概率。

（5）心理指导。

▶【难免/稽留流产护理常规】

（一）评估要点

（1）病史评估：了解可能引起流产的既往史，是否有遗传基因缺陷及不良生活习惯，是否经常接触易致稽留流产的化学物质及放射线等。

（2）症状评估：病人表现为停经及早孕反应消失，腹痛及阴道流血。

（3）体征评估：妇科检查宫颈口未开，子宫较停经周数小，质地不软，未闻及胎心。

（4）辅助检查评估：B 型超声检查、尿妊娠试验、孕激素测定。

（二）护理要点

（1）观察病人阴道流血的色、质、量及腹痛情况。

（2）加强会阴护理，保持外阴部清洁，必要时给予预防性抗生素治疗。

（3）清宫术后注意观察阴道出血量情况及子宫收缩情况，尤其是血压、体温的监测。

（4）做好心理护理，鼓励病人进行开放性沟通，表达其内心的感受。

（三）健康指导

（1）指导病人加强营养，增加机体抵抗力，忌辛辣、刺激性食物。

（2）流产清宫术后指导病人取俯卧位，每日 2 次，每次半小时，有利于子宫恶露排除。

（3）告知病人术后若出现持续性腹痛、阴道流血淋漓不尽、流血量多于月经量或伴有发热、出血、分泌物有臭味时，应及时到医院就诊。

（4）保持外阴清洁，指导病人勤更换卫生巾，防止感染。

（5）禁止盆浴、性生活1个月。

（6）指导避孕措施，再次受孕至少是在半年以后。

（7）为病人提供疾病相关的知识指导，使病人及家属对难免/稽留流产有正确的认识。

十一、异位妊娠（OT1）

▶【异位妊娠护理常规】

（一）评估要点

（1）病史评估：询问病人的月经史、末次月经的来潮日期、婚育史。

（2）症状评估：有无腹痛，可伴有少量阴道出血。

（3）体征评估：腹部有无压痛、反跳痛、肌紧张等，注意是否有移动性浊音；盆腔检查注意是否有后穹窿触痛、饱满，举宫颈时一侧下腹疼痛，宫旁或直肠子宫陷凹有肿块。

（4）辅助检查评估：阴道后穹窿穿刺结果中，腹腔内出血最易积聚在子宫直肠陷凹，少量出血经后穹窿穿刺也可抽出暗红色不凝固血液；实验室检查包括血常规、尿妊娠试验；B超检查。

（二）护理要点

（1）心理护理：异位妊娠病人大多表现紧张、焦虑，重症病人、未婚先孕者、长期不孕者心理反应尤为突出，部分病人表现为否认、怀疑、绝望等。对此类病人应正确引导和安慰，以解除其思想顾虑和恐惧心理，给予更多的关心、尊重和理解。

（2）绝对卧床休息，严密观察生命体征改变，即体温、脉搏、呼吸、血压等。

（3）动态观察腹痛程度、阴道流血情况。

（4）用药护理：遵医嘱给予药物杀胚治疗，观察用药期间腹痛程度、阴道流血情况。对使用甲氨蝶呤者，指导其多饮水以减轻对肝肾功能的影响。

（5）建议进食富含维生素、清淡、易消化的食物，保持大便通畅，预防感冒，避免增加腹压。

（三）健康指导

（1）指导病人如何正确避孕、自我判断宫外孕，宫外孕后能否再生育，以及再次妊娠前后注意项。

（2）嘱病人出院后遵医嘱每周复查血 hCG 直至阴性。

（3）1 个月内避免重体力劳动，若出现突发下腹痛、阴道流血不止等，及时到门诊随访。

（4）1 个月内禁止性生活，预防逆行感染。使用甲氨蝶呤者注意 1 年内严格避孕。

十二、与妊娠有关的其他疾患（OZ1）

▶【妊娠剧吐护理常规】

（一）评估要点

（1）病史评估：了解病人月经史、生育史、末次月经等。

（2）症状评估：妊娠 6 周出现恶心呕吐，并逐渐加重，直至发展至频繁呕吐不能进食。呕吐物中有胆汁或咖啡色样物质。严重者引起失水及电解质紊乱。

（3）体征评估：每日呕吐 ≥3 次，体重下降较妊娠前下降 5%，尿酮体阳性。

（4）辅助检查评估：妇科检查、实验室检查（血、尿常规及肝肾功、电解质）。

（二）护理要点

（1）基础护理：指导病人做好口腔卫生，禁饮禁食期间防止口腔感染。

（2）饮食指导：遵医嘱进行进食，进食开始后注意循序渐进，清淡饮食，以病人能耐受为主。

（3）活动指导：治疗期间卧床休息为主，适当床旁活动。

（4）观察呕吐物量、性状，监测病人的生命体征变化，观察病人皮肤、巩膜是否有异常，必要时观察病人腹痛程度、阴道留流血情况。

（5）合理安排病人补液时间。

（6）对精神情绪不稳定的病人，给予心理护理，解除其思想顾虑。

（三）健康指导

（1）保持口腔清洁，用淡盐水漱口。

（2）饮食宜清淡、易消化，少食多餐，避免油腻。

（3）注意保暖，避免受寒。

（4）保持心情舒畅，劳逸有度。

（5）忌性生活。

▶【葡萄胎护理常规】

（一）评估要点

（1）病史评估：了解病人个人及家属的既往史，包括滋养细胞疾病史、药物使用史及过敏史，询问生殖道、肺部、脑等转移的相应症状的主诉，是否化疗及其治疗经过。

(2)症状评估：是否停经，多有阴道不规则流血，量多少因人而异。

(3)体征评估：阵发性下腹痛。

(4)辅助检查评估：彩超、实验室检查(绒毛膜促性腺激素测定等)。

(二)护理要点

(1)对病人进行疾病相关知识讲解，缓解其焦虑情绪。

(2)严密观察病人病情、腹痛情况及阴道流血情况。

(3)2次清空至少间隔1周，术前做好静脉通道、备血准备。

(3)根据病检结果进行用药指导，必要时进行化疗相关指导。

(4)对转移灶病人的护理，应结合化疗护理措施。

(三)健康指导

(1)坚持正规治疗和随访，监测 hCG。

1)定期 hCG 测定：清宫后每周1次，直至连续3次阴性；之后每个月1次，共6个月；再每2个月1次，共6个月。自第一次后共计1年。

2)观察月经状况；有无阴道流血、咳嗽、咯血症状。

3)定期妇科检查；必要时做彩超、胸片、CT 等。

(2)进食高蛋白、富含维生素、易消化的食物，适当活动，保证病人充足的睡眠时间和睡眠质量。

(3)每次刮宫后禁止性生活和盆浴1个月，以防感染，必要时遵医嘱行预防性化疗。

(4)葡萄胎病人随访期间应可靠避孕1年，可选用避孕套或口服避孕药。

▶【妊娠合并胆汁酸淤积护理常规】

(一)评估要点

(1)病史评估

(2)症状评估：是否发生无皮肤损伤的瘙痒。瘙痒一般先从手掌和脚掌开始，后逐渐向肢体近端延伸甚至可发展到面部，但极少侵及黏膜。严重瘙痒引起失眠、疲劳、恶心、呕吐、食欲减退。

(3)体征评估：四肢皮肤可见抓痕，同时伴尿色加深等高胆红素血症表现，无急慢性肝病体征，肝大但质地软，有轻压痛。

(4)辅助检查评估：肝功能检查结果为血清胆汁酸明显升高，血清总胆红素、直接胆红素、转氨酶轻度升高。

(二)护理要点

(1)嘱孕妇住院治疗，做好心理护理，解除其心理障碍，安全度过妊娠期、分娩期。

（2）保证孕妇每日 8~9 小时睡眠，以左侧卧位为佳，若因瘙痒影响睡眠，遵医嘱给予镇静药。

（3）修剪指甲，防止抓伤皮肤，引起感染。

（4）每日给予氧气吸入 2~3 次，每次 30 分钟。

（5）严密监测胎心、脉动情况，出现异常应立即通知医生进行处理。孕周不足时，应密切观察孕妇有无宫缩，便于早处理，预防早产的发生。

（三）健康指导

（1）嘱孕妇进食高热量、高蛋白质、富含维生素、易消化的食物，改善孕妇营养状况，促进胎儿发育。

（2）保证孕妇足够的睡眠，以左侧卧位为宜。

▶【胎盘早剥护理常规】

（一）评估要点

（1）病因评估：目前尚不十分清楚，可能与以下因素有关：血管病变，机械性因素，宫腔内压力骤减，子宫静脉突然升高等。

（2）症状评估

1）轻型：胎盘剥离面不超过胎盘的 1/3，多见于分娩期，主要症状为阴道流血，伴轻微腹痛。

2）重型：以内出血和混合性出血为主，胎盘剥离面超过胎盘的 1/3，同时有较大的胎盘后血肿。主要症状为突然发生的持续性腹痛，严重时出现恶心、呕吐，以及面色苍白、出汗、脉弱、血压下降等休克征象。

（3）体征评估

1）轻型：子宫软，宫缩有间歇，子宫大小符合妊娠月份，腹部压痛不明显或局部轻压痛。

2）重型：子宫硬如板状，有压痛。

（二）护理要点

（1）纠正休克，改善病人的一般情况。护士应迅速开放静脉，积极补充血容量，及时输血。

（2）为终止妊娠做好准备，一旦确诊，应及时终止妊娠。依孕妇病情轻重、胎儿宫内状况、产程进展、胎产式等具体状况决定分娩方式，须为此做好相应的准备。

（3）严密观察病人的病情变化，及时发现并发症。凝血功能障碍表现为下黏膜或注射部位出血，子宫出血不凝（出血量多，色暗红），有时有尿血、咯血、呕血等现象；急性性功能衰竭表现为尿少或无尿。护士应高度重视上述症状，一旦发现，及时报告医生并配合处理。

（4）做好心理护理，减轻病人的恐惧心理，安抚病人的紧张情绪。

（5）预防产后出血，胎盘早剥的产妇胎儿娩出易发生产后出血，因此，分娩后应及时给予宫缩剂，并配合按摩子宫，必要时按医嘱做切除子宫的术前准备。

（6）产褥期护理：病人在产褥期应加强营养，纠正贫血，勤更换会阴垫，保持会阴清洁，防止感染，根据产妇情况给予母乳喂养指导。

（三）健康指导

（1）孕妇产前要按时接受检查，预防和及时治疗妊高征、高血压、慢性肾病等。

（2）妊娠晚期避免腹部外伤，实行外倒转时动作要轻柔，应在宫缩间歇期行人工破膜。处理羊水过多和双胎时，应避免子宫压力下降过快。鼓励孕妇在妊娠免期或分娩期做适量活动，避免长时间仰卧等。

▶【前置胎盘护理常规】

（一）评估要点

（1）病史评估：了解孕妇的年龄、刮宫史、经产妇及多产妇、吸烟、吸毒等情况。

（2）症状评估：反复发生无诱因、无痛经的阴道出血。

（3）体征评估：是否与出血量有关。若大出血有休克征象，行腹部检查。

（4）辅助检查评估：B超等。

（5）心理评估：孕妇对出血的恐惧，对胎儿的担忧。

（二）护理要点

（1）孕妇应绝对卧床休息（左侧），定时吸氧，纠正贫血，加强营养，保持会阴清洁、干燥。

（2）给予孕妇心理安慰。

（3）观察阴道出血量、生命体征及孕妇的主诉。

（4）胎心及胎动的监测。

（5）术后观察产妇子宫收缩情况、出血量、会阴护理，观察恶露的性状及气味，预防感染。

（三）健康指导

注意休息，纠正贫血，加强营养，预防产后出血及感染的发生。

▶【胎膜早破护理常规】

（一）评估要点

（1）病史评估：了解妊娠期诱发胎膜早破的既往史，是否有创伤史、妊娠后期性交史、妊娠期羊水过多的病史等。

（2）症状评估：询问孕妇阴道液体流出的情况，是否有咳嗽、打喷嚏，负重时是否有液体流出。

（3）体征评估：行肛诊检查，触不到羊膜囊，上推胎头可有一阵羊水流出。

（4）辅助检查评估：行阴道液酸碱度检查、阴道液涂片和羊膜境检查呈阳性，羊水 pH 为 7.0~7.5。若测得的阴道液 pH≥7.0，可判断胎膜已破。

（二）护理要点

（1）嘱孕妇住院待产，绝对卧床休息，臀高卧位，防止脐带脱垂。

（2）定时观察羊水的性状、量、颜色，听胎心，监测体温、脉搏并记录。

（3）放置吸水性好的消毒会阴垫于外阴，勤换会阴垫，每日外阴擦洗，保持外阴清洁。

（4）遵医嘱给予孕妇抗生素预防感染。

（5）检测胎心，无应激试验（NST），阴道检查确定有无隐形脐带脱垂。若有脐带先露或脐带脱垂应在数分钟内结束分娩。

（三）健康指导

（1）使孕妇重视妊娠期卫生保健，妊娠后期禁止性交，避免负重及腹部受撞击。

（2）嘱孕妇绝对卧床休息，尽量避免可引起腹压增加的因素，如剧烈咳嗽、用力排便等。

▶▶【妊娠合并糖尿病护理常规】

（一）评估要点

（1）了解孕妇有无糖尿病家族史、患病史、不明原因导致的死胎、死产、巨大儿等分娩史。

（2）评估孕妇有无三多症状（多饮、多食、多尿），外阴阴道假丝酵母感染反复发作，体重大于 90 kg。

（3）实验室检查：尿糖测定，空腹血糖测定，糖耐量试验。

（二）护理要点

（1）摄取适当的营养：热量为 159 kJ，蛋白质为 1.5 ~ 2 g/kg·d，碳水化合物为 250 g/d。

（2）监测胎儿的宫内情况。

（3）指导孕妇正确控制血糖。

（4）维护孕产妇的自尊。

（5）观察孕妇有无低血糖的表现。

（6）观察孕妇的子宫收缩情况及恶露量。

（7）保持产妇腹部、会阴伤口的清洁。

（8）加强对新生儿的观察。

（三）健康指导

（1）饮食指导，注意休息，预防产后出血及感染，指导产妇母乳喂养的正确方式。

（2）坚持糖尿病饮食，定期监测血糖。

▶【妊娠高血压综合征（妊高征）护理常规】

（一）评估要点

（1）询问孕妇于孕前及20周前有无高血压、蛋白尿和水肿及抽搐征象，既往病例中有无原发性高血压、慢性肾炎及糖尿病等，有无家族史，此次妊娠经过，出现异常现象的时间及治疗经过。

（2）评估孕妇有无头昏、头痛、眼花、高血压及水肿。

（3）辅助检查：尿常规、血液、眼底及肝肾功检查等。

（二）护理要点

（1）嘱孕妇住院待产，绝对卧床休息，创造安静、清洁的病房环境。

（2）合理安排饮食，补充维生素、铁和钙剂。食盐不必严格控制，但全身浮肿的孕妇应限制食盐的入量。

（3）防止硫酸镁中毒，注意用药安全，防止子痫的发生。

（4）发生子痫时，应立即控制抽搐，专人护理，防止受伤；保持病人呼吸道的通畅，使用开口器用舌钳固定舌头，防止咬伤。严密监测病人的生命体征及尿量，做好终止妊娠的准备。

（三）健康指导

（1）加强孕早期健康教育，使孕妇及家属了解妊高征的知识及其对母婴的危害，从而促使孕妇自觉于妊娠早期开始做产前检查，并坚持定期检查，以便及时发现异常情况，得到有效治疗和指导。

（2）指导孕妇合理饮食，增加蛋白质、维生素及富含铁、钙、锌的食物，减少过量脂肪和盐的摄入，对预防妊高征有一定作用。

（3）孕妇应采取左侧卧位休息，以增加胎盘绒毛血供，同时，保持心情愉快也有助于妊高征的预防。

▶【妊娠合并病毒性肝炎护理常规】

（一）评估要点

（1）病因评估：新陈代谢加快，营养消耗增加，雌激素水平增高，胎儿的代谢物在母体中解毒及分娩过程中疲劳、缺氧等加重肝脏负担。

（2）症状评估

1）普通型肝炎常表现为消化道症状，如食欲缺乏、恶心、厌油、肝区疼痛等。

2）无黄疸型肝炎症状轻。黄疸型肝炎除上述症状外，还出现黄疸、深黄色小便、灰白色大便。

3）重症肝炎多在发病后7~10日内病情突然加重，黄疸迅速加重，同时伴频繁呕吐、肝臭味、意识障碍甚至昏迷。

（3）体征评估：可能有皮肤、巩膜黄染，肝脏肿大、触痛、肝区叩击痛等。重症肝炎者可有肝脏进行性缩小、腹水，甚至出现肝性脑病。

（4）辅助检查评估：肝功能检查、血清病原学检测。

（二）护理要点

1. 病毒性肝炎的预防　加强营养，摄入足量富含蛋白质、碳水化合物、维生素的食物。夫妇一方患肝炎，应避免交叉感染，患有急性肝炎的妇女最好 2 年后怀孕。

2. 妊娠期护理

（1）防止病情恶化：减少工作量，避免重体力劳动，保证充足的睡眠，营养充足，必要时使用保肝药物；定期产检，妊娠后期复查肝功及肝炎病毒血清标志物。乙肝病毒阳性的孕妇于妊娠 28 周起，每 4 周注射 1 次高效乙肝免疫球蛋白，以阻断母婴传播。

（2）严格消毒隔离。

（3）向病人介绍疾病相关知识。

3. 分娩期护理　做好抢救准备；严密观察产程进展和病情变化；缩短第二产程；注意防止产道损伤、新生儿损伤、羊水吸入等，减少垂直传播；防止出血；严格隔离和消毒灭菌。

4. 产褥期护理　防止产后出血，预防和控制感染；指导母乳喂养；提高新生儿免疫力；避孕。

5. 心理护理　向孕产妇及家属讲解肝炎对母婴的影响，取得配合，并帮助孕产妇解除因疾病所产生的顾虑与自卑。

（三）健康指导

（1）保证病人足够的休息，避免劳累。

（2）加强营养，进食高蛋白、富含维生素、足量碳水化合物、低脂肪的食物。

（3）注意避孕，以免再次受孕影响身体健康。

（4）急性病毒肝炎的妇女应在肝炎痊愈后至少半年，最好是 2 年后再怀孕。

▶【妊娠合并心脏病护理常规】

（一）评估要点

（1）病因评估：有无诱发因素，如肺部感染、贫血、肺动脉高压、过度劳累、极度的情绪变化、高血压、蛋白质缺乏、心房颤动等。

（2）症状体征评估：有无心慌气短史，有无心脏杂音、心率增快等异常情况。

（3）辅助检查评估：①心电图检查提示各种严重的心律失常，如心房颤动、ST 段改变、T 波异常等。②X 线检查显示有心脏扩大，尤其个别心腔的扩大。③超声心动图可以更精确地反映各心腔大小的变化、心瓣膜结构及功能情况。④胎儿电子监护可以预测宫内胎儿的储备能力，评估胎儿健康。

（二）护理要点

1. 妊娠期护理

（1）加强孕期保健，定期产前检查或家庭访视。检查的次数和时间可按心脏功能的具体情况而定。

（2）保证休息环境安静、空气新鲜。保证每日午休时间，每日至少获得 10 小时以上的睡眠时间，使孕妇生活有规律。

（3）加强对胎儿生长发育情况的监护及孕妇心脏的监护。

（4）心理护理：心脏病孕妇的精神状态与预后密切相关，应鼓励和安慰孕妇，避免不良的精神刺激，耐心向孕妇及家属解释病情及医疗设备及医护技术，尽可能消除其顾虑，减轻其恐惧感或焦虑程度。

2. 分娩期护理 临产及分娩是心脏承受负担最重的时期，因此更应加强观察，细心照顾，帮助孕妇改善心功能，最大限度地维持心脏负担与心功能间的平衡。有条件可以做心电监护，不断评估孕妇心功能状态，以促进心脏的最佳状态。

3. 产褥期护理 分娩后应在产房严密观察 24 小时，待心率、呼吸稳定后方可进入休养室。由于回心血量骤然增加，产后 24 小时至 3 日内是心脏负担较重的时期，应加强观察早期心力衰竭症状。

（三）健康指导

1. 妊娠期

（1）合理饮食，以保证孕期热量的需要，但要防止体重增加过快。饮食宜进低盐、易消化、高蛋白、维生素、少脂肪的饮食，限制食盐每日不超过 4～5 g。饮食宜少量多餐，以免因胃部膨胀、腹压增加而加重心脏负担，并注意铁和钙的补充。

（2）预防感染，防止并发症，减轻心脏负担。感染是诱发心力衰竭的重要因素，因此要注意保暖，防止受凉。预防各种感染，尤其是上呼吸道的感染或其他感染，须及早应用抗生素，积极预防和治疗并发症。

2. 分娩期 降低产妇的焦虑，维持安静的产房气氛，陪伴产妇，给予其支持与鼓励，使产妇减轻焦虑。

3. 产后建议合适的避孕方式 心脏病妇女的怀孕，常威胁到母婴双方生命安全和健康，故应做好计划生育。手术结扎是最好的选择；口服避孕药易造成血栓，宫内节育器易造成菌血症，都应避免。

▶【羊水栓塞护理常规】

（一）评估要点

（1）病因评估：宫缩过强或强直性收缩、子宫存在开放性血管、死胎不下、滞产等。

（2）症状评估：首先表现为呛咳、气促、气喘伴有胸闷、烦躁不安等前驱症状，有呼吸困难、发绀、抽搐、昏迷，甚至仅尖叫一声后呼吸、心搏骤停。

（3）体征评估：胎儿娩出前发病者，表现为心肺功能衰竭和中枢神经系统严重缺氧，体格检查心率快、肺部听诊有湿啰音。胎儿娩出后发病者发现有宫腔出血和休克，出血量与休克程度不符，血液不凝，常伴有少尿或无尿，当休克、出血致血容量骤减而损伤肾实质时，导致肾衰竭。

（4）辅助检查评估：X线床边摄片、心电图、痰液涂片、血涂片、血液障碍检查。

（二）护理要点

（1）预防护理：①人工破膜时不兼行胎膜剥离。②掌握剖宫产指征，预防子宫或产道裂伤。③掌握催产素使用指征。④不能在子宫收缩时人工破膜。⑤适当应用镇静药。⑥注重中期妊娠处理。

（2）纠正呼吸循环衰竭。

（3）纠正弥散性血管内凝血（DIC）及继发性纤溶。

（4）严密监测产程进展及产妇的生命体征变化。

（5）积极配合治疗。

（三）健康指导

（1）护理人员要接受产妇及家属的激动、否认和愤怒的情绪反应，尽量给予解释并陪伴在旁，帮助其度过哀伤阶段。

（2）待病情平稳后，给予产妇心理上的支持，并做好基础护理，防止不良事件发生。

▶【妊娠合并贫血护理常规】

（一）评估要点

（1）评估孕妇既往有无月经过多或消化道疾病引起的慢性失血性病史，有无因不良饮食习惯或胃肠道功能紊乱导致的营养不良病史。

（2）评估孕妇有无严重贫血如头晕、乏力、耳鸣、心悸、气短、面色苍白、倦怠、食欲缺乏等症状。

（3）评估孕妇有无皮肤黏膜苍白、毛发干燥等体征。

（4）评估孕妇因长期疲倦或知识缺乏而引起的倦怠心理。

（5）评估孕妇的贫血程度，包括轻度、中度、重度、极重度。

（二）护理要点

（1）妊娠前应积极治疗慢性失血性疾病，改变孕妇长期偏食等不良饮食习惯，调整饮食结构，适度增加营养。

（2）建议孕妇摄取高铁、高蛋白质及富含维生素C的食物，以改善体内的缺铁现状，如动物肝脏、瘦肉、蛋类、葡萄干、菠菜等，纠正偏食、挑食等不良习惯。

（3）正确服用铁剂，以口服给药为主。妊娠4个月后，每日遵医嘱服用铁剂，如硫酸亚铁，同时服维生素C，促进铁的吸收，指导孕妇应饭后或餐中服用，无效者改用注射补充铁剂。

(5)重度贫血者采用输血治疗，输血时应遵循少量多次的原则。

(6)重度贫血者于临产后应配血备用。

(7)严密监护产程，积极预防产后出血，积极处理第三产程，出血多时应及时输血。

(8)产后预防感染。

(三)健康指导

(1)指导孕妇注意劳逸结合，根据贫血程度安排工作及活动量。

(2)重度贫血孕妇须卧床休息，避免因头晕、乏力引起意外伤害。

(3)加强口腔护理，轻度口腔炎孕妇可于餐前、餐后、睡前、晨起用漱口液漱口。重度口腔炎孕妇做好口腔护理。

(4)指导母乳喂养，对于因重度贫血不宜哺乳者，详细讲解原因，指导产妇及家人掌握人工喂养的方法。

(5)提供家庭支持，增加休息和营养，避免疲劳。

▶【妊娠合并甲状腺功能亢进(甲亢)护理常规】

(一)评估要点

(1)甲亢史，或目前有甲状腺功能不全症状。

(2)已知甲状腺抗体阳性或存在甲状腺肿。

(3)年龄大于30岁。

(4)头颈部放射治疗史或甲状腺手术史。

(5)Ⅰ型糖尿病或其他自身免疫病。

(6)流产、早产或不孕史。

(7)多次怀孕(2次及以上)。

(8)自身免疫性甲状腺疾病或甲状腺功能不全家族史。

(9)服用胺碘酮或锂盐，或者近期进行了含碘显影剂的检查。

(10)居住在中度或重度碘缺乏的地区。

(二)护理要点

(1)妊娠期甲亢病情稳定的孕妇，应加强孕期监护，与内分泌科医生协同管理，服用无致畸危险、通过胎盘量少的抗甲状腺药物，并及时调整药物用量，以减少胎儿甲状腺功能减退症(甲减)的危险。

(2)加强产前检查：定期检查孕妇血压、体重、宫高、腹围的变化，每1~2个月进行1次B超检查，观察胎儿的生长发育、甲状腺大小、骨骼及胎儿体重。定期检查孕妇甲状腺功能，监测胎盘功能等。及早发现妊娠期高血压疾病和宫内发育迟缓。

(3)心理护理：稳定孕妇情绪，注意休息，避免体力劳动。指导孕妇配合医生治疗，避免感染、精神刺激和情绪波动，以防甲亢危象的发生。

（4）饮食护理：加强营养，保证每日足够的能量，多食高蛋白、富含维生素的食物，不宜进食含碘丰富的食物或药物。出汗多时多饮水，忌烟、酒、咖啡、浓茶。必要时静脉补充营养素。

（5）加强监护：宜左侧卧位，指导孕妇学会自计胎动，以防胎死宫内。注意先兆早产征象，若有异常及时就诊。妊娠晚期 37～38 周入院，注意防治胎儿宫内窘迫，每周进行胎心监护。孕妇检查心电图以了解是否有心脏损害。

（6）适宜食物有油菜、芹菜、菜花，忌食食物有火腿、香肠、草鱼、洋葱、河虾。饮食中尽量不吃含碘丰富的食物。忌烟、酒，忌食辛辣、刺激性食物，宜食水果蔬菜。

（三）健康指导

（1）孕妇因为基础代谢率的增高和胎儿生长发育的需要，所以孕期必须补充足够热量、蛋白质和碳水化合物，并且多进食用富含维生素的蔬菜水果。根据病情少进食或不进食海产品等含碘量高的食物，同时进餐次数要适当增加，保障饮食合理、安全。

（2）针对妊娠期可能出现的不适症状，如早孕反应、便秘和痔疮等，不要惊慌，针对便秘应该定时排便，每日晨起饮一杯开水。

（3）必要时遵医嘱用药，选择药物治疗的病人需要每 2 周进行 1 次随诊。监测甲状腺功能的同时还应相应监测白细胞和肝功能的情况，并根据监测结果调整抗甲状腺药物的剂量。因为抗甲状腺药物可能会导致白细胞减少和肝功能异常，所以病人还需要每 2 周常规监测血常规和肝功能情况。

▶【妊娠合并甲状腺功能减退（甲减）护理常规】

（一）评估要点

（1）甲减史或目前有甲状腺功能不全症状。

（2）已知甲状腺抗体阳性或存在甲状腺肿。

（3）年龄大于 30 岁。

（4）头颈部放射治疗史或甲状腺手术史。

（5）Ⅰ型糖尿病或其他自身免疫病。

（6）流产、早产或不孕史。

（7）多次怀孕（2 次及以上）。

（8）自身免疫性甲状腺疾病或甲状腺功能不全家族史。

（9）服用胺碘酮或锂盐，或者近期进行了含碘显影剂的检查。

（10）居住在中度或重度碘缺乏的地区。

（二）护理要点

（1）妊娠期临床甲减损害胎儿的神经智力发育，增加早产、流产、低出生体重儿、死胎和妊娠期高血压疾病等风险，必须给予治疗。

（2）对于临床甲减和亚临床甲减的病人，在孕期前半期，每 4 周要对病人进行甲状腺功能的测定，根据促甲状腺素（TSH）的水平来对病人进行用药调整，直到血清的 TSH

稳定之后。

（3）在26~32周之间，要对病人进行1次甲状腺功能的测定，来观察病人病情的变化。整个孕期还要监测胎儿的情况，及时发现胎儿功能的生长受限，以及发现有无胎儿畸形等。

（4）在分娩期，要对病人进行重要的监护，及时发现胎儿的宫内窘迫，在产后还要预防产后出血的发生等。尽可能在整个孕期把甲状腺功能维持在正常，特别是建议促甲状腺激素<2.5 mIU/L，这样能够顺利健康的分娩宝宝。

（三）健康指导

（1）保持乐观愉快的情绪。长期出现精神紧张、焦虑、烦躁、悲观等情绪，会使大脑皮质兴奋和抑制过程的平衡失调，因此需要保持愉快的心情。

（2）注意休息、劳逸结合，生活有序，保持乐观、积极、向上的生活态度。做到茶饭有规律，生活起居有常，不过度劳累，心境开朗，养成良好的生活习惯。

（3）饮食应以清淡而富有营养为主。多进食蔬菜水果、牛奶、甲鱼等富含多种氨基酸、维生素、蛋白质和易消化的滋补食物。少进食油腻的食物，少进食狗肉、羊肉等温补食物，少进食不带壳的海鲜、笋、芋等容易过敏的"发物"，少进食含化学物质、防腐剂、添加剂的饮料和零食。忌食过酸、过辣、过咸、烟酒等刺激物。

▶【多胎妊娠护理常规】

（一）评估要点

（1）病史评估：有无家族病史、家族多胎妊娠史，孕妇的年龄、胎次，有无使用过特殊促排卵药物。

（2）了解妊娠经过及产前检查情况。

（3）身体评估：孕妇早孕反应程度、自觉胎动次数、食欲、呼吸情况，以及下肢水肿情况、静脉曲张程度。

（4）心理社会评估：观察孕妇心理状态，有无焦虑等异常情绪。

（5）体征评估：有无压迫症状。运用四步触诊进行产前检查。

（二）护理要点

（1）增加产检的次数，检测宫高、腹围和体重。

（2）注意休息，指导孕妇做盆骨倾斜运动。尤其是在妊娠最后2~3个月要求卧床休息，防止外伤。

（3）加强营养，均衡饮食。

（4）加强病情观察，及时发现并发症并及时处理。

（4）针对各种压迫症状，及时发现并采取措施预防静脉曲张。

（5）临产后严密监察血压，观察产程和胎心变化，预防产后出血的发生。

（6）心理护理：帮助孕妇完成2次的角色转换，告知孕妇不必过分担心母婴安危，说明保持心情愉快、积极配合治疗的重要性。

（三）健康指导

（1）指导孕妇保持愉悦的心理状态。

（2）指导孕妇保持适宜的孕期营养及运动，遵医嘱合理补充钙、铁、叶酸等。

（3）孕晚期孕妇更应注重安全，防止坠床。

（4）产后会阴伤口护理，注意清洁消毒，观察产后出血情况。

（5）指导孕妇母乳喂养的相关知识。

▶【过期妊娠护理常规】

（一）评估要点

（1）核实妊娠孕周，以末次月经 1 日计算，平时月经周期为 28～30 日的孕妇停经大于或等于 42 周尚未分娩，可诊断为过期妊娠。

（2）评估过期妊娠是否存在胎儿窘迫、胎粪吸入综合征、过熟综合征、新生儿窒息、巨大儿等围产儿发病率。

（3）可以通过胎动情况提示胎儿宫内是否缺氧。

（4）电子胎儿监护：如无应激试验（NST）为无反应，需进一步做宫缩素激惹实验（OCT）；若多次反复出现胎心晚期减速，提示胎盘功能减退，胎儿明显缺氧。出现胎心变异减速，常提示脐带受压。

（5）超声检查观察胎动、胎儿肌张力、胎儿呼吸运动及羊水量，多普勒脐动脉血流检查有助于判断胎儿的安危。

（二）护理要点

（1）按产前护理常规护理。

（2）心理护理：告知孕妇及家属目前胎儿的真实情况和可能发生的情况，使其以良好的心态接受阴道分娩或剖宫产术。

（3）产前护理：加强对胎儿宫内情况的监测。若出现胎心少于 110 次/分钟或多于 160 次/分钟，胎动每小时少于 3 次，12 小时少于 10 次或逐日下降超过 50% 等，胎动异常，立即给予氧气吸入，并通知医生，进行进一步处理。

（4）做好终止妊娠的准备：需引产者遵医嘱用药，尽快结束分娩；需行剖宫产者术，遵医嘱行术前准备。

（5）产时护理：产程中，鼓励产妇左侧卧位，吸氧。产程中最好连续监测胎心，若有异常及时报告医生，做好新生儿的抢救准备工作。

（6）产后护理：按产后护理常规护理进行。

（三）健康指导

（1）告知孕妇过期妊娠的概念、危害及处置方法，让其引起重视并接受相应处置方案。

（2）过期妊娠使胎儿窘迫、胎粪吸入综合征、过熟综合征、新生儿窒息、巨大儿等不良结局发生率增高，应引起高度重视。

（3）告知孕妇做好胎儿胎动监测，定期产检。

（4）过期妊娠孕妇会出现产程过长、难产率升高，增加手术剖宫产率，对于母亲的产伤也会明显增加。因此，对于核对孕周正常的孕妇，只要停经大于41周，应当积极住院引产，以免发展成为过期妊娠，对于围产儿和孕妇造成伤害，甚至会造成不良妊娠结局。

▶【巨大儿护理常规】

（一）评估要点

（1）了解孕妇是否肥胖，是否有妊娠合并糖尿病，是否有过期妊娠。

（2）了解孕妇是否经产妇、高龄初产、有巨大胎儿分娩史。

（3）了解孕妇父母身材、种族、民族因素。

（二）护理要点

（1）早期筛查：孕期疑有巨大儿时应做糖尿病筛查，以便及早发现糖尿病，积极控制血糖。

（2）普通孕妇应注意妊娠期间饮食规律，保持体重，避免短时间内体重迅速增长。

（3）患有糖尿病的孕妇应定期到医院进行血糖检查及其他产前检查，了解孕妇及胎儿的身体情况。

（4）在服用胰岛素期间，应时刻关注孕妇的血糖变化，出现异常情况应及时处理。

（5）行会阴切开术：巨大胎儿阴道分娩前应行会阴侧切，胎儿娩出后应仔细检查软产道，若有损伤应及时修补。

（6）做好急救准备：注意预防及处理产后出血，胎儿娩出时准备窒息抢救，预防产后因巨大儿引起的宫缩乏力，产后出血。

（7）防止肩难产：巨大儿阴道分娩应注意防止肩难产，造成锁骨骨折及臂丛神经损伤。

（8）新生儿如果发生锁骨骨折不需要外固定，护理时勿牵动患肢，2周后多能痊愈，预后良好。

（9）出现的神经症状是因低血糖、低血钙造成，一旦发生应及时进行治疗。

（10）严密观察患儿的生命体征变化，监测血糖、黄疸及其他有关生化检查等。

（11）提供心理支持，针对孕妇及家属的疑问，应给予相应的解释，增强其分娩的信心。

（三）健康指导

（1）加强孕期保健指导，指导孕妇合理饮食，科学营养，防止过期妊娠。

（2）孕期适当运动，避免营养过剩。如果孕妇患有糖尿病，应合理控制血糖水平，降低巨大儿的发生率。

▶【脐带异常护理常规】

（一）评估要点

（1）评估胎儿是否有脐带先露与脐带脱垂。

（2）评估胎儿是否有脐带缠绕、脐带扭转、脐带打结。

（3）评估胎儿脐带长度是否异常，脐带附着是否异常，脐带血管数目是否异常。

（二）护理要点

（1）脐带过短在妊娠期间不管孕妇还是胎儿都没有症状，但到了分娩时就会因脐带过短而引起胎儿下降困难，或者是因为脐带牵拉过紧导致胎儿窘迫、胎盘早剥。脐带过长易造成脐带绕颈、绕体、打结、脱垂或脐带受压。

（2）单脐动脉时胎儿获得的血流量比正常少，易导致胎儿早产、生长迟缓、胎儿宫内缺氧的机会增高。

（3）脐带在胎儿处附着异常时，可发生脐膨出、腹裂等，应根据胎儿有无结构异常及评估预后而选择继续还是终止妊娠。球拍状胎盘分娩过程中对母婴无大影响，多在产后检查胎盘时发现。若脐带帆状附着，妊娠期应严密观察，胎儿成熟后择期行剖宫产术。

（4）教会孕妇自数胎动。正常胎动为 50～200 次／日，其范围波动较大，每个孕妇有自身的规律。如果脐带绕颈已造成胎儿宫内窘迫，胎动会发生极为显著的变化。在胎儿缺氧早期，表现为胎动过多或胎动频繁，晚期则表现为胎动减少。

（5）脐带绕颈应尤其专注胎动规律和变化，一旦发现异常要及时就诊。如果 12 小时内胎动少于 10 次，或 24 小时内胎动数减少 50% 以上，往往提示有严重的胎儿宫内窘迫，必须立即就诊。

（6）定期 B 超检查，及时判断脐带是否有异常，必要时彩色多普勒检查，及时发现有无胎儿宫内缺氧和窘迫。

（7）分娩前胎儿心电监护，及时发现由于脐带异常而导致的胎儿宫内窘迫。有脐带绕颈的孕妇，在孕 37 周后每用接受 1 次胎心监护。

（8）脐带异常先露部高或胎位不正者，临产后宜多卧床休息。胎膜破时应即听取胎心，并做必要的肛门检查或阴道检查。

（9）一旦脐带脱垂宫颈未开全，产妇立即取头低臀高位，将胎先露部上推，应用抑制子宫收缩的药物，以缓解减轻脐带受压；严密监测胎心，同时尽快行剖宫产术。

（三）健康指导

（1）让孕妇及家属了解脐带异常可引起胎儿急性或慢性缺氧，以及发生胎儿窘迫、脐带脱垂等的紧急处理措施，利于做出分娩方式的选择。

（2）适宜的孕期营养及运动，合理控制孕期体重。

（3）在家监测胎动情况。

▶【妊娠期急性脂肪肝护理常规】

（一）评估要点

（1）评估孕妇有无病毒感染、使用了某些药物。

（2）评估孕妇营养情况，有无遗传因素，有无妊高征等。

（3）评估孕妇妊娠晚期有无持续的消化道症状，如恶心、呕吐、厌食、疲倦、上腹痛、进行性黄疸等。

（4）评估孕妇有无肝肾功能异常，特别是有无碱性磷酸酶及胆红素明显升高、白细胞明显升高、血小板减少、低血糖等现象。

（5）评估孕妇有无胎心异常。

（二）护理要点

（1）孕妇严格卧床休息。

（2）给予孕妇低脂、低蛋白、高碳水化合物的食物，保证足够热卡。

（3）监测血糖，防止低血糖发生，必要时静脉滴注葡萄糖纠正低血糖。

（4）纠正凝血功能异常，预防产后出血。

（5）预防感染，合理使用肝肾毒性低的抗生素。

（6）多学科协作，保证母婴安全。

（7）建议行持续电子胎心率监测，判断胎儿宫内状态。

（8）注意观察孕妇主诉，如恶心、呕吐，厌食、疲倦、上腹痛，监测生命体征变化。

（9）一旦确诊或高度怀疑本疾病，尽快终止妊娠，如病情稳定、已临产、无胎儿窘迫，短时间内可经阴道分娩。

（10）无法短时间内经阴道分娩者，在改善凝血功能后尽快行剖宫产术终止妊娠，术中采用硬膜外麻醉，不采用全身麻醉，以免加重肝损害。术后禁用镇静药与镇痛药。

（三）健康指导

（1）保持会阴清洁防止抵抗力下降继发感染。

（2）嘱病人绝对卧床休息。

（3）合理饮食，宜选择低脂、低蛋白、清淡、易消化的食物，适当增加糖类摄入，以保证足够热量。

（4）皮肤瘙痒时切忌抓挠，防止皮肤压疮，注意安全，避免碰撞。

▶【死胎护理常规】

（一）评估要点

（1）评估孕妇子宫大小与停经周数有无不符。

（2）彩超检查评估孕妇胎盘及脐带因素：前置胎盘、胎盘早剥等。

（3）评估胎儿因素：有无严重畸形、胎儿生长受限等。

（4）评估孕妇因素：有无严重合并症、并发症，如妊娠期高血压疾病、糖尿病等。

（二）护理要点

（1）一旦确诊本疾病后，应给予引产，密切观察宫缩及阴道有无流血流液等产程进展。

（2）胎儿死亡 4 周仍未排出，应行凝血功能检查。

（3）引产后尽力寻找死胎原因。

（4）促进产后排尿，观察有无产后出血。

（5）预防感染，保持会阴清洁、干燥，每日检测体温 3 次。

（6）产后遵医嘱给予回奶。

（7）做好产后咨询和心理护理。

（三）健康指导

（1）指导产妇禁止性生活及盆浴 1～2 个月。

（2）注意休息，避免劳累，加强营养，保持大便通畅，多饮水，不进食辛辣食物。

（3）保持会阴清洁干燥，每日清洗会阴 2～3 次，穿棉质内裤。

（4）注意腹痛及阴道出血情况如有异常及时就诊，1 周后复查 B 超。

（5）做好产后咨询及心理支持。

▶【胎儿窘迫护理常规】

（一）评估要点

（1）评估孕妇有无胎动频繁或胎动减少。

（2）评估孕妇有无合并先天性心脏病或心功能不全等。

（3）评估胎儿有无严重的心血管疾病、呼吸系统疾病，如胎儿畸形、胎儿宫内感染。

（4）胎儿生物物理评分是否低。

（5）彩超检查胎儿多普勒超声血流是否异常。

（6）评估胎监是否异常，有无早期减速、变异减速、晚期减速等。

（二）护理要点

（1）指导孕妇自测胎动，胎动频繁或减少应及时报告。

（2）勤听胎心，每日给予 2～3 次胎心监护。

（3）指导孕妇左侧卧位，给予吸氧。

（4）查找病因，做好术前准备，及时终止妊娠。

（5）孕周小，胎儿娩出后存活的可能性小，给予胎儿促进胎肺成熟。

（6）胎儿娩出后行脐动脉血气分析。

（7）安抚孕妇情绪，行心理护理。

(三)健康指导

(1)做好孕期保健知识宣教,定期产检。

(2)指导孕妇胎动计数。

(3)对有妊娠合并内科疾病及产科高危疾病孕妇,应指导孕妇提前入院待产。

(4)告知孕妇及家属出现异常情况及时就诊。

▶【胎儿生长受限护理常规】

(一)评估要点

(1)评估母体因素:是否存在营养摄入不足,是否存在妊娠并发症与合并症及其他因素。

(2)评估胎儿因素:是否存在胎儿内分泌、代谢异常,基因或染色体异常,结构异常等。

(3)评估胎盘因素:评估有无帆状胎盘、轮状胎盘等胎盘各种病变,导致子宫胎盘血流减少,胎儿血供不足。

(4)评估脐带因素:评估有无单脐动脉、脐带过长等。

(二)护理要点

(1)严密监测胎心,行胎心监护及吸氧。

(2)指导孕妇自我监测胎动。

(3)定期彩超检查脐动脉血流、羊水量及胎盘功能。

(4)改善胎盘循环,静脉补充液体。

(5)促进胎肺成熟。

(6)适时终止妊娠。

(三)健康指导

(1)指导孕妇自我监测,如计数胎动、超声、胎儿电子监护。

(2)对有既往史及子痫病史的孕妇,建议孕 12~16 周开始应用低剂量阿司匹林至 36 周。

(3)有两项及以上高危因素的孕妇,建议其预防性使用小剂量阿司匹林。

(4)积极治疗原发病,如戒烟、酒等。

▶【羊水过多护理常规】

(一)评估要点

(1)评估胎儿是否存在结构异常,以神经系统和消化道异常最常见。

(2)评估孕妇是否为多胎妊娠(双胎妊娠羊水过多的发生率为 10%),是否存在双胎输血综合征。

(3)彩超检查胎盘脐带是否病变,如巨大胎盘、脐带帆状附着等。

（4）评估孕妇妊娠期是否有合并症，如妊娠期糖尿病、母儿 Rh 血型不合等。

（二）护理要点

（1）妊娠晚期行超声检查羊水最大暗区垂直深度（AFV）≥ 8 cm 或羊水指数（AFI）≥ 25 cm 即可诊断羊水过多。

（2）测量宫高、腹围大于同期孕周。

（3）行胎心监护，观察有无胎儿宫内窘迫、胎位异常。

（4）破膜时密切观察有无脐带脱垂、胎盘早剥的征象。

（5）严密观察孕妇血压有无升高，观察孕妇休息是否有效。

（6）孕妇自数胎动，严密记录，给予左侧卧位。

（7）根据胎儿有无合并的结构异常及遗传性疾病、孕周大小及孕妇自觉症状的严重程度，选择合适的治疗方案或终止妊娠。

（8）产后应密切观察子宫收缩及阴道流血情况，防止产后出血。

（三）健康指导

（1）指导孕妇及家属了解羊水过多的相关疾病知识，积极配合治疗。

（2）指导孕妇自数胎动，预防胎膜早破。

（3）指导孕妇摄取低钠饮食，防止便秘。

（4）指导孕妇减少增加腹压的活动，以防胎膜早破。

（5）定期产检，测量宫高、腹围、体重。

（6）积极配合治疗。

▶【羊水过少护理常规】

（一）评估要点

（1）评估胎儿是否存在结构异常，以泌尿系统结构异常最常见。

（2）彩超评估孕妇胎盘功能是否减退。胎盘功能减退引起胎儿生长受限、胎儿慢性缺氧，胎儿尿生成减少。

（3）评估孕妇是否有炎症、宫内感染引起羊膜病变。

（4）评估母体因素是否有妊娠期高血压疾病，有无服用抑制剂，有无免疫性疾病。

（二）护理要点

（1）妊娠晚期行超声检查羊水最大暗区垂直深度（AFV）≤ 2 cm 或羊水指数（AFI）≤ 5 cm 即可诊断羊水过少。

（2）测量宫高、腹围小于同期孕周。

（3）严密监护胎心，观察有无胎儿宫内窘迫。

（4）孕妇自数胎动，严密记录，给予左侧卧位。

（5）遵医嘱给予液体静脉输入促肺成熟药，指导孕妇多饮水。

（6）治疗后定期产检复查彩超观察羊水指数，根据孕周大小选择适合治疗方案或终止妊娠。

(三)健康指导

(1)指导孕妇及家属了解羊水过少疾病知识,积极配合治疗。

(2)指导孕妇自数胎动。

(3)孕期多饮水,多进食含水量丰富的水果。

(4)定期做好孕期产检。

第十六章

新生儿及其他围产期新生儿疾病（MDCP）

一、新生儿伴呼吸机支持（PK1）

▶【呼吸机治疗［小于 96 小时］护理常规】

（一）评估要点

（1）身体评估：评估患儿呼吸、心率、面色及血氧饱和度变化，胎龄，体重，患儿呼吸困难程度，缺氧时间，有无新生儿呼吸窘迫综合征、早产儿呼吸暂停、新生儿湿肺、肺水肿。

（2）社会评估：患儿家属对呼吸机治疗的认知。

（3）实验室及其他检查。

（二）护理要点

（1）按新生儿护理常规。

（2）严格执行手卫生，接触病儿前后彻底洗手。在进行与气管相关操作时应严格遵守无菌操作技术规程。

（3）体位管理，如无禁忌证，常规抬高床头 30°～45°，并根据病情决定翻身频率，一般 2 小时翻身 1 次，可仰卧、左侧卧、仰卧、右侧卧交替进行，及时清除口咽部、呼吸道的分泌物。保持管道通畅，无漏气；做好口腔、管道的护理，每 4 小时 1 次，鼻黏膜护理每 2 小时 1 次；每周更换 2 次管道，必要时随时更换。

（4）严密观察患儿的呼吸状态、频率、深度、鼻翼煽动、呻吟、三凹症等，有无腹胀，有无胸廓饱满等情况，有异常情况及时告知医生并处理。

（5）观察患儿有无呼吸暂停的现象，及时准确处理。

（6）持续血氧饱和度监护。

（7）遵医嘱经气管内滴入表面活性物质并观察疗效。

（8）积极配合医生监测血气分析，并遵医嘱及时处理异常情况。

（9）严格执行无菌操作规程，预防感染。

（三）健康指导

（1）加强护理，合理喂养，指导家长正确的喂养方法。

（2）保持房间空气新鲜，每日通风 1～2 次。

（3）满月行眼底检查及头颅 B 超检查，42 日做听力筛查。

（4）做好早期教育，门诊定期复查。

（5）按时预防接种。

二、新生儿呼吸窘迫综合征（PR1）

▶【新生儿呼吸窘迫综合征护理常规】

（一）评估要点

（1）了解产妇孕期疾病和用药情况；了解患儿孕周，有无早产、缺氧窒息史及出生抢救情况，及出生后出现症状的时间。

（2）评估患儿呼吸、心率、面色及血氧饱和度变化，胎龄、体重，患儿呼吸困难程度、缺氧时间。

（3）评估患儿家属对疾病的认知。

（4）实验室及其他检查。

（二）护理要点

（1）按新生儿一般护理常规。

（2）置患儿于鼻吸气位：仰卧，肩部垫高 2～3 cm，颈部稍后仰。并依据病情及时正确清除口、鼻、咽及气道分泌物。

（3）遵医嘱给予合适的给氧方式，监测氧浓度及经皮氧饱和度。

（4）严密观察呼吸状态、频率、深度、鼻翼煽动、呻吟、三凹症等，有异常情况及时告知医生并处理。

（5）观察患儿有无呼吸暂停的现象，及时准确处理，必要时配合医生予以呼吸机维持呼吸。

（6）持续血氧饱和度监护，并观察呼吸形态、节律、深度，甲床及躯干颜色，分泌物颜色、性状、量等。

（7）遵医嘱经气管内滴入表面活性物质并观察疗效。

（8）积极配合医生监测血气分析，并遵医嘱及时处理异常情况。

（9）禁食期间按医嘱补液或给予静脉高营养液，注意保护血管，防止液体外漏。

（10）根据病情选择合适喂养方式，早产儿给予早产儿配方奶；观察吸吮吞咽功能及有无吐奶、溢奶情况。

（11）严格执行无菌操作规程，预防感染。

（12）遵医嘱正确使用药物，观察药物作用和不良反应，严格控制输液速度和量。

（13）监测患儿疼痛和舒适度，采用非药物护理，减少操作性疼痛。

（三）健康指导

（1）加强护理，合理喂养，指导家长正确的喂养方法。

（2）指导患儿家属做好手卫生，预防呼吸道感染。

（3）接受氧气治疗的早产儿每2周进行眼底检查，直至矫正胎龄40周，并及时做听力筛查。

（4）做好早期教育，门诊定期随访，检查体格、智能及行为发育并予以指导。

（5）按时预防接种。

三、极度发育不全（出生体重＜1500 g）（PS1）

▶【低出生体重儿（1000~1499 g）护理常规】

（一）评估要点

（1）收集病史。

（2）评估患儿的体温、呼吸、心率、血压，患儿的精神反应、哭声、反射、面色、肤色、肢端温度、进食情况及大小便等情况。

（3）评估患儿家属对疾病的认知。

（4）实验室及其他检查。

（二）护理要点

（1）体温管理

1）预热的辐射台。

2）出生后立即于预热的辐射台用温暖的大毛巾迅速吸干体表水分，用保鲜膜/塑料袋包裹全身并戴绒帽，减少散热和氧耗。

3）水床式鸟巢护理：活动范围局限，能量消耗减少，可以更好地维持中性体温，其范围在33~35 ℃，波动小于1 ℃，复温速度控制在1 ℃/h，过快易导致肺出血。生后2~3日相对湿度80%~90%，3~7日逐渐降低。

4）控制呼吸机温湿度：机械通气时保证湿化水温度在37 ℃，可有效减少蒸发散热和不显性失水。

5）静脉加温输液：用输血输液加温装置将液体持续加温，使其维持于36~37 ℃，避免不良刺激，还能改善血液循环，预防低体温。

6）日常保暖：各项操作集中进行，尽量减少打开箱门的次数，以保持箱内温度恒定，床旁擦浴。

（2）呼吸管理

1）按早产儿护理常规进行。

2）呼吸监测：严密观察呼吸频率、节律、深浅度、吸凹等情况和肺功能监测结果，安置呼吸监测仪，记录呼吸参数及数据。

3）尽早使用肺表面活性物质（PS）制剂及持续气道正压通气系统（CPAP）等机械通气，可明显降低呼吸窘迫综合征（RDS）发生的严重程度。

4）氧疗时氧气要加温加湿，缺氧症状改善时应及时停氧。

（3）喂养管理

1）无喂养禁忌证者主张母乳喂养，吸吮和吞咽功能差者可予鼻饲管管饲喂养，期间给予非营养性吸吮，可促进消化功能的成熟和发育。

2）喂养过程中反复评估患儿胃肠道功能和耐受情况，警惕坏死性小肠结肠炎的发生。

3）静脉输注时间较长的患儿可通过脐静脉置管、PICC置管或中心静脉置管输注。

（4）贫血管理

1）脐带结扎可适当延迟，尽量增加患儿体内的铁贮量。

2）应早期应用重组人类促红细胞生长素和铁剂预防和治疗贫血。

3）尽量减少医源性失血，防止贫血加重。

（5）黄疸管理

1）参照早产儿黄疸管理。

2）严格按照低体重儿黄疸干预标准执行。

（6）血糖管理

1）低血糖症：肝糖原储备不足，脑对糖原需求量大。

2）高血糖症：胰腺功能缺陷，糖原摄取减少，葡萄糖清除率水平低下。

3）严密监测血糖，积极对症处理，必要时给予病因治疗。

（7）感染管理

1）参照早产儿感染管理常规实行保护性隔离，建立完善的医院感染监控体系，适时培训，设施到位，提醒标识，定时监测，预防医院感染的发生。

2）呼吸机相关性肺炎的防治：严格掌握机械通气的适应证和撤机指征；空气定时消毒、通风；提高手卫生依从性；抬高头位15°～30°，避免误吸；重视口腔护理，加强呼吸道管理；合理使用抗生素。

3）导管相关血流感染的防治：规范导管维护，保持穿刺部位清洁、干燥，密切观察穿刺部位和肢体有无炎性反应。

（8）营养管理：参照早产儿营养管理常规。

（9）筛查：早产儿视网膜病变、听力筛查。

（10）发育支持护理。

（三）健康指导

（1）对家长进行操作指导，如早产儿常用的哺乳体位、洗澡等，教会家长做口腔护理、眼部护理、颈部护理、脐部护理、臀部护理等基础护理。

（2）告知产妇母乳喂养的重要性，指导产妇如何安全合理喂养，及时添加辅食，保持奶头、奶具清洁，并减少与外界接触的机会，做好保护性隔离。

（3）教会家长如何使用体温计和热水袋，采取适当的保暖措施。记录体温、奶量、大小便、体重等。定期到婴儿保健门诊检查，监测生长发育状况，了解早产儿生长发育指标。定期进行预防接种。

四、早产儿（出生体重 1500～2499 g）（PT1）

▶【早产儿（孕期等于或大于 28 整周，但小于 32 整周）护理常规】

（一）评估要点

（1）收集病史。

（2）评估患儿的体温、呼吸、心率、血压，患儿的精神反应、哭声、反射、面色、肤色、肢端温度、进食情况及大小便等情况。

（3）评估患儿家属对疾病的认知。

（4）实验室及其他检查。

（二）护理要点

（1）保暖：环境温度为 24～26 ℃，湿度为 55%～65%。生后即放置暖箱或抢救台上，戴绒布帽，集中护理。各项检查、治疗尽量在暖箱内进行，集中进行，尽量减少开箱门次数，以减少失热。病情允许的情况下，可行水床式鸟巢护理、袋鼠式护理，活动范围局限，能量消耗减少，可以更好地维持中性体温。体温低或不稳定的婴儿不宜沐浴，应床旁擦浴。

（2）保持舒适体位：舒适的体位能促进早产儿自我安抚和自我行为控制，有利于早产儿神经行为的发展，可采取以下体位。

1）促进屈曲体位：用毛巾制作早产儿的鸟巢式卧具，使其脚、手能触及毛巾、床单，有安全感；包裹婴儿时要确定婴儿的手能触及面部，以利头、手互动。

2）头颅塑形：使用水枕，可避免早产儿双侧头部平坦，以免因头部平坦造成持久的体格及心理社会适应困难。

3）俯卧位：有资料报道，俯卧位可以减少早产儿呼吸暂停的发作和周期性呼吸，改善早产儿潮气量及动态肺顺应性，降低气道阻力，对于改善早产儿呼吸和肺功能有积极作用。但须注意,俯卧位时容易将口鼻俯于床面,引起窒息和猝死,应严密观察。

(3)喂养管理

1)无喂养禁忌证者主张母乳喂养,吸吮和吞咽功能差者可予鼻饲管管饲喂养,给予非营养性吸吮,可促进消化功能的成熟和发育。

2)喂养过程中反复评估患儿的胃肠道功能和耐受情况,警惕坏死性小肠结肠炎的发生。

3)静脉输注时间较长的患儿可通过脐静脉置管、PICC置管或中心静脉置管输注。

(4)感染管理:参照早产儿感染管理常规实行保护性隔离,建立完善的医院感染监控体系,适时培训,设施到位,提醒标识,定时监测,预防医院感染的发生。

(三)健康指导

(1)对家长进行操作指导,如早产儿常用的哺乳体位、洗澡等,教会家长做口腔护理、眼部护理、颈部护理、脐部护理、臀部护理等基础护理。

(2)告知产妇母乳喂养的重要性,指导产妇如何安全合理喂养,及时添加辅食,保持奶头、奶具清洁,并减少与外界接触的机会,做好保护性隔离。

(3)教会家长如何使用体温计,采取适当的保暖措施。记录体温、奶量、大小便、体重等。定期到婴儿保健门诊检查,监测生长发育状况,了解早产儿生长发育指标。定期进行预防接种。

五、早产儿(出生体重 > 2499 g)(PT2)

▶ 【早产儿(孕期等于或大于 32 整周,但小于 37 整周)护理常规】

(一)评估要点

(1)病史评估。

(2)评估患儿的体温、呼吸、心率、血压,患儿的精神反应、哭声、反射、面色、肤色、肢端温度、进食情况及大小便等情况。

(3)评估患儿家属对疾病的认知。

(4)实验室及其他检查。

(二)护理要点

(1)维持体温稳定

1)出生后即用温暖而柔软的棉被包裹,减少散热,出生后 24 ~ 48 小时做皮肤护理,有胎脂者不要强行擦掉,皮肤皱褶处胎脂较多时应适当擦去,防止感染。

2)室温保持为 24 ~ 26 ℃,湿度为 55% ~ 65%,一切护理操作尽量集中进行。

3)入暖箱,箱温根据患儿体重、胎龄、日龄调节,一般为 32 ~ 33 ℃,使腋温保持为 36.3 ~ 36.9 ℃，皮肤、肢端温暖。

（2）维持有效自主呼吸

1）出生后及时清除呼吸道分泌物，保持呼吸道通畅。仰卧位时可在肩下放置软垫，保持气道通畅。一旦出现青紫或呼吸暂停，可拍打或弹足底、托背等方法，刺激呼吸出现。

2）有缺氧症状者遵医嘱给予氧气吸入，维持血氧饱和度（SpO_2）在 90% ~ 95% 之间，待缺氧症状缓解。可暂停给氧，避免氧气中毒。

（3）维持循环，供给充足营养

1）无喂养禁忌证者宜尽早喂养，以防低血糖。最好母乳喂养，无法母乳喂养者以早产儿配方乳为宜。

2）喂乳量根据早产儿的体重、日龄及耐受力而定：吸吮、吞咽功能不协调，不能耐受经口喂养者或因疾病本身、治疗因素不能经口喂养者可用鼻饲喂养。鼻饲后采取头高脚低位、右侧卧位，并加强巡视，少量多次喂哺。

3）口腔支持：采用非营养性吸吮、口腔按摩、吞咽功能训练等促进吸吮 – 吞咽 – 呼吸功能成熟。

4）遵医嘱给予肠外营养，严格控制输液速度，并观察药物疗效及不良反应。

（4）感染管理：参照早产儿感染管理常规实行保护性隔离，建立完善的医院感染监控体系，适时培训，设施到位，提醒标识，定时监测，预防院感的发生。

（三）健康指导

（1）对家长进行操作指导，如早产儿常用的哺乳体位、洗澡等，教会家长做口腔护理、眼部护理、颈部护理、脐部护理、臀部护理等基础护理。

（2）告知产妇母乳喂养的重要性，指导产妇如何安全合理喂养，及时添加辅食，保持奶头、奶具清洁，并减少与外界接触机会，做好保护性隔离。

（3）教会家长如何使用体温计，采取适当的保暖措施。记录体温、奶量、大小便、体重等。定期到婴儿保健门诊检查，监测生长发育状况，了解早产儿生长发育指标。定期进行预防接种。

六、足月儿（PU1）

▶ 【新生儿腹泻护理常规】

（一）评估要点

（1）病史评估。

（2）评估患儿的精神反应、面色、皮肤弹性、囟门张力、进食情况，有无腹胀，大便性状、频率、颜色，呕吐的性质、颜色、频率，24小时出入量，生命体征、体重情况。

（3）评估患儿家属对疾病的认知。

（4）实验室及其他检查。

（二）护理要点

（1）严格执行消毒隔离制度和手卫生制度，防止交叉感染发生。

1）隔离：单间隔离腹泻患儿，专人负责监护和治疗。若受条件限制没有单间，则实施床旁隔离，置患儿于角落处，尽量远离其他患儿。床旁备隔离衣及手套，隔离标识挂于醒目处。一旦发现有腹泻流行趋势，立即将直接或间接接触感染源的患儿集中在一起管理，每日做大便培养，严密观察病情变化。对大便培养阳性者进行分类隔离及治疗。患儿出院后，对房间物体表面及仪器设备等进行彻底的终末大消毒。

2）消毒：奶瓶、奶嘴等用具必须一人一用消毒，被大便或呕吐物污染的衣物、襁褓、包被、床单等使用双层黄色医疗垃圾吸袋收集，垃圾袋外贴醒目标签后才能送出病房，按先消毒—再清洁—后消毒的程序进行。

（2）严格遵照医嘱执行正确的液体供给，建立静脉通路，根据补液计划与顺序正确补液。对于中、重度脱水者，应在30～60分钟内静脉泵入液体，以迅速增加血容量，改善循环和肾功能。

（3）根据患儿胎龄、体重情况设定合适的暖箱温度。

（4）密切观察患儿的面色、皮肤弹性、囟门张力、眼泪，以判断患儿的脱水状况。观察大小便性状、频率、颜色，观察呕吐的性质、颜色、频率、量，严格记录24小时出入量，严密监测生命体征和体重。

（5）保持患儿皮肤清洁干燥，每日沐浴1次，沐浴后将皮肤轻柔擦干后再换上干净的尿不湿，大小便后应立即更换尿不湿，选择质地柔软、透气性好、吸水性好的尿不湿，可预防性应用鞣酸软膏或液体敷料等保护皮肤。

（6）严格按照医嘱喂养，选用正确的奶制品，逐渐增加浓度和剂量。禁食期间宜给予非营养性吸吮，减少哭闹。对于乳糖不耐受患儿，应遵医嘱选择免乳糖配方奶。严重腹泻时，为增加喂养耐受，遵照医嘱从稀释奶或水解蛋白奶、氨基酸奶开始喂养，逐渐过渡到正常配方奶。对轮状病毒患儿，母乳喂养仍是最佳选择。

（三）健康指导

（1）向家属讲解新生儿腹泻的相关知识和护理要点，使其了解患儿的病情。

（2）指导家属正确的新生儿护理知识和技能。

（3）提倡母乳喂养，向产妇讲解母乳喂养的好处，教会产妇正确的挤奶方法和喂奶姿势，注意奶具及手部卫生。

（4）保持室内空气新鲜，定时通风换气，温、湿度适宜，注意保暖，防止受凉。

▶【新生儿头颅血肿护理常规】

（一）评估要点

（1）病因评估：头颅血肿多由于分娩时损伤引起骨膜下血管破裂，导致血液聚集并局限于骨膜下，常发生于胎头吸引、产钳助产及臀位产。

（2）评估患儿的精神反应、哭声、囟门张力、头颅外观与颜色是否异常、肤温，有无波动感。

（3）评估患儿家属对疾病的认知。

（4）临床表现评估

1）局部症状：在顶骨或枕骨部位出现边缘清晰的局限性肿块，有波动感，不超过骨缝。局部头皮颜色正常。通常出现在头部一侧，也可出现在双侧。出生后可膨胀。

2）并发症：巨大头颅血肿可因失血过多造成贫血、低血压、黄疸加重或持续不退，继发感染时头颅血肿可迅速增大；血肿可钙化，在数月后出现骨性肿块。

（5）实验室及其他检查。

（二）护理要点

1. 一般护理

（1）按新生儿疾病一般护理要点。

（2）体位：头部给予水枕，以健侧卧位为主，避免血肿受压；每2小时更换体位，避免影响头部受压部位的血液循环，引起皮肤颜色改变。

（3）头颅血肿较大且压力高时，暂停沐浴，改为床旁擦浴。护理时动作轻柔，减少头部操作，避免刺激，减少患儿哭闹。

（4）患儿床旁悬挂标识，做好交接班。

2. 对血肿的处理

（1）头颅血肿缓慢吸收，一般需数周至数月。无并发症的头颅血肿无需治疗，但需加强观察患儿的生命体征及血肿范围有无增加，同时观察血肿处皮肤张力及色泽变化。

（2）巨大血肿需加压包扎，注意头部其他部位的颜色变化，防止受压。

（3）怀疑血肿部位感染时，应穿刺确诊，确定继发感染时须切开引流。

（4）观察血肿有无骨化。一旦发生血肿骨化，须行手术治疗。

（5）严密观察患儿头皮血肿增长或消退速度，血肿的吸收可导致黄疸发生早且重。

（6）严格遵照医嘱正确监测经皮胆红素，并详细记录，协助医生早发现、早治疗新生儿黄疸，防止胆红素脑病的发生。

（三）健康指导

（1）因头颅血肿消退时间较长，出院时血肿仍存在，故应耐心向家属讲解血肿发生原因及家庭护理中的注意事项，如避免血肿处受压，切记外力碰撞血肿；仔细观察血肿消退情况，注意有无骨化，定期门诊随访。

（2）指导家长正确的新生儿护理知识和技能。

（3）对已出院的患儿，密切随访患儿的皮肤颜色及胆红素情况，预防胆红素脑病的发生。

（4）保持室内空气新鲜，定时通风换气，温湿度适宜，注意保暖，防止受凉。

▶▶ **【出生窒息护理常规】**

（一）评估要点

（1）出生情况评估：是否足月，羊水是否清澈，有无呼吸或者哭声，肌张力是否良好。

（2）评估患儿的胎龄、体重、Apgar评分（皮肤颜色、心率、呼吸、肌张力、反射）、神志、体温、血压、血氧饱和度及尿量，患儿窒息的程度，吸吮、吞咽能力。

（3）评估患儿家属有无焦虑、恐惧等心理反应，了解其对疾病及预后的认知程度。

（4）实验室及其他检查。

（二）护理要点

（1）维持自主呼吸

1）通畅气道：①保暖，置患儿于辐射台。②减少散热。用湿热毛巾擦干头部及全身，及时移走湿毛巾。③安置体位。将患儿于仰卧，肩部垫高2~3 cm，使颈部稍向后伸至鼻吸气体位。④必要时立即清除口、鼻、咽及气道分泌物，吸引时间<10秒，吸引负压<100 mmHg。

2）建立呼吸：①触觉刺激。弹足底2次和摩擦患儿背部2次，促使呼吸出现。②无呼吸、喘息样呼吸。心率<100次/分，要求在"黄金一分钟"内实施有效的正压通气，必要时喉镜下经喉气管插管，及时评估及处理。

3）评估心率：<60次/分，立即行胸外心脏按压配合正压人工呼吸，次数比为3：1。

4）药物治疗：①建立有效的静脉通路；②遵医嘱给予抢救药物。

（2）加强监护

1）预防多器官损害：继续监测生命体征，早期发现并发症，做好体温管理，监测患儿心率、呼吸、血氧饱和度、血压，注意患儿神志、肌张力、体温、尿量和窒息所致的各系统症状。若有异常，及时通知医生采取相应的处理措施。

2）合理喂养：根据病情合理推迟喂奶时间，有吸吮能力者可予非营养性吸吮，后酌情经口喂养，吸吮无力者应予吸吮训练，配合滴管喂养或鼻饲喂养，取左侧卧位，上身抬高，选择合适型号的胃管，少量多次喂奶。每次喂奶前先抽吸胃内容物，观察胃内有无潴留。鼻饲后用少量温开水冲洗胃管，注意观察有无溢奶、呕吐、发绀等情况。

3）保暖：保持室温在26~28 ℃，相对湿度55%~65%，可将患儿置于远红外保暖床，病情稳定后置于暖箱中保暖或热水袋保暖，维持患儿体温为36.5~37 ℃。

（3）预防感染：严格消毒隔离，遵循无菌技术操作原则，勤洗手，加强环境管理，定时通风，空气消毒，合理使用抗生素，预防医院感染。

（三）健康指导

（1）向家属耐心细致地解释病情，介绍疾病相关知识，取得家属理解，减轻家属的恐惧心理，得到家长最佳的配合。

（2）指导家属掌握正确护理及喂养患儿方法。

（3）建议家属长期门诊随访，了解患儿预后及生长发育情况。

▶ **【先天性肺炎护理常规】**

（一）评估要点

（1）病史评估。

（2）评估患儿的神志、反应、肌张力变化，有无发绀、鼻翼煽动、三凹征、气促、喘息、咳嗽、呛奶等症状，吸吮、吞咽能力。

（3）评估患儿家属对疾病的认知。

（4）实验室及其他检查。

（二）护理要点

（1）保持室内安静，空气新鲜，阳光充足，每日通风 3~4 次，每次 20~30 分钟，避免对流。室温 22~26 ℃，湿度 55%~65%，注意保暖。

（2）呼吸道隔离：按病种分室而住，医护人员在病房内戴口罩。

（3）及时清除呼吸道分泌物，保持呼吸道通畅，取侧卧位，头偏向一侧，吸痰时负压小于 100 mmHg，吸痰管 6#-8#，吸痰时间不能过长，动作轻柔，尽量喂奶前吸痰。如果痰液黏稠，不易吸出，可轻轻拍背，雾化吸入，每日 2~3 次。对憋喘严重的患儿可抬高床头，采取半卧位。

（4）合理用氧：保持经皮血氧饱和度为 90%~95%。

（5）密切观察患儿的反应、呼吸、心率等的变化。

1）当患儿烦躁不安、心率加快、呼吸急促、肝在短时间内显著增大时，提示合并心力衰竭，应给予吸氧、控制补液量和度、使用强心药等。

2）当患儿突然急促、呼吸困难、发绀明显加重时，可能合并气胸或纵隔气肿，应做好胸腔闭式引流的准备，配合医生穿刺，做好胸腔引流护理。

（6）保温：患儿体温不升、四肢厥冷，用暖箱保温。

（7）准确执行医嘱，严格控制输液速度，注意药物的毒副作用，发现异常及时通知医生。

（8）合理喂养：尽可能予以母乳喂养；人工喂养应用小孔奶头；若病情严重，吞咽反射差，拒乳时，给予鼻饲喂养，速度不宜过快，喂奶后轻轻叩背，以免发生溢奶。早产儿喂奶后抬高床头，避免胃食道反流；腭裂患儿应用特殊奶头或鼻饲喂养。

（三）健康指导

（1）向家长讲解新生儿肺炎的相关知识和护理要点，让家长了解患儿的病情。患有上呼吸道感染的亲属避免接触新生儿；不带新生儿出入公共场所。

（2）指导家长正确的喂奶姿势，防止呛奶。

（3）保持室内空气新鲜，定时通风换气，温湿度适宜，注意保暖，防止受凉。

▶▶【胎粪吸入综合征护理常规】

（一）评估要点

（1）评估患儿生命体征、呼吸困难程度、胎粪污染程度。

（2）评估患儿家属对疾病的认知情况。

（3）实验室及其他检查。

（二）护理措施

（1）保持呼吸道通畅，及时有效地清除口、鼻腔内的胎粪样物质，维持正常通气功能。对严重胎粪吸入者（呼吸不规则、血氧饱和度低、心率慢、肌张力低下），配合医生立即行气管插管，湿化液冲洗，经气管插管内清除吸入物。

（2）合理用氧，选择与病情相适应的用氧方式，维持有效吸氧，改善呼吸功能。

（3）遵医嘱置胃管，用生理盐水洗胃，直至胃液澄清。

（4）监测患儿生命体征，观察呼吸形态、节律、深度，若出现烦躁不安、心率加快、呼吸急促等心力衰竭表现或突然气促、呼吸困难、青紫加重等气胸表现时，立即通知医生给予处理。

（5）给予合适的给氧方式，机械通气患儿做好呼吸机的护理工作。

（6）根据医嘱准确应用药物治疗，观察药物疗效及有无不良反应。

（7）保暖和喂养，注意保暖，细心喂养，供给足够能量。

（三）健康指导

（1）加强护理，合理喂养，指导家属正确的喂养方法。

（2）保持房间空气新鲜，每日通风 1～2 次。

（3）满月行眼底检查及头颅 B 超检查，42 日做听力筛查。

▶▶【新生儿脓毒症护理常规】

（一）评估要点

（1）病史评估。

（2）评估患儿的体温、心率、血压、皮肤情况，有无三凹征、呻吟、惊厥、嗜睡、肌张力减弱、拒乳、腹胀、呕吐等异常情况。

（3）评估患儿家属对疾病的认知。

（4）实验室及其他检查。

（二）护理要点

（1）保持室内安静，空气新鲜，阳光充足，每日通风 3～4 次，每次 20～30 分钟，避免空气对流。室温 22～26 ℃，湿度 55%～65%，注意保暖。

（2）维持正常体温的护理：对体温过高者，调节环境温度，新生儿不宜用退热药、乙醇擦浴、冷盐水灌肠等刺激性强的降温措施，以防体温不升。对体温过低者，置温箱中或采用暖水袋保暖，使体温恢复正常范围。对体温不稳定者，2～4 小时测体温

1 次，待体温平稳后每 4 小时测体温 1 次。

（3）按医嘱静脉输入有效抗生素，以控制感染。护士应熟悉所用抗生素的药理作用、剂量、用法、不良反应及配伍禁忌。

（4）保护性隔离：避免交叉感染。

（5）保证营养供给：喂养时要细心，少量多次给予哺乳，保证患儿机体的需要。对吸吮无力者，可鼻饲喂养或结合病情考虑静脉营养。

（6）清除局部病灶的护理，如脐炎、鹅口疮、脓疱疮、皮肤破损等，促进皮肤病灶早日痊愈，防止感染继续蔓延扩散。

（7）营养不足的护理：坚持母乳喂养，少量多次，耐心喂哺。对不能进食者可鼻饲喂养或静脉高营养，必要时输注血浆或白蛋白，以保证营养供应并维持水、电解质平衡。每日测体重 1 次，作为观察疗效和喂养情况的评估标准。

（8）病情观察：①观察有无化脓性脑膜炎的表现，如面色青灰、哭声低微、频繁呕吐、脑性尖叫、前囟饱满、两眼凝视、面肌小抽动等。②观察生命体征，注意有无呼吸气促、口周发绀、口吐白沫等肺炎的表现。③观察有无面色青灰、皮肤发花、四肢厥冷、脉速、皮肤黏膜出血点等休克或弥散性血管内凝血（DIC）症状和体征。若出现上述并发症表现时，随时与医生联系，对患儿重新评估，按相应并发症护理。

（三）健康指导

（1）向家属讲解本疾病的预防和护理知识，保持皮肤黏膜和口腔的清洁，预防交叉感染。

（2）患儿发生脐部、皮肤、呼吸道和消化道感染时，应及时就医。

（3）指导患儿家属做好奶具消毒，做好手卫生。

▶【新生儿脐炎护理常规】

（一）评估要点

（1）病史评估。

（2）评估患儿的精神反应、哭声、面色，监测患儿的生命体征、进食情况、脐部情况。

（3）评估患儿家属对疾病的认知。

（4）实验室及其他检查。

（二）护理要点

（1）按新生儿疾病一般护理要点。

（2）新生儿脐炎与护理不当密切相关，因此，做好脐部护理，可有效预防新生儿脐炎的发生。

1）断脐时严格无菌操作：24 小时内使用无菌纱布覆盖脐部，24 小时后可以暴露脐部。每日 2 次常规采用 75% 乙醇从脐带根部由内向外环形彻底消毒脐窝、脐轮及脐带残端。也可以使用 0.5% 碘伏作为脐部的消毒剂。

2)注意手卫生：进行脐部护理时做好手卫生，并注意腹部保暖。

3)日常护理：保持脐部清洁、干燥，勤换尿布，使用吸水且透气性良好的尿布；避免大小便污染脐部。若脐带残端长时间不脱落，应注意观察是否断脐时结扎不牢，必要时重新结扎。

（3）严密观察脐部有无潮湿、渗血、渗液、脓性分泌物或出现樱红色肉芽肿，若有应及时处理。严格遵照医嘱执行正确的药物治疗。

（4）定时测量体温，体温过高时可采用调节环境温度、打开包被等物理方法或多喂水来降低体温。

（5）观察患儿的精神反应，有无尖叫、面色异常，有无前囟饱满、张力增高等败血症症状。

（6）严重遵照医嘱正确执行营养供给，喂养时要细心给予哺乳，保证患儿的机体需求。

（三）健康指导

（1）向家属讲解新生儿脐炎的相关知识和护理要点，让家长了解患儿的病情。

（2）指导家长正确的新生儿护理知识和技能，避免人为因素造成本疾病。

（3）保持室内空气新鲜，定时通风换气，温、湿度适宜，注意保暖，防止受凉。

▶【新生儿结膜炎护理常规】

（一）评估要点

（1）病史评估。

（2）评估患儿的体温、呼吸、心率、血压，结膜有无充血、红肿，眼部分泌物的颜色、性状和量，患儿有无发热、烦躁、哭闹等，进食、吸吮能力。

（3）评估患儿家属有无焦虑、恐惧等心理反应，了解其对疾病知识及预后的认识程度。

（4）实验室及其他检查。

（二）护理要点

（1）新生儿疾病一般护理。

（2）注意手卫生与隔离制度，眼部分泌物应及时采集送检。

（3）为患儿沐浴，眼部清洁后用灭菌注射用水冲洗结膜囊，保持眼部皮肤洁净。

（4）黄疸患儿眼罩使用前应灭菌，使用后应及时更换。

（5）遵医嘱局部或全身使用抗生素，注意药物疗效及不良反应。

（6）密切观察患儿眼部感染情况、神志、呼吸、体温及精神系统症状，发现异常及时通知医生。

（三）健康指导

（1）注意新生儿眼部及全身的清洁护理，勤洗澡、勤更衣。

（2）家属接触新生儿时，应注意手卫生。

（3）一旦发现眼部有分泌物，应及时处理，防止眼部炎症的发展、扩散。

（4）家属中患结膜炎者，不应与新生儿接触。

▶ 【新生儿臀炎护理常规】

（一）评估要点

（1）病史评估。

（2）评估患儿的精神反应、皮肤情况、大小便有无异常，进食情况，监测患儿的生命体征。

（3）评估患儿家属对疾病的认知。

（4）实验室及其他检查。

（二）护理要点

（1）一般护理

1）保持室内空气新鲜，环境温度保持在 22～24 ℃，早产儿室温在 24～26 ℃，湿度保持在 55%～65%，定期进行空气消毒。

2）做好基础护理保持患儿皮肤清洁干燥，每日或隔日沐浴一次，每次换尿布用温水洗净臀部或用柔湿巾擦净臀部，避免用肥皂和热水烫洗，避免使用含有乙醇的湿巾，待皮肤晾干后再换上干净的尿布。若使用非一次性尿布，必须清洗干净，以减少对皮肤的刺激。

3）勤换尿布：每次大小便后均应更换尿布，选用质地柔软、透气性好、吸水性好的尿布，必须大小合适，包裹时松紧适宜。常规护理应 2～3 小时更换一次尿不湿。

4）观察病情：对腹泻、光疗等患儿，要及时观察其病情变化，并记录尿布皮炎的进展和消退情况，以及大便的次数、形状和颜色。

5）饮食护理：奶具严格消毒，奶温保持适宜，尽量母乳喂养。对于腹泻和乳糖不耐受的患儿，可给予去乳糖奶粉，必要时加用肠道收敛药物如蒙脱石散剂等。

（2）严格按照手卫生制度执行，防止交叉感染。

（3）对臀红较严重者可局部氧疗，氧气能促进红臀部位的皮肤干燥，局部血管扩张，促进局部供血，增加局部组织的供氧，有利于创面的修复，同时可杀灭尿布皮炎部位的厌氧菌，加快红臀的愈合。

（4）严格遵照医嘱执行正确药物治疗，如给予皮肤保护膜、润肤油等促进红臀愈合。

（三）健康指导

（1）向家属讲解新生儿腹泻的相关知识和护理要点，让家长了解患儿的病情。

（2）指导家长正确的新生儿护理知识和技能，防止人为造成的臀炎。

（3）提倡母乳喂养，讲解母乳喂养的好处，教会家属正确的挤奶方法和喂奶姿势。

（4）保持室内空气新鲜，定时通风换气，温、湿度适宜，注意保暖，防止受凉。

▶▶ **【新生儿胃肠道出血护理常规】**

（一）评估要点

（1）评估患儿的意识状态，严密监测生命体征变化、出血原因及部位。

（2）评估患儿家属对疾病的认知情况。

（3）实验室及其他检查。

（二）护理要点

（1）病房保持安静，采取抬高头部15°～30°，右侧卧位，防止呕吐物吸入气管。各种治疗护理工作集中进行，操作轻柔。

（2）遵医嘱洗胃、禁食及胃肠减压，密切观察胃内容物及引流物的颜色、性质及量。对持续胃肠减压者需做好口腔护理，每日更换引流袋，定时更换胃管。

（3）保持呼吸道通畅，及时清理呼吸道分泌物。

（4）病情观察：注意观察体温、呼吸、心率、血压、血氧饱和度及出血量等情况，有无呕吐，呕吐物的颜色、性质及量，及时清理呕吐物，保持皮肤、床单元清洁干燥。注意观察患儿的大便颜色。

（5）根据医嘱正确使用止血、抗感染药物，严格控制输液速度和量，防止电解质紊乱，及时补充热量及营养，详细记录24小时出入量。

（6）待患儿未再呕吐及出血后，逐渐恢复喂奶，最好母乳喂养，应少量喂养，逐渐增加奶量，不可加奶过快。

（三）健康指导

（1）向家属详细讲解患儿病情，使家属积极配合治疗。

（2）加强护理，合理喂养，指导家属正确的喂养方法。

（3）加强营养，防止感染。

（4）定期复查。

▶▶ **【新生儿高胆红素血症护理常规】**

（一）评估要点

（1）评估患儿的精神、反应、呼吸、心率及黄疸程度，大小便有无异常，皮肤有无发红、干燥、皮疹，有无呼吸暂停、烦躁、嗜睡、发热、腹胀、呕吐、惊厥等，有无并发症如胆红素脑病的表现。

（2）评估患儿家属对疾病的认知。

（3）实验室及其他检查。

（二）护理要点

（1）提早喂养：建立正常肠道菌群，刺激肠蠕动，以利排便，减少胆红素的肝肠循环。耐心喂养患儿，黄疸期间常表现为吸吮无力、食欲缺乏，护理人员应按需调整喂养方式如少量多次、间歇喂养等，保证奶量摄入。

（2）病情观察：观察患儿体温、脉搏、呼吸及有无出血倾向，尤其在蓝光照射时，加强监测次数，注意保暖，确保体温稳定，及时发现呼吸变化并积极处理。详细记录黄疸进展情况，监测胆红素；观察神经系统症状，有反应差、嗜睡、厌食、尖叫、双眼凝视、肌张力改变、角弓反张、抽搐等临床症状，应立即报告医生并协助处理。观察皮肤有无破损及感染灶，若有异常及时处理。观察脐部伤口有无出血、渗血，保持局部清洁，预防感染。

（3）观察大小便次数、量及性质：注意尿量、尿色等，及时查尿蛋白和比重；注意大便性状、次数。

（4）合理安排补液计划：及时纠正酸中毒。根据不同补液内容调节相应的速度，切忌快速输入高渗性药物，以免血脑屏障暂时开放，使已与白蛋白联结的胆红素进入脑组织。

（5）提倡母乳喂养，供给充足的水分，促进胆红素排泄。

（6）遵医嘱给予蓝光疗法、换血疗法、输血浆或白蛋白。

（7）蓝光治疗时护理

1）蓝光箱的准备：将蓝光箱置于有空调的病房内，将室温维持在 22～28 ℃，检查灯管是否全亮，开灯前要先擦净灯管灰尘，以免影响光线穿透力。将箱内温度调节至 28～32 ℃方可将患儿放入，箱内湿度维持在 45%～55%。

2）光疗前给新生儿沐浴 1 次，更换清洁尿布，并戴上棉质小手套，防止抓破皮肤，佩戴护眼罩。保持皮肤清洁干燥，避免受凉。

3）蓝光治疗时的护理：新生儿的体温不稳定，注意患儿体温有无上升，若患儿出现烦躁，要注意通风降温，对体温异常者应及时处理。若使用单面光疗箱，一般每 2 小时更换体位 1 次，可侧卧、仰卧、俯卧交替，俯卧时需专人监视。若体温超过 37.8 ℃或低于 35 ℃，需要暂停光疗，待恢复正常后继续治疗。

4）保护眼睛：要定时摘下眼罩，观察并记录有无分泌物、眼睑状态、角膜有无充血，若有异常要报告医生。

（三）健康指导

（1）向患儿家属解释病情、治疗效果及预后，以取得家属配合。

（2）对于新生儿溶血症做好产前咨询及孕妇预防性用药。

（3）对于可能留有后遗症者，指导家属早期进行功能锻炼（如训练吸吮及吞咽能力、肢体被动锻炼，智力训练）。

▶【新生儿低血糖护理常规】

（一）评估要点

（1）病史评估。

（2）评估患儿的体温、呼吸、心率、血压，有无震颤、多汗、呼吸暂停等情况，进食、吸吮能力。

（3）评估患儿家属对疾病的认知。

（4）实验室及其他检查。

（二）护理要点

（1）对可能发生低血糖的新生儿，应与生后 3、6、12、24 小时及 3～4 日内连续监测血糖。早产儿或窒息儿应尽快开通静脉通路。血糖 2.2 mmol/L 时，立即以 10% 葡萄糖溶液 2 ml/kg 静脉注射，注射速度为 1 ml/min，再静脉输入葡萄糖液，以 6～8 mg/（kg·min）的速度维持。

（2）保持静脉通畅：外周静脉补糖浓度不能超过 12.5%，若需要更高的浓度输入，应采用中心静脉插管。应用输液泵控制速度，并每小时观察记录 1 次。

（3）补充能量

1）出生后能进食者应提倡尽早喂养，正常新生儿生后 1 小时即可喂糖水，2 小时可开奶，根据病情给予 10% 葡萄糖或吸吮母乳。

2）早产儿或窒息儿尽快建立静脉通道，保证葡萄糖输入。

3）静脉输注葡萄糖时严格执行输注量及速度，应用输液泵控制并每半小时观察记录 1 次。

4）定期监测血糖，及时调整输注量和速度。防止治疗过程中发生医源性高血糖。

（4）注意保暖，合理给氧：根据患儿体重、体温情况，给予热水袋或温箱保暖；根据患儿缺氧程度，合理给氧。

（5）观察病情做好记录：观察患儿的神志、哭声、呼吸、肌张力及抽搐情况，若发现呼吸暂停，立即给予刺激皮肤、托背、吸氧等处理。

（三）健康指导

（1）向患儿家属介绍疾病相关知识。

（2）出生后能进食者应尽早喂养。

（3）指导家属掌握正确的护理及喂养患儿方法，尽早开奶。

▶【新生儿坏死性小肠结肠炎护理常规】

（一）评估要点

（1）病史评估。

（2）评估患儿的生命体征及血氧饱和度变化，有无呕吐腹胀情况。

（3）评估患儿家属对疾病的认知情况。

（4）实验室及其他检查。

（二）护理要点

（1）对腹胀明显者立即行胃肠减压，对持续胃肠减压者做好口腔护理，每日更换引流盒，定时更换胃管，观察引流物的颜色、性质及量。

（2）保持呼吸道通畅，呕吐时头偏向一侧，防止呕吐物误吸，引起窒息。

（3）观察患儿的生命体征及呕吐、腹胀、大便等情况，发现血压下降、末梢循环衰竭等中毒性休克症状时立即报告医生，并及时给予相应处理。

（4）保证药物和液体的正确输注：迅速补充有效循环量，改善微循环，纠正脱水、电解质紊乱及酸中毒，补充热量及营养。遵医嘱准确记录每日出入量。

（5）遵医嘱禁食，待其腹胀消失，大便潜血转阴后逐渐恢复喂奶。不可开奶过早或加奶过快。

（6）喂奶前先从胃管中抽吸胃内容物，若潴留量超过前次奶量的 1/4 时，报告医生酌情减量或禁食。

（三）健康指导

（1）指导患儿家属正确的喂养方法，加强护理。

（2）定期复查。

（3）按时预防接种。

▶【吞咽功能不协调护理常规】

（一）评估要点

（1）病史、出生史评估。

（2）评估患儿的胎龄、体重、体温、呼吸、心率、血压、吸吮能力、吞咽能力，呕吐情况，有无腹胀，排便次数。

（3）评估患儿家属有无焦虑、恐惧等心理反应，了解其对疾病知识及预后的认识程度。

（4）实验室及其他检查。

（二）护理要点

（1）新生儿疾病一般护理。

（2）体位干预：喂奶时专人专喂，必要时将头肩部托起，喂奶后置于左侧卧位，半小时后改为斜坡卧位，头部抬高 30°，早产儿可俯卧位，促进胃排空。

（3）合理喂养：喂养开始前应评估患儿喂养准备度、吸吮能力（具体参照喂养准备度量表及吸吮能力评估量表），定时、定量喂养。喂奶时严密观察患儿的进奶情况，必要时间断喂奶，避免发生呛咳，引起吸入性肺炎。

（4）吞咽功能训练：包括摆正喂养姿势、口腔刺激、气味训练、品尝与触摸、吸吮训练、呼吸调整、非营养性吸吮等，配合康复理疗师行口腔运动干预疗法。

（5）营养疗法：对吞咽功能不协调的患儿，还应合理补充营养，包含鼻饲喂养、胃肠外营养等，同时不能忽略口腔干预训练。

（6）病情观察：观察患儿进奶时的生命体征、体重增长情况，其中 SpO_2、呼吸尤为重要。密切观察患儿有无呛咳，床旁应随时备好抢救用物。

（三）健康指导

（1）喂养满意度达标作为出院指标之一，应向家属宣教吞咽功能不协调的相关知识，并告知家属随着体重及年龄的增长，患儿的症状会好转，减轻家属的焦虑心理。

（2）指导患儿家属合理喂养及体位治疗的方法，观察患儿进奶时有无呕吐、呛咳，有无发绀，判断反应状况和喂养是否耐受，定时监测体重。

（3）指导患儿家属做好奶具消毒，做好手卫生。

▶【新生儿腹胀护理常规】

（一）评估要点

（1）分类：生理性腹胀和病理性腹胀。

（2）病史评估。

（3）评估患儿的生命体征变化，腹部皮肤有无发红、发亮、紧张，有无呕吐、便血等情况。

（4）评估患儿家属对疾病的认知情况。

（5）实验室及其他检查。

（二）护理要点

（1）对腹胀明显者立即禁食，行胃肠减压，密切观察腹胀消退情况和引流物的颜色、性质及量。对持续胃肠减压者须做好口腔护理，每日更换引流袋，定时更换胃管。

（2）保持呼吸道通畅，呕吐时头偏向一侧，防止呕吐物误吸，引起窒息，及时清理呕吐物，保持皮肤、床单元清洁、干燥。

（3）严密观察患儿的生命体征及呕吐、腹胀、大便等情况，发现血压下降、少尿或无尿、末梢循环衰竭等休克症状时立即报告医生，并及时给予相应处理。

（4）保证药物和液体的正确输注；迅速补充有效循环量，改善微循环，纠正脱水、电解质紊乱及酸中毒，补充热量及营养。准确记录每日出入量。

（5）待其腹胀消失、肠鸣音恢复、大便潜血转阴后，逐渐恢复喂奶，最好母乳喂养，不可开奶过早或加奶过快。

（6）喂奶前先回抽胃内容物，若潴留量大于上次奶量的50%时，报告医生酌情减量或禁食。

（三）健康指导

（1）向家属详细讲解患儿病情，使家属积极配合治疗。

（2）指导家属正确的喂养方法，学会观察患儿腹胀、呕吐及大便情况。

（3）指导患儿家属做好奶具消毒。

（4）定期复查。

▶【喂养不耐受护理常规】

（一）评估要点

（1）评估患儿的病史、出生史。

（2）评估患儿的胎龄、体重、体温、呼吸、心率、血压、吸吮能力、吞咽能力，呕吐情况，有无腹胀，排便次数。

（3）评估了解患儿家属有无焦虑、恐惧等心理反应，了解其对疾病知识及预后的认识程度。

（4）实验室及其他检查。

（二）护理要点

（1）喂养不耐受判定标准：①呕吐≥3次/日；②奶量不增加或减少，持续3日以上；③胃潴留量＞前次喂养的1/3；④腹胀，排便不畅。喂养不耐受判定时间在出生1周内。

（2）体位干预：喂奶后置于左侧卧位，半小时后改为斜坡卧位，头部抬高30°，早产儿可俯卧位，促进胃排空。

（3）合理喂养：早开奶，早期微量喂养，谨慎禁食，配合口腔运动干预及非营养性吸吮。

（4）增加胃肠动力：腹部按摩，促进排便，遵医嘱合理使用肠道益生菌。

（5）新生儿抚触。

（三）健康指导

（1）向患儿家属讲解喂养不耐受疾病知识及患儿病情。

（2）指导患儿家属合理喂养及体位治疗的方法，学会观察患儿呕吐物及大便情况，指导家属观察患儿有无发绀，判断反应状况和喂养是否耐受，定时监测体重。

（3）指导患儿家属做好奶具消毒，做好手卫生。

第十七章

血液、造血器官及免疫疾病和功能障碍（MDCQ）

一、脾切除术（QB1）

▶ 【脾切除术护理常规】

（一）评估要点

（1）评估病人的既往史健康史及疾病相关因素。

（2）了解病人疼痛发生的情况。

（3）了解病人的身体状况。

（二）护理要点

1. 术前护理

（1）按普外科手术前一般常规护理。

（2）脾功能亢进者应减少活动，避免碰伤、跌伤。

（3）鼻出血时，用冷或冰毛巾敷于额部，必要时用止血纱布填塞后鼻腔。

2. 术后护理

（1）按普外科手术后一般护理常规。

（2）严密观察病人的生命体征变化，观察切口渗出情况，防止术后腹腔内出血及切口出血。

（3）保持引流通畅，防止引流管扭曲、受压、堵塞、脱落等，观察引流液颜色、性质及量，发现异常及时报告。

（4）拔管：置管 3～4 日后，若腹部引流液颜色较淡，24 小时量少于 20 ml，腹部无阳性体征者可遵医嘱拔管。

（5）严密观察病人的体温变化，高热时应做好对症护理。根据医嘱给予高热量半流质饮食，鼓励病人多进食、多进食水果、多饮水；保持大便通畅，保证每日液体入量。

(6)血小板变化：术后3日每日查血常规，以后隔日查1次，一般术后7日血小板达最高峰，注意观察病人有无头痛、腹痛、肢体肿胀，防止血栓形成，引起栓塞。

（三）健康指导

(1)定期随访血小板计数。

(2)让病人了解血管栓塞的症状及门诊随访指征。

▶【腹腔镜下脾切除术护理常规】

（一）评估要点

(1)评估病人的既往史健康史及疾病相关因素。

(2)了解病人疼痛发生的情况。

(3)了解病人的身体状况。

（二）护理要点

1. 术前护理

(1)按普外科手术前一般常规护理。

(2)脾功能亢进者应减少活动，避免碰伤、跌伤。

(3)鼻出血时，用冷或冰毛巾敷于额部，必要时用止血纱布填塞后鼻腔。

2. 术后护理

(1)按普外科手术后一般护理常规。

(2)给予病人氧气吸入，氧流量为 2～3 L/min，持续6小时，增加血液中氧气的浓度，减少对二氧化碳的吸收，避免发生高碳酸血症。

(3)严密观察病人的生命体征变化，观察切口渗出情况，防止术后腹腔内出血及切口出血。

(4)观察有无胸部疼痛、肩痛和上肢部疼痛。患者有疼痛时，应向病人解释疼痛的原因，一般疼痛好发于术后第1日，第2日可缓解。疼痛严重时嘱病人采取胸膝卧位，让二氧化碳向腹腔聚集，以减少二氧化碳对肋间神经及膈神经的刺激，减轻疼痛。

(5)严密观察病人的体温变化，高热时应做好对症护理。根据医嘱给予高热量半流质饮食，鼓励病人多进食、多进食水果、多饮水；保持大便通畅，保证每日液体入量。

(6)血小板变化：术后3日每日查血常规，以后隔日查1次，一般术后7日血小板达最高峰，注意观察病人有无头痛、腹痛、肢体肿胀，防止血栓形成，引起栓塞。

（三）健康指导

(1)定期随访血小板计数。

(2)让病人了解血管栓塞的症状及门诊随访指征。

二、红细胞病及营养性贫血（QS1）

▶▶【巨幼细胞贫血护理常规】

（一）评估要点

（1）评估病人的生命体征、贫血程度，有无乏力、心悸、气促、头晕等症状，有无消化道系统及神经系统症状，有无舌炎、口腔黏膜溃疡、四肢麻木、软弱无力、共济失调等表现。

（2）评估病人的心理状况。

（3）评估病人的自理能力。

（二）护理要点

（1）按血液科病人一般护理要点执行。

（2）观察病人的病情变化。

（3）了解病人的血象、骨髓象及叶酸和维生素 B_{12} 等测定结果。

（4）重度贫血者应卧床休息，做好基础护理。

（5）对于舌炎和口腔黏膜溃疡者，应做好口腔护理，宜进温软食。

（6）四肢麻木的无力者应注意肢体保暖，避免受伤；共济失调者应加强安全护理。

（7）按医嘱给予病人叶酸、维生素 B_{12} 等治疗。

（8）向病人介绍本疾病的病因、治疗方式及其重要性，使其能充满信心坚持治疗。

（三）健康指导

（1）合理安排饮食，纠正偏食，食物烹调方法科学适当，忌酗酒，以做好对本疾病的预防。

（2）遵医嘱坚持服用药物，恶性贫血及胃切除术后病人需要终身接受维持治疗。

三、溶血性贫血（QS2）

▶▶【地中海贫血护理常规】

（一）评估要点

（1）了解病人有无地中海贫血家族史。

（2）评估地中海贫血的临床症状。重型病人出生数日即出现贫血、肝脾大进行性加重、黄疸，并有发育不良；其特殊表现有头大、眼距增宽、马鞍鼻、前额突出、两颊突出，其典型表现是臀状头，长骨可骨折。少数病人在肋骨及脊椎之间发生胸腔肿块，亦可见胆石症、下肢溃疡。轻度贫血或无症状，一般在调查家族史时发现。

（3）了解实验室检查结果，如血红蛋白电泳检查、遗传学和分子生物学检查。

（4）评估病人对疾病的认知程度和心理状态。

（二）护理要点

（1）依据贫血病人的具体状况给予休息和活动。贫血症状明显、重度贫血或贫血发生迅速者应绝对卧床休息；中度贫血或慢性贫血应限制活动，多卧床休息；轻度贫血应限制剧烈活动，适当休息，活动量以不感到疲劳为原则。

（2）饮食按照贫血病人饮食原则，结合贫血的原因补充缺乏物质和调整饮食结构。对于营养不良性贫血者，给予富含铁、叶酸或维生素 B_{12} 的食物；注意休息和营养，积极预防感染，适当补充叶酸和维生素 B_{12}。口腔炎、舌炎病人宜进食温热软食。

（3）输血是治疗中重型地中海贫血的主要措施，最好输入洗涤红细胞，以避免输血反应。输血容易导致含铁血黄素沉着症，故应同时给予铁螯合剂治疗。常用去铁胺，可以促进铁从尿液和粪便排出，但不能阻止胃肠道对铁的吸收。去铁胺不良反应不大，偶见过敏反应，长期使用偶可致白内障和长骨发育障碍，剂量过大可引起视力和听觉减退。维生素 C 与螯合剂联合应用可加强去铁胺从尿液中排铁的作用。

（4）造血干细胞移植是目前能根治重型 β 地贫的方法。应做好相应术后护理。

（5）做好心理护理。对于病情重、进展迅速及预后不良者，多给予支持、安慰和鼓励，增强病人战胜疾病的信心。

（三）健康指导

（1）向病人讲解地中海贫血的原因，做好相应的健康宣教。

（2）指导病人遵医嘱治疗，学会观察药物的疗效和不良反应、术后的观察。

（3）嘱咐病人定期复查，注意病情变化，若出现病情加重的任何表现及时就医。

四、再生障碍性贫血（QS3）

▶【再生障碍性贫血护理常规】

（一）评估要点

（1）评估病人的生命体征、贫血程度、有无出血及感染的症状。

（2）评估病人的心理状况。

（3）评估病人的自理能力。

（二）护理要点

（1）按血液病人一般护理要点执行。

（2）按上述评估中所列各项观察病情。

（3）了解病人的血象及骨髓象检查结果。

（4）中性粒细胞缺乏者宜住隔离病房或层流病房，做好基础护理。

（5）对高热者应按高热病人护理指南执行。

（6）采取适当护理措施，预防或减轻皮肤、口腔黏膜、牙龈、鼻、胃肠道及脑等处出血。

（7）预防感染：①严格执行无菌操作技术。②预防皮肤与黏膜感染，保持皮肤、口腔、会阴及肛周等部位的清洁。③预防呼吸道感染，保持病房环境清洁、空气清新，并限制探视人数。④预防消化道感染，注意饮食卫生，白细胞数量极低时食物应消毒后再食用。

（8）根据病情制订活动计划，规定活动量。

（9）按医嘱给予高蛋白、高热量、富含维生素的食物。

（10）按医嘱给予抗生素、止血、输血，以及刺激骨髓造血功能的药物及免疫抑制剂等治疗。行骨髓移植者，按骨髓移植病人护理要点执行。

（11）对病人应进行心理疏导，使其能正确对待应用丙酸睾酮引起的自我形象混乱，克服悲观情绪，坚持治疗。

（三）健康指导

（1）遵医嘱坚持治疗，学会自我护理，发现出血、感染等症状时应及时就医。

（2）加强营养，预防感染。

（3）长期接触可能引起本疾病的毒物的人员，须严格执行劳动防护措施，严格遵守操作规程，定期检查血象。

（4）避免滥用对骨髓有损害的药物。停止接触及应用能损害骨髓造血功能的一切物品。

▶【化疗后骨髓抑制护理常规】

（一）评估要点

（1）评估病人的生命体征、血常规结果、化疗后不良反应。

（2）评估病人的心理状况。

（3）评估病人的自理能力。

（二）护理要点

（1）加强对病人的心理护理。

（2）隔离保护：病人严重缺乏白细胞，须进行接触隔离，预防感染。

（3）饮食指导：给予病人高热量、富含维生素、高钙、低蛋白质、低钠的食物，同时增加摄水量。

（4）严密观察出血倾向：严重血小板抑制须积极治疗，注意生活习惯，避免引起出血。

（5）积极预防感染：合并感染者须积极抗感染治疗。

（6）贫血的护理：①轻度贫血者可适当活动，应避免劳累；重度贫血者应绝对卧床休息。②取半卧位，以利于呼吸。③对于极度虚弱者，应协助其完成生活护理。

（7）Ⅳ度骨髓抑制的病人，病房需每日空气消毒。

（三）健康指导

（1）注意休息，劳逸结合。

（2）加强营养，积极预防感染。

（3）按医嘱用药，定期门诊复查血象，若有不适随时就诊。

五、其他贫血（QS4）

▶【贫血护理常规】

（一）评估要点

（1）了解病人有无引起贫血的因素，如营养状况及有无偏食、饭后饮浓茶等习惯，有无出血、黑便、酱油色尿、妇女月经过多，有无化学毒物、放射线物质或特殊药物接触史；家族中有无类似的贫血病人及有无慢性炎症、感染、肝肾疾病、结缔组织病及恶性肿瘤的病史。

（2）评估贫血的临床症状，如早期表现为疲乏、困倦、软弱无力。贫血严重时可出现发热。贫血影响到心血管系统表现为活动后心悸、气促；中枢神经系统表现为头痛、头晕、目眩、耳鸣注意力不集中及嗜睡等；消化系统表现食欲减退、腹胀、恶心等；其他如皮肤干燥、毛发枯干、月经失调等。重点观察皮肤黏膜是否苍白，有无黄染；淋巴结、肝、脾是否肿大，心脏是否有杂音，指甲有无变平或凹陷，舌乳头有无萎缩等。

（3）了解实验室检查结果，如血常规、血涂片骨髓检查等结果。

（4）评估病人对疾病的认知程度和心理状态。

（二）护理要点

（1）依据贫血病人的具体状况给予休息和活动。贫血症状明显、重度贫血或贫血发生迅速者应绝对卧床休息；中度贫血或慢性贫血应限制活动，多卧床休息；轻度贫血应限制剧烈活动，适当休息，活动量以不感到疲劳为原则。

（2）饮食按照贫血病人饮食原则，结合贫血的原因补充缺乏物质和调整饮食结构。

对于营养不良性贫血者，给予富含铁、叶酸或维生素 B_{12} 的食物；口腔炎、舌炎病人宜进食温热软食。重型再生障碍性贫血病人有出血倾向，宜给予无渣半流食物；高热或消化道出血者，应给予无渣或流质饮食；消化道出血严重时，应禁食。

（3）遵医嘱正确给予治疗贫血药物，及时评价药物疗效，注意其不良反应。口服铁剂时，应饭后服用，以减少对胃肠道的不良反应，忌与茶同服，影响吸收。口服铁剂为溶液时，应用吸管服，以免牙齿染色；肌内注射铁剂时，应深部肌内注射。对再生障碍性贫血者应用抗淋巴细胞球蛋白和抗胸腺细胞球蛋白时，应严格掌握输液，注意药物反应；长期应用雄激素者可能出现皮肤痤疮，毛发增多，女性声音变粗、停经和男性化表现；肌内注射丙酸睾酮者可造成疼痛和硬块，应分层注射并更换注射部位，对硬块行局部湿热敷。

（4）对于有出血倾向病人，应尽量减少有创治疗，避免咳嗽和便秘，预防出血。

（5）做好口腔和皮肤护理，预防感染。

（6）做好心理护理：对于病情重、进展迅速及预后不良者，多给予支持、安慰和鼓励，增强病人战胜疾病的信心。

（三）健康指导

（1）向病人讲解贫血的原因，消除引起贫血的因素。

（2）指导病人遵医嘱治疗，学会观察药物的疗效和不良反应。

（3）嘱咐病人定期复查，注意病情变化，若出现病情加重的任何表现应及时就医。

六、凝血功能障碍（QT1）

▶【特发性血小板减少性紫癜（ITP）护理常规】

（一）评估要点

（1）评估病人起病前有无与ITP发病有关的因素，如上呼吸道感染，特别是病毒感染史。

（2）评估病人有无广泛皮肤、黏膜或内脏出血的临床表现，如鼻腔、牙龈、眼结膜、消化道和泌尿道出血、瘀斑、血肿等。若出现剧烈头痛、喷射性呕吐、视力模糊及烦躁不安等，可能发生颅内出血。

（3）评估病人实验室血小板计数、骨髓象及血小板相关抗体（PAIg）情况。

（4）了解病人对疾病的认知程度和心理状态。

（二）护理要点

（1）出血严重者应卧床休息。血小板 $< 50 \times 10^9/L$ 时，限于轻体力活动，如散步；血小板 $< 20 \times 10^9/L$ 时，限制活动，卧床休息，警惕内脏和颅内出血，避免外伤。

（2）宜进食高蛋白、高热量、富含维生素及易消化的少渣软食。消化道出血者是应禁食。

（3）遵医嘱治疗，注意评估药物效果和不良反应。长期应用激素者可能引起库欣综合征，易合并感染、高血压、糖尿病等。

（4）及时评估病情变化，定时测量体温、脉搏、呼吸机血压，观察神志、面色变化，避免加重病情的因素。避免使用可能引起血小板减少或抑制其功能的药物，如阿司匹林、双嘧达莫、吲哚美辛、保泰松、右旋糖酐等。避免增加颅内压的因素，预防便秘，便秘时可口服液状石蜡或使用开塞露解除便秘。预防上呼吸道感染，以免剧烈咳嗽，增加颅内压。

（5）给予口腔及皮肤护理，避免外伤。给病人进行检查及治疗时，操作轻柔，穿刺拔针后延长压迫针眼时间，以免出血。

（6）做好心理护理，避免病人情绪紧张与波动，鼓励病人积极配合治疗。

（三）健康教育

（1）指导病人避免加重病情的因素，养成定时排便的习惯，保持大便通畅；注意保暖，避免感冒；避免使用阿司匹林、吲哚美辛等药物。

（2）指导病人自我预防出血的方法。

（3）指导病人遵医嘱服药，定期复查血象等，特别是血小板计数。

▶【过敏性紫癜护理常规】

（一）评估要点

（1）评估病人既往史和发病史。

（2）评估病人症状和体征的特征，判断过敏性紫癜的类型。如单纯型以皮肤紫癜为主要表现；腹型除皮肤紫癜外，还常见腹痛及消化道症状；关节型除皮肤紫癜外，还常见关节部位血管受累出现关节肿胀、疼痛、压痛及功能障碍；肾型除皮肤紫癜外，可见血尿、蛋白尿等；混合型可见皮肤紫癜合并其他临床表现。

（3）评估病人对疾病的认知程度和心理状态。

（二）护理要点

（1）急性期应绝对卧床休息，病情缓解后可适当活动。对于关节肿瘤病人，应将受累关节放于合适位置，减少活动，以减轻疼痛。

（2）宜进食高热量、富含维生素及易消化的食物。避免进食可能致敏的食物及药物。食物如鱼、虾蟹、蛋、鸡、牛奶等；药物如青霉素、链霉素、金霉素、氯霉素及第一代头孢菌素抗生素，解热镇痛药如水杨酸类、保泰松、吲哚美辛及奎宁等，以及磺胺类、阿托品、异烟肼及噻嗪类利尿药物等。有便血或腹痛时应禁食。

（3）遵医嘱治疗，及时评估药物作用和不良反应。

（4）密切观察皮肤黏膜紫癜形态、分布及消退情况，注意关节、腹部及肾脏受累症状和体征变化。

(5)保持皮肤清洁,用温水擦洗,勿搔抓皮肤。

(6)给予病人心理安抚和支持,正确认识疾病和应对疾病。

(三)健康教育

(1)遵医嘱治疗,及时评估药物作用和不良反应。

(2)密切观察皮肤黏膜紫癜形态、分布及消退情况,注意关节、腹部及肾脏受累症状和体征变化。

(3)保持皮肤清洁,用温水擦洗,勿搔抓皮肤。

(4)给予病人心理安抚和支持,正确认识疾病和应对疾病。

▶【血友病护理常规】

(一)评估要点

(1)评估病人的生命体征、四肢关节软组织与肌肉等处的出血症状,有无鼻及内脏出血征象。

(2)评估病人的心理状况。

(3)评估病人的自理能力。

(二)护理要点

(1)按血液系统疾病一般护理要点执行。

(2)按上述评估中所列各项观察病情。

(3)避免剧烈活动和外伤,以防出血。

(4)深部组织和关节出血时,应卧床休息,局部采用冰袋冷敷和弹性绷带压迫止血,使肢体保持在功能位,并应做好基础护理。

(5)颈部或喉部软组织出血时,应观察呼吸道是否通畅,有阻塞症状时应及时向医生报告并协助处理。

(6)按医嘱给予补充富含优质蛋白质的饮食,温度适宜,避免食物粗糙。消化道出血者应禁食,给予静脉补液。

(7)按医嘱给予补充凝血因子、抗纤溶药物等治疗。关节疼痛时给予镇痛药。

(8)向病人讲解本疾病的基本知识及遗传特点,使其正确对待,减轻焦虑程度,保持病人情绪稳定。

(三)健康指导

(1)向病人及家属介绍本疾病的遗传性疾病,需要坚持终身治疗。

(2)避免外伤和肌内注射,注意关节的保护。

(3)有出血倾向时应及时就医,并指导病人及家属正确掌握出血的紧急处理措施。

(4)遵医嘱用药,禁用抑制血小板功能或减少血小板的药物,避免加重出血。

(5)结婚前、后应去血友病遗传咨询门诊接受指导,以减少本疾病的遗传。

▶【血小板减少症护理常规】

（一）评估要点

（1）评估引起病人血小板减少的原因。

（2）评估病人有无广泛皮肤、黏膜或内脏出血的临床表现，如鼻腔、牙龈、眼结膜、消化道、泌尿道出血、瘀斑、血肿等。若出现剧烈头痛、喷射性呕吐、视力模糊及烦躁不安，等可能发生颅内出血。

（3）评估病人实验室血小板计数、骨髓象及血小板相关抗体（PAIg）情况。

（4）了解病人对疾病的认知程度和心理状态。

（二）护理要点

（1）出血严重者应卧床休息。血小板 $< 50 \times 10^9/L$ 时，限于轻体力活动，如散步；血小板 $< 20 \times 10^9/L$ 时，限制活动，卧床休息，警惕内脏和颅内出血，避免外伤。

（2）宜进食高蛋白、高热量、富含维生素及易消化的少渣软食。消化道出血时应禁食。

（3）遵医嘱治疗，注意评估药物效果和不良反应。长期应用激素者可能引起库欣综合征，易合并感染、高血压、糖尿病等。

（4）及时评估病情变化，定时测量体温、脉搏、呼吸机血压，观察神志、面色变化，避免加重病情的因素。避免使用可能引起血小板减少或抑制其功能的药物，如阿司匹林、双嘧达莫、吲哚美辛、保泰松、右旋糖酐等。避免增加颅内压的因素，预防便秘，便秘时可口服液状石蜡或使用开塞露解除便秘。预防上呼吸道感染，以免剧烈咳嗽，增加颅内压。

（5）给予口腔及皮肤护理，避免外伤。给病人进行检查及治疗时，操作轻柔，穿刺拔针后延长压迫针眼时间，以免出血。

（6）做好心理护理，避免病人情绪紧张与波动，鼓励病人积极配合治疗。

（三）健康教育

（1）指导病人避免加重病情的因素，养成定时排便的习惯，保持大便通畅；注意保暖，避免感冒；避免使用阿司匹林、吲哚美辛等药物。

（2）指导病人自我预防出血的方法。

▶【弥漫性血管内凝血护理常规】

（一）评估要点

（1）评估病人有无出血、微血栓、溶血及肾、肺、脑及胃肠道功能障碍。

（2）实验室检查评估：血小板数、凝血酶原时间、纤维蛋白原、3P 实验结果。

（3）心理社会状况评估：病人有无恐惧、焦虑等不良情绪，病人及家属是否担心疾病。

（二）护理要点

（1）一般护理：①休克病人取中凹位，呼吸困难严重者可取半坐卧位。②迅速建立两条静脉通道，以保证抢救药物的应用和液体补充，注意维持静脉通路的通畅。③吸氧，必要时呼吸机机械辅助通气。④注意保暖。⑤加强皮肤护理，防止压疮。⑥协助排便，必要时保留尿管。⑦饮食遵医嘱进食流质或半流质饮食，必要时禁食。

（2）药物治疗护理：①熟悉 DIC 救治过程中各种常用药物的名称、给药方法、主要不良反应及其预防和处理。②遵医嘱准确配置和应用相关药物，尤其抗凝药的应用，如肝素。肝素的主要不良反应是出血。③治疗过程中，注意观察病人的出血状况，监测各项实验室指标，如凝血时间（试管法）或凝血酶原时间（PT）或部分凝血活酶时间（APTT）。其中 APTT 为肝素应用最常用的临床监测指标，使其较正常参考值延长 60% ~ 100%，为最佳剂量。若肝素过量而致出血，可采用鱼精蛋白静脉注射，鱼精蛋白 1 mg 可中和肝素 1 mg（肝素剂量 1 mg = 125 U）。

（3）病情观察：①严密观察病情变化，及时发现休克或重要器官功能衰竭。②注意出血部位、范围及其严重程度的观察。有助于病情及其治疗效果的判断。持续、多部位的出血或渗血，特别是手术伤口、穿刺点和注射部位的持续性渗血，是发生 DIC 的特征；出血加重多提示病情进展或恶化，反之可视为病情有效控制的重要表现。应正确、及时采集和送检各类标本，关注检查结果，及时报告医生。③定时监测病人的生命体征、神志和尿量变化，记录 24 小时出入量。④观察皮肤的颜色与温、湿度，有无皮肤黏膜和重要器官栓塞的症状和体征。⑤观察原发性疾病的病情。

（4）心理护理：安慰关心病人，缓解病人的不良情绪，提高病人战胜疾病信心。

（三）健康指导

（1）向病人及家属，尤其是家属解释疾病的可能成因、主要表现、临床诊断和治疗配合、预后等。

（2）解释反复进行实验室检查的重要性和必要性，以及特殊治疗的目的、意义、不良反应。

（3）向家属宣教，支持关心病人，稳定病人的不良情绪，主动配合治疗。

（4）保证病人充足的休息。

（5）配合病人饮食习惯，提供可口、易消化、易吸收、富含营养的食物，少食多餐。

（6）循序渐进地增加运动，促进身体健康。

第十八章

骨髓增生疾病及功能障碍，低分化肿瘤(MDCR)

一、急性白血病化学治疗和/或其他治疗(RB1)

(一)评估要点

(1)对病人全身状况进行评价，尤其是对血管状况进行评估。通过护士的评估，根据该病人的实际情况，为确保化疗的安全，应给予植入 PICC。

(2)在用蒽环类药物治疗期间，必须进行心电图、心超的检查。

(3)向病人说明治疗过程中可能发生的不良反应，如骨髓抑制、感染、口腔溃疡等，评估病人化疗前的心理准备情况。

(二)护理要点

1. 化疗时的护理

(1)合理使用静脉：首选中心静脉置管，如外周穿刺中心静脉导管、植入式静脉输液港。如果应用外周浅表静脉，尽量选择粗直的静脉。

(2)严格遵医嘱用药，合理安排用药顺序及时间。

(3)饮食护理：化疗期间，宜鼓励病人进食高蛋白、富含维生素、少油腻、易消化、刺激小的软食。一般要选择有色、香味的能够适应病人口味的食物。化学药物可引起白细胞减少，推荐病人可进食富含蛋白质、铁、维生素的食物。食欲缺乏、消化不良、腹泻的病人应少食多餐，增加每日的总摄入量。

(4)消化道不良反应的预防：胃肠道黏膜上皮细胞增殖旺盛，故对化疗药物极为敏感，出现不良反应的时间、程度与病人体质有关，大多数病人在用药后 3~4 小时出现。一般在化疗前 0.5~1.0 小时和化疗后 4~6 小时后，护士会遵医嘱给病人使用镇吐药或激素类药物，以减轻化疗药物所致的恶心、呕吐等胃肠道反应。若病人在使用镇吐药后仍有恶心、呕吐，应及时通知医护人员，以便医生根据呕吐物色、质、量再对症处理。此外，保持口腔清洁，化疗期间病人应坚持用漱口液漱口，每日 3~5 次，分别在三餐后早起晚上睡觉前。

（5）泌尿系统毒性反应的预防：在化疗过程中，必须采用水化和碱化尿液的方法预防高尿酸血症，应鼓励病人多饮水，保证每日摄入液体量在 4000 ml 以上，维持尿量在 500 ml 以上。对于摄入液体量已足够但尿量少者，应及时通知医生，并遵医嘱给予利尿药，以促进药物排泄。例如，环磷酰胺的药物特点是以原形排出，若摄水量不足，药物易在尿液中过度浓缩，可引起出血性膀胱炎。

（6）心脏不良反应的预防：化疗过程中常见的心脏毒性反应包括心肌病、心电图改变、心律失常、心肌缺血性改变，故化疗前护士会遵医嘱给予病人输注保护心脏的药物或者在某些特殊化疗药物（如蒽环类化疗药物楷莱）使用前 30 分钟给予输注保护心脏的药物（如右丙亚胺），防止化疗药物所致的心脏毒性反应。

（7）肝功能损害的预防：巯嘌呤、甲氨蝶呤等药物对肝功能有损害作用，用药期间度观察病人有无黄疸，并定期监测肝功能，一旦发现异常应及时通知医生，并予以对症治疗和护理。

（8）神经毒性的预防：化疗药物可造成周围神经和中枢神经的损伤，表现为指端麻木、腱反射消失、感觉异常、便秘、麻痹性肠梗阻等，一般停药后可自行恢复。故在化疗过程中使用维生素 B_1、维生素 B_{12} 等保护神经的药物会有帮助。

2. 化疗后的护理

（1）骨髓抑制护理：医护人员要为接受化疗的病人创造一个空气清新、整洁的环境，各项操作严格遵守无菌原则。此外，应密切观察有否骨髓抑制征象，通常见于化疗后 1~3 周，持续 2~4 周逐渐恢复，并以白细胞下降为主，可有伴血小板下降等。定时为病人进行血常规检查，当白细胞低于 $0.4 \times 10^9/L$ 时，要采取保护性隔离，包括如下操作。

1）环境准备：预防感染，床边使用层流板过滤空气，病房用紫外线空气消毒，每日 1 次；地面消毒，每日 2 次；消毒液擦地，每周 2 次。

2）发热护理：若出现高热时，不要惊慌，尽量多饮水，护士会根据医嘱抽取血培养，进行细菌培养，同时医生会给予降温处理。

3）口腔护理：某些化疗药物的毒性亦表现在口腔黏膜上，尤其是大剂量使用时常引起严重的口腔炎及口腔糜烂、坏死。口腔炎发生后，病人应正确采取口腔黏膜培养，并根据细菌培养的结果选择适宜的漱口液。嘱病人不要使用牙刷，可用棉签轻轻擦洗口腔牙齿，防止将口腔黏膜刷破；告知病人应选择无刺激性软食，避免对口腔黏膜的刺激。对部分因口腔疼痛而致进食困难的病人，必要时可通过胃肠外营养支持来改善营养状况。宜进食高蛋白、高热量、富含维生素及易消化的少渣软食。消化道出血时应禁食。

（2）皮肤护理

1）对全身瘙痒者：若皮肤干燥，有色素沉着，局部可用温开水洗净；对有斑丘疹者形成、有渗出液、小水疱者，为防止皮肤破溃后的感染，注意告知病人不要用手用力抓痒，不要用碱性肥皂等清洗。

2）对发生剥脱性皮炎者：应采取保护性隔离，保持床单干燥整洁，勿用手撕拉剥脱的皮片。

3）预防会阴和肛周感染，保持全身皮肤清洁，特别要注意会阴、肛周清洁，大便后用高锰酸钾坐浴，防止肛周感染。

（3）脱发护理：使用蒽环类、环磷酰胺等药物可引起脱发反应。在注射药物前10分钟给病人戴冰帽，至药物注射完毕后30~40分钟脱下，以使头皮血管收缩，减少头皮血流灌注，有效控制药物对毛囊的作用，以减轻脱发；对脱发伴有自我形象紊乱的病人，应加强心理护理，指导病人自我修饰，选择和佩戴合适的帽子、头巾或假发，以维护病人自尊。

（4）贫血护理：对贫血病人应限制活动，卧床休息，注意安全，补充足够营养，吸氧，必要时遵医嘱输血。

（5）出血护理：避免病人外伤；加强观察，注意观察病人有否出血倾向，如牙龈出血、鼻出血、眼睛出血、皮肤瘀血、尿及便血等。

（6）疼痛的护理：化疗可引起一系列的毒副作用及骨髓抑制，造成中性粒细胞缺乏，应遵医嘱给予病人使用粒细胞集落刺激因子后3~4日，病人白细胞可逐渐恢复，在白细胞恢复期将会伴随病人骨骼疼痛，常表现为腰背部酸胀疼痛，强度可达重度疼痛标准，故应给予病人对症护理，评估病人的疼痛程度，遵医嘱予以镇痛药，观察治疗效果及不良反应。

（三）健康教育

（1）病人出现骨髓抑制时，应减少家属探望，陪护时应戴口罩，防止感染。

（2）指导病人自我预防出血的方法。

（3）指导病人学会 PICC 的日常管理及观察，定期维护。

二、恶性增生性疾患的介入和/或射频治疗（RD1）

▶【恶性肿瘤介入治疗护理常规】

（一）评估要点

（1）详细了解病情，包括病人既往史和有无药物过敏史。

（2）协助完善术前各项检查，如抽血查凝血酶原时间、血常规、肝肾功能等。

（3）护理评估：术前应评估病人的生命体征、压疮发生风险（压疮 Braden 量表）、跌倒发生风险（Morse 跌倒危险因素评估量表）、日常生活能力（日常生活能力评分量表），根据评估分数给予相应的预防、护理措施。血管介入手术术前常规检查双侧下肢动脉搏动情况，以便与术后观察对照。

（二）护理要点

（1）观察病人神志情况，每小时监测生命体征，术后3日内测量体温，每日3次。发热病人按要求测量。

（2）观察穿刺处伤口敷料、穿刺侧肢体足背动脉搏动及末梢血液循环情况，并与对侧比较。

（3）饮食指导：除禁忌及支架介入术外，一般术后3~4小时后即可进食少量流质饮食，并逐渐过渡到普通饮食。鼓励病人进食高热量、富含维生素、低脂、易消化的饮食，多饮水，保证尿量每日2000 ml以上。

（4）体位与休息：动脉造影+化疗/栓塞/灌注者，术后取平卧位，沙袋压迫6小时，穿刺侧肢体平伸制动6~8小时；绝对卧床24小时，3日内避免剧烈运动。

（5）心理护理：耐心、详地细解释病人的疑问，加强与病人及家属的沟通。

（6）不良反应的观察与护理

1）栓塞综合征：出现发热、疼痛、胃肠道反应，应及时通知医生，并做好对症护理。

2）穿刺点出血或血肿：严密观察穿刺部位有无渗血渗液，保持敷料清洁、干燥，避免感染。若有血肿，除观察肢体功能外，还应观察局部包块有无动脉搏动，防止假性动脉瘤形成。协助病人床上使用大小便器，必要时可留置导尿管，防止过早活动。

3）血栓：若出现肢体变冷、下肢疼痛、趾端苍白麻木、足背动脉搏动减弱，及时通知医生，24小时后鼓励病人尽早下床活动。

4）骨髓抑制：嘱病人卧床休息，加强病人皮肤、口腔护理，注意无菌操作，预防感染。重度骨髓抑制，实施保护性隔离。

（三）健康指导

（1）注意劳逸结合，适量运动。促进胃肠蠕动，减轻腹胀等不适。

（2）指导病人以高蛋白、富含维生素、高纤维素、低盐、低脂的饮食为主，可适量进食新鲜蔬菜水果等，保持大便通畅。

（3）遵医嘱正确应用药物，注意观察药物疗效及不良反应。

（4）耐心做好心理护理，使病人对疾病、治疗有正确的认识，保持良好心态，勇敢面对疾病。

（5）根据手术方式不同，术后1~6月门诊复诊；若有不适随时复诊。

三、恶性增生性疾患的化学和/或靶向、生物治疗（RE1）

▶ **【化学治疗护理常规】**

（一）评估要点

（1）评估病人及家属对疾病的认识程度，对诊断、预后的反应，经济情况，社会支持系统是否良好。

（2）评估护士对病人病情、治疗方案，药品作用机制、适应证、剂量、用法、不良反应及护理的掌握程度。

（3）评估药品包装是否完好无损，是否在有效期，药品有无浑浊、沉淀，储存设备是否安全。

（4）评估病人的精神状态、生命体征、重要脏器的功能状态，是否过敏体质，有无过敏史。

（5）评估抢救药品、设备是否齐全。

（二）护理要点

（1）用药前测量病人的生命体征。

（2）备好抢救药品、设备。

（3）必要时用药前 30 分钟遵医嘱给予解热镇痛药、抗组胺药、糖皮质激素类药物。

（4）严格按照药品使用方法，严格执行无菌操作，准确配置药物，现配现用。使用单独的输液管，滴注前后必须使用生理盐水冲洗输液管。

（5）在保证静脉输液通畅的情况下，严格控制输液速度，用药后 15 分钟内严密观察病情，倾听病人主诉，若无异常，可 30 分钟巡视观察 1 次。

（6）输注结束后 2 小时，观察病人的生命体征是否平稳，有无发热、寒战、皮肤瘙痒、皮疹、呼吸困难、心悸等不适。

（7）在治疗中发现异常应立即暂停用药或减慢滴数，及时汇报医生，积极配合处理，并记录。

（三）健康教育

（1）向病人及家属讲解疾病的有关情况，化学/靶向、生物治疗优点、作用机制、适应证及用法。

（2）向病人讲解药物常见不良反应，如发热、寒战、皮肤瘙痒、皮疹、恶心、呕吐、腹泻、喉部痉挛、呼吸困难、胸闷、心慌、低血压、疲乏、少尿、手足麻木等症状，以及预防措施。

（3）用药后2小时内应卧床休息，起床时不可过急，下床活动应有人陪伴，以免发生意外。

▶【深静脉置管术后护理常规】

（一）评估要点

（1）注意观察留置导管处皮肤有无渗血，有无红肿、渗液等感染迹象。

（2）检查导管是否固定稳妥，导管夹是否夹闭。

（二）护理要点

（1）严格无菌操作，定期换药，一般2~3次/周，若发现敷料渗血、渗液或污染及时更换。

（2）留置导管期间，指导病人养成良好的卫生习惯，保持导管周围清洁、干燥，避免污染。沐浴时，留置导管及皮肤处可以用3M敷贴保护。

（3）每日测量体温。有体温升高或插管处皮肤出现红肿、发热、疼痛等导管感染迹象，应及时告知医生处理。

（4）观察导管处有无渗血，如有渗血，可自行局部按压30分钟，若不止，应及时告知医生及处理。

（三）健康指导

嘱病人不得抓扯导管。颈部留置导管的病人睡眠时尽量仰卧或向对侧卧，避免颈部过度活动；应尽量穿开胸及宽松的上衣，以免脱衣服时将导管拔出。股静脉留置导管病人不宜多活动，穿脱裤子时避免将导管拉出。一旦导管脱出，应及时按压局部止血，及时通知医护人员。

四、恶性增生性疾患终末期治疗（RF1）

（一）评估要点

（1）评估病人的生命体征，重点评估病人的体温变化。有无贫血，贫血程度及面色，观察有无出血。有无乏力、头晕、心悸、体力活动后气促等症状。

（2）评估病人的心理状况。

（3）评估病人的自理能力。

（二）护理要点

（1）根据病情评估病人的活动能力，适当休息，注意活动中的病情变化，加强保护，避免意外。病情危重时绝对卧床休息。

（2）饮食应遵医嘱给予营养丰富、易消化的饮食，避免刺激性强、过硬、带刺的饮食。

（3）给予病人及家属心理支持，对需要隐瞒病情的病人应遵守保护性医疗制度，对于病危或终末期家属应予特别的关切，在不影响治疗的情况下安排好探视。

（4）保持病房清洁、空气新鲜、温度湿度适宜，减少探视，减少细菌附着，严格消毒，定时进行空气消毒和细菌培养监测。

（5）指导病人注意个人卫生，定期更换内衣，保持口腔清洁，三餐后漱口，保持肛周清洁。

（6）遵医嘱给药，严密观察病人的用药反应。

（7）病人常表现为悲观、焦虑甚至绝望、恐惧，护士应给予病人更多的同情与关怀，帮助病人建立积极的心态，增强病人战胜疾病的信心。

（三）健康指导

（1）恶性增生性疾病是难治性疾病，应鼓励病人，积极配合治疗，使病人在舒适的环境中保持乐观情绪。

（2）安排适宜的作息时间及空间，保证足够的睡眠。

（3）注意个人卫生，尽量避免去人群拥挤的地方，减少感染机会。

（4）定期监测血象，及时就医。

（5）观察皮肤有无出血点、大便颜色等。

五、急性白血病（RR1）

（一）评估要点

（1）评估病人有无引发白血病的病因，如感染、接受电离辐射、化学物质苯及抗肿瘤药物等，有无家族史及其他血液病。

（2）评估病人主要表现如肝脾和淋巴结肿大、贫血、出血及继发感染等。

（3）评估病人的心理状况及承受能力，对疾病的认知程度和家庭经济情况等。

（二）护理要点

（1）轻度或经治疗缓解者，可适当下床活动；严重贫血、高热及有出血倾向者，应绝对卧床休息。

（2）给予病人高蛋白、高热量、富含维生素、易消化的食物。化疗期间给予清淡可口食物，鼓励病人少食多餐，保证充足饮水量并碱化尿液。

（3）遵医嘱执行一般治疗，包括防治感染、纠正贫血、控制出血、防治高尿酸血症性肾病、维持营养剂，积极采用化学治疗，密切观察各种药物作用和不良反应。

（4）及时评估病人的病情变化，发热时判断是否有继发感染和其部位，预防败血症，评估出血部位及其特点，警惕颅内出血和 DIC。

（5）做好口腔护理，保持皮肤及外阴清洁，避免擦伤和碰伤。有痔疮者每日用1∶5000 PP 粉溶液坐浴。

（6）针对病人的不同心理状况及承受能力，给予相应的护理常规护理。

（7）病人化疗期间、贫血及高热时，分别按相应的护理常规护理。

（三）健康教育

（1）向病人讲解白血病的致病原因，应脱离或消除可能的致病因素。

（2）指导病人保持乐观的情绪，树立治疗信心。

（3）注意休息，避免交叉感染。

六、淋巴瘤及其他类型白血病（RS1）

▶ 【恶性淋巴瘤护理常规】

（一）评估要点

（1）评估病人淋巴结肿大的部位、质地及活动度，是否呈慢性、进行性、无痛性肿大，有无相应压迫症状。有无贫血、全身皮肤瘙痒等。

（2）了解病人血液检查结果，是否有血细胞减少等。

（3）评估病人对疾病的认知程度和心理状态。

（二）护理要点

（1）病情严重者或急性出血时，应绝对卧床休息；呼吸困难者可取半坐卧位，给予氧气吸入；病情轻或缓解者，可适当下床活动。

（2）给予高蛋白、高热量、富含维生素、易消化的食物，适当限制钠盐摄入，保证充足饮水量。

（3）协助病人做好化疗和放疗，并按相应护理常规。

（4）密切观察临床症状和体征，判断侵犯部位。例如，肿大淋巴结压迫神经可出现疼痛；纵隔淋巴结肿大可致咳嗽、胸闷、气促、肺不张及上腔静脉压迫症状等；腹膜后淋巴结肿大可压迫输尿管，引起肾盂积水；硬膜外肿块导致脊髓压迫症等；累及胃肠道可出现腹痛、腹泻和腹部包块，甚至发生肠梗阻或肠穿孔；累及肾脏可致肾功能不全。

（5）护理操作应轻柔，尽量将治疗护理集中进行；有出血倾向者应保持皮肤和口腔清洁，用温热水擦洗，勿搔抓皮肤，防止感染。

（6）给予病人心理安抚和支持，鼓励病人增强战胜疾病的信心，积极配合治疗。

（三）健康教育

（1）指导病人预防出血的方法。

（2）嘱咐病人出现任何症状加重，应及时报告医护人员或就医。

七、骨髓瘤（RS2）

▶【骨髓瘤护理常规】

（一）评估要点

（1）评估病人的生命体征、贫血程度及面色，疼痛部位、性质。

（2）评估病人的心理状况。

（3）评估病人的自理能力。

（二）护理要点

（1）加强心理护理。

（2）平日应睡硬板床，保持身体的生理弯曲，减少体重对骨骼的压力。不做剧烈活动，防止骨骼横断。

（3）给予病人高热量、富含维生素、高钙、低蛋白质、低钠的食物，同时增加摄水量。

（4）严密观察出血倾向，去除可能引起出血的因素。

（5）积极预防感染。

（6）骨痛护理：①观察疼痛部位、形式、强度、性质、持续时间等并做好记录。②减少疼痛刺激，取舒适卧位，防止因姿势不对造成肌肉、韧带或关节牵扯而引起疼痛。③注意选择合适的镇痛药及给药途径，了解镇痛药的有效剂量及使用时间，正确预防其不良反应。

（7）贫血护理：①轻度贫血者可适当活动，应避免劳累；重度贫血者应绝对卧床休息。②取半卧位，以利于呼吸。③对于极度虚弱者，应协助完成生活护理。

（三）健康指导

（1）注意休息，劳逸结合。

（2）加强营养，积极预防感染。

（3）按医嘱用药，定期门诊复查血象，若有不适，随时就诊。

▶【多发性骨髓瘤护理常规】

（一）评估要点

（1）评估病人的生命体征、贫血程度及面色，疼痛部位、性质。

（2）评估病人的心理状况。

（3）评估病人的自理能力。

（二）护理要点

（1）加强心理护理。

（2）平日应睡硬板床，保持身体的生理弯曲，减少体重对骨骼的压力。不做剧烈活动，防止骨骼横断。

（3）给病人予以高热量、富含维生素、高钙、低蛋白质、低钠的食物，同时增加摄水量。

（4）严密观察出血倾向，去除可能引起出血的因素。

（5）积极预防感染。

（6）骨痛护理：①观察疼痛部位、形式、强度、性质、持续时间等并做好记录。②减少疼痛刺激，取舒适卧位，防止因姿势不对造成肌肉、韧带或关节牵扯而引起疼痛。③注意选择合适的镇痛药及给药途径，了解镇痛药的有效剂量及使用时间，正确预防其不良反应。

（7）贫血护理：①轻度贫血者可适当活动，应避免劳累；重度贫血者应绝对卧床休息。②取半卧位，以利于呼吸。③对于极度虚弱者，应协助完成生活护理。

（三）健康指导

（1）注意休息，劳逸结合。

（2）加强营养，积极预防感染。

（3）按医嘱用药，定期门诊复查血象，若有不适，随时就诊。

八、非特指恶性肿瘤（RT1）

▶【肿瘤疾病护理常规】

（一）评估要点

（1）评估病人的疾病进展的程度，有无疼痛及一般情况。

（2）评估病人的心理状态。

（3）评估病人的自理能力。

（二）护理要点

（1）按入院、出院护理。

（2）按医嘱执行分级护理及其护理要点。

（3）测量体温、脉搏、呼吸。

（4）按医嘱测量血压。

（5）测量体重，病人入院时测 1 次，以后每周测 1 次。

（6）病人入院后 24 小时内，应对其进行全面护理评估，提出护理诊断，制订护理计划及护理措施，并记录于护理病历上。

（7）准确、及时留送各种检验标本。新入院病人应在次晨留取尿与粪便标本做常规检验。

（8）加强与病人的交流，了解其心理需求，给予其心理支持。病情允许时，应鼓励并指导病人自我护理，增强其治病与康复的信心。

（9）针对病人的疾病进行健康指导，包括本疾病的预防、症状、治疗、饮食、休息、身体锻炼、保持心理健康等基本知识，以及出院后复查的时间等内容。

（三）健康指导

（1）培养健康的生活方式。

（2）加强营养，预防感冒。

（3）避免熬夜或过度疲劳。

（4）白日坚持锻炼身体。

（5）经常进食红枣、薏米、玉米、小米等补气血的食物做的粥或糖水。

（6）癌痛病人应按医嘱服用镇痛药。

（7）定期复查血象。

▶【浆细胞病护理常规】

（一）评估要点

（1）评估病人的生命体征。贫血程度及心脏、肾脏损害的表现，疼痛部位、性质。

（2）评估病人的心理状况。

（3）评估病人的自理能力。

（二）护理要点

（1）加强心理护理。

（2）给予病人高热量、富含维生素、高钙、低蛋白质、低钠的食物，同时增加摄水量。

（3）骨痛护理：①观察疼痛的部位、性质、强度及持续时间等，并做好记录。②减少疼痛刺激，取舒适体位。③注意选择合适的镇痛药和给予途径，了解镇痛药的原则及其不良反应，合理使用镇痛药。

（4）贫血护理：①依据贫血病人的具体状况给予活动和休息，如贫血症状明显、重度贫血或有出血倾向者应绝对卧床休息，对呼吸困难者给予氧气吸入。②加强陪伴，注意病人安全。③保持口腔清洁。

（5）平日应睡硬板床，保持身体的生理弯曲，减少体重对骨骼的压力，不做剧烈运动，防止骨骼横断。

（6）积极预防感染，加强自我保护。

（7）严密观察出血倾向，尽早去除可能引起出血的因素。

（三）健康指导

（1）加强营养，积极预防感染。

（2）注意休息，劳逸结合。

（3）按医嘱用药，定期门诊复查血象，若有不适，随时就诊。

九、化学和/或靶向、生物治疗有关的恶性增生性疾患（RU1）

▶【慢性白血病护理常规】

（一）评估要点

（1）评估病人有无家族史、血液病及其病情进展速度。

（2）评估病人的主要表现，包括脾大的程度，有无腹胀，有无压痛；有无代谢亢进的表现，如乏力、低热、多汗、体重减轻等；有无胸骨压痛；有无白细胞淤滞证表现，如呼吸窘迫、头晕、言语不清、中枢神经系统出血、阴茎勃起等。

（3）评估血象、骨髓及细胞遗传学等检查情况，了解白细胞增高、骨髓增生活跃程度及血细胞中是否有 Ph 染色体。

（4）评估病人的心理状况及承受能力，对待疾病认识和家庭经济情况等。

（二）护理要点

（1）轻度或经治疗缓解者可适当下床活动，病情恶化或出现急性变者应绝对卧床休息。

（2）给予高蛋白、高热量、富含维生素、易消化的食物。化疗期间给予清淡可口食物，鼓励病人少食多餐，保证充足饮水量并碱化尿液，保持尿量 >1500 ml/d。

（3）遵医嘱积极采用化学治疗，密切观察各种药物作用和不良反应。例如，白消安可出现骨髓抑制，也可出现皮肤色素沉着，类似慢性肾上腺皮质功能减退的表现；靛玉红可能出现腹痛、腹泻。化疗期间加别嘌醇，防止高尿酸血症性肾病。

（4）及时评估病人的病情变化，预防病情变化。若出现不明原因的发热、脾脏迅速增大、进行性贫血、出血加重、持续或游走性骨关节痛等，警惕慢性白血病急性变。若出现局部疼痛、静脉迂曲、出血等，应警惕栓塞。

（5）积极做好骨髓移植、白细胞单采、脾放射和脾切除等配合治疗。

（6）针对病人的不同心理状态及承受能力，给予相应的心理护理。

（7）病人化疗期间及急性变期间分别按急性白血病护理常规及化疗护理常规护理。

（三）健康指导

（1）指导病人注意休息，及时防治上呼吸道感染，避免交叉感染和加重病情。

（2）指导病人保持乐观情绪，树立治疗信心。

▶ **【骨髓增生异常综合征护理常规】**

（一）评估要点

（1）评估病人的生命体征、贫血程度及面色，有无乏力、头晕、心悸、体力活动后气促等症状。

（2）评估病人的心理状况。

（3）评估病人的自理能力。

（二）护理要点

（1）根据病情评估病人的活动能力，适当休息，注意活动中的体力变化，加强保护，避免意外。病情危重时绝对卧床休息。

（2）饮食应按医嘱给予营养丰富、易消化的食物，避免刺激性强、过硬、带刺的食物。

（3）给予病人及家属心理支持，对需要隐瞒病情的病人应遵守保护性医疗制度，对于病危或终末期家属，应给予特别的关切，在不影响治疗的情况下安排好探视。

（4）保持病房清洁，空气新鲜，温度湿度适宜，减少细菌附着，严格遵守消毒制度，定时进行空气消毒和细菌培养监测。

（5）指导病人注意个人卫生，定期更换内衣，保持口腔清洁，三餐后漱口，便后坐浴，保持肛周清洁。

（6）观察用药反应。

（7）病人常表现出悲观、焦虑的情绪甚至绝望、恐惧，护士应给予病人更多的同情与关怀，帮助病人建立积极的情绪，增强病人战胜疾病的信心。

（三）健康指导

（1）鼓励病人积极配合治疗，使病人在舒适的环境中保持乐观的情绪。

（2）安排适宜的养病方式，保证足够的睡眠。

（3）注意个人卫生，尽量避免去人群拥挤的地方，减少感染机会。

十、恶性增生性疾患的免疫治疗（RU2）

（一）评估要点

（1）评估病人的生命体征及阳性检查，口腔及皮肤情况，有无发热、寒战、乏力、疼痛及消化道等症状。

（2）评估病人的心理状态。

(3)评估病人的自理能力。

（二）护理要点

（1）根据病人的心理状态，医护人员以微笑服务，以积极的态度介绍药物作用及不良反应，说明不良反应是明显的，但可以耐受且是短暂、可逆的，指导病人用药时保持心情舒畅。同时得到家属的心理支持，应对病人给予特别的关切，在不影响治疗的情况下安排好探视。

（2）保持病房干净、整洁，空气新鲜，温、湿度适宜，严格消毒制度。

（3）病人根据自身的自理能力，适当休息，注意活动中关节疼痛或者肌肉痛等情况，加强保护，避免意外，嘱病人卧床休息。

（4）饮食应按医嘱给予营养丰富、易消化的清淡食物，避免刺激性强的饮食。

（5）指导病人注意个人卫生，穿宽松舒适的衣物，保持口腔清洁，三餐后漱口，避免口腔溃疡。

（6）免疫药物应存放于 4 ℃ 的冰箱保存，使用时应现配现用，稀释后立即使用，不可与其他药物配伍注射，应轮流更换注射部位并观察皮肤情况。

（7）用药后加强对病人的监护，严密观察病情变化，发生不良反应及时处理。

（三）健康指导

（1）多鼓励病人积极配合治疗，使病人在舒适的环境中保持乐观的情绪。

（2）安排适宜的养病方式，保证足够的睡眠。

（3）加强营养，注意个人卫生避免感染。

十一、恶性增生性疾患治疗后的随诊检查（RW1）

▶▶【恶性肿瘤化学治疗后的随诊检查护理常规】

（一）评估要点

（1）评估病人的生命体征、贫血程度，有无乏力、心悸、气促、头昏等症状；了解病人血液检查结果，评估血象、骨髓及细胞遗传学等检查情况，了解白细胞增高、骨髓增生活跃程度及血细胞中是否有 PH 染色体；评估有无脾、淋巴结肿大，皮肤有无瘀斑瘀点，器官有无出血倾向等。评估病人的疼痛部位、性质。

（2）心理评估：评估病人的心理状况及承受能力，对待疾病的认知程度和家庭经济情况等。

（3）评估病人的自理能力。

（二）护理要点

（1）加强心理护理。

（2）积极预防感染，加强个人卫生，保持房间空气新鲜。

（3）严密观察有无出血倾向，去除可能引起出血的因素。

（4）给予病人营养丰富、易消化的食物，避免刺激性强、过硬、带刺的食物。化疗期间清淡饮食，鼓励病人少食多餐，保证充足饮水量。

（5）骨痛护理：观察疼痛部位、形式、强度、性质、持续时间；减少疼痛刺激，取舒适卧位；遵医嘱使用镇痛药。

（6）贫血护理：轻度贫血者可适当活动，应避免劳累；重度贫血者应绝对卧床休息。

（7）观察用药反应。

（8）病人发热时判断是否有继发感染，预防败血症，评估出血部位及其特点，警惕颅内出血和 DIC。

（三）健康指导

（1）指导病人注意休息，劳逸结合，保持乐观情绪，树立治疗信心。

（2）加强营养，积极预防感染。

（3）按医嘱用药，定期门诊复查血象，若有不适，随时就诊。

十二、恶性增生性疾患维持性治疗（RW2）

▶【恶性肿瘤终末期维持治疗护理常规】

（一）评估要点

（1）评估病人的生命体征、贫血程度，有无乏力、心悸、气促、头昏等症状；了解病人血液检查结果，评估血象、骨髓及细胞遗传学等检查情况，了解白细胞增高、骨髓增生活跃程度及血细胞中是否有 PH 染色体；评估有无脾、淋巴结肿大，皮肤有无瘀斑瘀点，器官有无出血倾向等。评估病人的疼痛部位、性质。

（2）心理状态：评估病人的心理状况及承受能力，对待疾病的认知程度和家庭经济情况等。

（3）评估病人的自理能力。

（二）护理要点

（1）加强心理护理。

（2）积极预防感染，加强个人卫生，保持房间空气新鲜。

（3）严密观察有无出血倾向，去除可能引起出血的因素。

（4）给予病人营养丰富、易消化的食物，避免刺激性强、过硬、带刺的饮食。化疗期间清淡饮食，鼓励病人少食多餐，保证充足饮水量。

（5）骨痛护理：观察疼痛部位、形式、强度、性质、持续时间；减少疼痛刺激，取舒适卧位；遵医嘱使用镇痛药。

（6）贫血护理：轻度贫血者可适当活动，应避免劳累；重度贫血者应绝对卧床休息。

（7）观察用药反应。

（8）病人发热时判断是否有继发感染，预防败血症，评估出血部位及其特点，警惕颅内出血和DIC。

（三）健康指导

（1）指导病人注意休息，劳逸结合，保持乐观情绪，树立治疗信心。

（2）加强营养，积极预防感染。

（3）按医嘱用药，定期门诊复查血象，若有不适，随时就诊。

第十九章

感染及寄生虫病（全身性或不明确部位的）（MDCS）

一、全身性感染的手术（SB1）

▶【急性化脓性腹膜炎护理常规】

（一）评估要点

1. 术前评估

（1）健康史和相关因素：既往病史、手术史、近期有无腹部外伤史。

（2）身体状况：腹部症状和体征；疼痛发生的时间、部位、性质、程度、范围及其伴随症状等等；有无腹部压痛、反跳痛、肌紧张及其部位、程度和范围；有无肠鸣音减弱或消失、有无移动性浊音。

（3）全身情况：病人精神状态、生命体征的改变以及饮食和活动情况，有无感染性中毒反应，有无水、电解质紊乱、酸碱失衡的表现，有无休克现象。

（4）辅助检查：了解血常规、腹部 X 线、B 超、CT 检查及腹腔穿刺等辅助检查的结果。

（5）心理和社会支持状况：了解对本病的认知程度和心理承受能力，对医院环境的适应情况，家属及亲友的态度、经济承受能力等。

2. 术后评估　评估麻醉方式、手术类型，腹腔内炎症情况，原发病变类型，重点了解腹腔引流管放置的部位、引流液性状、切口愈合情况。

（二）护理要点

（1）减轻腹胀、腹痛，促进病人舒适。体位：术前在无休克情况下，病人取半卧位，休克病人取平卧位或头、躯干和下肢均抬高 20°，尽量减少搬动已减轻疼痛。术后病人回病房后，给予平卧位。全身麻醉清醒或硬膜外麻醉病人平卧 6 小时，待血压、脉搏平稳后改为半卧位。

（2）禁食、胃肠减压。

（3）镇痛：对已明确诊断的病人，可用哌替啶类镇痛药，减轻病人的痛苦；对诊断不明或需要进行观察者，禁止用镇痛药。

（4）对症护理、减轻不适。

（5）控制感染，加强支持治疗和护理，合理应用抗菌药物；对高热病人给予物理或药物降温；对长时间进食的病人，应及早考虑肠外营养支持。

（6）维持体液平衡和生命体征平稳：遵医嘱静脉输液；记录液体出入量；治疗休克。

（7）并发症的预防和护理：加强病情观察，保证有效引流。

（8）保持切口干燥。

（9）适当活动：鼓励病人术后翻身、床上活动。

（三）健康指导

（1）有消化系统疾病者应及时治疗。

（2）消化系统疾病史者若出现恶心、呕吐、腹痛、发热或原有消化系统症状加重，应立即就诊。

▶【急腹症护理常规】

（一）评估要点

1. 术前评估

（1）健康史及相关因素：腹痛的病因和诱发因素、发生时间、与饮食和活动的关系；腹痛的特点，与腹痛加剧或缓解相关的因素；有无消化道或全身伴随症状；疼痛与活动和睡眠的关系。

（2）身体状况：疼痛的部位，腹部形态，腹膜刺激的程度，肠鸣音亢进还是消失，肝浊音界是否缩小或消失，腹股沟有无肿块，有无阴道出血或宫颈举痛。

（3）病人的生命体征，有无恶心呕吐，呕吐物的颜色和性状，有无排便排气活腹泻，粪便颜色和性状，有无寒战、高热，皮肤巩膜有无黄染或皮肤苍白、湿冷。

（4）血红蛋白水平是否正常，白细胞计数和中性粒细胞比例是否升高，尿常规检查、粪便检查结果，转氨酶和胆红素水平有无升高，重要脏器功能的检测结果，影像学和其他辅助检查有无异常发现。

（5）病人及家属对本疾病的认知和担忧，心理承受程度及期望。

2. 术后评估　有无腹腔参与脓肿、出血和瘘等并发症。

（二）护理要点

（1）减轻和有效缓解疼痛：密切观察病人腹痛部位、性质、程度和伴随症状有无变化，及其与生命体征的关系。非休克病人取半卧位。禁食和胃肠减压减轻腹胀和腹痛。

（2）维持体液平衡：消除病因，补充容量，准确记录每日出入水量，采取合适体位。

（3）减轻焦虑和恐惧：在病人做各项检查和治疗前耐心解释，使病人了解其意义并积极配合，加强心理护理。

（4）提供有效的应对措施，加强呼唤沟通，消除病人孤寂感；提供病情解释和健康教育，主动与病人家属或病人单位沟通。

（5）并发症的观察、预防和护理。

（6）腹腔内残余脓肿和瘘：腹部或盆腔疾病病人取斜坡卧位，保证引流管的有效引流，加强对引流液、腹痛、生命体征的观察，有效控制感染，及时处理发热，减轻病人不适。

（7）出血：加强生命体征的观察并做好记录，根据医嘱输液、输血、补充血容量和应用止血药物，记录每小时尿量。

（8）其他：对生活自理能力下降或缺失者，加强基础护理和生活护理。对神志不清或躁动者，做好保护性约束。对长期卧床者，预防压疮的发生。对估计 7 日以上不能恢复正常饮食的病人，在积极提供肠内、外营养支持的同时，应观察和预防与营养支持相关的并发症，提高抗病能力。

（三）健康指导

（1）形成良好的饮食和卫生习惯。

（2）保持清洁和易消化的均衡膳食。

（3）积极控制诱发急腹症的各类诱因，如有溃疡病者，应按医嘱定时服药；胆道疾病和慢性胰腺炎者需适当控制油腻饮食；反复发生粘连性肠梗阻者当避免暴饮暴食及饱食后剧烈运动；月经不正常者应及时就医。

（4）急腹症行手术治疗者，术后应早期开始活动，以预防粘连性肠梗阻。

▶【急性腹膜炎护理常规】

（一）评估要点

（1）了解病人的紧张焦虑程度。

（2）评估病人腹痛发作的部位、性质、时间长短、程度、范围等，有无发热、恶心、呕吐等不适，发病是突然发作还是逐渐加重。

（3）评估病人的生命体征的改变情况，有无压痛、反跳痛、肌紧张等情况。

（二）护理要点

1. 术前护理

（1）同普外科一般护理常规。

（2）注意观察血压、脉搏、呼吸、体温情况，了解有无休克及呼吸功能障碍。

（3）密切观察腹痛的部位、性质、范围的变化，若疼痛持续加剧，范围增大，则为炎症蔓延，应及时与医生联系处理。

（4）无休克的病人应取半卧位，有利于腹腔内渗出被积聚在盆腔而局限、吸收。半卧位时臀部受压力大，护士应协助病人改变受压部位，防止压疮发生。

（5）急性腹膜炎须禁食，以免加重肠麻痹所致的腹胀和呕吐；胃肠道穿孔的腹膜炎须绝对禁食，以减少胃肠道内容物漏出而加重感染，待肠蠕动恢复后方可进食。

（6）持续胃肠减压，以减轻胃肠道胀气，改善胃肠壁的血液循环，有利于炎症局限和促进胃肠蠕动的恢复。

（7）准确记录每日出入量，维持静脉输液通畅，遵医嘱补充适当晶体和胶体。

（8）原发病未明确诊断者禁用镇痛药，以免掩盖病情。已明确诊断者应遵医嘱适当应用镇静药，以减轻病人痛苦。

2. 术后护理

（1）同普外科术后护理常规。

（2）严密监测病人血压、脉搏、尿量、呼吸功能，观察有无脱水、休克和代谢紊乱等情况。

（3）病人麻醉未清醒前行平卧位，清醒后给半卧位。

（4）术后病人应禁食及行胃肠减压，待肠蠕动恢复、肛门排气方可拔除胃管开始进食。

（5）保持引流管通畅，观察和记录引流液的颜色、性质、量。

（6）保持静脉输液通畅、水电解质平衡，遵医嘱给予输入晶体和白蛋白、全血，以维持水电解质平衡及热量。

（三）健康指导

（1）平时应多进食高蛋白、高热量、易消化的饮食。

（2）注意体温及腹痛情况，保持大便通畅，防止便秘。

（3）可适当活动，防止术后肠粘连，突然发生腹痛者应尽快去医院就诊。

二、败血症

（一）评估要点

（1）观察病人的神志变化。

（2）观察病人的体温、脉搏、血压、呼吸、心率、心律、血氧饱和度、尿量。

（3）观察并记录病人有无寒战、全身不适、肌肉及关节疼痛、头痛、虚弱无力。

（4）观察病人全身皮肤有无瘀斑、皮疹及末梢的温度及色泽变化，了解全身皮肤状况。

（5）观察及记录病人有无恶心、呕吐、腹胀、腹痛、腹泻。

（6）监测病人白细胞、C 反应蛋白（CRP）、血气分析及乳酸变化。

（二）护理要点

（1）密切观察病情变化，发现异常及时通知医生。

1）循环系统：监测心率及心律，了解脉搏快慢强弱，规则与否和血管充盈度及弹性，监测血压、中心静脉压（CVP）、脉动脉楔压（PAWP）变化。

2）呼吸系统：呼吸频率及节律，观察有无发绀、颅内压增高症状，有无呼吸窘迫综合征，监测动脉血气分析，经皮血氧饱和度的变化。

3）肾功能监测：准确记录尿量，注意观察尿量、颜色、性状和血尿素氮（BUN）、肌酐（Cr）变化。

4）神经系统：观察病人的意识状态、神志、瞳孔、反应等的变化。

5）定时检测肝脾器官，注意有无肝脾肿大，必要时行治疗。

6）肠道功能监测与支持：观察有无肠麻痹，保持肠道通畅。

7）监测体温变化，当严重感染合并脓毒症休克时，口温可达 40 ℃ 以上而皮温可低于 35 ℃ 以下，提示病情十分严重，常是危急或临终表现。观察末梢温度和皮肤色泽。

8）监测血常规、凝血功能及肝肾电解质变化。

9）其他：皮肤有无皮疹或者瘀斑，关节炎表现，分泌物检查

（2）准确记录每日出入量。

（3）严格控制院内感染，做好血管内导管相关血流感染、留置尿管导致尿路感染等重点部位感染的预防措施。加强手卫生、对吸痰管、氧气导管、湿化瓶、雾化吸入器等的消毒。

（4）加强基础护理、专科护理、心理护理。

（三）健康指导

（1）向病人介绍病区环境，安慰病人，减轻病人的紧张情绪，协助病人树立战胜疾病的信心。

（2）向清醒病人讲解输液通道、留置尿管等有创性操作的目的及必要性，以取得病人配合，积极治疗感染。

（3）告知病人活动方式，勤洗手、勤洗衣物、加强基础护理，避免导管滑脱或意外事件发生。

（4）支持性护理：合理使用呼吸机、透析设备。

（5）告知清醒病人与医护人员沟通方式，如使用肢体语言、写字板、图片等，及时了解和满足病人的需求。

（6）定期开窗通风，适当锻炼，远离传染源。

三、原因不明的发热(ST1)

(一)评估要点

(1)护理病史

1)了解病人发热的时间、季节、起病急缓、热程(发热时间长短)、热型、发热程度(热度高低及体温变化规律)。

2)评估病人发热有无畏寒、寒战、大汗或盗汗,有无伴随其他系统症状。

3)了解病人发热的原因及诱因。

4)了解病人发热后的诊治过程,应用的药物、剂量及其他降温措施、效果等。

(2)流行病学资料

1)询问病人传染病接触史。

2)询问病人既往史、相关家族史、药物史、预防接种史。

(3)心理、社会评估

1)评估发热对病人及家属引起的心理反应,如紧张、不安、焦虑。

2)评估家庭对疾病的认知、应对、防治态度及对病人的关心程度。

(4)身体评估:评估生命体征、意识状态、皮肤弹性,有无皮疹,全身浅表淋巴结有无肿大、口腔黏膜及扁桃体大小及有无分泌物,颈部软硬程度、呼吸音及啰音、腹部平坦及膨隆、肠型、腹水、压痛等,肝脾大小,有无触痛或叩击痛,肢体活动是否受限。

(二)护理要点

(1)促进病人舒适

1)休息与环境:病人在症状明显期应严格卧床休息,低热者减少活动,适当休息。保持病房安静,为病人提供合适的温、湿度,维持室温在 24~26 ℃,湿度在 50%~60%,通风良好。

2)口腔护理:应在晨起、睡前、饭后协助病人漱口。对病情危重者给予口腔护理,避免口腔内感染,口唇干燥者涂甘油或植物油。

3)皮肤护理:衣物不可过厚,以免影响机体散热。及时更换衣服及床单,防止受凉,保持皮肤清洁干燥。长期高热者应勤变换体位,防止压疮发生。

4)眼部护理:眼部充血者室内光线不宜过强,可给予病人眼罩或拉闭窗帘等降低室内亮度,及时清除眼角分泌物。

(2)补充营养和水分:鼓励病人多饮水,每日 2000 ml 为宜;加强营养,给予高热量、高蛋白、富含维生素、易消化的流质或半流质饮食;必要时可通过静脉补充足够的液体及电解质。

（3）采取有效降温措施：可选用物理降温或药物降温方法。

1）物理降温方法有头部冷敷法、温水或酒精擦浴、冰帽（冰枕）和冰袋、降温毯、冷水灌肠。

2）有皮疹的病人禁用乙醇擦浴，避免对皮肤的刺激。擦浴过程中注意观察病人全身变化，若有异常立即停止。服过解热药的病人不宜立即冷敷。物理降温使用半小时后监测体温变化。

3）对持续高热且物理降温效果不明显者，可按医嘱采用药物降温。护士应了解药物的成分、剂量，避免发生不良反应及过敏反应，尤其是年老体弱及心血管疾病病人须防止大量出汗引起虚脱。对高热伴惊厥者，上述方法无效时可用人工亚冬眠疗法（遵医嘱肌内注射冬眠药物，病人安静后在大血管处放置冰袋，使病人体温维持在37～38 ℃，以后根据病情每4～8小时半量肌内注射冬眠药物）。此疗法可使人体新陈代谢处于低水平，耗氧量减少，使中枢神经系统处于保护性抑制状态，减轻脑细胞损害。人工亚冬眠治疗时应观察病人的生命体征，适时吸痰保持呼吸道通畅，并做好皮肤护理，防止冻伤。

（4）严密观察病情

1）监测生命体征：根据病情确定测量体温的间隔时间，一般高热时每日监测6次，注意发热的程度、持续时间、热型。观察病人的呼吸、血压、意识状态等。

2）注意伴随症状及特殊体征是否出现，有无惊厥发生，注意口腔黏膜斑改变及有无皮疹等，以便早期发现麻疹、猩红热、流行性脑脊髓膜炎等急性传染病。

3）动态关注病人生化检查结果，及早判断有无脱水及电解质紊乱现象。

4）观察病人饮食、饮水量、尿量及体重等。

5）观察治疗的效果：病原体感染引起的发热需进行病原治疗，应了解病原治疗药物的作用、用法、剂量、用药间隔时间、药物的不良反应等，严格按规定用药，以保证疗效。

（5）心理护理：体温上升期，病人会出现寒战、面色苍白，产生紧张、不安、害怕等心理反应；体温下降期，由于出汗多，病人会出现虚弱感，产生恐慌心理；长期发热会导致病人焦虑。因此，应经常巡视病房，多与病人沟通，耐心解答各种问题，尽量满足病人需求，给予精神安慰。

（三）健康指导

（1）向病人及家属解释发热原因、发热过程、对机体的损害、发热的预防及治疗。

（2）教会病人及家属发热时自我护理的方法。

（3）向病人及家属介绍发热时的休息与活动、饮食、饮水。

（4）指导病人转移注意力，解除其焦虑情绪。

（5）教会长期发热病人做好自我管理，避免感染传播，定期随访。

四、其他感染性或寄生虫性疾患(SZ1)

▶ 【全身炎症反应综合征护理常规】

(一)评估要点

(1)体温 >38 ℃ 或 <36 ℃。

(2)心率大于各年龄组正常平均值两个标准差。

(3)呼吸频率大于各年龄组正常平均值两个标准差或需机械通气。

(4)血白细胞计数 >12×10°/L 或 <4×10°/L,或杆状核细胞 >10%。

(二)护理要点

(1)休息与运动:病人在高热阶段应绝对卧床,减少不必要的搬动,同时注意保暖,保持室内安静。

(2)饮食护理

1)保证营养与热量的摄入:病人机体处于高分解代谢状态,热量消耗大,应给予高热量、富含维生素、易消化的流食或半流食;改善糖、脂肪、蛋白质等供应,并注意维生素和微量元素的补充。

2)鼻饲时病人应取半卧位或床头抬高30°,行气管切开或气管插管者,鼻饲前检查气囊注气情况,确保封闭气道。鼻饲后1小时内尽量少搬动病人,以减少流食反流引起误吸。

3)伴胃肠功能衰竭的病人应禁饮食,进行胃肠外营养供给。

(3)用药护理:抗生素应用前要询问过敏史,有过敏史者禁止皮试,无过敏史者双人观察皮试结果,注意药物的配伍禁忌及用药后不良反应,使用退热药物后,注意补液,防出汗过多而导致虚脱。

(4)心理护理:根据病人的理解能力,采取合适的方式与病人交流疾病的病因、治疗、预后,建立良好的护患关系,增强病人战胜疾病的信心。

(5)病情观察与护理

1)病情观察:观察病情变化,注意病人有无神志改变,加强体温、呼吸、心脏及肾功能的监测,并详细记录各种数据。若有病情变化,及时通知医生,并随时做好抢救准备。

2)执行人工气道和机械通气病人护理常规。

3)执行留置导尿管护理常规。

4)执行中心静脉导管护理常规。

5)执行留置胃管护理常规。

（6）去除与避免诱发因素护理：及时治疗病人全身感染，补足血容量，防止休克及缺血－再灌注损伤，阻断炎症瀑布样反应，加强病人营养的补充，提高病人的抵抗力。

（三）健康指导

（1）告知病人多休息，减少探视，可以根据病情每日适度运动。

（2）饮食以富含糖、脂肪、蛋白质为主，注意维生素和微量元素的补充。

（3）应用退热药及抗生素期间多饮水，每日饮水 3000 ml。

第二十章

烧伤（MDCW）

一、其他烧伤、腐蚀伤及冻伤等灼伤（WZ1）

▶ 【烧伤护理常规】

（一）评估要点

（1）健康史及相关因素：包括病人的一般情况、受伤史和既往史等。

（2）身体状况：面、颈、口鼻周围是否有烧伤痕迹，口鼻有无黑色分泌物，判断烧伤面积、深度和程度并予以图示记录；有无感染，渗出液的量和色泽，创面焦痂颜色及其范围，烧伤周边组织有无缘、有无红肿和压痛等。是否存在吸入性损伤的迹象；生命体征是否平稳，有无呼吸道刺激症状，如声音嘶哑、咳炭末样痰，呼吸困难，哮鸣音等症状；有无血容量不足的表现，如口渴、面色苍白、发绀或皮肤温度发凉或湿冷、尿量减少、烦躁不安、神志淡漠、谵妄或意识障碍；脉搏和血压是否稳定；有无全身感染的征象，如有无寒战、高热或体温不升；是否有发生并发症的可能，如病人有无溢出样或喷射状呕吐、咖啡样呕吐物、呕血或便血，有无腹部胀痛。

（3）辅助检查：血细胞和红细胞比容是否升高，尿比重升高还是降低，血生化检查是否见血浆蛋白质和电解质水平异常，血气分析结果是否正常，影像学检查有无异常发现。

（4）心理和社会支持情况：评估病人及家属的心理承受能力，对治疗和康复的经济承受能力。

（二）护理要点

（1）维持有效呼吸：保持呼吸道通畅，及时清除口鼻和呼吸道分泌物，促进分泌物排出，加强观察，积极做好气管切开或气管插管的准备。中、重度呼吸道烧伤病人都有不同程度的缺氧，一般用鼻导管或面罩给氧，氧浓度 40% 左右，氧流量 4 ~ 5 L/min，合并一氧化碳中毒者可经鼻导管给高浓度氧或纯氧吸入，有条件者应积极采用高压氧治疗。加强气管插管或气管切开术后护理，严格无菌操作，正确进行气管内吸引，给予雾化吸入，保持呼吸道湿润，控制呼吸道炎症及稀释痰液。

（2）补充体液，维持有效循环：建立静脉输液通道，迅速建立2~3条能快速输液的静脉通道，保证各种液体及时输入，尽早恢复有效的循环血量；合理安排输液种类和速度，遵循"先晶后胶，先盐后糖，先快后面"的输液原则；观察液体复苏效果，根据心率、尿量、末梢循环、精神状态及中心静脉压等，判断液体复苏的效果。

（3）加强创面护理，促进愈合：抬高肢体；保持敷料清洁和干燥；极度烦躁或意识障碍者，设当约束肢体。

（4）定时翻身，避免创面长时间受压影响愈合：定期作创面、血液及各种排泄物的细菌培养和药物敏感试验，合理用药，观察用药效果和不良反应；接受暴露疗法病人的室温宜控制在28~32 ℃，相对湿度50%~60%。

（5）特殊烧伤部位的护理

1）眼部烧伤：及时用无菌棉签清除眼部分泌物，保持局部湿润，眼睑闭合不全者，用油纱条覆盖、保护眼球，防止发生眼内感染。

2）耳部烧伤：外耳道内烧伤时，应及时将流出的分泌物清理干净，在外耳道入口处放置无菌干棉球并经常更换。耳周部烧伤应用无菌纱布铺垫，尽量避免侧卧和使耳郭受压，防止发生中耳炎或耳软骨炎。

3）鼻烧伤：及时清理鼻腔内分泌物及痂皮，保持局部湿润，预防因干燥出血。

4）口唇烧伤：保持局部湿润，使痂皮软化，防止感染。经常用盐水或复方硼酸液等漱口，以口腔护理。

5）会阴部烧伤：留置导尿管，创面分泌物多时应及时清理，保持创面干燥、清洁，用油砂隔开阴唇，防止因粘连而形成畸形愈合，每次大便时先在创面涂一层药物，避免大便直接污染创面，大便结束后经冲洗消毒后再涂药。

（6）心理护理：耐心倾听，给予安慰和劝导；耐心解释病情，使其了解病情，创面愈合和治疗的过程；利用社会支持系统的力量，请有亲身经历和同样感受的康复者与病人交流，动员亲朋好友对其安慰。

（7）营养支持：进食清淡易消化饮食，少量多餐，口周烧伤者可用吸管吸入牛奶、菜汤、骨头汤等，由少到多，以后给予高蛋白、高热量、富含维生素饮食。经口摄入不足者，经鼻饲肠内营养剂或经肠外营养补充。

（8）并发症的观察和护理

1）感染：严格消毒隔离制度，加强观察和创面护理，预防压疮，加强营养支持护理。

2）应激性溃疡：留置胃肠减压管，及时吸出胃内容物。对平卧病人，嘱其呕吐时将头偏向一侧，以免误吸。遵医嘱静脉滴注雷尼替丁或奥美拉唑及生长抑素、前列腺素等，同时使用维生素K和氨甲苯酸等药物；对经药物治疗无效或合并穿孔的病人，应立即做好腹部手术的常规准备。

（三）健康指导

（1）提供防火、灭火和自救等安全教育知识。

（2）鼓励病人在日常生活中尽量克服困难，做自己能做的事，增强参与家庭生活和社会活动的意识，恢复自信心，提高生活质量。

（3）对肢体功能障碍、严重挛缩或畸形病人，鼓励其做整形手术和功能重建术的心理准备，以尽早恢复形体和功能，早日回归社会。

第二十一章

HIV 感染疾病及相关操作（MDCY）

一、HIV 相关疾患（YR1）

（一）评估要点

（1）病史评估

1）身体评估：包括生命体征、体重、神志状况、营养状况，腹部有无压痛，有无颈项强直，病理征是否阳性，皮肤黏膜的完整性、肛周皮肤有无破溃。

2）了解病人发热的热程、规律。

3）评估病人有无恶心、呕吐，呕吐物的性质及量，体重减轻的程度。

4）评估病人有无咳嗽、咳痰、胸闷、呼吸困难等症状。

5）评估病人有无疼痛，疼痛的程度、部位、持续时间。

6）评估病人神志及精神状态的改变。

7）了解病人腹泻的次数、量、性状。

（2）心理社会评估

1）病人对 HIV 一般知识的了解情况、对预后的认知，对所出现的各种症状的心理反应。

2）病人是否担心被人歧视，是否有孤独感、恐惧感。

3）患病后对生活、工作、学习、家庭是否有影响，影响的严重程度。

4）家人对病人的支持及关心程度。

（二）护理要点

（1）对病人实施血液、体液及保护性隔离。合并严重的机会性感染、病情复杂、治疗不配合的病人尽量单间隔离。工作人员、探视人员有呼吸道感染时，应避免直接接触病人。

（2）护理病人时，为防止血液感染，应戴口罩及护目镜，接触血液、体液时应穿隔离衣、戴手套，处理污物、利器时防止皮肤刺伤。

（3）被病人的血液、体液、排泄物污染的一切物品应使用3%过氧化氢溶液严格消毒，病人生活用具（牙刷、剃须刀等）应单独使用。

（4）注意休息，避免劳累：提供合理的营养支持：给予高热量、高蛋白、富含维生素、清淡、易消化的饮食。保证食物的清洁卫生，预防肠道感染的发生。呕吐严重者可在进餐前30分钟给予止吐药。伴有明显腹泻时，给予无渣、低纤维的流质或半流质饮食。对于吞咽困难或不愿意进食的病人可给予鼻饲注食，必要时给予静脉营养支持。

（5）改善呼吸困难：病房应经常通风换气，确保室内空气新鲜；病人应处于舒适体位。遵医嘱给予持续低流量吸氧，观察病人的呼吸困难和发绀变化，监测病人的生命体征，发现异常现象应及早报告和治疗。

（6）长期腹泻病人，要做好肛周的护理。每次大便完后用温水清洗局部，再用吸水软布或纸巾吸干，外涂润肤油，防止皮肤糜烂。

（7）预防感染：加强病人的口腔护理，注意观察口腔黏膜的颜色和完整性；每日刷牙或口腔护理2次；保持口腔处于碱性环境，预防真菌感染；口腔黏膜破溃时，局部涂抹锡类散、蛋黄乳软膏等促进伤口愈合。保持皮肤清洁完整，病房内保持温度适宜；病人穿宽松柔软的棉质衣物；经常更换床单、被服、剪短指甲，防止搔抓皮肤；注意观察有无皮疹、皮肤脱屑、脓包等异常症状出现；皮肤出现破溃时可局部涂抹抗生素软膏；创面有渗出时，覆盖凡士林纱布。

（8）发生机会性感染或肿瘤时，按相应护理常规护理。

（9）严密观察病人的生命体征及病情变化。当有不明原因的发热或明显的肺部、胃肠道或中枢神经系统症状时，及时告知医生。

（10）抗病毒药物用药指导：抗艾滋病病毒药物的不良反应较多，用药前详细告知药物的常见不良反应，用药期间严密观察有无不良反应的发生；提高病人用药的依从性，严格执行治疗方案。用药前详细评估病人的工作性质、宗教信仰、文化程度及家庭支持系统，详细讲解抗病毒治疗的方案、药物可能的不良反应及用药依从性的重要意义。每日按时服用抗病毒药物，避免漏服、少服、错服等情况的发生。

（11）心理护理：护理人员主动与病人进行有效沟通。沟通过程中注意对病人个人隐私的保护和病人人格的尊重。护理人员应态度和蔼，不应采取歧视和惩罚性态度，或表现出害怕被传染的心理，必要时给予肢体的接触，取得病人的信任。充分让病人表达自己的真实想法，有针对性地给予疏导，尽量满足病人合理的心理需求，解除病人的孤独、恐惧感。主动向病人讲解艾滋病的治疗、预后、成功案例，树立战胜疾病的信心。了解病人的社会支持系统状况，鼓励亲属、朋友与病人提供生活和精神上的帮助。

（12）加强病人周围环境管理：将病人床旁的利器、绳索等收起；评估病人有无自杀倾向，预防性地告知家属，取得家属配合，防患于未然。

（13）房间终末消毒：用3%过氧化氢进行空气终末消毒后，再用1000 g/L含氯消毒液擦墙、桌、床及地面等物。被褥先进行床单位经臭氧消毒后再送高压消毒。无保留价值的物品就地焚烧，禁止移动。

（三）健康指导

（1）加强性道德教育，坚持洁身自爱，避免婚前、婚外性行为。

（2）严禁吸毒，不与他人共用注射器。

（3）不要擅自输血和使用血制品，要在医生的指导下使用。

（4）不要借用或共用牙刷、剃须刀、刮脸刀等个人用品。

（5）已感染艾滋病的妇女避免怀孕、哺乳，防止母婴传播。

（6）使用避孕套是性生活中最有效的预防性病和艾滋病的措施。

（7）要避免直接与艾滋病病人的血液、精液、乳汁、尿液接触。

（8）出现症状、并发感染或恶性肿瘤者，应住院治疗。

第二十二章

多发严重创伤（MDCZ）

一、多发性重要创伤的腹腔手术（ZD1）、多发性重要创伤无手术（ZZ1）

（一）腹部损伤护理常规

（一）评估要点

（1）了解伤情及受伤后病情发展，如受伤时间、暴力程度、方向、**速度及受伤部位**，受伤后有无腹痛、腹胀、恶心、呕吐等。

（2）生命体征及尿量的变化，腹膜刺激征的程度、范围，注意有无休克表现。

（3）病人红、白细胞计数，血色素、B超、CT等辅助检查结果。

（4）病人情绪反应，有无烦躁、表情淡漠、紧张等。

（二）护理要点

（1）观察期病人的护理

1）严密监护，每15～30分钟测量体温、脉搏、呼吸、血压及神志。

2）体位：观察期间病人应绝对卧床，不能随意搬动病人（包括大小便也应不离床）。如做特殊检查，应护送病人，轻抬轻放，病情平稳后可取半卧位。

3）绝对禁食，给予胃肠减压，可减轻腹胀，减少肠液外瘘，应保持胃肠减压通畅并注意引流液的性质、色、量。

4）建立通畅的静脉通路，记录24小时液体出入量，必要时留置导尿。

5）观察期间禁用镇痛剂，以免掩盖病情。

6）禁止灌肠，防止受伤的肠管破裂后灌肠加重病情。

7）根据医嘱应用广谱抗生素，预防和治疗腹腔感染。

8）加强与病人的沟通，关心病人，解除紧张、焦虑情绪以配合治疗。

9）如经观察不能排除腹腔内脏器破裂，全身情况有恶化趋势应终止观察，进行手术。

（2）术前护理

1）完善各项术前准备，对休克病人做好抗休克，及时补充血容量。

2）紧急配血，术前留置胃管、尿管。

（3）术后护理

1）了解手术、麻醉过程，手术有无异常情况及各种引流管放置部位、注意事项。

2）麻醉清醒后取半卧位。

3）严密观察生命体征、尿量、中心静脉压并及时准确记录，如发生血压下降、少尿、无尿、高热等情况及时通知医生给予积极处理。

4）饮食术后应禁食并继续胃肠减压，直到肠蠕动恢复、肛门排气可拔除胃管，然后逐渐恢复流食、半流食，肠道手术者进食时间应酌情推迟。

5）协助病人咳嗽、排痰，鼓励病人做深呼吸，早期下床活动，防止术后肠粘连、肺部感染等并发症。

6）如有腹腔引流管必须妥善固定，保持引流通畅，密切观察引流液性质、量、性状，如引流出新鲜血每小时大于 100 ml，应通知医生进行处理，并保持引流管周围皮肤清洁干燥。

（三）健康指导

（1）多食易消化、营养丰富饮食。

（2）保持大便通畅，预防便秘、腹痛、腹胀。

（3）坚持锻炼身体，提高机体抵抗能力。